Noirs et Blancs en Afrique Équatoriale
Les sociétés côtières et la pénétration française
(vers 1820-1874)

ÉCOLE DES HAUTES ÉTUDES EN SCIENCES SOCIALES
CENTRE DE RECHERCHES HISTORIQUES

Civilisations et Sociétés 69

ÉDITIONS DE L'ÉCOLE DES HAUTES ÉTUDES EN SCIENCES SOCIALES • PARIS
MOUTON ÉDITEUR • PARIS • LA HAYE • NEW YORK

ELIKIA M'BOKOLO

Noirs et Blancs en Afrique Équatoriale Les sociétés côtières et la pénétration française (vers 1820-1874)

ÉDITIONS DE L'ÉCOLE DES HAUTES ÉTUDES EN SCIENCES SOCIALES • PARIS
MOUTON ÉDITEUR • PARIS • LA HAYE • NEW YORK

Ouvrage publié avec le concours
du Centre National de la Recherche Scientifique
et du Centre de Recherches Historiques (LP n° 321, laboratoire commun à l'École des Hautes Études en Sciences Sociales et au Centre National de la Recherche Scientifique).

Pour la liste des sigles et abréviations utilisés, voir page 221

Éléments de catalogage.

M'BOKOLO (Elikia). — Noirs et blancs en Afrique équatoriale : les sociétés côtières et la pénétration française, vers 1820-1874/Elikia M'Bokolo. — Paris; École des hautes études en sciences sociales; Paris; La Haye; New York : Mouton, 1981. — 302 p.-[8] p. de pl. : ill., tabl., cartes; 24 cm. — (Civilisations et sociétés; 69.)

Bibliogr. p. 263-275. Index. — ISBN 2-7132-0776-2 (EHESS) ISBN 2-7193-0805-6 (Mouton Paris) ISBN 90-279-7887-5 (Mouton La Haye).

ISBN : 2 7132 0776 2 (École des Hautes Études)
2 7193 0805 6 (Mouton/Paris)
90 279 7887 5 (Mouton/La Haye)

Imprimé en France

Introduction

L'Afrique Équatoriale a bien plus souffert que toute autre région du peu d'intérêt qu'ont longtemps manifesté, en France, les études africanistes à l'égard du XIXe siècle pré- et protocolonial. C'est ainsi que la période, pourtant privilégiée du point de vue des sources, qui correspond aux débuts de la présence française (1839-1874), reste encore très mal connue. Certes, quelques études plus ou moins récentes en ont éclairé certains aspects sans pour autant cerner de façon rigoureuse et poser systématiquement les principales questions soulevées par la période et par la région. Dans un remarquable ouvrage, *La politique et le commerce français dans le Golfe de Guinée de 1838 à 1871*, Bernard Schnapper a considérablement déblayé le terrain en dégageant les grandes lignes de la « politique coloniale » de la France dans ses établissements du golfe de Guinée et, particulièrement, sur la côte du Gabon : cependant, son optique étant essentiellement celle de l'histoire coloniale, il ne pouvait évoquer qu'incidemment les particularités locales et l'évolution des populations autochtones. Les thèses de géographie (celle de Guy Lasserre sur *Libreville et sa région* et surtout celle, monumentale, de Gilles Sautter, *De l'Atlantique au fleuve Congo*) ont posé les jalons d'une histoire économique de la région. Enfin, les écrits du regretté Mgr Raponda-Walker et d'Hubert Deschamps ont essayé de combiner ce qui reste des traditions orales et les sources écrites pour présenter un tableau aussi complet que possible des populations du Gabon au cours du XIXe siècle : mais, nous reviendrons sur cette question, l'exploitation de ce qui nous paraît être les principales sources (les documents d'archives et les innombrables témoignages de l'époque) demeure très insuffisante.

Les travaux déjà consacrés à la côte atlantique de l'Afrique, où les relations entre Noirs et Blancs ont été particulièrement anciennes et continues et, dans une certaine mesure, profondes, ont établi que l'histoire des sociétés africaines affectées par ces contacts doit être menée du double point de vue de l'histoire coloniale et de l'histoire africaine proprement dite. Or, pour ce qui concerne l'Afrique Équatoriale, l'une et l'autre sont aussi mal connues. Dans le premier domaine, il s'agit surtout de déterminer les circonstances locales qui ont pu, en dehors des considérations métropolitaines et souvent d'une manière plus décisive, infléchir le cours et déterminer le contenu de la politique coloniale. Quant aux populations africaines, presque toutes les questions attendent une réponse. Il s'agit d'abord d'établir dans quel état elles se trouvaient au moment de l'établissement du comptoir français, plus précisément de se demander jusqu'à quel point elles se trouvaient transformées par plusieurs siècles de contacts commerciaux avec l'Europe. Il faut ensuite rechercher leurs réponses (et elles furent plus nombreuses et plus diverses qu'on n'aurait pu s'y attendre) aux initiatives françaises. Enfin, il importe de se demander comment l'établissement d'un poste permanent par la France a agi sur leurs modes de vie et dans quelle mesure il contribua à bouleverser certains équilibres traditionnels. C'est à l'ensemble de ces questions que ce travail s'efforce de répondre.

Les sources qui ont servi à son élaboration sont à la fois abondantes et variées. Certes, on est assez déçu par la pauvreté plus ou moins grande, selon les communautés considérées, des traditions orales. Sur les trois principaux groupes de populations qui sont au centre de cette étude — les Mpongwe du Gabon proprement dit ou de l'Estuaire, les Orungu du Cap Lopez et les Nkomi de Fernan-Vaz — les traditions historiques ne présentent quelque richesse que pour les deux derniers, sans doute à cause de leurs structures politiques plus centralisées, de leur plus grande stabilité et de leur acculturation plus tardive. En tout cas, quel que soit le groupe considéré, les informations recueillies ne renseignent guère que sur les routes approximatives des migrations, les généalogies des clans ou lignages royaux, la succession des principaux chefs ; en revanche, sur les conditions et les formes des contacts avec les Européens et particulièrement les Français, sur les anciennes structures sociales, sur l'organisation et l'évolution de l'économie, sur toutes ces questions qui nous préoccupent au premier chef, les données sont beaucoup plus émiettées et plus fragiles.

Les sources écrites constituent par conséquent les documents essentiels. L'apport principal est celui des archives publiques françaises, celles de la Marine, du ministère des Affaires étrangères et surtout de l'ancien ministère des Colonies (section Outre-mer des Archives nationales), entre lesquelles se trouvent répartis sans ordre les rapports des officiers de la Marine, des commandants particuliers du Gabon et des commandants de la Division navale établie à la côte occidentale d'Afrique : ces rapports ne renseignent pas seulement sur les questions de politique coloniale et sur les problèmes administratifs, mais aussi sur l'évolution économique et sociale des populations locales et sur leurs relations politiques avec les autorités françaises. Bien entendu, pour avoir une vue exacte sur certains points particuliers et controversés, il a été fait appel à d'autres sources publiées ou inédites, en particulier aux archives de la Marine britannique et du Foreign Office, et aux écrits des missionnaires américains ayant résidé au Gabon.

L'histoire qui est construite à partir de ces documents dégage, d'une manière qui nous semble satisfaisante malgré quelques points obscurs, aussi bien les activités françaises en Afrique Équatoriale que l'évolution économique, sociale et politique des populations concernées dans une période de transition où les contacts exclusivement commerciaux, caractéristiques de l'Ancien Régime, cèdent progressivement la place à une présence de type colonial.

Analysant une période longue d'une quarantaine d'années, l'étude ne pouvait s'organiser qu'autour d'un plan chronologique. Du reste, plusieurs périodes se sont dégagées assez nettement.

Le premier tournant se situe au milieu de la décennie 1840 avec la fondation du comptoir français en 1843. La première partie s'interroge tout naturellement sur les conditions et les origines de cet établissement. Les deux premiers chapitres présentent, pour ainsi dire, les *dramatis personae*, les populations locales et les Français, celles-là dans leur état socio-économique et politique progressivement élaboré au cours des siècles antérieurs (chap. I), ceux-ci dans leurs préoccupations navales, commerciales et politiques toutes empreintes de l'idéologie « civilisatrice » de l'Europe libérale (chap. II). Le chapitre III, enfin, étudie les circonstances précises de la fondation du comptoir, en faisant entrer en scène un troisième groupe d'acteurs, les Anglo-Américains, et en analysant les relations complexes et tendues qui se sont nouées entre les Africains, les Français et leurs rivaux américains et britanniques pendant deux années (1843-1845) très riches en événements.

De cette confrontation la France sortit victorieuse en soumettant les populations locales et en faisant reconnaître ses droits aux puissances rivales. Alors s'ouvre une période d'une quinzaine d'années (1845-1860) au cours de laquelle elle s'enferme au Gabon. Période d'assoupissement et de léthargie, a-t-on plusieurs fois écrit, dépourvue d'initiatives et d'intérêt; il est vrai que, passé l'enthousiasme des premières années, on semble débordé par l'ampleur et la nouveauté des problèmes matériels et administratifs, mais aussi économiques et politiques, à résoudre. Mais l'inaction n'est qu'apparente : d'abord, des efforts innombrables et souvent dispersés sont faits pour établir un comptoir solide, centre de rayonnement politique et commercial (chap. IV).

Surtout, on s'attache, aussi bien du côté français qu'africain, à jeter les fondements d'une économie nouvelle; cette préoccupation, essentielle pour le XIXe siècle précolonial et que l'on retrouve sur toute la côte atlantique, donne lieu au développement le plus important de la seconde partie qui analyse en détail l'organisation commerciale et les essais de transformation du système économique (chap. V). Restaient les questions politiques : on a peu souligné jusqu'à présent que l'établissement français faisait la transition entre les comptoirs de l'Ancien Régime, exclusivement préoccupés de commerce, et l'organisation coloniale telle qu'elle s'est développée à partir de la fin du XIXe siècle. Le chapitre VI insiste justement sur cette transition, mettant en lumière les raisons locales qui la rendirent nécessaire, en dépit de la doctrine et des recommandations officielles.

Brusquement, à la fin de la décennie 1850, s'ouvre une nouvelle période, celle de l'expansion territoriale : les prétentions et les intérêts français sortent des limites étroites du Gabon, une activité fébrile se déploie autour des régions voisines du Gabon mais aussi au Congo. Quels facteurs expliquent ce désenclavement, quelles en furent les péripéties et les conséquences? Autant de questions auxquelles s'efforce de répondre le chapitre VII. Cependant, ce développement territorial, loin de rompre l'évolution commerciale et politique inaugurée vers 1845, ne fit que l'accélérer en dépit ou à cause des changements qui intervenaient dans l'équilibre ethnique des populations locales avec la poussée lente et irrésistible des Fang (chap. VIII). Ces changements cachaient mal le malaise des autorités françaises, irritées de trop dépenser dans une région dont elles n'arrivaient pas à s'assurer le commerce; la défaite de 1870 fit craindre un abandon qu'on ajourna sans fin du fait des autorités locales, une nouvelle fois en opposition avec celles de la métropole; elle ouvrit toutefois une période d'incertitude de 1871 à 1874 (chap. IX), dont on allait progressivement sortir grâce notamment à Pierre Savorgnan de Brazza.

Ce travail n'aurait jamais vu le jour sans la grande confiance que nous a manifestée M. Henri Brunschwig. Il nous l'a suggéré dans le cadre des « Documents pour servir à l'histoire de l'Afrique Équatoriale Française » qu'il dirige et nous a laissé la plus grande latitude pour l'organiser; nous tenons à l'en remercier ici. Nos remerciements s'adressent également à Mlle Denise Ferrier qui a patiemment dactylographié l'ensemble de ce travail; aux responsables et au personnel des différents dépôts d'archives, en particulier à ceux d'Aix-en-Provence, qui nous ont permis de consulter les archives de l'AEF, malgré leur mauvais état et les délicats travaux de restauration en cours; enfin, à Mme Ada Martinkus-Zemp de l'École des Hautes Études en Sciences Sociales qui a préparé le manuscrit pour la publication.

PREMIÈRE PARTIE

Conditions et origines de l'établissement français

CHAPITRE PREMIER

La région du Gabon dans les premières décennies du XIXe siècle

Malgré l'existence de trois unités microrégionales — articulées respectivement sur les estuaires du nord (Mouni, Mondah et Gabon), la vallée de l'Ogooué et les lagunes du sud — la « plaine du Bas-Gabon »[1], dont la France allait progressivement acquérir la plus grande partie au cours de la période étudiée et qui devait être la seule base de son établissement dans cette zone de l'Afrique, était une région très nettement individualisée au début du XIXe siècle. Cette individualité reposait à la fois sur un fait permanent (la combinaison originale des facteurs physiques) et sur une donnée historique (les particularités du peuplement et des activités humaines). L'unité physique de la région est facilitée par sa relative étroitesse : du nord au sud, quelque 420 km à vol d'oiseau de part et d'autre de l'équateur; d'ouest à l'est, une largeur variant entre 200 km dans son extension maximale à la hauteur du Cap Lopez et 50 km à ses extrémités septentrionale et méridionale. Cette unité elle la tirait, comme l'a bien souligné G. Sautter (187, p. 143), de « son climat fortement arrosé (pluies supérieures à 2 m), son altitude inférieure à 200 m, son caractère géographique de bassin sédimentaire ouvert sur la mer, sa forêt de type ombrophile ». Cependant, malgré l'omniprésence et l'extrême densité d'une forêt envahissante, ce milieu naturel n'était pas répulsif et hostile à l'occupation humaine : à la forêt primitive avait succédé, depuis une époque assez ancienne semble-t-il, une forêt secondaire, témoin de la présence de l'homme. La population formait en effet, à côté des données géographiques, l'élément majeur d'originalité : celle-ci tenait autant à son allure bigarrée, résultat de plusieurs vagues de migrations, qu'au genre de vie, aux structures socio-politiques qui, au début du XIXe siècle, portaient déjà la marque d'un long commerce avec l'Europe.

I. Peuplement et bigarrure ethnique

A cette époque, la plaine du Bas-Gabon était incontestablement contrôlée et dominée par un groupe de populations bantu, les Myene, qui tiraient leur nom de l'habitude qu'ils avaient de commencer leurs discours par la formule *myènè* « je dis que ». Les régions littorales étaient occupées du nord au sud par les Mpongwe du Gabon proprement dit, les Orungu du Cap Lopez et les Nkomi de Fernan-Vaz; à l'intérieur des terres on trouvait, autour des lacs du moyen Ogooué, les Adyumba, les Galoa et les Enenga. La force de ce groupe ne se fondait pas essentiellement sur le nombre de ses membres : il avait surtout la richesse, il jouissait des avantages d'une position privilégiée pour le commerce, il disposait enfin de multiples moyens, matériels ou moraux, pour tenir en respect ses voisins. Mais ces six « tribus » [2] formaient-elles un groupe seulement linguistique ou présentaient-elles une unité plus profonde? Chacune des deux thèses a ses partisans. Les tenants de la première font valoir que la communauté linguistique ne saurait masquer les différences fondamentales dans l'organisation sociale : certaines populations ont un système de filiation patrilinéaire (les Mpongwe et les Adyumba), tandis que les autres sont régies par un système matrilinéaire [3]. Quoi qu'il en soit, ce qui est sûr c'est que toutes se sont établies dans la région par suite de migrations survenues à des époques différentes et suivant des itinéraires variables.

1. *Les migrations*

Les seuls vrais autochtones étaient les Négrilles ou Pygmées (les Akoa, en mpongwe), qu'on rencontre ici comme ailleurs en Afrique Équatoriale avant les Bantu : tous les groupes reconnaissent les avoir trouvés sur les lieux où ils devaient s'installer et leur avoir beaucoup emprunté. C'est peut-être la raison pour laquelle les Mpongwe leur donnèrent le surnom d'*inongw'ivolo* « grande tribu » (Raponda-Walker 178, pp. 148-150, et 174, pp. 13, 203; Trilles 191). Les premiers à arriver sur la côte furent précisément les Mpongwe [4] de l'Estuaire; la connaissance que l'on a de leur migration n'a guère avancé depuis les travaux de R. Avelot (122) en 1905 et du R. P. Gautier (153) en 1950 [5]. Leur point de départ aurait été le Haut-Ivindo, où ils se seraient trouvés en compagnie des Okande et des Mitsogo; pendant que ceux-ci allaient s'établir sur les bords du moyen Ogooué et de la Ngunie, les Mpongwe gagnaient la Haute-Como, sous la conduite d'un chef légendaire Rogombe, du clan des Ndiwa; sur les bords de la Como, un désaccord surgit entre les différents clans sur la route à suivre. Entraînant derrière eux la majorité des Mpongwe, les Ndiwa longèrent la rive gauche de la Como, traversèrent le Bokooué, le Rhemboué et la Bilagone, pour occuper enfin la presqu'île de Denis. L'autre groupe suivit la rive droite de la Como, traversa le Mbe et vint s'établir sur la rive droite de l'estuaire; celui-ci reçut des Mpongwe le nom d'*arongo mbe-ndiwa* « rivière des Ndiwa » en hommage aux premiers arrivés sur la côte, qui furent longtemps les maîtres de l'Estuaire. Ils furent rejoints ensuite par les Seke et les Akele, qui restèrent dans l'intérieur des terres, et les Benga qui s'établirent sur la côte au nord de l'Estuaire. Si l'itinéraire suivi par les Mpongwe est relativement aisé à rétablir, il n'en va pas de même quand il s'agit de dater le mouvement migratoire : le R. P. Gautier (153, pp. 9, 10, 28) les fait partir du Haut-Ivindo au XIIe siècle et les voit arriver à l'Estuaire au XIVe, mais sans aucune preuve. Le seul point certain c'est que les Portugais les y trouvèrent bien fixés à la fin du XVe siècle (Reynard 182, p. 22; Gautier 153, p. 28). La répartition de la population ne subit aucune modification majeure jusque vers la fin du XVIIe siècle : vers cette époque, les Mpongwe formaient sur cette partie de la côte le seul groupe connu des capitaines qui faisaient le voyage et la traite de « Guinée » et leur territoire avait alors une assez grande extension, allant « des environs du Cap Estérias aux abords de la baie de Nazareth » (Raponda-Walker 178, p. 60).

Les premiers changements notables intervinrent à la fin du XVIIe et au cours du XVIIIe siècle, en relation avec le commerce atlantique et les mouvements de populations dans l'ensemble de la région : ils bouleversèrent les rapports de hiérarchie entre les clans mpongwe et ruinèrent leur primauté et leur puissance sur cette partie de la côte. Vers 1690, les Ndiwa étaient encore le clan mpongwe le plus puissant, occupant la presqu'île de Denis, l'île Ndambe ou Coniquet et la pointe Owendo; or, en 1698, une expédition hollandaise vint demander réparation des violences commises par des Mpongwe en 1601 : les deux îles de l'Estuaire furent « ravagées et rendues désertes », le roi et ses sujets se dispersèrent sur les deux rives du Gabon (Bosman 1, pp. 365-396). Cette extinction soudaine des Ndiwa libéra des positions convoitées par les autres clans et leur permit de s'avancer sur l'Estuaire et d'occuper les points où l'on devait les trouver encore au début du XIXe siècle (Gautier 153, pp. 35-36). Le second facteur de changement dans la répartition des populations fut le développement de la puissance des Orungu aux dépens des Mpongwe. L'itinéraire suivi par les Orungu pour arriver au delta de l'Ogooué est bien moins aisé à établir encore que celui des Mpongwe [6]. On peut seulement affirmer avec quelque certitude que leur arrivée sur la côte fut postérieure à sa découverte par les Portugais et même au développement du commerce atlantique. Le premier grand acte des Orungu en atteignant la côte fut en effet la réunion d'une assemblée pleinière qui institua le « nouveau droit » (*ipanga inyona*); ce droit consacrait l'importance désormais décisive du commerce atlantique sur cette partie de la côte, en confiant au premier des deux clans les plus puissants le contrôle de la mer et des relations avec les Blancs, et au second celui des terres (Raponda-Walker 178, pp. 71-72; Avaro 121, pp. 215 *sq.*). Cet événement décisif fut aussi la conséquence de la guerre victorieuse des Orungu contre les Mpongwe : à leur arrivée dans la région côtière, ils commencèrent par établir des relations amicales avec les Adyumba, le clan mpongwe le plus méridional dont le centre le plus important était le village d'Isambe; à leur école, les Orungu apprirent diverses techniques, l'art de la navigation et la langue mpongwe; puis voulant établir des rapports directs avec les négriers, ils combattirent les Adyumba qui, décimés, se replièrent au lac Azingo (lac « des souffrances »); d'autres clans mpongwe furent contraints à la fuite et les Orungu « poussèrent leur conquête jusqu'aux abords de la rivière Awanié, où ils fondèrent le village d'Angola, et jusqu'aux plaines situées au sud de la Bilagone » [7].

2. *Le peuplement*

C'est cette évolution, brièvement évoquée, qui rend compte des caractères du peuplement au début du XIXe siècle. La bigarrure ethnique, consécutive à ces migrations, était beaucoup plus prononcée au Gabon qu'au Cap Lopez ou à Fernan-Vaz. Certes, dans chacune de ces régions, on trouvait encore des îlots assez importants de Pygmées (Raponda-Walker 175 et 178, pp. 148-149) : certains étaient entièrement nomades, évitant toute relation et échappant à tout contrôle; d'autres vivaient dans des *nyoko* (campements, réserves) dans un état plus ou moins sédentarisé, intermédiaire entre le servage imposé par leurs voisins bantu et une liberté surveillée, jouissant de la protection des chefs de clans ou de tribus. Ces campements existaient notamment aux environs de la pointe Santa Clara sur les bords de la rivière Otande, dans la presqu'île de Denis où ils étaient protégés par les chefs du clan des Asiga, notamment par le plus célèbre d'entre eux (Antchoue Kowe Rapontchombo, dit Denis) et au Cap Lopez, en arrière des villages côtiers des Orungu. Mais dans l'Estuaire, on rencontrait en outre au moins quatre groupes différents (Pigeard 92; Deschamps 150, pp. 327-343). Les Mpongwe occupaient les meilleures positions, les deux rives et les terres baignées par la partie de l'estuaire que les premiers officiers du poste français devaient appeler « bassin extérieur » (de l'Océan à la pointe Owendo); au-delà, dans le « bassin intérieur », ils avaient plusieurs villages importants, notamment Awuna sur la rive droite et Ngango sur la rive gauche, à l'embouchure du Rhemboué; enfin l'île de Coniquet était aussi habitée par des Mpongwe. En arrière des Mpongwe, formant une sorte d'auréole autour de leurs villages et empiétant sur leur territoire, venaient les Seke : leurs établissements se trouvaient à la fois le long des cours d'eau (dans le « bassin intérieur », sur la basse Como et les autres rivières se jetant dans l'estuaire) et dans l'intérieur des terres (Gouin 63, pp. 291-293 *et passim*); la répartition des Akele était à l'époque très mal connue, les cartes et rapports d'exploration publiés alors se contentant de les localiser le long de la Como et du Bokooué, non loin des premiers campements des Fang. Combien d'hommes ces différents groupes pouvaient-ils représenter? La première estimation, celle du missionnaire américain Wilson, donnait en 1843 un total de 25 000 personnes pour la région de l'Estuaire, en y comprenant les Mpongwe, leurs esclaves et leurs voisins immédiats [8]; mais, quelques années après, l'officier de la Marine française Pigeard (92, p. 291) avançait seulement le chiffre de 10 000 à 12 000. C'est que le peuplement était trompeur, privilégiant les fronts d'eau, meilleure position pour le commerce aux dépens des arrière-pays : au moment de l'établissement du poste français, on comptait ainsi onze villages sur le « bassin extérieur », neuf sur le « bassin intérieur », vingt-deux sur les rives de la Como et du Bokooué, mais qu'en était-il de l'intérieur et quelle pouvait être la population de chaque village? On sait seulement que vers 1815, au moment du voyage de Bowdich (29, p. 505), le village de Ngango (Georges), économiquement très prospère, ne comptait pas plus de cinq cents habitants.

Quoiqu'il reste mal connu, l'état du peuplement du Cap Lopez et de Fernan-Vaz était alors beaucoup moins complexe que celui de l'Estuaire. Une certaine complexité régnait dans l'arrière-pays, la région des lacs. On sait, grâce à Bowdich (29, pp. 492-493) et à Robertson [9], que ces lacs où venaient trafiquer régulièrement les marchands mpongwe étaient alors occupés par les Adyumba, clan mpongwe refoulé au lac Azingo, dont le « petit royaume » comptait seulement quatre villages; par les Galoa, dont « le royaume plus considérable [...] avait trois journées [de marche] de longueur » et, pour capitale, « Inkandje, une grande ville »; par les Enenga, qui habitaient « un pays très peuplé, divisé en plusieurs gouvernements » : tous ces groupes vivaient très près les uns des autres et pratiquaient « la même langue que dans l'Empoongoua [pays Mpongwe] ». Plus loin, « à vingt journées des frontières des Enenga », vivaient les Eshira et « à dix journées au-delà » les Okande, dont le royaume était « le plus puissant de tous ceux que connaissaient les voyageurs » mpongwe et les esclaves interrogés par Bowdich. Cette diversité contrastait avec la simplicité du peuplement de la bande côtière où les Nkomi de Fernan-Vaz succédaient aux Orungu du Cap Lopez. Cependant au début du XIXe siècle les rapports entre ces deux groupes étaient très tendus et marqués de guerres fréquentes dont l'enjeu était le partage de cette côte de plus en plus sollicitée par le commerce atlantique. Ces conflits reproduisaient ce qui s'était déjà passé au XVIIIe siècle entre les Orungu et les Mpongwe. En effet les Nkomi, originellement connus sous le nom d'Itani, arrivèrent à la côte plus tard que les Orungu [10] (sans doute à la fin du XVIIIe siècle), attirés comme leurs prédécesseurs par les développements du commerce maritime; il semble qu'une fois établis dans la lagune, les Itani aient cherché à prendre possession du Cap Lopez où le commerce était déjà bien organisé : les traditions orales en font en effet les principaux adversaires du roi Rogombe des Orungu (1810-1850). Après avoir réussi à défier les Orungu en poussant leurs incursions jusqu'au Cap Lopez et Apomande, les Itani furent sévèrement défaits : à Rogombe, sa victoire valut le nom de Pass-all, et aux Itani, leur défaite celui de *nkomi* « excréments de la nature », « ceux d'en arrière », imposé par dérision par les Orungu (Raponda-Walker 178, pp. 73, 88). C'est donc au cours des premières décennies du XIXe siècle que le peuplement de la bande côtière se stabilisa : les Orungu occupèrent le delta et la rive droite de l'Ogooué, les Nkomi la lagune de Fernan-Vaz et le Rembo-Nkomi, interdisant ainsi sur ces deux points, comme les Mpongwe dans l'Estuaire, toute relation directe entre les populations de l'intérieur et les bâtiments de commerce européens [11]. Le commerce atlantique était devenu en effet l'élément déterminant dans la localisation, l'organisation et l'histoire de ces tribus.

II. Ancienneté et importance du commerce atlantique

Les données recueillies jusqu'à ce jour, et relatives au commerce atlantique dans la région du Gabon avant le XIXe siècle, sont extrêmement rares et doivent être maniées avec la plus grande précaution. Ce qui ressort avec le plus de netteté, c'est d'une part qu'elle a été fréquentée assez activement par les négociants des plus grandes nations maritimes et d'autre part que le commerce y a pris une certaine importance, particulièrement au XVIIIe siècle.

Les premiers à se présenter régulièrement sur cette côte furent évidemment les Portugais, qui la découvrirent vers 1472 et la marquèrent d'une forte empreinte, donnant en particulier à l'Estuaire (l'*arongo mbe-ndiwa* des Mpongwe) le nom de Gabon [12] qui devait désigner ensuite l'ensemble de la région. Dès le XVIe siècle, par suite de l'introduction et du développement dans l'île de São Tomé de la culture de canne à sucre, les Portugais pratiquaient un commerce très actif au Gabon, « y abordant dans de petites embarcations, y apportant des marchandises comme à la Côte de Guinée et en ramenant de l'ivoire, de la cire et du miel, de l'huile de palme et des esclaves noirs » (Pigafetta et Lopes 7, p. 16) [13]. Cette présence portugaise ne se limita pas aux seuls échanges commerciaux : dans la seconde moitié du XVIIIe siècle, les Portugais tentèrent de prendre pied dans l'Estuaire et occupèrent l'île de Coniquet, la presqu'île de Denis (au lieu-dit Mina ou Ponta da Mina) à la recherche de l'or. A leur suite vinrent les Hollandais dont l'action au Gabon reste très mal connue jusque vers 1600[14] : en 1600, les hasards de la navigation jetèrent sur l'une des Elobey un bâtiment hollandais, commandé par Barthélémy de Moucheron. Les Hollandais en profitèrent pour laisser un facteur permanent dans l'île; jaloux des développements que prenaient les échanges entre les habitants du Mouni et de la baie de la Mondah et le poste hollandais, les Mpongwe, qui formaient alors la tribu courtière la plus importante sur cette partie de la côte, envahirent l'île en 1601 et massacrèrent les Hollandais et les Noirs venus du continent pour commercer; on sait que la répression hollandaise n'intervint qu'en 1698, suscitant des modifications importantes dans le peuplement de l'Estuaire (Prévost 8, pp. 454-458; Gautier 153, pp. 33, 36). Vers cette même époque, les Hollandais s'attachèrent les bonnes dispositions des habitants de Corisco et du Cap Lopez (Mendoça Corte-Real 5, pp. 22-23).

Il faut signaler aussi les activités espagnoles, danoises et britanniques au Gabon. Les Espagnols ne manifestèrent un grand intérêt pour la région qu'au XVIIIe siècle : avant cette période, on connaît seulement quelques pillages commis par des Mpongwe sur leurs vaisseaux (Prévost 8, p. 456). Par la suite, désireux d'améliorer leur approvisionnement en main-d'œuvre servile, ils demandèrent et obtinrent du Portugal en 1778 un traité les autorisant à se procurer des esclaves sur la côte du Gabon où les Lusitaniens, maîtres de São Tomé, semblaient bien établis (*cf.* chap. III : I.3). Ce fut aussi au XVIIIe siècle que les Danois commencèrent à faire la traite du Gabon : selon certaines traditions mpongwe, ils auraient même occupé sur la rive gauche de l'Estuaire une île baptisée depuis « île des étrangers » (*nenge-awoga*), où ils auraient établi un comptoir commercial [15]. Quant aux Britanniques, ils y faisaient au XVIIIe siècle « un commerce très avantageux » (Isert 4, p. 133) [16], dont le centre était peut-être déjà le grand village de Glass [17]. En définitive, le point le plus obscur dans l'activité du commerce européen sur la côte du Gabon concerne les opérations françaises. Ce que l'on sait de façon plus ou moins certaine se ramène en effet à peu de choses : les navires français auraient commencé à visiter régulièrement le Gabon vers 1515 (Gautier 153, p. 50); la France aurait songé par la suite à occuper cette région — si l'on en croit Mendoça Corte-Real (5, p. 57), homme d'État portugais du début du XVIIIe siècle, « personne ne connaît mieux toutes ces côtes [Majombo, Gabon et Corisco] que les Français qui y font des voyages continuels; lors de la fureur des Compagnies, il fut proposé en France d'occuper ce païs au nom de S.M.T.C.; le Duc Régent et le célèbre Law firent même venir à Paris le Sr Peyrelongue pour lui confier la direction de cette entreprise qui ne tomba que par la disgrâce de Law ». Quoi qu'il en soit, dans la seconde moitié du XVIIIe siècle, les Français réalisèrent plusieurs opérations de traite au Gabon, mais l'essentiel de leurs activités se portait plus au sud à Cabinda, Loango et surtout Malembe (Degrandpré 3, p. XXIII; Rinchon 184, p. 94).

C'est donc au XVIIIe siècle que le commerce du Gabon et des régions voisines prit sa plus grande extension avec le développement de la traite négrière et les sollicitations simultanées et concurrentes des vaisseaux de toutes ces nations. Cette extension n'était pas sans paradoxe car le commerce de cette côte souffrait alors de plusieurs inconvénients. L'un découlait des techniques de navigation; il y avait en effet deux routes pour gagner les riches réservoirs de main-d'œuvre qu'étaient l'Angola, le Congo, Cabinda, etc. : la première et la plus ancienne (la « petite route ») se contentait de longer la côte, tandis que par la seconde (la « grande route »), qui tirait le meilleur parti des vents et courants marins, on prenait le large et on débouchait beaucoup plus au sud du Gabon, en tout cas au sud du Cap Lopez (Degrandpré 3, p. 112). Or, cette seconde route était, en raison de sa rapidité, préférée par les navigateurs : le Gabon se trouvait par conséquent en dehors des voies maritimes les plus fréquentées et en quelque sorte « dans un angle mort » (Lasserre 160, p. 56). A l'inconvénient de la position s'ajoutait celui du climat dont les navires de commerce redoutaient l'insalubrité : dans une formule saisissante, Labarthe (75, p. 182) a écrit en 1803 que « depuis le Bénin jusqu'au cap de Lopez-Gonsalves, la traite était pour ainsi dire un échange de Blancs contre des Noirs et que beaucoup de bâtiments s'en étaient retournés presque sans équipages parce que l'air de cette côte était extrêmement malsain » [18]. De fait, on sait que sur les bateaux qui faisaient la traite du Gabon la mortalité atteignit le taux élevé de 13 % parmi les hommes d'équipage (Mettas 167, p. 24). En outre, depuis le massacre des Hollandais et le pillage de vaisseaux espagnols, « la réputation des habitants du rivage de Gab-boon n'inspirait aucune confiance pour le commerce » (Isert 4, p. 133) [19]. Enfin les esclaves achetés dans l'estuaire du Gabon étaient peu estimés aux Antilles ; les planteurs préféraient le tempérament des Noirs achetés plus au sud, « la fleur de la traite, doux et tranquilles, façonnés à la servitude [...], toujours contents de leur sort », tandis que ceux du Gabon supportaient leur joug aussi impatiemment que ceux de la Côte d'Or (Degrandpré 3, p. 25) [20]; plusieurs avaient, par ailleurs, une allure physique jugée disgracieuse qui en diminuait la valeur marchande : « les esclaves », écrit entre autres le Danois Isert (4, p. 133), « sont infiniment au-dessous de ceux de la Côte d'Or, on ne peut s'en défaire aux Iles qu'à moitié prix; ils sont en général petits, faibles et de très mauvaise mine; leur figure est rebutante » [21].

On aurait cependant tort de conclure de ces inconvénients à la médiocrité du mouvement commercial. Il suffit de considérer les innombrables survivances portugaises dans la toponymie, les influences durables du portugais et plus encore de l'anglais sur la langue mpongwe pour se convaincre du contraire (Reynard 182 et 183; Raponda-Walker 179, pp. 269-276). Un indice plus important est fourni par une vive controverse diplomatique qui opposa les Hollandais aux Portugais au début du XVIIIe siècle, à propos du commerce et des droits politiques de ces deux nations sur le Gabon. En 1723, le roi du Portugal, désireux de développer l'introduction des esclaves au Brésil, donna à un nommé Jean Dansaint et à ses associés de la « Compagnie de l'île de Corisco et de la côte adjacente » le privilège d'acheter pendant quinze ans des esclaves sur la côte et les îles « depuis les Cameroens jusqu'au Cap Lopo Gonsalvez », à l'exclusion de tout autre navire, portugais ou étranger [22]. Cette compagnie, qui est très mal connue, a probablement existé puisqu'en 1724 ses agents enlevèrent quelque 600 esclaves embarqués au Cap Lopez à bord d'un bâtiment de la compagnie hollandaise des Indes occidentales. Il s'ensuivit une violente polémique qui dura jusqu'en 1727 au moins, les Hollandais soutenant que Majombo (près de l'actuel Cocobeach), Corisco, le Gabon et le Cap Lopez leur appartenaient :

> « Car en 1680 leur Compagnie avait occupé Corrisco, disposant les naturels à y élever le pavillon hollandais, par quoi dès lors la souveraineté de la Cie Occidentale y avait été alors non seulement reconnue, mais encore y a continué [...]. Il en était de même du Cap Lopo Gonsalvez, dont les naturels se nommaient sujets de la Compagnie Occidentale et qui, lorsqu'ils célébraient leurs fêtes annuelles, y employaient le Pavillon de la Cie, comme une preuve évidente qu'ils ne voulaient mettre aucune nation, quelle qu'elle fût, à l'égal de la Cie et qu'ils tenaient la Cie seule pour leur souveraine » (Mendoça Corte-Real 5, pp. 22-23).

Ainsi malgré ses inconvénients la côte du Gabon attirait les bâtiments du commerce en assez grand nombre. Cela est d'ailleurs confirmé par l'attitude des négriers de Honfleur qui envoyèrent au Gabon, de 1763 à 1792, vingt et une de leurs cent quatorze expéditions et en retirèrent quelque 2 000 esclaves (Mettas 167, pp. 10-11) [23]; des recherches plus systématiques pourraient révéler d'autres cas de ce genre. Mais la traite des esclaves n'épuisait pas l'activité commerciale de la région; plusieurs navires, anglais surtout, en tiraient des produits de luxe que les populations locales obtenaient par les moyens les plus élémentaires, chasse et cueillette : les Anglais, rapporte Isert (4, p. 132), faisaient « un commerce très avantageux » d'ivoire, de cire et d' « une curiosité [...] le bois de sandal rouge » [24].

Ces brèves indications suffisent à étayer quelques conclusions. Il y a, dans toute appréciation des mouvements commerciaux auxquels participèrent les côtes de l'Afrique atlantique, deux échelles qu'il faut bien se garder de confondre. La première saisit ces phénomènes globalement et permet notamment de mesurer l'importance relative de chaque région : à cette échelle il est certain, quoique les études particulières à la région étudiée soient presque inexistantes, que le volume des échanges y a été sensiblement inférieur aux grandes régions de traite connues, en particulier la côte située au sud du Gabon (encore faudrait-il pouvoir distinguer entre la région de l'Estuaire, le Gabon *stricto sensu* incontestablement desservi, et le Cap Lopez, Fernan-Vaz souvent inclus dans la « côte d'Angola »). Toutefois, ce qui importe le plus ici, c'est l'échelle régionale qui saisit ces phénomènes en les rapportant essentiellement, sinon exclusivement, à l'unité régionale considérée; une fois déterminée la première, celle-ci est la seule qui rende compte de l'impact, sur un espace bien délimité, de mouvements commerciaux même relativement faibles à l'échelle du continent. Il nous reste donc à examiner l'ampleur des innovations et des transformations subies par les populations locales, dans leur structure sociale et leur organisation politique, du fait de l'ancienneté et de l'intensité du commerce atlantique.

III. Organisation sociale et politique

Ce furent les structures sociales qui portèrent le plus durablement l'empreinte du commerce atlantique. Celui-ci avait en effet progressivement entraîné la distorsion des économies locales et la mise en place d'une division du travail bien complexe, puisqu'elle n'était pas seulement sociale, mais encore ethnique et même, en certaines régions, clanique. Le commerce d'exportation et les échanges locaux et régionaux qui lui étaient subordonnés étaient le monopole de certains groupes sociaux issus exclusivement des populations maritimes. Les activités qui alimentaient ces échanges (capture d'esclaves, chasse et cueillette) étaient réservées à certaines ethnies. Enfin d'autres groupes se chargeaient, au sein des populations maritimes, des activités productives (agriculture, pêche et artisanat).

1. *Populations maritimes et populations intérieures*

La différence, l'opposition et la complémentarité entre les ethnies maritimes et celles de l'intérieur constituaient le premier élément de base dans l'organisation de ces sociétés (Wilson 116, pp. 357-362) : la bigarrure ethnique s'accompagnait d'une hiérarchie dans les fonctions et les profits économiques qui était tout à l'avantage des premières (Mpongwe, Orungu et Nkomi). Les marchandises, esclaves et produits de luxe, qui alimentaient le commerce côtier, étaient fournies soit par les groupes ethniques voisins des trois précédents (ainsi, les Seke et les Akele pour l'ivoire et le bois rouge commercialisés par les Mpongwe), soit par des populations plus éloignées encore, parfois entièrement inconnues sur la côte (c'était le cas pour les esclaves) [Du Chaillu 45, p. 374]. Ainsi les ethnies maritimes étaient improductives et se contentaient de jouer le rôle d'intermédiaires et de jouir des avantages de leur position. Ce courtage leur était fructueux; elles en tiraient les éléments de cette richesse, ce confort et cette aisance matérielle qui émerveillèrent tant d'observateurs européens et américains dans la première moitié du XIXe siècle (Wilson 116, pp. 357-362; Lestrille 81, pp. 432-435) [25] et qui suscitaient une vive convoitise de la part des populations intérieures : ainsi les Seke, voisins immédiats des Mpongwe, dépouillaient régulièrement les caravanes commerciales de ces derniers, pour peu qu'elles ne fussent pas assez imposantes et assez bien armées (Gouin 63, pp. 477, 485) ; dans le même groupe et chez les Akele, les chefs et les notables (« the principal men » : Wilson 116, p. 258) n'avaient de cesse qu'ils n'eussent à leur tour une maison de style mpongwe. Il fallait par conséquent aux ethnies courtières une habileté assez grande et des moyens assez puissants pour convaincre leurs voisins de rester à leur place; seuls les Nkomi et surtout les Orungu étaient politiquement assez organisés pour inspirer une terreur dissuasive : le roi Pass-all, Rogombe, est demeuré dans la mémoire des Orungu comme un chef belliqueux qui, à l'apogée de la traite négrière au Cap Lopez (1810-1850), « passa son temps à faire la guerre dans le seul but de jouir de la richesse » (Raponda-Walker 178, p. 73) [26]. Ce qui éloignait encore les populations intérieures, c'étaient les rumeurs habilement répandues par celles de la côte selon lesquelles les Blancs mangeaient tous les

Noirs qui entraient en relations directes avec eux; enfin Mpongwe, Orungu et Nkomi recouraient à un judicieux système d'alliances matrimoniales : s'ils échangeaient volontiers leur femmes, renforçant ainsi leur solidarité [27] et n'hésitaient pas à en prendre dans les tribus qui leur fournissaient les marchandises, « rien ne répugnait davantage à leurs idées que la pensée qu'un homme des bois [bushman] pût épouser une de leurs femmes » (Wilson 116, p. 266) [28]. Cette hégémonie dura tant que du côté atlantique les traitants européens trouvèrent plus avantageux de passer par leur intermédiaire que d'aller eux-mêmes, directement, au contact des producteurs et tant que, à l'intérieur du continent, ils n'eurent d'autres voisins que ces anciennes populations habituées à ce partage inégal des profits et des peines. Une telle prédominance ne pouvait manquer d'influencer les attitudes et les mentalités : les tribus courtières et singulièrement les Mpongwe, les plus anciens sur la côte, « poussaient [...] à un point inouï le sentiment de leur supériorité sur les peuples qui les avoisinaient » [29], colportant toutes sortes de rumeurs sur leur sauvagerie [30]. Les Mpongwe et les autres ethnies de langue myene se désignaient par le terme d'*ayogo,* qui veut dire « les civilisés », et réservaient celui d'*anongo* ou *anongoma* « nations barbares » aux populations de l'intérieur (Raponda-Walker 174). Par ailleurs ces voisins adoptaient les mœurs et la langue myene qui, dès le début du XIXe siècle, était parlée dans l'ensemble de la « plaine du Bas-Gabon » (Bowdich 29, pp. 492-493) : ainsi se formait, au-delà des distinctions ethniques, une sorte de *koïnè,* fondée sur la langue, la solidarité économique et la similitude croissante des structures sociales.

2. *Structures et tensions sociales*

Les structures sociales du début du XIXe siècle ne sont suffisamment connues que pour les populations côtières, les indications nombreuses relatives aux Mpongwe pouvant s'appliquer, avec quelques nuances, aux Orungu et aux Nkomi. Le trait principal qui les caractérisait à cette date, c'était leur différenciation déjà très poussée : ce qui déterminait la place des individus dans la société, ce n'étaient plus, depuis une époque difficile à déterminer, les rapports de parenté mais le statut servile ou libre et la place occupée, les fonctions exercées dans la production ou le courtage.

Certes le vocabulaire social des Mpongwe persistait à classer les individus d'après la naissance. Six ordres apparaissaient ainsi dans la société, avec de bas en haut : 1. Les esclaves à part entière (*asaka* ou *inive*); dans ce groupe étaient inclus les esclaves capturés ou achetés ainsi que les gens nés de mère esclave et de père étranger; 2. Les esclaves de case nés de parents esclaves dans le lignage de leur maître (*imbamba s'asaka*); à la différence des premiers, il était en principe interdit de les vendre : privés de valeur marchande, ils ne représentaient qu'une force de travail; 3. Les étrangers (*awoga*) qui avaient reçu l'autorisation de s'établir auprès d'une famille mpongwe; 4. Les sujets nés de père mpongwe et de mère esclave (*imbamba*); 5. Ceux nés de père mpongwe et de mère libre mais étrangère (*awo-ntche* « enfants du pays »); 6. Les « Mpongwe pur sang » : ce groupe comprenait les gens nés de père et de mère mpongwe, de père mpongwe et de mère myene, ainsi que les très nombreux métis issus de relations passagères entre les femmes mpongwe et les Européens (Du Chaillu 45, p. 20; Raponda-Walker 174 et 178, p. 52). La différence des traitements qui étaient réservés aux étrangers, selon qu'ils étaient blancs ou noirs, pourraient surprendre. Elle a au moins deux explications. D'une part, d'après des croyances très anciennes et probablement antérieures à l'arrivée des Portugais sur la côte, les Mpongwe voyaient les Blancs comme leurs ancêtres; en effet, les esprits des défunts étaient censés vivre au fond de la mer où ils prenaient la couleur blanche; pendant longtemps les Mpongwe accueillirent donc les Européens avec la curiosité, l'envie et les égards dus aux ancêtres revenant au pays (Bucher 139 *bis,* pp. 178-180). D'autre part, comme le suggère l'opposition précédemment évoquée entre *ayogo* « civilisés » et *anongo* « barbares », la nouvelle hiérarchie des valeurs sociales créée par le développement du commerce atlantique faisait des Européens un modèle auquel les Mpongwe voulaient ressembler le plus. Ces faits expliquent la stratégie des familles mpongwe qui s'arrangeaient pour qu'une de leurs filles au moins eût un enfant avec un Européen.

Ces distinctions fondées sur la naissance étaient relativement rigides : elles comportaient en particulier l'interdiction du mariage entre un homme d'un rang donné et une femme d'un rang supérieur. Cependant elles ne rendaient pas compte des réalités économiques et commerciales qui permettaient de départager trois ou quatre groupes selon deux critères : le type de travail fourni et la valeur de la richesse accumulée [31].

Le groupe formé par les esclaves, *asaka* autant qu'*imbamba s'asaka,* avait un rôle considérable dans la vie économique et à d'autres niveaux de la réalité sociale des tribus courtières. Il n'est pas indispensable de s'appesantir sur la question, déjà débattue à l'époque, des rapports entre cet esclavage domestique et la traite (Wilson 116, p. 270; Du Chaillu 45, p. 373) : il est probable que le premier existait avant la seconde, dont il a facilité l'implantation mais dont le développement a contribué à l'étendre en en multipliant les raisons (crimes, dettes, guerre...) et les cas d'asservissement, et en encourageant la chasse aux esclaves (Sautter 187, p. 725; Rodney 185). Il est plus important de noter que, selon tous les observateurs, l'esclavage domestique atteignait « une très grande extension » : dans l'Estuaire, on aurait compté selon Du Chaillu (45, p. 320) 3 000 à 4 000 *asaka* et 1 000 *imbamba s'asaka* sur une population totale de 6 100 à 7 100 (Wilson 116, p. 170). Les esclaves servaient en effet à tous les usages : ils travaillaient et le plus souvent résidaient en permanence dans ce que les Mpongwe appelaient « habitations », c'est-à-dire des plantations assez éloignées du village principal, dont ils tiraient les produits nécessaires à leur subsistance et à celle de leur maître, manioc, maïs, patate douce (Lestrille 81, p. 436) [32]; ils étaient chargés en outre du transport des denrées alimentaires des plantations au village et de celui des marchandises pour le commerce côtier de l'Estuaire aux régions intérieures, et vice versa; enfin, aucun homme libre quelque peu fortuné ne voulait mourir sans emmener avec lui un certain nombre d'esclaves. Interrogé à ce sujet à l'époque de l'établissement français, un notable mpongwe déclara en effet :

> « Quand un Gabonais riche en esclaves vient à mourir, il est juste qu'il emporte dans la tombe une partie de ses richesses; s'il a de nombreux héritiers, il n'est généralement accompagné dans l'autre

monde que de deux jeunes captifs que l'on enterre vivants l'un à sa tête, l'autre à ses pieds; dans le cas contraire, et s'il n'a pas d'enfants, il emporte une partie de ses esclaves et le chiffre peut s'élever à sept ou huit » (Touchard 107, p. 10) [33].

Ainsi les esclaves étaient indispensables à tous les égards, mais les Mpongwe et leurs homologues Orungu et Nkomi n'étaient pas seuls à les utiliser; l'esclavage domestique était également développé chez leurs voisins, avec toutefois cette réserve que plus on s'éloignait de la côte moins on trouvait d'esclaves de case et plus on rencontrait des convois d'esclaves de traite [34] : à l'échelle de toute la région l'esclave était devenu l'unité monétaire par excellence, monnaie réelle ou monnaie de compte [35].

Au travail des esclaves était associé celui des femmes libres, couche particulière dont les conceptions sociales locales escamotaient l'existence, le rôle et l'originalité en tant que groupe intermédiaire entre les esclaves et les hommes libres [36]. Leur supériorité par rapport aux premiers était concrétisée par l'interdiction absolue du mariage entre femmes libres et esclaves et par les fonctions de direction qu'elles exerçaient sur les travaux agricoles exécutés par les esclaves dans les « habitations » [37]. Pourtant elles restaient inférieures aux hommes : à elles seules revenaient les travaux sur les plantations contiguës aux villages et surtout elles étaient exclues de l'occupation la plus rémunératrice, le courtage. Mais la condition féminine variait sensiblement selon l'âge (les travaux pénibles étant épargnés aux jeunes femmes) et surtout selon le moment auquel on a été épousée, la première femme appelée chez les Mpongwe « grande femme » jouissant d'une primauté incontestée. L'exclusion des femmes, en même temps que leur hiérarchie, était soulignée encore par l'existence d'une société secrète réservée aux femmes, le *ndjembè*, que les Mpongwe auraient empruntée aux Eshira : cette société, qui se chargeait de l'éducation sexuelle, de la chasse aux voleurs, de la protection contre les maléfices, visait surtout, selon le missionnaire Wilson (116, p. 396-397) qui fut le premier à en parler, à « protéger les femmes des mauvais traitements qu'elles auraient pu subir de la part de leur époux » et était de ce fait très redoutée par les hommes (Raponda-Walker et Sillans 181, pp. 239-253). Cependant, si toutes les femmes libres avaient le droit et exprimaient généralement un vif désir d'en faire partie, les frais à payer étaient si considérables, du moins vers 1840, que seules étaient admises les « grandes femmes » et toutes celles dont les époux étaient suffisamment riches.

Car la dernière catégorie, celle des hommes libres, depuis les étrangers intégrés dans les clans jusqu'aux « Mpongwe de pur sang », était loin de présenter un visage homogène. Certes, quelques privilèges communs distinguaient ses membres de ceux des autres catégories : en particulier celui de faire du courtage et celui d'être accompagné dans la mort par quelques esclaves [38]. Mais dans la région de l'Estuaire, où les différences semblent avoir été particulièrement grandes, les Mpongwe eux-mêmes distinguaient entre les « grands mondes » et les « petits mondes »; aux premiers appartenaient les « seules richesses qui procurassent de l'importance à un homme, les esclaves et les femmes » (Du Chaillu 45, p. 372) [39], ce qui permettait d'être entièrement disponible pour le commerce et de jouir de la richesse et du prestige nécessaires pour exercer le pouvoir : ainsi le roi Denis Rapontchombo avait cinq cents esclaves, autant que Georges et les autres chefs qui en avaient au moins cent chacun (Gautier 153, p. 42). Quant aux femmes, il semble que les anciens et les aînés des clans et des lignages se les soient appropriées, introduisant ainsi un grave déséquilibre dans la société [40]; les « petits mondes » étaient par conséquent réduits à végéter, louant leurs services aux « grands mondes », se livrant à la pêche, à quelques gros travaux agricoles et à l'artisanat, notamment à la construction des grands canots destinés au commerce côtier (Owen 90, p. 313; Du Chaillu 45, pp. 31-32; chap. V : II.2).

De tels déséquilibres ne pouvaient pas ne pas susciter des tensions et des conflits, au demeurant habilement canalisés et désamorcés en recourant à divers mécanismes. Le signe infaillible est la place centrale occupée par la sorcellerie dans les mentalités et les croyances, et par le personnage du féticheur (*oganga*) dans la société [41]. Toutes les formes de sorcellerie se rencontraient en effet : aux détenteurs de fortunes inaccessibles, établies de longue date et solidement assises, on prêtait la possession d'un pouvoir magique inné qui les destinait naturellement à la richesse et à la puissance, et les rendait invulnérables — ainsi, vers 1840, Fleuriot de Langle (58, p. 266), alors jeune officier de la Marine française, fut-il surpris de voir que « les philtres de Denis étaient craints dans tous les villages et qu'il pouvait, à en croire le vulgaire, se changer en tigre ou envoyer des tigres manger ses ennemis »; contre les promotions trop rapides et spectaculaires et contre des maîtres trop durs à l'égard de leurs esclaves, on recourait systématiquement à la magie d'agression et aux empoisonnements (Wilson 116, p. 271; Du Chaillu 45, p. 372; chap. V : II. 2). C'est encore par des moyens détournés qu'étaient, malgré tout, assurées l'obéissance, la soumission et la stabilité de l'ordre social; l'action portait d'abord sur les esclaves : « Par des exécutions habilement aménagées », rapportait le chirurgien de la Marine Ricard (96, p. 257) en 1855, « on entretenait la crainte parmi les esclaves; une mort, une maladie étaient toujours attribuées à un empoisonnement qu'on faisait avouer par un habile interrogatoire à un esclave quelconque, qui était sacrifié ». L'équilibre social était par ailleurs maintenu par l'action de deux sociétés secrètes (le *nda* et le *mwetsyi* ou *mwiri*), exclusivement masculines et pratiquement réservées, du moins vers 1840 selon le missionnaire Wilson, aux notables des villages qui cherchaient avant tout à impressionner les femmes et les esclaves [42].

3. *Les systèmes politiques*

Ces remarques suggèrent déjà une complexité certaine dans l'organisation des systèmes politiques. Au début du XIXe siècle, on était en présence de deux types d'organisation politique : celui des Mpongwe de l'Estuaire caractérisé par l'émiettement du pouvoir, celui des Orungu du Cap Lopez et des Nkomi de Fernan-Vaz qui se singularisait au contraire par sa centralisation. L'un et l'autre traduisaient cependant les effets différents d'un même facteur : le commerce atlantique.

En effet, dans l'Estuaire, la dispersion du pouvoir entre les mains des chefs de clans n'était pas le système politique originel mais l'aboutissement d'une assez longue évolution. On sait, grâce à Dapper, qu'au XVIIIe siècle existait au Gabon un État assez puissant. La description qu'il en donne mérite d'être citée :

> « Le roi de Pongo ou, comme parlent les Nègres, Mani-Pongo, est un prince puissant et beaucoup plus craint que les rois qui demeurent à ses côtés, sur la terre ferme, celui de Majombo au Midi et celui du Cap Lopez-Gonsalves au Nord (*sic*). Ce prince ayant vaincu celui du Lopez-Gonsalves l'allait exterminer et se saisir de son pays, mais les Hollandais s'étant rendus médiateurs les mirent d'accord. Quelque temps après le roi de Pongo ne pouvant demeurer en repos fit faire 50 ou 60 canots qu'il remplit de soldats pour remonter la rivière (*sic*). Quand on eût ramé quelques milles, il fit débarquer ses gens et leur ayant fait charger leurs canots sur les épaules ils entrèrent dans le pays que baignent les Camarones et, l'ayant ravagé, s'en retournèrent chargés de butin, de dents d'éléphants et d'esclaves. Ayant fait de semblables courses dans le pays d'Amboises, le long du Rio del Rei et sur les bords d'Olibatta, il se rendit si redoutable à ses voisins qu'on ne parle plus que du roi de Pongo ou du Gabon. C'est aussi chez lui qu'on trouve le plus d'ivoire et d'esclaves » (Dapper 2, p. 318).

Malgré des incertitudes et des erreurs de détails, cette longue citation souligne fortement les deux caractères, les deux fondements de cet État : la guerre contre les voisins et le commerce. Il est probable que le souverain en fut le chef du clan ndiwa qui, arrivé le premier sur la côte, occupa les meilleures positions et fit écran entre les autres clans mpongwe et les navires de commerce européens. Mais cette construction ne devait pas résister à la guerre que les Hollandais firent aux Ndiwa en 1698. Après la dispersion de ce clan, d'autres facteurs entrèrent en jeu pour interdire la reconstitution d'un ensemble politique de même nature : d'abord le fait que les meilleures positions pour le commerce étaient occupées non plus par un seul clan mais par plusieurs, ce qui empêchait la centralisation et l'accumulation des richesses qui avaient fondé l'État ndiwa et allaient plus tard expliquer l'essor passager de celui des Orungu; en second lieu, et allant dans le même sens, l'indépendance assurée aux capitaines des navires du commerce, libres de choisir leur partenaire comme ils l'entendaient, le courtage étant limité aux hommes libres mais n'étant pas réservé à des individus ou à une catégorie particulière parmi les hommes libres; enfin, mais dans une mesure difficile à déterminer, les contraintes imposées par la faible densité de la population et, au-delà, par le contexte naturel [43]. De cet ancien État comme de la communauté d'origine des Mpongwe il restait, au début du XIXe siècle, à défaut d'institutions permanentes quelques habitudes communes : la tenue annuelle, au début de la saison sèche, des assises solennelles de la tribu dans l'île Mbini (île des Perroquets) où se rassemblaient les chefs et les notables tandis que la population occupait les deux rives de l'estuaire jusqu'à son confluent avec la Como et le Rhemboué (Raponda-Walker 178, p. 21); la concertation des différents chefs en cas d'événements graves ou importants; l'habitude de reconnaître au chef le plus riche une certaine prééminence, toute morale, sur les autres, qui lui donnait l'influence d'un *primus inter pares* (tel était, vers 1815, le cas du roi Georges qui paraît avoir été alors le plus grand fournisseur des bâtiments négriers [44]; tel devait être, vingt ou trente ans plus tard et pour les mêmes raisons, le cas du roi Denis Rapontchombo). Ces facteurs de rapprochement ne remettaient nullement en cause l'« individualisme clanique » (Raponda-Walker 178, p. 21) qui fondait la vie politique.

Celle-ci s'exprimait en effet à l'intérieur des clans (*imbuve,* sg. *mbuwe*) [45]. Au début du XIXe siècle, on en comptait une vingtaine, résultat d'un processus complexe de fractionnement et d'agrégation : chaque clan était à son tour divisé en lignages (*inago,* sg. *nago*) et chaque lignage en familles restreintes (*anu,* sg. *inu*). L'individualisme des clans se traduisait notamment par l'existence de frontières rigides et la fréquence de petites guerres locales [46]. Les principaux caractères de l'organisation politique étaient : la subordination de certains clans à d'autres qui les accueillaient sur leur territoire tout en leur assurant leur indépendance; à l'intérieur de chaque clan, la prééminence d'un lignage qui fournissait les chefs du clan; enfin, le partage des responsabilités entre d'une part le chef du clan (*oga,* pl. *aga*) et de l'autre les hommes influents, les « anciens » et les riches courtiers. Le système était donc complexe, associant un régime patriarcal, le respect du principe de séniorité et la reconnaissance de droits acquis par la richesse. Dans les premières décennies du XIXe siècle, les clans majeurs, qui dominaient la vie de l'Estuaire, se ramenaient à quatre ou cinq. Sur la rive gauche, on trouvait les Agulamba dont le village principal était Ngango à l'entrée du Rhemboué, le chef Rasondji ou Georges et dont le rayonnement venait en partie de ce que selon les traditions « tout individu qui se disait Mpongwé et qui n'avait pas d'attache plus ou moins lointaine avec ce clan n'était pas de pure race » (Raponda-Walker 178, p. 52); leur territoire était contigu à celui des Asiga. Le clan des Asiga s'était formé à la suite de la segmentation d'un clan auparavant important, celui des Agwenkowa; il avait établi son siège au village de São Tomé et reçu, à la fin du XVIIIe siècle, la royauté et la soumission des Agwempono, événement qui devait valoir à leur futur chef, Antchoue Kowe, le surnom de Rapontchombo [47]. La rive droite était contrôlée par le clan le plus nombreux et à l'histoire la plus troublée et la plus controversée, celui des Aguekaza. Arrivé le dernier à l'Estuaire, il s'était fractionné en deux branches plus ou moins rivales (Gautier 153, pp. 47-50) : les Aguekaza w'Anwondo dont les chefs étaient par ordre d'importance Kaka-Rapono (Quaben), Re-Dowe (Louis), le fougueux Re-Ntchindo (Kringer) et son fils Re-Ndjombe (Manuel); les Aguekaza w'Olamba dont les principaux chefs étaient Re-Ndama (Glass), Govern, Tom Case et Will Glass; enfin le dernier clan important, celui des Adoni, occupait l'île Ndambe (Coniquet) et avait pour chef Antchoue Re-Dembino (François).

Le mode de dévolution du pouvoir variait selon les clans. Dans les deux branches des Aguekaza, où la coutume semblait, au début du XIXe siècle, avoir été mieux préservée que dans les autres clans [48], le frère du défunt venait avant le fils et devait être agréé par le conseil des anciens. Dans certains cas, le conseil refusait son agrément à un héritier jugé indigne de la charge d'*oga* et désignait un autre membre du lignage le plus important. Le système de succession chez les Aguekaza w'Anwondo [49] a été ainsi décrit par un officier français :

> « Quaben, chef du village de Vindza Nani (= « Plein de monde ») est en même temps le chef héréditaire du territoire compris entre le ruisseau Batavia et la pointe Clara; s'il venait à mourir, sa position

> reviendrait à Goven, chef du village de Landavoma (= « Où l'on fait ce que le cœur vous commande »), frère de même père avec Quaben, en sorte que Goven abandonnerait sa belle case et se transporterait avec toute sa famille au village de Vindza Nani; par suite, Manuel, qui est aussi le frère de Quaben et le chef du village de Bangoï (« Il est meilleur que sa réputation »), deviendrait Goven et se transporterait avec toute sa famille au village de Landavoma, et Fougasse de Landavoma, frère de Manuel, deviendrait alors chef de Bangoï » [50].

On retrouvait le même régime successoral chez les Aguekaza w'Olamba, dont les héritiers à la même époque étaient Tioria et Tedino, frères germains du chef Glass. Ce régime, qui écartait de la succession à la fonction d'*oga* les chefs des lignages secondaires et surtout les courtiers enrichis par le commerce, semble avoir été à l'origine de sérieuses tensions dans les villages aguekaza au cours de la première moitié du XIXe siècle (*cf.* chap. III : III.2.b)[51]. Dans les autres clans et en particulier chez les Agulamba et les Asiga, des innovations remontant probablement à la fin du XVIIIe siècle faisaient passer le pouvoir directement de l'*oga* défunt à l'un de ses fils. Ce fut dans ces conditions que Denis et Georges accédèrent à la charge d'*oga* [52].

Les attributions des *aga* étaient essentiellement religieuses : leur *nago-mpolo* « grande case », singulière par sa disposition perpendiculaire à la rue principale du village alors que les autres étaient parallèles, abritait en effet les reliques des ancêtres du clan et un feu sacré brûlant en permanence; ils étaient eux-mêmes chargés d'organiser le culte des ancêtres (Owen 90, pp. 315-316). Les *aga* étaient assistés par deux personnages importants : l'*akaga,* chargé des affaires extérieures et, en particulier, de la guerre; l'*okambi,* exerçant les fonctions de juge et d'avocat. L'importance croissante du commerce atlantique fit apparaître au premier plan un troisième personnage, l'*oma wi pangina* « celui qui commande », appelé « gouverneur » dans les textes européens : chargé à l'origine de prononcer les sentences, il devint progressivement le responsable des relations commerciales avec les Européens et avec les populations de l'intérieur. Alors que les fonctions d'*akaga* et d'*okambi* consacraient le privilège de l'âge, celle d'*oma wi pangina* finit par échoir au courtier le plus en vue. Toute décision importante était discutée et prise au cours d'un palabre (*ozozo* ou *mpungu*), réuni dans une grande maison réservée à cet usage (*nago y'izozo*). Le conseil qui débattait dans ces circonstances regroupait les hommes les plus âgés et les plus riches du clan; dans certains cas, la population libre, femmes comprises, était appelée à exprimer son avis, voire à trancher.

Malgré la centralisation très nette du pouvoir, le système politique des Orungu du Cap Lopez et des Nkomi de Fernan-Vaz présentait de nombreux points communs avec celui des Mpongwe de l'Estuaire [53]. On y retrouvait d'abord, dans l'organisation d'ensemble, la structure pyramidale qui faisait passer de la base, les familles, aux lignages, des lignages aux clans et des clans à l'ethnie. De la même manière, la succession au trône royal évoquait les traditions les plus anciennes observées au Gabon, le nouveau roi étant choisi par le conseil des anciens, les chefs de clans parmi les frères ou les fils du roi défunt; ce conseil était bien évidemment associé aux délibérations et à la prise des décisions dans les cas les plus graves et les plus importants. La différence résidait dans le fait que l'ethnie (*inongo*) des Orungu et celle des Nkomi avaient chacune un chef suprême (*og'ompolo* « grand chef ») alors qu'il n'en existait aucun au Gabon. Cette différence provient de l'arrivée plus tardive des deux ethnies sur la côte, à une époque (XVIIIe siècle) où le commerce atlantique y était bien implanté : ceci provoqua des tensions et sans doute des conflits entre les clans, chacun voulant tirer le meilleur profit du commerce. Dans l'un et l'autre cas, un clan majeur sortit victorieux, s'octroya le droit exclusif de traiter avec les Européens et refoula les autres à l'intérieur : ce furent les Abulya ou Alombe au Cap Lopez, les Apogo à Fernan-Vaz. Tandis que le clan des Abulya avait été institué *agambwè imbéni n'itangani*, juge sur les mers et les Européens, celui des Apogo formait le clan le plus en vue des « gens de la mer » (*mongi nshuwa*); dans l'arrière-pays, la direction des affaires était confiée au Cap Lopez au clan des Apandji, institué *ogandi nshe*, juge sur la terre; à Fernan-Vaz, où la situation est moins nette, on connaît seulement l'existence des *mong'abundjé* (hommes de la terre) que Du Chaillu (45, p. 220) devait justement appeler « bushmen ». C'est aussi dans la même période (à la fin du XVIIIe et, plus encore, dans la première moitié du XIXe siècle) que se situa l'apogée des deux royaumes : ce furent, au Cap Lopez, les règnes de Renwombi-Mpolo (env. 1790 - env. 1810) et surtout de Rogombe-Mpolo, son fils, connu pour ses guerres sous le nom de Pass-all [54] et pour avoir fait de sa nouvelle capitale Sangatanga (*oseng' atanga* « rendez-vous des Blancs ») l'un des centres les plus actifs de la traite négrière sur cette partie de la côte (1810-1850). A leurs règnes correspondirent chez les Nkomi ceux de Rensholo, Onangiromba et Onangoyombi (1837- ?) qui leur livrèrent la guerre et firent d'Anyambie un reflet de Sangatanga. Comparée à celle de l'Estuaire, cette organisation était plus solide car la division du travail entre les courtiers de la côte d'une part, leurs esclaves et les tribus de l'intérieur d'autre part était atténuée par la participation de certains clans de la tribu courtière aux travaux agricoles : cette particularité ménageait des possibilités plus grandes d'adaptation aux transformations du commerce atlantique. Mais la grande faiblesse venait précisément du conflit entre les clans de l'intérieur et ceux de la côte, les premiers guettant la meilleure occasion de transformer à leur profit le rapport des forces [55].

Ainsi le développement du commerce atlantique avait donné sa physionomie et ses traits fondamentaux à la population de cette région côtière : des groupes d'origines diverses et établis dans la région à des époques différentes partageaient désormais les mêmes structures sociales et le même mode de vie, déterminés par leur participation active aux échanges côtiers. La conjoncture des premières décennies du XIXe siècle produisait cependant des effets différents selon qu'il s'agissait de l'Estuaire ou, au contraire, du Cap Lopez et de Fernan-Vaz. Dans la région de l'Estuaire, l'abolition de la traite des Noirs par les Puissances européennes était en train de mettre les populations dans une position difficile : sollicitée encore par les négriers, du fait de la proximité des îles de São Tomé et Principe, et de l'incertitude des cartes qui faisaient parfois passer l'équateur en plein milieu du Gabon, cette région allait aussi devenir l'objet d'une surveillance de plus en plus gênante de la part des croiseurs anti-négriers. En revanche, au Cap Lopez et à Fernan-Vaz, le caractère encore licite et l'intensification des opérations négrières au sud de l'équateur amenaient provisoirement la prospérité et le renforcement des structures politiques. C'est donc dans une situation d'incertitude économique (et, par conséquent, politique) que la France allait trouver ces régions et y prendre pied : dans l'Estuaire vers 1840, au Cap Lopez et à Fernan-Vaz vers 1860, ces deux décennies d'écart ayant suffi pour mettre les Orungu et les Nkomi dans la position critique où se trouvaient les Mpongwe vers 1840.

CHAPITRE II

Les origines de l'établissement français au Gabon (env. 1820-1841)

En étudiant les origines de l'établissement français au Gabon, on a toujours pris comme point de départ la mission d'exploration menée par Bouët à bord de la *Malouine* en 1838-1839. Cette mission, il est vrai, inaugure à la côte occidentale d'Afrique la politique des points d'appui dont la manifestation allait être la création des comptoirs fortifiés (Schnapper 189, pp. 13-15). Sur le plan local, au Gabon même, elle marque un tournant : c'est en effet à cette occasion que, pour la première fois, un chef mpongwe acceptait de conclure avec des représentants d'un État européen un traité d'alliance, gros de conséquences. Malgré tout, on ne laisse pas d'être étonné par le choix, pour l'emplacement de l'un des comptoirs, d'un point comme l'estuaire du Gabon, où les intérêts français étaient très loin de l'emporter sur les autres et qui devait pendant longtemps se révéler si peu propice à la réalisation et à la réussite des projets qu'il avait fait naître. Faute de pouvoir l'expliquer, on a suggéré qu'il était dû au hasard [1]. La solution est évidemment ailleurs : par exemple dans cette lettre de Bouët en 1843, où, répondant à ceux qui lui reprochaient précisément ce mauvais choix, il expliquait que ce n'était pas l'effet du hasard mais le fruit de « longues réflexions » [2]. Il apparaît donc nécessaire de reconstruire les conditions dans lesquelles le Gabon est devenu un point susceptible d'être choisi pour abriter le comptoir français. A cet égard, deux circonstances antérieures à la mission de la *Malouine* ont été déterminantes : d'abord la fréquence des visites des bâtiments chargés de la surveillance et de la répression des négriers, ensuite les violences exercées par les peuples du Gabon sur des troqueurs français. Ceci oblige à faire remonter le *terminus a quo* aux années 1820.

I. La répression de la traite des Noirs

La volonté, affirmée par le gouvernement, de réprimer la traite des Noirs faite par les Français est le premier motif qui a conduit les officiers de la Marine à multiplier leurs croisières le long des côtes occidentales d'Afrique et par conséquent à visiter régulièrement le Gabon. Néanmoins cela n'a pu se faire que progressivement, avec des hésitations, des lenteurs, des reculs qui permettent de distinguer plusieurs périodes.

1. *L'élaboration de la politique antinégrière*

Dans un premier temps et jusque vers 1824, les croisières de répression, au demeurant assez rares, sont pour le moins improvisées : si les bâtiments se dirigent quelquefois vers le golfe de Guinée, aucun ne nous est signalé comme ayant atteint le Gabon [3].

Une première raison en est que la politique française en ce domaine a mis plusieurs années avant de prendre forme [4]; l'hostilité des intérêts portuaires et coloniaux aux « velléités abolitionnistes », l'indifférence profonde de l'opinion publique, l'audience limitée des partisans de l'abolition et la médiocrité, l'insuffisance des effectifs de la Marine ont beaucoup contribué à accumuler les lenteurs et à prolonger les délais. Plus encore, l'insistance quelque peu maladroite des Britanniques, soucieux de voir la France participer plus activement à la croisade humanitaire, devait susciter l'hostilité puis les réticences et la mollesse du ministère et des officiers de la Marine. Enfin, dans les années qui suivirent 1815, la France se préoccupait davantage de recouvrer ses anciennes possessions de la côte occidentale d'Afrique et d'y rétablir sa position que de surveiller ou d'interdire les opérations de traite négrière. Les instructions adressées aux officiers dirigés vers ces régions portent la marque de ces hésitations : en 1815, elles leur prescrivent de « décourager » et de « faire cesser » toute opération de ce genre qui se déroulerait au nord du cap Formose; en revanche, la traite étant encore tolérée au sud de cette limite, notamment « sur les côtes du Royaume de Gabon », les officiers de la Marine devaient apporter « secours et protection » aux négriers français dans ces parages et « les garantir de toute espèce de trouble et de molestation » [5]. Le tournant se situe en 1817 et 1818 : à cette date, l'attitude du gouvernement se fait plus ferme, plus sévère et plus rigoureuse [6].

Encore fallait-il, cette politique arrêtée, s'en donner les moyens et montrer la volonté de la faire aboutir : plusieurs années furent encore nécessaires pour y parvenir. Le ministère de la Marine se soucia d'abord d'organiser les moyens navals et militaires de la surveillance. On avait agité dès 1816 le projet de rétablir l'ancien usage d'avoir une croisière à la côte occidentale d'Afrique; elle fut instituée deux ans plus tard, mais l'escadre ne suffisait pas à remplir sa tâche : composée seulement de trois bâtiments, elle devait opérer à la fois au Sénégal et sur le reste de la côte, mission pratiquement impossible [7]. En 1820 se dessina une idée [8] qui fut concrétisée l'année suivante; il s'agissait de créer deux stations distinctes : la première, propre au Sénégal, était destinée au Service intérieur ou colonial; la seconde, plus importante, était basée à Gorée et chargée du Service extérieur et maritime (c'est à elle que revenait le soin de surveiller et d'arrêter les bâtiments négriers) [9]. Parallèlement à cet effort d'organisation, le ministre Portal montrait combien la mission de la Station extérieure lui tenait à cœur, en écrivant personnellement à Clémendot, son commandant pour 1821 :

> « Je vous recommande la plus grande activité. Tâchez de reconnaître les lieux vers lesquels se dirigent habituellement les navires

> français destinés à faire la traite et ne négligez aucun soin, aucun effort pour les capturer [...] J'espère que vos efforts seront plus efficaces [que ceux de votre prédécesseur] et que vous justifierez par des résultats la confiance que le roi daigne vous montrer dans cette importante occasion » [10].

Enfin, on ne négligea pas d'exciter le zèle des équipages : une prime fut instituée, s'élevant à cent francs par tête de Noir saisi [11].

C'est après ces tâtonnements, au cours des années 1820, que s'organisent les croisières de répression : les officiers de la Station extérieure essayaient de tirer le meilleur parti des bâtiments dont ils disposaient. Pendant plusieurs années, leur nombre se maintint à cinq [12], ce qui permettait de combiner les différentes destinations de façon à « placer sous surveillance les côtes comprises entre le Sénégal et le Gabon, sans autre lacune que l'entrée de Sierra Leone » [13]. Il était devenu en effet très important de faire des apparitions fréquentes et régulières dans le golfe de Guinée. De nombreux bâtiments français s'y livraient à la contrebande; pour compliquer la situation, des bâtiments espagnols, portugais et brésiliens n'hésitaient pas à se couvrir du pavillon français, s'assurant ainsi une certaine impunité, car la France refusa jusqu'en 1831 de signer avec la Grande-Bretagne la convention sur le droit de visite; or, elle n'avait pas les moyens de surveiller tous les navires portant son pavillon. Aussi, pour éviter les vexations de la part de la Marine britannique, plus nombreuse et plus décidée, le ministre fit-il rédiger des instructions plus précises visant à renforcer la présence des bâtiments de guerre français dans les régions les plus sollicitées par les négriers :

> « Ceux d'entre eux [les bâtiments] à qui leur état et leurs capacités permettront d'entreprendre des expéditions lointaines devront être, de préférence, envoyés dans le Golfe de Guinée et dans les autres parages où se trouvent des croiseurs anglais, afin d'ôter à ceux-ci tout prétexte de visite et d'arrestation des navires portant le pavillon français » [14].

De plus, en 1825, les négociants de Saint-Louis, qui expédiaient chaque année des bâtiments « pour commercer sur la côte jusqu'aux Iles du Prince et de St. Thomé et dans le fond du Golfe de Biaffra » [15], demandèrent au commandant Massieu de Clairval la protection de la Station extérieure contre les actes de violence dont les accablaient régulièrement « les négriers qui, sous pavillon espagnol et portugais, faisaient souvent le métier de pirate en même temps que la traite » [16]. Assuré de l'appui du ministre, le commandant prit l'engagement d'établir des croisières régulières dans ces parages.

2. *La Marine française sur la côte du Gabon*

C'est pourquoi l'on voit, après cette date, un plus grand nombre de bâtiments de la Marine française croiser dans le golfe de Guinée. En 1827 eut lieu la première expédition sérieuse à la côte du Gabon. Elle s'était entourée de toutes les garanties de succès : deux navires, chiffre important pour la Station extérieure, combinaient leur action, ce qui permettait de compenser les insuffisances de l'un par les aptitudes de l'autre [17]; en outre, une direction vigoureuse fut imprimée à toutes ces opérations par Massieu de Clairval lui-même, commandant de la Station, officier d'une insigne détermination [18]; enfin, les mouvements des bâtiments, dans une région où ils venaient sans doute pour la première fois, furent facilités par la présence à bord de la *Flore* du « noir portugais » Simon, qui connaissait très bien cette partie de la côte pour y avoir longtemps fait du cabotage [19]. Au premier abord les résultats paraissent médiocres : on ne put saisir qu'un seul navire négrier, d'ailleurs vide, mais l'expédition permit d'améliorer sensiblement les connaissances géographiques et hydrographiques relatives à la région, préparant ainsi le terrain pour les missions futures. Elle a surtout révélé aux marins et officiers deux faits importants : on apprit d'abord que l'estuaire et sa région étaient régulièrement visités par de nombreux navires marchands français (ainsi, par exemple, plusieurs bâtiments se seraient échoués en 1826 entre le Gabon et le Cap Lopez, sans doute aux environs de Sangatanga où la traite des Noirs était alors florissante)[20] ; dans l'estuaire même du Gabon, plusieurs négriers seraient venus s'approvisionner en l'espace de quelques semaines [21]. Par ailleurs, on se rendit compte qu'au Gabon, comme sur les autres points du littoral atlantique, les chefs africains qui avaient vécu de la traite des Noirs étaient profondément hostiles à sa cessation et à sa suppression, et ne ménageraient aucun effort pour en assurer la continuation, malgré la nouveauté et l'ampleur des risques.

Au cours des deux années suivantes, aucun bâtiment de la Station ne se dirigea sur le Gabon. Elle se trouvait en effet réduite à trois navires : les officiers jugèrent préférable de limiter leurs opérations à la partie septentrionale de la côte [22]. L'année 1830 est marquée par une nouvelle expédition au Gabon, malheureusement très mal connue et très difficile à connaître dans ses détails : on sait seulement que la *Bressane* saisit, sans doute au mouillage de Georges Rassondji, « le beau brig français la *Virginie* », armé à la Martinique et doté de tous les équipements nécessaires au trafic négrier (comme en 1827, selon un scénario que les bâtiments de surveillance n'ignoraient pas, il n'y avait aucun esclave à bord) [23]. En 1831, les bouleversements consécutifs à la révolution de Juillet interdirent l'envoi de bâtiments de guerre à la côte occidentale d'Afrique. La conclusion d'une convention, en 1831 et 1833, sur le droit de visite avec les Britanniques n'eut pas d'effet important ni immédiat dans la région du Gabon : on signale seulement qu'elle fut de nouveau fréquentée et fouillée par les bâtiments de la Marine en 1832 et 1833.

C'est à cette date que s'arrête cette première phase des relations entre la Marine française et les populations du Gabon; en effet, pendant les quatre années allant de 1834 à 1837 les bâtiments de la Station allaient ignorer cette région [24]; après ces années d'interruption, ces relations devaient prendre une orientation entièrement nouvelle.

De tout ce qui précède il ressort que ces croisières, quelque irrégulières qu'elles fussent, ont donné l'occasion aux officiers de la Station extérieure d'ajouter à une meilleure connaissance de la région du Gabon l'établissement de relations cordiales avec l'un des chefs mpongwe, Denis Rapontchombo. Certes, les intérêts de l'*oga* des Asiga étaient incompatibles avec la mission de la Station; il entendait persévérer dans le trafic négrier, mais il se disait « français » : aussi allait-il apparaître, au cours des années suivantes, comme l'allié naturel le plus sérieux et le plus fidèle sur le « bas de la côte ». Par ailleurs, les croisières révélèrent la nécessité impérieuse d'avoir, au fond du golfe de Guinée, un dépôt et un centre de ravitaillement, car l'absence de vivres obligeait trop souvent les bâtiments à interrompre leurs mouvements et remonter au Sénégal [25]. Enfin, au cours des années 1830, l'attitude des officiers à l'égard de leur mission évolue très sensiblement : pour beaucoup, le temps de la répression du trafic négrier — tâche pour laquelle peu s'étaient enthousiasmés — était révolu. L'heure avait sonné de donner la priorité à la protection du commerce; Lemarié, commandant de la Station, écrivait en 1836 :

> « Si sous ce rapport [la répression de la traite], la présence d'une station française est devenue presque entièrement inutile sur la côte d'Afrique, il n'en est pas de même en ce qui concerne la protection de notre commerce; et de nombreux faits démontrent que cette protection est d'autant plus urgente que, jusqu'à présent, les divers bâtiments stationnés dans ces parages ne s'en sont point occupés d'une manière spéciale, précisément parce qu'ils étaient exclusivement employés à la répression de la traite des Noirs » [26].

A ces préoccupations nouvelles, les incidents dont il va être question donnèrent une occasion exceptionnelle de s'illustrer. Rien ne pouvait mieux justifier cette nouvelle position que les violences subies par les bâtiments de commerce français au Gabon.

II. Les difficultés du commerce français

Ces incidents, dont les plus graves se sont déroulés en 1837, ne furent portés à la connaissance des bureaux ministériels que l'année suivante [27]. Il s'agit du pillage, par les naturels du Gabon, de pluseurs bâtiments de commerce français. Établir avec rigueur le nombre des bâtiments en cause présente des difficultés considérables à cause des lacunes de la documentation. Selon Denis Rapontchombo [28], il y aurait à la fin des années 1830 cinq ou six navires pillés : en fait, il n'y en a que trois qui nous soient connus de façon précise par les rapports qu'ont laissés des événements le malheureux capitaine ou des témoins directs. A ce nombre, il faut ajouter un premier bâtiment, l'*Élizabeth,* qui aurait été pillé à l'instigation de Buma [29], un second dont il n'est resté ni le nom ni le port d'origine et qui aurait connu un sort identique dans la « rivière de Passall » (la Como) [30], un troisième enfin qui fut victime d'un pilote du village de Glass, Re-Ndama (Gauthier 153, pp. 53-54); mais les navires français n'avaient pas l'exclusivité des mauvais traitements : la liste s'allonge en effet avec la tragédie d'une embarcation de la Marine de guerre britannique dans la Como en 1839 [31]. Ces recoupements confirment donc les déclarations du chef asiga. Tous ces événements suscitèrent évidemment une émotion profonde parmi les négociants des ports, dans les bureaux ministériels et parmi les officiers de la Station extérieure. Au Gabon même, aussi bien parmi les Mpongwe que dans les autres groupes ethniques, les événements furent considérés comme le tournant fondamental, comme la principale origine de l'établissement français. Et, fait significatif, le souvenir en est resté vivace pendant près d'un siècle; au temps du R. P. Gauthier, les vieux Benga et Mpongwe évoquaient encore avec passion cette lointaine époque : ils se rappelaient jusqu'aux noms de plusieurs capitaines, ils reconnaissaient qu'on avait pillé des cargaisons, humilié des capitaines, mais refusaient d'accepter la responsabilité directe des morts. D'autres, enfin, disaient avec quelque nostalgie la geste de Re-Ndama qui, après son pillage, aurait élevé près de Glass le village d'Akawunamenga; la toponymie rappelle aussi ces pillages puisqu'au cap Saint-Jean, occupé à l'époque que nous étudions par les Benga, existe un lieu-dit Ongoto [32].

Si nous pouvons connaître, certes de façon approximative, le nombre des bâtiments concernés, il n'en est pas de même pour les raisons de ces pillages. Il n'y a de place ici que pour les hypothèses. Fidèle à l'image qu'on s'était faite des Mpongwe, le capitaine Barbeau, l'un des témoins oculaires, attribue ces actes à une méchanceté presque naturelle et innée des coupables [33] : on peut entendre par là que Kringer et ses émules ont agi ainsi parce que les pillages étaient habituels dans la région. Mais cela ne peut rendre compte de leur fréquence et de leur répétition en si peu de temps. A cet égard, plusieurs motivations nous paraissent avoir joué un rôle déterminant. D'abord une relative pauvreté des principaux coupables qui sont presque toujours des gens des villages de Kringer et de Quaben; tous les rapports soulignent que ces villages étaient peu fréquentés par les bâtiments marchands, en partie parce que leurs habitants avaient mauvaise réputation, en partie parce que le mouillage en était dangereux [34]; n'était-il pas plus aisé pour ces laissés pour compte du mouvement commercial du Gabon de se servir directement, en courant apparemment peu de risques, que d'attendre indéfiniment la visite peu probable et brève d'un bâtiment plus ou moins chargé ? Il faut ajouter une deuxième motivation, la vengeance : Kringer aurait médité depuis son enfance le meilleur moyen de venger le meurtre de son père, tué au cours d'une altercation avec le capitaine français Dandeau (Gautier 153, p. 51; chap. I : II). On peut enfin évoquer un dernier facteur d'explication : la coutume locale, qui considère que tout navire naufragé devient la propriété des riverains [35].

Considérons maintenant le premier pillage qui fut consommé en juin 1837. Le bâtiment la *Jeune Émilie*, armé par la maison Balguerie et Cie de Bordeaux [36], était placé sous le commandement de Broquant, celui-là même qui allait participer à la mission de la *Malouine* comme représentant du commerce métropolitain. Broquant, habitué aux opérations de troque sur la côte d'Afrique, se dirigea presque directement sur le Gabon avec la majeure partie de sa cargaison : il ne choisit rien d'autre que le mouillage du « Petit qu'as-ben » (Kringer) espérant y faire des affaires avantageuses, à l'abri de toute concurrence, car ce point était « à peu près le seul du fleuve où il n'y eût pas de navires en traite ». Selon le système habituel du crédit, les courtiers reçurent une partie de la cargaison en avance. Revenu au Gabon après un passage infructueux au Cap Lopez, le navire toucha une roche et échoua. C'est donc ce début de naufrage qui fut la cause immédiate du pillage car « les naturels croyaient que [son] navire ne pourrait jamais sortir du fleuve ». Le capitaine et quatre de ses compagnons furent arrêtés par les hommes de Kringer et enfermés dans une case. Il est assez curieux de voir Kringer, pourtant maître de la situation, demander à Broquant qu'il ordonnât le débarquement des marchandises : souci paradoxalement excessif des formalités ou, au contraire, crainte d'être reçu à bord par les coups de fusil d'un équipage « décidé à combattre plutôt que d'être pillé » ? Quoi qu'il en fût, après trois jours de vaine résistance, Broquant céda, épuisé, devant les menaces répétées de Kringer : avec une rapidité incroyable, le navire fut vidé de toutes les marchandises, Broquant dépouillé de ses effets et renvoyé presque nu à bord, non sans avoir signé un certificat de bonne conduite à Kringer (sur ce type de certificats, voir chap. V : II.2 et 3). Les pertes se seraient élevées, selon les estimations tardives de Broquant, à 32 259 francs.

Encouragé par ce premier succès, Kringer récidiva quelques mois plus tard. Contrairement à Broquant, le capitaine Blanchard, commandant du *Jeune Frédéric* de Nantes, connaissait assez mal le Gabon où, n'ayant pu placer sa cargaison ailleurs, il est venu par nécessité [37]. Grâce au certificat délivré par Broquant, Kringer n'eut pas de peine à gagner sa confiance. On ne laisse pas de s'étonner devant la naïveté de l'équipage du navire nantais et ses maladresses [38]. Cette fois le bilan limité financièrement (presque 27 500 F) se solda par neuf morts.

Le passage au Gabon, en mars 1838, de M. de Péronne, commandant de la Station, ne réussit au mieux qu'à inspirer une terreur salutaire mais passagère. Aussi n'est-il pas étonnant qu'en novembre de la même année, un troisième bâtiment, le *Trarzas*, soit tombé dans un piège et ait été pillé par Manuel, Kringer et des gens du village de Georges [39]. En 1839, ce fut le tour d'une embarcation anglaise, chargée de huit matelots blancs et d'un midshipman noir, et envoyée par le brig de la Navy le *Lynx* à la recherche d'un bâtiment négrier que le croiseur britannique avait vu entrer dans le fleuve [40]. Le choc eut lieu à l'entrée de la Como, au village Beseki du chef Pass-all. Nous sommes ici en présence d'un pillage d'un type tout à fait différent des précédents : il n'est plus question d'emporter des marchandises. Nous assistons plutôt à une résistance d'un village de courtiers, bien placés à l'entrée de la principale voie commerciale (cf. chap. V : II.2) et résolument opposés à toute initiative européenne tendant à enfreindre ce monopole : cette hostilité était d'autant plus grande que les Britanniques prétendaient interdire le trafic le plus fructueux. Cela expliqua la violence de l'agression (quatre matelots furent tués); les survivants ne durent leur salut qu'à l'intervention simultanée du chef Denis Rapontchombo et du capitaine Amouroux qui commandait cette année le *Jeune Frédéric* de Nantes [41].

Mais à cette date, le ministère de la Marine était déjà alerté par le rapport du commandant de Péronne notamment et par le ministère des Affaires étrangères qui avait été saisi de la plainte de Balguerie et Cie. Des instructions au commandant de la Station extérieure d'Afrique exigeaient un châtiment exemplaire, au nom de la justice et surtout du prestige de la France. C'est ici que se fait le lien entre ces pillages et la mission de la *Malouine* [42].

III. La mission de la "Malouine"

Celle-ci étant l'épisode le plus important, et par conséquent le plus connu, des origines de l'établissement français au Gabon, il suffira d'en retenir les faits essentiels en insistant sur ceux qui intéressent cette région. Le projet ambitieux d'explorer toute la côte de l'Afrique Occidentale jusqu'au Gabon s'élabore en 1837 et 1838.

1. *Les origines de la mission*

A l'origine de la mission, on trouve des considérations à la fois commerciales et politiques, correspondant aux préoccupations de ses deux promoteurs : Victor Calvé, chirurgien de la Marine qui présida longtemps aux destinées de la compagnie de Galam au Sénégal, et Édouard Bouët, lieutenant de vaisseau commandant un bâtiment de la Station extérieure d'Afrique [43]. Sur le plan commercial, V. Calvé soulignait l'importance croissante de la côte occidentale d'Afrique : les Anglais et les Américains semblaient s'être faits les bénéficiaires exclusifs de ce renouveau. Il s'agissait pour la France de ne pas rester à l'écart [44] : l'exploration devait permettre au Sénégal d'acquérir « toute l'importance commerciale dont elle était susceptible » et à Bordeaux, « déshérité de l'exploitation de l'Algérie, [...] d'accroître ses rapports ». Le ministre de la Marine, à qui la chambre de commerce de Bordeaux transmit le projet, se laissa convaincre par l'argument essentiel : la dépense supplémentaire n'excéderait pas la solde des deux capitaines au long cours qui devaient accompagner É. Bouët. En tout cas, la mission n'avait à ses yeux qu'une importance médiocre : « Cette mission qui n'est que secondaire ne doit cependant pas dispenser Mr Bouët de prendre part au service de la Station [...] à laquelle la *Malouine* ne cessera pas d'être attachée » [45].

Mais il y avait aussi des considérations politiques, qui n'ont pas toujours été soulignées : dès le départ, on faisait ressortir l'intérêt et la possibilité de créer des stations, des comptoirs, l'utilité de conclure des traités avec les chefs du littoral. V. Calvé rappelait à propos l'existence de « la colonie de Mesurade devenue importante par les résultats qu'elle leur donnait [aux Américains] »; Bouët surtout demandait au ministre (1er août 1838) : « Dans le cas où nous en verrions la possibilité et la nécessité, ne sera-t-il pas loisible d'entamer un traité de commerce avec le chef de Boni à l'instar des Anglais? ». La réponse fut favorable et on transmit des instructions en ce sens au commandant de la Station extérieure [46]. Enfin, la Marine royale voulut montrer son attachement à protéger le commerce national en décidant de châtier les responsables des pillages de 1837 : Bouët en son propre nom et le ministre de la Marine avaient promis aux armateurs intéressés de tout mettre en œuvre pour obtenir réparation [47]. Après quelques difficultés dues à l'épidémie qui se déclara à bord de la *Malouine* et l'impossibilité de trouver au Sénégal un négociant qui acceptât de participer à l'exploration, le bâtiment appareilla enfin de Gorée le 3 novembre 1838 avec les instructions définitives rédigées comme il se devait par Montagniès de La Roque, commandant de la Station : exploration commerciale, répression des pillages du Gabon (objectif particulièrement important et difficile, pour lequel le *Nisus* commandé par Montagniès de La Roque allait apporter son appui à la *Malouine*), éventuellement conclusion de traités de commerce avec les chefs africains, enfin les tâches traditionnelles (réprimer les négriers français mais aussi portugais et espagnols, et protéger les bâtiments du commerce français) [48].

2. *La* Malouine *au Gabon*

Après avoir fouillé la côte depuis Gallinas et avoir étudié les points les plus intéressants, la *Malouine* arriva au Gabon en février 1839 et n'en partit qu'au milieu du mois de mars. Au cours de ce séjour, les préoccupations politiques l'emportèrent de beaucoup sur les considérations commerciales. Certes, Broquant et Bouët s'attachèrent à recueillir des renseignements aussi précis que possible sur les produits, les conditions, les difficultés et les profits du commerce; mais ce qui marqua leur passage au Gabon fut leur effort, avec l'aide de Montagniès de La Roque, pour restaurer sur la rive droite le prestige de la France et préparer sur la rive gauche une prise de possession éventuelle.

Une des premières initiatives de Bouët fut de conclure, dès le 9 février 1839, une convention avec Denis Rapontchombo « au village et dans la case de ce roi » [49]. Prenons garde de donner à cette convention une portée plus grande qu'elle n'en avait : outrepassant ses instructions, Bouët obtenait de Denis un terrain (art. 1er) où la France pouvait « élever toutes les bâtisses, fortifications ou maisons qu'elle jugerait bon » (art. 2). Mais la cession avait plutôt l'allure d'une vente ou d'une aliénation temporaire à un prix, il est vrai, dérisoire : « vingt pièces d'étoffe assortie, dix barils de poudre de 25 livres, vingt fusils à un coup, deux sacs de tabac, un baril d'eau de vie et dix chapeaux blancs ». Enfin si la France s'engageait à protéger Denis, il n'y avait entre eux qu' « une alliance offensive et défensive » : apparemment, les contractants étaient égaux. En tout cas, Denis gardait pleine et entière sa souveraineté intérieure et extérieure : contrairement à ce que Bouët devait en dire plus tard, cette convention ne faisait pas du Gabon une possession française [50]. Il s'en fallait de beaucoup; on s'est jusqu'à présent peu intéressé à un paradoxe pourtant remarquable : quelles raisons, quels calculs ont déterminé ce chef, qui n'avait jamais caché sa volonté de poursuivre le trafic négrier tant qu'il y aurait des acheteurs d'esclaves, à conclure une alliance avec Bouët, c'est-à-dire la Station extérieure, la France dont les officiers depuis les années 1820 ne lui avaient pas davantage dissimulé leur détermination à empêcher le trafic négrier? Il est certain que pour Denis Rapontchombo ce traité représentait l'assurance, si la France construisait un jour un établissement au Gabon sur ses terres, de compléter ses revenus par des rentrées régulières de marchandises : tant que la France eut un dépôt de charbon sur la rive gauche, Denis réclama et perçut annuellement un loyer (*cf.* chap. V : I.3.c). Par ailleurs on peut se demander si ce chef ne comptait pas utiliser l'amitié française pour renforcer son prestige, sinon son pouvoir : Burton (32, I, pp. 10-11) lui prête la conviction, ou tout au moins l' « espoir », qu'en s'alliant à la France « il serait couronné roi de tout le pays ». Cette explication vient de plus loin, probablement des missionnaires américains [51]; ce n'est point une raison pour la rejeter : en Denis, les Américains détestaient certes le négrier mais ils admiraient le chef généreux et « civilisé », et par ailleurs plusieurs autres faits indiquent que Denis voulait, sinon devenir roi du Gabon, du moins jouer le rôle incontesté d'un *primus inter pares* (*cf.* III.3) [52]. Quoi qu'il en soit le traité ne garantissait rien de tel à Denis; en revanche, il ouvrait à la France la porte du Gabon [53].

Restait le châtiment des coupables de la rive droite. C'est au Gabon même que fut fixé, de façon approximative, le montant des indemnités; grâce à d'habiles menaces et à l'entremise manœuvrière de Denis, Bouët et Montagniès de La Roque reçurent au total 570 bûches d'ébène et 100 kg d'ivoire [54] : c'était évidemment dérisoire. Pour assurer les paiements ultérieurs, Montagniès de La Roque remit à Denis l'original et les copies, en français et en anglais, d'une déclaration que tous les chefs devaient signer : puisque tous avaient, au palabre du 2 mars 1839, reconnu le bien-fondé des réclamations françaises et l'exactitude des indemnités, Quaben, Kringer et leurs sujets devaient, tous les quatre mois, confier à Denis une partie des réparations en produits du pays, le reste à payer s'élevant à 500 livres d'ivoire et 5 000 bûches d'ébène. En cas de non-exécution, ils s'exposaient à « toutes les rigueurs de la guerre »; en cas de récidive, la responsabilité incomberait collectivement à tous « les Rois et chefs » de la seule rive droite.

Enfin ce souci politique était souligné par l'insistance avec laquelle tous les rapports appelaient à créer une factorerie chez Denis. Voici par exemple ce qu'en dit Bouët :

> « Il ne lui fut pas difficile de comprendre la masse de bien-être que devaient retirer ses sujets d'un établissement pareil. Quant aux raisons déterminantes pour bâtir un projet de factorerie sur le Gabon, indépendamment du bon esprit dont la population est animée à notre égard, les voici : le climat y est généralement sain; le pays, sans y être d'une richesse de produits remarquable, y offre cependant [des] ressources [. . .] au nombre desquelles je mettrai les bois presque en première ligne. Enfin la population dévouée de Saint-Thomé [. . .] n'attend qu'une impulsion de notre part pour se créer des produits. »

Broquant lui-même quittait le terrain commercial pour proposer l'occupation [55]. L'ensemble de cette action fut approuvé par le ministre [56]. Les rapports généraux de Bouët et Broquant furent soumis à l'examen d'une commission qui en proposa l'envoi aux chambres de commerce des principaux ports intéressés par le négoce colonial. La mission de la *Malouine* s'achevait ainsi au Gabon par la double affirmation de la présence française : répressive sur la rive droite, amicale et protectrice sur la rive gauche.

3. *Les conséquences de la mission*

Après la mission et jusqu'à ce qu'on se décida sérieusement à fonder le comptoir, les bâtiments du commerce français semblent venir plus nombreux au Gabon mais sans concurrencer le moins du monde les Britanniques; par conséquent, la politique reste encore le facteur dominant des relations entre Français et Mpongwe. Deux soucis guidaient les officiers qui désormais passaient plus régulièrement dans la région : recouvrer la totalité des indemnités et entretenir les bonnes dispositions des habitants de la rive gauche. Cette politique devait aussi faciliter les succès du commerce [57].

Ainsi, en août 1839, la *Fine* de la Station extérieure revenait au Gabon mais sans obtenir de Quaben et Kringer les paiements attendus. Le 16 septembre, Denis était fait chevalier de la Légion d'honneur; en même temps, la Société des naufrages lui décernait une médaille

« accompagnée d'un brevet et d'une lettre d'avis », toutes choses susceptibles de flatter son orgueil [58].

Cependant en février 1840 Montagniès de La Roque et Bouët revenaient à la charge. Le rapport de Montagniès de La Roque rend assez fidèlement compte des événements survenus, quoique imparfaitement. Il faut dire en effet que les moyens de rigueur utilisés au début pour faire payer les chefs aguekaza sont dus à l'initiative du seul Bouët : Bouët décida de réaliser « un coup de tête [...] médité depuis longtemps » en « brûlant le rendez-vous » de l'île du Prince avec le commandant et, soupçonnant Montagniès de La Roque d'une modération excessive, il voulait sévir et satisfaire son orgueil [59]. L'arrivée, quelques jours plus tard, du commandant donna le pas aux procédés de conciliation sur l'usage de la violence; cependant l'habileté n'était pas médiocre, qui consistait à mettre Denis en lieu et place des coupables. Dans un traité conclu avec Denis le 6 mars, on précisait de nouveau le montant des indemnités : 4 500 bûches d'ébène, 200 livres de gros ivoire, 600 livres de gomme élémie et 800 boules de cire, le tout « de bonne qualité et en bonnes livres françaises ». Deux échéances étaient fixées : les premiers jours d'août 1840 pour percevoir 500 bûches d'ébène et la moitié des autres produits, les premiers jours de février 1841 pour le reste. Surtout Denis et ses gens se portaient garants du paiement et « s'engageaient à subir toutes les conséquences de la non-exécution » [60]. Les résultats de l'expédition étaient donc remarquables : Montagniès de La Roque ramenait en France 1964 bûches d'ébène, 5 grosses et 5 petites dents d'éléphant, 78 morceaux de cire et 57,500 kg de gomme élémie. Au Gabon, le prestige de Denis s'était sensiblement accru; à Paris, le ministre, « apprenant avec un pénible étonnement les infidélités [...] constatées dans les comptes des pertes fournis par les armateurs [...] et qui formaient un triste contraste avec la loyauté que le chef noir Denis a montrée dans cette affaire », accepta enfin une mesure demandée depuis longtemps par le commandant [61] : la réduction de 20 000 F sur le total des indemnités et l'exclusion de l'armateur du *Trarzas* du partage de ces répartitions. C'est encore une preuve de la justice et de la mesure que Montagniès de La Roque entendait manifester dans ses rapports avec les populations de la côte, malgré les pressions du commerce métropolitain qui l'accusait de se laisser tromper par des chefs peu scrupuleux [62]. Cependant, en août 1840, la *Fine* qui ramenait au Gabon l'otage Acaye ne reçut pas les paiements promis : Denis ne put lui remettre que 456 bûches d'ébène, 120 boules de cire, 33 livres de gomme élémie et 1 dent d'éléphant ! [63] C'est seulement en 1841 que le reste de l'indemnité fut intégralement payée. A cette expédition participait Fleuriot de Langle, alors lieutenant de vaisseau, embarqué à bord de la *Malouine;* son témoignage (Fleuriot de Langle 58, pp. 262, 266) nous éclaire un peu sur ce que Denis attendait de ses alliés français. Cette année-là, le chef eut particulièrement à cœur de faire plaisir à Bouët et à Fleuriot de Langle, offrant des rafraîchissements et des promenades d'agrément dans ses propriétés. Ces marques de sympathie étaient en réalité intéressées : un traitant de Glass, époux d'une « fille » de Denis, l'avait assassinée peu avant l'arrivée des croiseurs français. En ce cas, il n'y avait que deux éventualités : ou bien le coupable acceptait de livrer deux esclaves pour une personne libre et les donnait immédiatement ou confiait sa mère ou sa sœur comme gage et l'affaire était réglée; ou bien il refusait de s'exécuter et c'était la guerre [64]. Dans ce conflit, le traitant de Glass refusait, semble-t-il, un arrangement à l'amiable et Denis voulait « éviter la guerre ». Le chef asiga envoya Petit-Denis demander l'appui de Fleuriot de Langle : son intervention permit d'éviter la guerre, le coupable ayant accepté à cause de l'officier de donner sa « mère » en gage.

Mais qu'était devenu le projet de fonder les comptoirs? Les chambres de commerce répondirent sans empressement entre 1839 et 1841; elles furent d'ailleurs peu favorables : il était presque impossible de soutenir la concurrence britannique, les produits du Gabon avaient un débouché limité, on discuta longtemps sur l'organisation commerciale (Schnapper 189, pp. 21-25). De là, la réserve des instructions ministérielles de 1840. En juin 1841, le ministre de la Marine donna son accord de principe à la création de trois comptoirs (dont celui du Gabon) et l'affaire fut classée pendant de long mois. Mais sur la côte d'Afrique, certains n'avaient pas perdu espoir; Bouët, bien sûr, promu commandant de la Station navale d'Afrique, qui écrivait en 1841 :

> « L'emploi des croiseurs de guerre, ces derniers fussent-ils dix fois plus nombreux encore, ne sera qu'un auxiliaire [pour la suppression de la traite négrière] [...] C'est donc à notre commerce maritime appuyé sur des factoreries, [...] qu'est réservé la solution du problème » [65].

Les commerçants eux-mêmes appelaient à une intervention qui ferait respecter les navires français comme les navires anglais [66].

Ainsi nous avons vu le Gabon prendre une importance croissante aux yeux des officiers de la Marine à la côte occidentale d'Afrique. Vers 1825-1830, le Gabon était un point que l'on visitait après les autres, si les moyens et le temps le permettaient; en 1839-1841, c'est principalement vers le Gabon que se dirigeaient les principaux bâtiments de la Station extérieure d'Afrique : à cette date ce point était l'un des rares, en dehors du Sénégal, à être lié à la France par un traité. Il n'y a, pour rendre compte de cette importance croissante de la fréquence des visites, que les pillages de 1837 et 1838, dont les officiers voulaient absolument obtenir réparation; pour expliquer la facilité avec laquelle le traité fut conclu, il faut recourir aux relations d'amitié nouées de 1825 à 1834 entre les officiers de la Marine et Denis Rapontchombo. Ce sont donc ces deux faits (les croisières antinégrières et les pillages) qui au Gabon donnent son importance à la mission de la *Malouine*. Mais l'existence d'un traité et l'élaboration de projets d'occupation n'impliquaient pas nécessairement une prise de possession : en 1841, rien ne semblait devoir être réalisé dans l'immédiat, à moins qu'on ne fût pressé par des circonstances exceptionnelles. Or la France avait une option politique sur une région dont le commerce lui échappait : cette contradiction n'a pas manqué de susciter des complications dès 1841, les Britanniques, qui dominaient le commerce licite du fleuve, s'inquiétant des obstacles que les Français opposaient déjà à leurs opérations [67]. N'y avait-il pas là, au cas où la décision de créer un établissement serait prise, une source de difficultés plus sérieuses encore?

CHAPITRE III

La fondation du comptoir et les premières résistances (1842-1845)

La fondation du comptoir en 1843 fut le résultat des initiatives de Bouët et, surtout, des intentions qu'à Paris l'on prêtait aux Anglais : ce fut donc pour devancer ces derniers que la France résolut enfin de s'établir au Gabon et avant même d'avoir réglé la question, essentielle aux yeux de plusieurs officiers et des ports de commerce, des moyens et des méthodes de son exploitation commerciale. Le comptoir du Gabon fut par conséquent l'œuvre des officiers et du ministère de la Marine, et naquit dans la précipitation : cette circonstance devait peser lourdement sur l'avenir de l'établissement. Dans l'immédiat, l'installation des Français divisa les villages et les chefs locaux quant à l'attitude à adopter et provoqua même un conflit diplomatique avec les Britanniques.

I. L'accélération et la préparation de la prise de possession

Si l'accélération des événements est due à la crainte éprouvée par les bureaux ministériels devant les initiatives britanniques, sur place, à la côte occidentale d'Afrique et particulièrement au Gabon, la préparation patiente et confiante de l'occupation est en grande partie l'œuvre personnelle de Bouët : selon son habitude, le commandant de la Station navale allait s'efforcer de convaincre le ministre de la justesse de ses vues, tout en prenant, de sa propre initiative, les dispositions nécessaires dans les localités intéressées.

1. *Le rôle de Bouët*

Le 15 février 1842, Bouët répondait à une dépêche ministérielle du 15 juin 1841 : celle-ci lui demandait de justifier encore la proposition, vieille de presque trois ans, de fonder des comptoirs à la côte occidentale d'Afrique et de déterminer avec la plus grande précision « la nature, l'étendue et la dépense » des travaux militaires et civils qu'exigerait l'érection des comptoirs [1]. La réponse de Bouët, un gros rapport de trente-quatre pages, devait avoir une profonde influence et servir de guide dans la création de ces établissements : en dehors des idées personnelles de son auteur, il montre à quel point celui-ci était hanté par la puissance et le modèle britanniques [2].

Bouët étudiait en tout premier lieu le mode d'exploitation commerciale, car « le système des factoreries devait être subordonné au mode d'exploitation » : prenant exemple sur la maison britannique Forster and Co. et, à un moindre degré, sur la maison Régis, il proposait la création d'une grande compagnie dotée « d'immenses capitaux et de grands moyens d'existence » mais sans privilège, contrairement aux propositions de la chambre de commerce de Bordeaux. En second lieu, il justifiait la nécessité des factoreries fortifiées par trois séries de considérations : humaines, tirées directement des idées de Buxton [3] (civiliser l'Afrique « par notre contact et notre exemple »); commerciales (« transformer l'Afrique occidentale en déchargeoir de nos objets manufacturés »); politiques enfin (accroître la présence maritime de la France et disputer à l'Angleterre « je ne dirai pas la prépondérance mais l'omnipotence » qu'elle semblait détenir à la côte). Quant à l'organisation matérielle des factoreries, il ne subsistait aucune difficulté : les localités avaient été achetées, mais, pour « bien établir la question de la souveraineté », Bouët annonçait son intention de retourner au Gabon afin de refaire le traité et de lui donner la portée politique qui lui manquait.

C'est pourquoi, dès le 24 février, le *Nisus*, commandé par Bouët, et l'*Alouette* quittaient Gorée pour une nouvelle croisière dans le golfe de Guinée. A l'île du Prince, Bouët crut reconnaître les manifestations de « l'esprit d'envahissement britannique »; faisant foi à des rumeurs circulant dans l'île, il écrivait au ministre que le propriétaire d'une moitié de l'île (l'autre appartenant à Carneiro, l'agent officieux de la France) avait vendu ses terres à « des capitalistes d'Angleterre » et dissipé la somme reçue à Londres et à Paris : l'île allait devenir anglaise [4]. C'était faux : à Londres, Lord Aberdeen interrogé par l'ambassadeur de France déclara ne pas être au courant et avoua même ne pas savoir où était l'île du Prince [5]. Mais le bruit était lancé : Bouët pressait le ministre de créer les factoreries. Arrivé au Gabon, le commandant de la Station navale eut à se féliciter une nouvelle fois de l'amitié de Denis Rapontchombo : ce dernier venait de sauver les biens et les marins du *Yucateco*, un brig français [6]. Cependant, au lieu de refaire la convention signée avec Denis en 1839, il préféra acquérir « le meilleur mouillage de la rive droite du Gabon » et conclut, à cet effet, un traité avec Louis, le 18 mars 1842 [7]. Celui-ci n'avait plus l'allure d'un accord entre deux égaux, qui était celle de la convention de 1839. Les formes juridiques en étaient du reste un peu plus précises : Bouët « agissait au nom de S.M. Louis-Philippe Ier, Roi des Français », tandis que Louis, mis à son vrai rang (« un des chefs de la rive droite du Gabon »), acceptait de conclure le traité parce qu'il était « reconnaissant des marques de bienveillance et de générosité du Roi des Français » — c'était la position d'un vassal. Cependant, il n'était pas question de suzeraineté mais de *souveraineté* : en concédant la sienne « pleine et entière » à la France, Louis n'était tenu réellement qu'à arborer le pavillon français, à l'exclusion de tout autre. Il concédait en outre, « *en toute propriété* », le terrain d'Okolo, l'ancien village de son père, et les Français pourraient toujours s'établir ailleurs avec son accord : Louis ne vendait pas son territoire, mais le cédait sans condition, sans cadeau, « s'en rapportant tout à fait à la générosité du gouvernement français ». Enfin, reconnaissant l'importance vitale du commerce pour ces courtiers et se souvenant des pillages de naguère, Bouët reconnaissait aux gens de Louis la liberté de trafiquer avec toutes les nations et un droit de possession sur le tiers des objets sauvés d'un naufrage. Une conclusion s'impose à l'examen de ce traité : la délimitation précise du territoire cédé et de ceux qui pourraient être ultérieurement cédés à la France; l'absence complète de toute condition de cadeaux, dans une région où une longue pratique du commerce en avait imposé l'usage dans toute relation avec les Européens; les déclarations enfin de Pamphile Cousin, capitaine du trois-mâts le *Diligent* du Havre, selon lesquelles Louis avait « donné » son territoire à Bouët « sans s'occuper de ce que pourraient dire les autres chefs » [8] ; tout indique que ce chef savait assez clairement ce qu'il faisait ; on verra plus loin les raisons d'un abandon aussi complet et aussi facile. En tout cas, ce traité inaugurait une période prolongée de fidélité et de loyalisme indéfectible de la part de Louis.

Bouët n'était pas le seul qui préparât un établissement français dans la région : au même moment, le capitaine Cousin obtenait du chef Koako, de la rivière Danger, qu'il cédât la souveraineté de son pays à la France. Les termes de ce traité signé en avril 1842 étaient identiques à ceux du traité du 18 mars, mais Koako avait exigé des cadeaux : une barrique d'eau-de-vie de 16°, quatre pièces de tissus de sept brasses et deux cents têtes de tabac, lors de la ratification du traité par le commandant de la Station navale, et autant lors de la prise de possession. Traité intéressant, car il révèle une double collaboration : d'abord entre Cousin et Bouët, le commerce et la marine (Cousin n'avait juridiquement aucune qualité pour conclure un tel traité, mais ayant rencontré Bouët au Gabon, il en avait, dit-il, reçu « plein pouvoir ») [9]; ensuite entre Français et Mpongwe. Si Koako signe avec deux notables de son village, pour la France c'est Cousin qui signe ainsi que deux courtiers du Gabon : Acanda, du village de Louis, et Georges Ambuma, probablement du même village.

De sa croisière dans le golfe de Guinée, Bouët ramenait enfin des considérations relatives au service de la Station :

> « Cette question des vivres qui nous oblige à repiquer dans le Nord après 4 mois et demi de départ n'est pas un des moindres obstacles que je rencontre pour rendre plus incessantes les apparitions de la Station dans le Golfe de Guinée; à moins de vivre d'ignames et de rhum de traite, il faut donc, vu le dénuement où on se trouve, retourner à Gorée que 800 lieues séparent du Gabon [. . .] La croisière anglaise, plus que triple de la nôtre, rencontre à chaque pas des lieux de ravitaillement » [10].

La conclusion était attendue : il fallait un dépôt de vivres fortifié dans le fond du golfe de Guinée, c'est-à-dire au Gabon.

2. *Les initiatives américaines et anglaises*

Ces considérations auraient sans doute connu un sort identique à celui des projets antérieurs si n'étaient intervenues d'importantes initiatives étrangères : la première, celle des missionnaires américains, inconnue à Paris pendant de longs mois et donc sans effet sur l'événement, devait être déterminante dans l'avenir; la seconde, d'origine britannique, allait dans l'immédiat jouer le rôle d'accélérateur.

Les missionnaires américains appartenaient à l'une des plus anciennes sociétés missionnaires des États-Unis. Installés au Libéria au cap des Palmes en 1834, ils y avaient perdu nombre de leurs agents. Aussi John L. Wilson et Benjamin Griswold se mirent-ils, en 1842, en quête d'un nouvel emplacement entre le cap Lahou et le Gabon. Plusieurs raisons les déterminèrent à choisir ce dernier point : le Gabon était une admirable voie de pénétration vers l'intérieur du continent; les Mpongwe, très avancés dans la « civilisation », n'allaient opposer aucun obstacle à cette pénétration; enfin, le commerce licite y était important — les marchands de Bristol, Liverpool, Londres et même des États-Unis y venaient si nombreux que la population de la rive droite s'identifiait aux Anglais (Deschamps 150, pp. 296, 100-102; Groves 155, pp. 67-68). En réalité, l'établissement de la station missionnaire le 22 juin 1842 n'alla pas sans difficulté : Wilson et Griswold avaient obtenu de s'installer au lieu-dit Baraka, sur le territoire de Glass. Mais le chef et les principaux notables restaient méfiants : la rumeur ne disait-elle pas que ces hommes préparaient l'arrivée massive au Gabon d'une colonie américaine ? Un conseil de notables fut tenu peu après le 22 juin pour décider leur expulsion : après de longs palabres, on leur permit de rester dans le pays mais à la condition qu'ils se bornent à « construire une maison et une école » [11].

Quant aux Britanniques, un Select Committee de la Chambre des communes, désigné en mars 1842 pour enquêter sur leurs établissements à la côte occidentale d'Afrique, publiait en août son rapport : il préconisait notamment la réoccupation des forts abandonnés en 1828 (Apollonia, Winnebah, Whydah), la conclusion avec les chefs africains de traités les obligeant de mettre un terme à la traite illicite, enfin des mesures pour « provoquer une émigration considérable d'Afrique aux Indes Occidentales » [12]. Sa publication provoqua un véritable branle-bas aux ministères de l'Agriculture et du commerce et de la Marine; on soulignait « la coïncidence et l'analogie » de ces projets avec ceux de la France; fallait-il attendre encore que la Commission de colonisation tranchât la question du mode d'exploitation commerciale ? Le ministre de la Marine n'hésitait pas : les délais risquaient d'être si longs que les « traités conventionnels » conclus avec les chefs africains seraient frappés d'« une sorte de prescription ». Mais l'argument essentiel faisait ressortir la menace anglaise :

> « Pendant ces délibérations et ces ajournements nous nous trouverions nécessairement devancés [...] par le gouvernement et le commerce anglais et peut-être par celui des États-Unis sur les points où il est le plus important de prendre pied avant eux ou en même temps qu'eux. »

Il s'agissait avant tout du Gabon. A cela s'ajoutait une considération annexe mais importante : la Guyane et les Antilles manquaient de bras, il fallait d'ores et déjà examiner les moyens de suppléer à cette insuffisance en créant les factoreries dans les régions susceptibles de fournir le plus de Noirs à l'émigration [13].

3. *La précipitation ministérielle*

C'est ainsi que, joignant pour la première fois depuis 1839 l'acte à la parole, les responsables prenaient coup sur coup et dans la hâte plusieurs décisions. Le 6 septembre 1842, Bouët, quoique capitaine de corvette, fut nommé gouverneur du Sénégal [14], avec en outre la responsabilité de contrôler l'action du commandant de la Division navale : on lui donnait ainsi la haute main sur une opération qu'il avait conçue dès le début. Au commandant Baudin, on annonçait l'imminence d'importantes décisions et on enjoignait d'entretenir les dispositions amicales des chefs côtiers en les assurant que « l'occupation des territoires concédés était l'objet des plus sérieuses méditations du gouvernement français » [15]. Enfin, recourant à une procédure exceptionnelle, Louis-Philippe accordait, par une ordonnance du 29 décembre 1842, des crédits extraordinaires pour la création des comptoirs.

C'était assurément mettre la charrue devant les bœufs, car on avait toujours affirmé que la solution des problèmes commerciaux précéderait l'érection des factoreries fortifiées. D'ailleurs les commerçants ne ménageaient pas leurs critiques : les emplacements étaient mal choisis, le Gabon en particulier n'avait aucun avenir commercial [16]. Pour Bouët, raisonner ainsi était « perdre de vue une considération majeure » : « Sur le littoral africain il importe moins de chercher un point exclusivement commercial par lui-même qu'un centre d'opérations au milieu de divers points commerciaux venant y rayonner » [17]. Tel était le cas du Gabon, bien placé au fond du golfe de Guinée. Le gouvernement avait pris ses responsabilités : au commerce d'agir.

Mais le ministre avait hâte d'apprendre la création des comptoirs; des ordres avaient été donnés aux préfets maritimes de Brest et de Toulon pour construire les blockhaus et les faire parvenir à Gorée avant le 15 mars. A Bouët il demandait d'accélérer les opérations : les chambres de commerce qui avaient approuvé la procédure exceptionnelle utilisée pour les crédits s'inquiéteraient si rien n'était construit en 1843. Les chambres de commerce avaient entendu parler des préparatifs en cours et attendaient une notification officielle : surtout, cette soudaine résolution risquait de susciter la jalousie et toutes sortes de manœuvres de la part des Puissances rivales [18]. Cependant, fin mars, Bouët, qui n'avait reçu qu'« un demi-blockhaus », commençait à se demander comment réagiraient les Africains devant « des comptoirs pourvus de canons mais dépourvus de marchandises » [19].

Cette inquiétude paraissait sans fondement car, au cours de ces premiers mois de 1843, deux circonstances avaient renforcé la présence française au Gabon. La première est l'arrivée dans l'estuaire de François d'Orléans, prince de Joinville, à bord de la *Belle Poule* escortée par la *Fine* (commandant Lahalle) : un séjour bref, du 18 au 22 février. De tous les chefs mpongwe le prince ne reçut que Denis Rapontchombo [20]; cette visite soulignait singulièrement l'importance du futur comptoir. Plus significative encore est la tournée, deux mois plus tard, du commandant de la Station, Baudin : ce dernier était chargé par Bouët de préparer Louis, par quelques cadeaux appropriés, à l'occupation de son territoire. Louis avait-il été blâmé par Quaben, son supérieur, d'avoir cédé un terrain sans le consulter ? Toujours est-il que, de sa propre initiative, il demanda à Baudin de ranger également Quaben sous la souveraineté de la France [21]. Le chef adhéra sans peine aux clauses du traité du 18 mars 1842. Mais, profitant de la situation, Baudin voulait aller plus loin et obtenir pour les Français le droit de s'établir où ils voudraient; l'article présenté à Quaben fut repoussé : il fallut « bien des palabres », quelques cadeaux à propos accompagnés de promesses et plusieurs réceptions à bord pour vaincre les réticences du chef. L'article additionnel fut signé le 27 avril [22] : « Si plus tard Sa Majesté le Roi des Français jugeait utile de former un établissement sur une partie des terres du roi *Quaben,* il y donne d'avance son consentement et cédera sans condition le terrain que les Français jugeront nécessaire pour cela. » C'était bien plus qu'il n'en fallait pour préparer la création du comptoir.

II. La fondation du comptoir

Après la signature de ce traité, on assiste pendant un peu plus d'un an à la plus belle époque du comptoir français au Gabon : le comptoir est fondé et semble devoir tenir ses promesses; on prend officiellement possession des lieux; enfin, loin de donner l'impression de résister, les chefs, toujours plus nombreux, s'empressent de conclure des traités avec la France.

1. *La prise de possession*

C'est le 13 juin 1843 qu'arrivent au Gabon les trois navires (deux brigs de guerre — le *Zèbre* et l'*Églantine* — et le bâtiment du commerce le *Diligent,* capitaine Cousin) chargés du personnel et du matériel nécessaires à la factorerie fortifiée : l'expédition, partie de Gorée le 16 mai, était placée sous le commandement de Monléon, capitaine de corvette, commandant du *Zèbre.* Au début, c'est l'optimisme qui règne; cependant, démentant la confiance excessive des premiers jours, des difficultés ne tardent pas à surgir. D'abord la fatigue et la maladie paralysent trop de personnes. Non moins grave est le retard que prend la construction des bâtiments. Les travaux sont longs et pénibles; on avait compté sur l'aide des Mpongwe : c'était oublier que ces habiles courtiers ne pouvaient se consacrer longtemps à des activités aussi peu rémunératrices que le terrassement et la maçonnerie (« ils sont trop paresseux », se plaint Monléon). A vrai dire, certains étaient venus travailler pendant les cinq premiers jours, se sont fait payer relativement cher et ne sont plus revenus.

Monléon considérait cependant que la situation politique restait favorable et qu'on pouvait gagner les chefs avec quelques cadeaux bien placés : « Ces bons princes sont sensibles aux cadeaux [...] Il n'en coûterait pas beaucoup de [les] contenter [...] Ce n'est qu'à ce prix qu'on les amènera à embrasser nos intérêts : cela ne sera pas ruineux » [23].

De fait, les *aga* des Aguekaza w'Anwondo se montraient de plus en plus pressants dans leurs demandes. Quaben, qui enviait Denis, voulait obtenir comme ce dernier un costume de lieutenant général avec plaque, un chapeau à plumes blanches avec bandes tricolores et en outre un canot. Louis Re-Dowe, qui avait déjà reçu de l'Espagne une plaque d'officier de l'ordre de la Constance militaire (Raponda-Walker et Reynard 179, p. 256), demandait un costume analogue et une décoration française. Kringer Re-Ntchindo voulait les mêmes cadeaux que Louis. Tout cela n'était pas bien cher en effet, surtout si l'on songeait à la portée politique de ces gratifications : s'attacher ces trois chefs et, plus encore, attirer Georges Rasondji et Glass Re-Ndama dont Monléon considérait la soumission comme nécessaire « si l'on voulait faire quelque chose de ce pays ».

C'est dans ce climat que se menaient les travaux. Et quoique commençât à croître parmi les hommes de la garnison le sentiment d'avoir été abandonnés et de n'être plus compris par le commandant de la Station et le gouverneur du Sénégal, les travaux étaient suffisamment avancés pour que la prise de possession d'Okolo se fît le 3 septembre; la cérémonie, émouvante, ne fut pas grandiose : elle restait à l'échelle du pays et du comptoir. Des quatre *aga* des rives du Gabon, deux seulement étaient présents : Denis et Quaben, plus des chefs secondaires et une foule de curieux, de même que, représentant la France, quatre membres de la garnison et un capitaine au long cours. Georges et Glass invités ne purent pas se déplacer : qu'on l'attribuât au hasard, à un empêchement imprévu ou à la volonté délibérée de bouder la consécration solennelle du comptoir, l'absence remarquée des deux chefs indiquait les limites de l'établissement français.

2. *Le renforcement de l'établissement*

Tel quel, il manquait en effet de bases solides, car Okolo n'était pas tout le Gabon. Pourquoi des étrangers ne s'établiraient-ils pas à côté de la France ? Fallait-il laisser se produire une telle éventualité ou la devancer ? [24] A Paris, l'opinion des bureaux ministériels à la Marine et aux Affaires étrangères resta plusieurs semaines incertaine. On lit ainsi dans une note du 8 novembre 1843 :

> « Nous avons obtenu la concession du terrain où le blockhaus a été construit, sans prétendre à aucune souveraineté sur le reste du pays. Les rives du Gabon demeurent ouvertes à tout le monde. Les autres nations peuvent y acquérir comme nous des ports de relâche » [25].

Un mois plus tard, les avis étaient différents. Ce changement est dû, dans une large mesure, au rapport que le prince de Joinville fit parvenir aux deux départements dans le courant du mois de novembre [26]. Le prince constatait d'abord la médiocrité du commerce français dans la région : « Pendant toute cette exploration je n'ai pas rencontré un seul navire français. » Par conséquent, l'établissement du Gabon, tout en préparant les voies du commerce, avait surtout un rôle politique : « fonder et affermir notre influence, [...] populariser notre nom » au Gabon même, voire au-delà de l'équateur. Une telle ambition était évidemment incompatible avec l'existence, à proximité, d'un comptoir concurrent. Examinant le projet d'instructions à Bouët, le ministre des Affaires étrangères insista pour que le gouverneur du Sénégal ou un des officiers placés sous son autorité acquît « la propriété des deux rives du Gabon ». Les instructions envoyées par le baron Mackau à Bouët reprenaient ces idées et soulignaient toute l'importance de la mission :

> « Au Gabon [...] il serait [...] temps encore de prévenir [...] la création d'un établissement rival qui nuirait essentiellement sous le

> rapport politique encore plus que sous celui du commerce au parti que nous pouvons tirer de cette belle position. Il s'agirait dans ce but d'acquérir sur les deux rives la totalité du territoire et de traiter à cet effet avec les divers chefs entre lesquels il est partagé. Leur multiplicité peut rendre ces transactions onéreuses, et d'autant plus difficiles qu'il suffirait d'un seul dissident pour laisser à la disposition d'une autre puissance un point susceptible d'être occupé [...] Je vous autorise à ne pas reculer au besoin devant une dépense de quelque importance, si elle devait conduire à un résultat aussi considérable » [27].

Ces instructions allaient guider l'action du gouverneur du Sénégal, du commandant de la Station et des officiers de la garnison, au moins jusqu'à la soumission complète de Glass en 1845.

Mais elles n'étaient pas encore parvenues au Sénégal et au Gabon que les autorités du comptoir prenaient des initiatives dans le même sens. Ici encore c'est l'ombre de l'Angleterre qui précipita les événements. Deux *aga* mpongwe restaient en dehors de la souveraineté française, tous deux étaient importants : Glass, parce que son territoire était contigu à celui de Quaben qui abritait la factorerie, son village et ses « sujets » les seuls qui se livrassent réellement au commerce licite, et ses courtiers, les meilleurs sans doute de la rivière, Georges, parce que son prestige moral restait considérable quoique sa richesse et sa puissance matérielle fussent sensiblement moindres qu'au début du siècle. C'est Glass qui fut sollicité en premier lieu. Se fiant aux renseignements douteux fournis par Denis Rapontchombo, les officiers du comptoir crurent que « les Anglais étaient en pourparlers avec le roi de Glass » pour établir une factorerie chez lui. Comme pour confirmer ces allégations, on vit se succéder dans la rivière l'*African Queen* de Bristol, capitaine Dyer, et un brick de guerre anglais [28] : en réalité, Dyer faisait de la troque et depuis de longues années au Gabon, presque exclusivement au village de Glass; quant au brick, venu sans doute à la recherche d'une embarcation négrière, sa présence n'avait rien de rassurant pour Denis. Quoi qu'il en soit, Laffont de Ladebat, commandant du stationnaire la *Mésange*, Jance, venu apporter des vivres au comptoir, et un capitaine au long cours voulurent devancer les Anglais et se présentèrent chez Glass le 5 novembre avec un projet de traité : le vieil *oga* n'avait qu'à apposer sa signature, il refusa. Or, par un assez curieux renversement de situation, le même Glass signait le 28 mars 1844, dans des conditions controversées, un traité dont les clauses étaient identiques à celles qu'il avait refusées quatre mois plus tôt : cette controverse sera réexaminée.

C'était de beaucoup la convention la plus importante car elle avait été la plus difficile à négocier. Au cours des mois suivants d'autres éléments vinrent renforcer l'emprise française sur la région. Tout d'abord, plusieurs traités furent conclus qui confirmaient et élargissaient les droits de la France. Bouët, arrivé du Sénégal le 29 mars, proposa aux chefs d'affirmer « leur unanimité à reconnaître la souveraineté de la France » [29]. Aux termes du traité signé le 1er avril 1844, « la souveraineté de la rivière du Gabon, comme de toutes les terres, îles et presqu'îles ou caps que baigne cette rivière est concédée pleine et entière sur les deux rives à S. M. le Roi des Français ». La délimitation de ce territoire était extrêmement vague, mais l'essentiel était acquis : il n'y avait désormais aucune équivoque sur la question de la souveraineté;

plus encore, aux chefs qui s'étaient déjà engagés par les traités précédents (Denis, Quaben et Louis) se joignaient Georges Rasondji et François Antchue, *oga* de l'île de Coniquet. En échange, les habitants du Gabon étaient assurés de la protection de la France et les chefs signataires d'« un cadeau annuel comme témoignage de satisfaction du gouvernement français », bénéfice dont on écartait « jusqu'à nouvel ordre » Glass et les chefs secondaires de son territoire. Cette restriction désignait une difficulté dont il sera question plus loin.

De son côté Darricau, commandant de l'*Éperlan*, profitait de son voyage d'exploration dans la Como pour conclure deux traités dont le but principal était de préparer les voies du commerce. Dans les deux cas, la première obligation des chefs était de bien traiter les troqueurs français : il est vrai que les chefs de la Como avaient mauvaise réputation depuis qu'ils avaient maltraité en 1839 des marins anglais. Le 6 juillet, les chefs Buschy et Cobangoï signaient de leur croix un texte reconnaissant la souveraineté de la France et consentant à tout établissement éventuel : ils recevaient en échange 100 pierres à fusil, 5 pièces d'étoffe, 2 machettes, 2 masses de verroterie, 12 bouteilles de rhum et 25 têtes de tabac. Le lendemain, le chef Pass-all, successeur et « frère » de celui de 1839, se contentait de reconnaître la souveraineté de la France : il ne reçut rien en échange (*cf.* chap. I : II; Gautier 153, p. 56) [30].

Enfin, en septembre, ce fut l'arrivée des missionnaires français du Sacré-Cœur de Marie, le R. P. Bessieux et les frères Grégoire et Jean Fabe. Du point de vue des milieux politiques, leur installation répondait à la fois à un souci immédiat et à des préoccupations à long terme. Dans l'immédiat il s'agissait de briser le monopole de fait dont jouissaient les protestants; le calcul était intéressé car les officiers de la garnison accusaient les missionnaires américains d'être hostiles à la France, donc de souhaiter un établissement de l'Angleterre dont les rapprochaient la langue et la religion, enfin d'instruire les enfants mpongwe dans ces sentiments [31]. A long terme, cette arrivée obéissait à des considérations plus désintéressées : « civiliser » l'Afrique à partir des comptoirs. Ces idées, qui s'inspiraient directement du mouvement philanthropique et humanitaire anglais, venaient de recevoir le soutien du prince de Joinville. Dans son rapport déjà cité, celui-ci écrivait :

> « Il y a en Afrique autre chose que des intérêts commerciaux à poursuivre, il y a aussi une œuvre de réparation et la France, si féconde en inspirations généreuses, ne saurait faillir à cette mission [...] Si l'Afrique doit être régénérée, si cette régénération entre dans les vues de la Providence, c'est *le christianisme uni au progrès commercial* qui doit en être l'instrument » [32].

Les comptoirs étaient donc appelés à devenir « le berceau des missions françaises en Afrique ». Ce rapport, examiné avec soin aux ministères des Affaires étrangères et de la Marine, eut dans la création des comptoirs une certaine influence qui a déjà été signalée (cf. ci-dessus I.1) [33]. Il fut d'autant moins difficile de trouver des candidats que les missionnaires catholiques s'intéressaient aussi à l'Afrique [34]. Les premiers, les Américains s'étaient émus des initiatives de leurs compatriotes protestants et avaient dès 1842 dépêché au cap des Palmes une expédition missionnaire : celle-ci fut placée sous la direction de Barron, immigré irlandais, vicaire général de Philadelphie, nommé bientôt préfet apostolique des Deux-Guinées. Après avoir vainement demandé des prêtres à l'Espagne et à l'Italie, Barron réussit à convaincre le R. P. Libermann qui venait de fonder une société missionnaire, celle du Sacré-Cœur de Marie; un accord entre les deux hommes, ratifié par le Saint-Siège le 27 janvier 1843, confia à Barron cinq missionnaires dont le père Bessieux, auxquels la supérieure de l'hospice des Enfants trouvés de Bordeaux crut bon d'adjoindre trois jeunes gens comme frères; les Français arrivèrent au cap des Palmes en novembre 1843. C'est ici que les initiatives missionnaires rencontrent les préoccupations du ministère de la Marine. Ouvertes sur la demande de Libermann, les négociations entre le directeur des Colonies d'une part, Libermann et Barron de l'autre aboutirent à l'accord du 15 novembre 1843 [35]. Cette convention correspondait parfaitement aux vues du gouvernement : chaque comptoir était assuré de recevoir au moins trois missionnaires, non compris les frères convers. Ceux-ci étaient assurés de divers avantages temporels, entre autres les frais de passage à bord, le transport, le logement, une allocation annuelle de 1 500 francs par prêtre et 400 francs par frère, la construction et l'entretien de chapelles et d'écoles, le trousseau; en échange, l'œuvre d'évangélisation de l'intérieur était soumise à l'appréciation des autorités du comptoir à qui les missionnaires devaient rendre compte chaque année de leurs travaux. Comme le soulignait le directeur des Colonies, ces dispositions étaient « de nature à concourir utilement à la réalisation des vues politiques et civilisatrices qui ont présidé à la formation de nos nouveaux établissements » [36]. Sur place plusieurs difficultés surgirent, suscitées par la méfiance des officiers à l'égard de l'« Anglais » Barron et par la mort de plusieurs missionnaires. Enfin le *Zèbre* partit de Gorée pour recueillir le Père Bessieux et Jean Fabe au cap des Palmes, Grégoire à Grand-Bassam : les trois hommes furent débarqués au Gabon le 28 septembre 1844 [37].

A leur arrivée, tous les chefs avaient reconnu sans grande difficulté sinon la « souveraineté » de la France, notion passablement vague pour eux, du moins la présence et l'autorité des officiers de la garnison. Seul Glass, qui abritait les missionnaires protestants des États-Unis, résistait encore : mais cette résistance avait pris des proportions inattendues.

III. La résistance des Mpongwe et les difficultés diplomatiques

Ceux qui s'attendaient à des difficultés lors de la création des comptoirs pensaient qu'elles viendraient des Puissances et principalement de l'Angleterre : ils restaient fidèles à la logique qui avait précipité la prise de possession. A peine pensait-on à quelque résistance indigène : Bouët qui s'en était un peu inquiété avait très vite retrouvé son optimisme. La réalité démentit largement ces prévisions car le gouvernement britannique au début ne s'opposa pas à l'établissement des comptoirs; en revanche, les maisons de commerce et les troqueurs spécialisés ou habitués au commerce du Gabon manifestèrent leurs appréhensions, et surtout les Mpongwe ne furent pas les spectateurs passifs et curieux qu'on croyait trouver : leur résistance fut sérieuse et suscita presque un conflit diplomatique entre la France et la Grande-Bretagne.

1. *Fausses alertes diplomatiques*

Seuls deux États européens (l'Espagne et la Grande-Bretagne) pouvaient montrer des réticences à l'établissement d'un comptoir français au Gabon. Le gouvernement espagnol se garda bien de le faire. Cependant l'opinion publique parisienne crut bon de s'émouvoir des rumeurs officieuses qui prêtaient à l'Espagne des prétentions sur le Gabon : les Ibériques auraient affirmé avoir des « droits incontestables » sur cette région parce que, au terme de l'accord luso-espagnol du 11 mars 1778,

> « Sa Majesté Très Fidèle cédait également en toute propriété au Roi Catholique l'Ile de Fernando del Po, située dans le Golfe de Guinée, afin que les sujets de la Couronne d'Espagne pussent s'établir dans ladite île et de là faire leur commerce, ainsi que la traite des nègres *dans les ports et sur les côtes vis-à-vis de l'île, comme sont les ports du fleuve Gabaon,* etc. » [38].

Or la France avait accédé à ce traité le 15 juillet 1783. A vrai dire, ce n'étaient là que propos de salon grossis par les journalistes du *Constitutionnel* car ce traité ne donnait de toute évidence aucun droit à l'Espagne, sinon la liberté de trafiquer dans une région qui n'appartenait à aucune Puissance européenne : dans ces conditions, pourquoi l'Espagne aurait-elle contribué à ébruiter inutilement les activités négrières de ses ressortissants au Gabon ? Aussi vaines apparurent les craintes que l'on avait des réactions britanniques. Le chef du Foreign Office, Lord Aberdeen, exposa la position officielle de son gouvernement à l'ambassadeur de France Chabot, dès octobre 1843. L'Angleterre se serait inquiétée si le Gabon se trouvait sur un territoire dont la souveraineté nominale lui appartenait ou s'il entretenait avec elle « les plus anciennes et les plus intimes relations ». Tel n'était pas le cas. Il n'y avait donc qu'à se réjouir de cette nouvelle extension de la civilisation [39]. Mais cette position, au départ simple et approbative, allait se compliquer et se raidir à mesure que se développait la résistance des Mpongwe.

2. *Problèmes et caractères de la résistance*

La complexité de celle-ci et les difficultés d'interprétation sont telles que, pour éviter une errance aveugle et fastidieuse dans le dédale des événements, il faut dégager ses principaux traits avant de suivre ses vagues et ses manifestations au fil de trois années d'une densité exceptionnelle.

a. *Le conflit des interprétations*

Parmi les diverses questions que soulève cette résistance, la première est relative au terme même de « résistance » [40]. Est-il le mieux adapté pour désigner les réactions des Mpongwe face à l'établissement français ? Ne vaudrait-il pas mieux parler simplement d'incidents ? Ce dernier point de vue était déjà à l'époque celui de Bouët [41] qui, voulant minimiser la portée de cette résistance, écrivait en 1844 qu'il n'y avait eu « pour ainsi dire [...] pas de difficultés à vaincre »; mêmes propos de la part du ministre qui préférait parler des « dispositions défavorables » des gens de Glass [42]. Cette idée a été reprise par C. Schefer et H. Deschamps : l'un et l'autre font état d'incidents plus ou moins sérieux [43]. Or, au moment même de la fondation du comptoir, les autorités françaises, qui étaient directement en rapport avec la population du Gabon, n'hésitaient pas à employer les mots d'« opposition », de « résistance », voire, avec un peu d'exagération, d'« insurrection » [44]. Ces divergences passées et actuelles proviennent pour une grande part de la confusion qui s'est établie entre la volonté de résistance, et les moyens et formes de cette résistance. A considérer la fréquence et l'ampleur des accrochages dont il sera question, nul ne saurait mettre en doute cette volonté. Quant aux moyens, il est évident qu'aucun clan, aucun groupe mpongwe et pas même l'ensemble de l'ethnie ne pouvait résister militairement à la garnison française, si modeste fût-elle : les Mpongwe ne fabriquaient pas d'armes; ils en obtenaient certes de la part des troqueurs européens, mais les fusils n'occupaient qu'une place modeste dans ces échanges et c'étaient toujours de très mauvaises pièces utilisables au mieux lors des festivités collectives ou dans des engagements très limités (*cf.* chap. V : I.3.b). Dès lors, la résistance des Mpongwe était condamnée à prendre des formes indirectes. Au début, ils préférèrent recourir à des protestations et des pétitions écrites, adressées aux responsables locaux de la France et, de préférence, aux autorités suprêmes des nations intéressées (le roi Louis-Philippe et la reine Victoria); par la suite, cette résistance prit la forme d'une exhibition de sentiments anglophiles : prenons garde de les interpréter comme une volonté de voir les Anglais prendre possession du Gabon à la place des Français, ces manifestations indiquaient plutôt qu'aux yeux des Mpongwe les Anglais étaient des alliés quasi naturels parce qu'ils tenaient autant qu'eux à préserver les anciens rapports fondés exclusivement sur le commerce et sur le respect de la liberté des différents partenaires.

Ces marques d'amitié à l'égard des Anglais amenaient inévitablement la grande question de ces résistances. L'initiative en revenait-elle aux Mpongwe ? Ne fallait-il pas considérer au contraire qu'ils étaient manipulés par les troqueurs britanniques et les missionnaires américains ? Pour les officiers français, il n'y avait aucun doute possible : les responsables étaient les Anglais et les Américains et leur argumentation s'articulait autour de quelque idées simples. En premier lieu les Mpongwe étaient un peuple poltron, donc incapable de résister : à l'interrogation de Darricau, commandant du stationnaire en 1844, « comment une opposition aussi forte, aussi amère pourrait-elle venir de lui [Glass] ? » répondait l'année suivante l'affirmation de Brisset : « *à cette ténacité qui ne leur est point naturelle,* il est facile de reconnaître des gens fanatisés par les missionnaires » [45]. En second lieu, tous étaient convaincus que Glass et les habitants de son village n'avaient aucun intérêt à cette résistance qui, en cas de succès, aurait provoqué le départ des Français. Parlaient-ils de leurs « droits naturels comme hommes libres » ? C'était pour Darricau une affectation ridicule de la part d'une « petite peuplade » qui cherchait à se donner de l'importance. La France n'a jamais songé à « prendre aucun des droits qui constituent cette liberté, si ce n'est celui qui empêcherait les étrangers de s'en emparer » et les chefs étaient assurés qu'on ne les dépouillerait pas de leur autorité coutumière. A qui donc pourrait profiter un départ éventuel de la garnison française sinon aux Anglais ? En troisième lieu, on accusait les missionnaires américains de corrompre les Aguekaza w'Olamba et de financer leur résistance. Installés sur leur territoire, ils avaient — disait-on — des sommes considérables (300 000 francs contre 1 500 francs seulement aux missionnaires français) qui leur permettaient de loger, nourrir et instruire les jeunes Mpongwe et d'exercer ainsi une influence décisive et maléfique sur leurs parents [46]; la résistance était donc dirigée par des gens « fanatisés » mais aussi par de nouveaux riches, enrichis précisément par les missionnaires [47]. Restait à savoir ce que recherchaient les agents et éventuels bénéficiaires de cette résistance : des gains territoriaux ou seulement des avantages commerciaux ? Les opinions variaient selon les personnes et parfois, chez une même personne, selon la conjoncture. Darricau, par exemple, écrivait au gouverneur du Sénégal en mai 1844 que les Anglais n'avaient qu'une intention, écarter les Français et occuper la place laissée vide : « Aussitôt que nous aurons consenti à retirer notre traité il en serait fait un avec l'une ou l'autre des deux puissances [...] Tout l'avantage de la position de notre Établissement serait perdu » [48]. Mais un mois auparavant le même Darricau avait donné un point de vue différent : au début de la résistance de Glass, il y avait au Gabon six bâtiments de commerce français, contre un seul anglais; cette concurrence, cette hausse brusque de la demande avait provoqué une montée en flèche du prix de l'ivoire et du bois; le capitaine anglais Dyer voulait donc créer une dissension entre Glass et tous les Français, provoquer le départ des navires français et, étant seul, imposer ses prix aux courtiers du Gabon. L'hypothèse est séduisante mais trop conjoncturelle : elle ne peut rendre compte d'une résistance qui a duré deux ans.

L'ensemble de l'argumentation ne saurait d'ailleurs satisfaire l'historien [49]. Elle est surtout révélatrice d'un état d'esprit, des sentiments qui animaient les officiers du comptoir et du stationnaire : ce nationalisme chatouilleux de la Marine française, prompt à rechercher à l'origine de toute difficulté rencontrée par la France outre-mer la main diabolique des Anglais. La tentation, il est vrai, agissait d'autant plus fortement que l'affaire de Tahiti était présente dans toutes les mémoires : tous l'évoquaient en parlant du Gabon, aussi bien les diplomates français et anglais que les missionnaires américains et les autorités françaises au Gabon. La présence de ces missionnaires et les difficultés entre troqueurs français et anglais faisaient craindre que la situation n'évoluât comme à Tahiti. En fait, il n'existait aucune preuve pour faire retomber sur les missionnaires la responsabilité ou la résistance des habitants de Glass : « ils n'agiront pas ouvertement mais par leurs perfides conseils... », « [ils] continuent toujours à agir secrètement contre nous », répétait Fournier, successeur de Darricau comme commandant du stationnaire [50]. A Gorée, on était moins affirmatif : le commandant de la Station navale Baudin admirait les efforts et l'œuvre des missionnaires américains, et n'était pas convaincu de leur culpabilité [51]. A Paris, le ministre conseillait d'user de modération à leur égard et refusait d'envisager leur expulsion parce qu'il n'y avait « aucun fait précis », « aucun grief matériellement saisissable », « aucune preuve matérielle » [52]. Par ailleurs, il n'y a pas eu que des Anglais et des Américains pour exprimer de la sympathie à l'égard de cette résistance. La pétition à Louis-Philippe a été apportée en France par un capitaine au long cours de Nantes, Gautier, du *Jeune Frédéric* : on sait de lui qu'il soutenait la cause de Glass au point de consentir à garder le secret sur la pétition jusqu'à son arrivée en France et de s'exposer personnellement à des sanctions. Pourquoi ce comportement singulier ? Pour Darricau, Gautier était poussé par « un intérêt sordide » [53] en faisant passer le succès de ses affaires avant l'honneur national et le prestige du pavillon : ce n'était pas entièrement faux, car le voyage de Gautier au Gabon était son premier voyage de troque en Afrique Occidentale, et peut-être voulait-il ménager sa position et ses intérêts pour l'avenir dans le village où l'on réalisait les meilleures affaires. Pour les milieux coloniaux de Nantes, c'est dans la vanité de Gautier qu'il fallait chercher les raisons de son action : ne lui prêtait-on pas « le défaut très grave d'aimer à se vanter et de s'attribuer des faits qui ne lui appartiennent pas » [54] ? Peut-être enfin cette sympathie s'explique-t-elle parce qu'il était au courant des détails de l'« affaire Glass » puisqu'il était au mouillage de ce village au moment critique, fin mars-début avril 1844. Reste l'argument selon lequel, les gens de Glass ne sachant pas écrire, les différentes lettres, pétitions et protestations sont exclusivement de la main des missionnaires : ces derniers exprimaient donc leur opinion et non pas exactement celle de Glass. Il existe cependant une protestation écrite et adressée à Fournier par John Hogange [55] qui se dit « Secrétaire du Roi Glass » et dont le vocabulaire, la grammaire et le style ne laissent aucun doute sur sa provenance exclusivement africaine et dont les sentiments sont identiques à ceux des pétitions écrites par les missionnaires sur la demande de Glass.

Ces considérations permettent de dégager quelques conclusions sur les rapports entre la résistance de Glass et la position des troqueurs anglais et des missionnaires américains. Plutôt que d'une manipulation des Mpongwe par ces derniers, il est préférable de parler de solidarité et de convergence d'intérêts. Ces intérêts consistaient pour Glass, on l'a vu, à préserver le type de rapports antérieurs aux visées et à l'occupation françaises. De même les marchands anglais redoutaient que l'établissement français ne nuisît à leurs intérêts et ne compromît les profits qu'ils réalisaient depuis quelques décennies déjà (le commerce français semblait s'intéresser au Gabon, de là une concurrence inattendue pour les Anglais); surtout ils pensaient que la France allait sous peu établir des barrières douanières. Quant aux Américains, ils voulaient seulement qu'on les laissât « continuer en parfaite liberté leur œuvre d'évangélisation et de civilisation », mais ils ne s'inquiétaient pas moins du soutien accordé par les autorités françaises à Bessieux et accusaient les papistes d'« invoquer la politique au secours de leur prosélytisme entreprenant » [56].

Dès lors on voit comment agissait cette solidarité. Grâce aux Anglais et aux Américains, la résistance des Mpongwe de Glass n'avait plus seulement une portée locale, ce n'était plus une simple affaire de police intérieure : elle pouvait donner lieu à un conflit diplomatique dont ils espéraient un règlement à leur avantage. Les troqueurs anglais de leur côté savaient que leur gouvernement ne tenait pas à envenimer ses rapports avec les Français pour des peuplades du Gabon : cette résistance pourrait pousser le Foreign Office à plus de fermeté. Enfin, soit par sympathie humanitaire, soit que le rapport de forces semblât un moment favorable à Glass, soit enfin par un sentiment de solidarité religieuse et ethnique avec les Anglais, les missionnaires américains soutenaient eux aussi la cause de Glass.

b. *Résistance, particularismes claniques et tensions sociales*

Tout conduit donc à affirmer l'existence d'une résistance africaine autonome lors de la création du comptoir français au Gabon. Est-on fondé pour autant à prêter des sentiments absolument identiques à l'ensemble de la population mpongwe ou même seulement à tous les habitants de Glass ?

Tout d'abord on ne constate pas de résistance au niveau de l'ethnie : il y eut certes des concertations, des palabres entre les *oga* et les notables les plus importants, mais il n'en sortit aucune décision commune malgré les efforts des gens de Glass dont les émissaires parcouraient les villages et malgré les rumeurs, en 1845, d'une résistance collective (*cf.* III.3.c) [57]. Deux facteurs surtout ont contribué à cette absence d'unité : l'histoire d'abord, au cours de laquelle chaque clan a élaboré une personnalité accusée et défendu jalousement sa position; les intérêts divergents des différents clans ensuite. Ces intérêts, essentiellement commerciaux, permettent de distinguer en gros trois attitudes, deux extrêmes et une intermédiaire. La première consiste en une collaboration intégrale, indéfectible : c'est celle de Louis qui a signé le traité de 1842 dans les conditions dont nous avons déjà parlé. La raison en est que les troqueurs européens avaient presque entièrement déserté son mouillage ainsi que celui de Quaben et Kringer : les Français parce qu'ils en avaient peur depuis les pillages de 1837 et 1838 et que les mauvais traitements contre les navires se poursuivaient même après la création du comptoir; les Anglais pour une raison supplémentaire, parce que c'était le village français [58]. En se montrant si fidèle, Louis espérait obtenir des cadeaux, voire des coutumes annuelles, susceptibles de remplacer dans une certaine mesure les revenus qu'il tirait naguère du commerce; il comptait aussi sur les officiers français pour faire revenir « le plus tôt » les navires troqueurs : c'était « son idée fixe » [59]. La deuxième attitude n'est pas moins radicale que la première; elle se ramène à une résistance globale : c'est celle du village de Glass. Deux facteurs ont joué ici : d'abord le commerce, principalement avec les Anglais, rapportait des revenus importants et surtout réguliers (aussi les gens de Glass ont-ils toujours refusé les cadeaux — et les projets de traité accompagnant ces cadeaux — dont la valeur somme toute était médiocre) [60]; ensuite parce que d'après les règles coutumières du clan les signataires du traité de 1844 n'avaient pas pouvoir de conclure un traité. L'argument, qui parut « singulier » à Guizot, n'est pas sans poids si l'on se souvient qu'il vient d'un village où les coutumes étaient sans doute le mieux préservées [61]. Entre ces deux attitudes, il en est une troisième qui consiste à laisser passer le temps pour voir ce que les Français vont faire, leurs intentions réelles et, en attendant, tirer profit de la situation, en particulier en acceptant les cadeaux : c'est la position des autres chefs et singulièrement de Denis chez qui l'expectative semblait justifiée par l'incertitude où il se trouvait sur la fermeté des intentions françaises relatives à la traite des Noirs [62].

Cette diversité suggère même que dans chaque village on était loin de l'unanimité. Seules nous sont connues les diverses attitudes perceptibles à Glass. Vues de Paris ou de Gorée, elles se ramènent à une opposition globale à la France. Sur place on avait connaissance de plusieurs « partis », quoique nous ignorions les raisons de ces divergences [63] : la première tendance, minoritaire, était menée par le chef lui-même qui voulait, comme Denis Rapontchombo et Georges Rasondji, laisser faire les Français et attendre, peut-être parce qu'il se sentait vieux et faible, à moins qu'il ne voulût sortir son village de son isolement; une deuxième tendance profrançaise, non moins minoritaire, regroupait quelques familles derrière le courtier Sunge [64]. Mais elle était sujette à l'indécision car la troisième, antifrançaise, était très active et de loin la plus nombreuse; on y trouvait les jeunes, la majorité des hommes aisés derrière Case (ou Keiss) Glass, deuxième personnage du clan, frère et successeur de Glass et, derrière Toko, peut-être le courtier le plus riche de l'Estuaire : l'attitude de ce groupe devait être l'élément moteur de la résistance des Mpongwe.

3. *Périodisation de la résistance*

Telles sont, saisies en profondeur, les attitudes et les motivations des populations du Gabon. Au niveau des événements c'est une attitude qui, selon la conjoncture, l'emporte sur les autres sans pour autant les réduire totalement au silence : trois périodes se dégagent ainsi, caractérisées successivement par une prudente expectative, une résistance indirecte dont le moyen préféré est l'action pétitionniste [65], enfin la résistance ouverte.

a. *Le « round d'observation »*

La première période est encadrée par la conclusion de deux traités importants, celui de Quaben le 27 avril 1843 et celui de Glass le 27-28 mars 1844; entre les deux se situent des événements d'importance majeure : l'arrivée et l'installation des Français, la fondation du poste et la prise de possession. Alors les chefs mpongwe commencent à percevoir la portée de leurs engagements; tous font preuve de méfiance mais se cantonnent dans une observation vigilante, attendant de voir ce que les Français ont réellement l'intention de faire. Seul le chef Louis fait exception.

L'arrivée des Français suscita une profonde inquiétude au sein de la population mpongwe. Les principaux chefs (Georges Rasondji, Denis Rapontchombo et Glass Re-Ndama) firent immédiatement des remontrances à Quaben; assez naïvement, ils espéraient par ces pressions répétées éviter la création d'un établissement permanent et l'installation définitive des Français : il n'y eut aucun résultat. Aussi, moins d'une semaine après l'arrivée de Monléon, le 26 juin 1843 [66], Glass convoqua-t-il les notables à un palabre dans son village : au cours de la discussion les chefs furent unanimes à condamner Quaben, diverses propositions furent émises mais on ne prit aucune décision concrète contre les Français. Le missionnaire américain Walker, bien informé du fait de la position de son établissement et des sympathies dont il jouissait dans le village de Glass, rapporte le principal grief des chefs :

> « Tous ont exprimé le plus grand mécontentement à l'égard de ce qu'avait fait le roi Quaben et protesté de la manière la plus vive contre tout droit, de la part d'*un seul roi,* de faire aux étrangers aucune concession qui les rende maîtres de la rivière » [67].

C'était manifester clairement la crainte éprouvée par ces courtiers de perdre leur position d'intermédiaires nécessaires. Mais la protestation, quoique vive, était un aveu d'impuissance plutôt qu'une volonté de modération : la concertation n'ayant donné qu'un résultat symbolique, chaque chef était réduit à agir selon ses intérêts et son inspiration.

Louis mettait un soin particulier à donner des preuves de son amitié pour la France. Agissant de sa propre initiative ou cédant aux sollicitations de Monléon ou aux conseils de Cousin [68], il confiait à ce dernier lors de son retour en France, vers le mois de septembre 1843, son fils aîné âgé de 18 ans environ : le jeune homme avait reçu de son père la mission de voir la France et surtout le roi des Français, d'en rapporter « une idée exacte »; si l'idée était favorable et s'il ramenait des cadeaux, le chef enverrait deux enfants en bas âge pour y être élevés. Cousin accepta : l'occasion était bonne de consolider l'influence encore réduite de la France, tout en ménageant sa popularité personnelle au Gabon. Le ministre, conscient de l'intérêt politique de l'opération, approuva chaleureusement l'initiative de Cousin et prit des dispositions pour que le garçon fût reçu à l'institution de Bellaguet à Paris : il ne pouvait malheureusement pas rester longtemps en France, ayant déjà des responsabilités familiales. Dès janvier 1844, Cousin repartait pour le Gabon, avec le fils de Louis, sans les cadeaux escomptés par le chef.

Quaben, Kringer et Manuel prirent le parti de s'opposer aux officiers français. Ils furent d'ailleurs les premiers à agiter le pavillon britannique en signe de protestation et de résistance, mais, contrairement à ce qui devait se passer plus tard chez Glass, ils agissaient seuls ou tout au moins ne semblaient pas jouir d'un soutien massif de leur population; les deux derniers chefs avaient, il est vrai, très mauvaise réputation, jusque dans leur propre village. L'occasion de ces manifestations hostiles à la France fut fournie par l'arrivée au Gabon, en décembre 1843 [69], du bâtiment de commerce américain le *Reaper* qui alla mouiller au village de Kringer : Quaben se rendit à bord du bâtiment en arborant ostensiblement le pavillon britannique et au même moment le village de Kringer et Manuel avait aussi les couleurs de la même nation. Le capitaine Laffont de Ladebat arracha sans difficultés le pavillon de Quaben et, en menaçant le village de Kringer d'un bombardement, fit amener les couleurs britanniques et hisser à la place le pavillon français : l'incident était clos et sans gravité mais Laffont de Ladebat, qui, comme tous les officiers du poste, ne transigeait pas sur la question du pavillon, trouva le châtiment insuffisant. Il se vengea sévèrement lorsque, quelques jours après, le capitaine anglais Colston vint se plaindre de Kringer et Manuel qui lui avaient pris un Krouman en otage et réclamaient forte rançon : une petite expédition punitive permit de châtier Manuel et d'arrêter le chef, Kringer, retenu prisonnier plusieurs jours à bord du *Zèbre*.

L'attitude la plus significative de cette méfiance fut celle du chef et des notables du village de Glass. L'expérience récente venait de montrer quelles graves conséquences pouvait entraîner la signature d'un traité, c'est-à-dire, comme le comprenaient désormais les habitants du Gabon, le fait d'apposer sa croix sur un papier présenté par un officier : la position de Glass consistait donc à refuser toute signature de ce genre. De juin 1843 à mars 1844, de très nombreuses tentatives furent faites pour amener Glass à signer à son tour un traité avec la France, sans succès. Dans une protestation ultérieure, Glass dit par exemple :

> « Dans l'espace d'un peu moins de trois mois avant cette transaction [du 27-28 mars 1844] j'avais été sollicité de la manière la plus pres-

> sante par au moins quatre officiers de votre Marine de reconnaître la souveraineté de la France. Toutes ces instances étaient appuyées de promesses pécuniaires : mais à toutes ces instances j'opposai l'invariable réponse que, quoique désireux de maintenir une cordiale entente [*a cordial understanding*] avec le peuple et le gouvernement français, je ne voulais en aucune manière livrer mes libertés entre leurs mains » [70].

On sait peu de choses sur ces diverses tentatives : une seule nous est assez bien connue, celle de novembre 1843. On a vu dans quelles circonstances (cf. II.1) le capitaine Jance, assisté de Laffont de Ladebat et de Gras, capitaine au long cours, avait décidé le 5 novembre de proposer un traité à Glass. Il avait pris soin de réunir toutes les conditions de réussite de son côté : d'abord diverses promesses de cadeaux (au traitant Sunge par exemple, « une grande tenue, ses épaulettes et ses armes, s'il parvenait à faire signer aux Glass le traité qu'il voulait ») [71], ensuite les clauses mêmes du traité (les réserves des articles 2 et 4 relatives à la souveraineté intérieure du chef et à la liberté du commerce du village montrent qu'il connaissait fort bien les sentiments de l'*oga* et de ses principaux notables) [72]. Le vieux chef refusa une nouvelle fois de signer et répéta qu'il ne conclurait de convention ni avec la France ni avec la Grande-Bretagne ou toute autre nation.

Comment expliquer dès lors qu'il ait accepté le 28 mars 1844 de signer un traité avec la France ? On a affirmé que le chef savait parfaitement ce qu'il faisait : à preuve les réserves qu'il aurait fait insérer dans ce traité [73]. Si c'était le cas, pourquoi avoir refusé celui du 5 novembre précédent ? Pour expliquer ce revirement apparent, il faut déterminer ce qui a changé dans les conditions de discussion et de signature. Et on ne voit guère que deux changements de quelque conséquence : d'abord, le fait que le papier portant le texte du traité a été présenté à Glass par un capitaine au long cours, Amouroux, qui, comme le reconnaissait Darricau lui-même, « *n'avait aucun caractère officiel* » et qui était bien connu dans tout le Gabon où il venait traiter depuis dix ans environ; en second lieu, la consommation, au cours de ce qui semblait une causerie amicale, d'une abondante quantité d'alcool judicieusement apporté par Amouroux. Si Darricau et Amouroux sont curieusement silencieux sur ce qui s'est passé dans la fameuse nuit du 27 au 28 mars, Glass et Toko en revanche ont donné maints détails à ce sujet [74]. En recoupant les différents témoignages, on peut reconstruire les événements de la façon suivante. Dans la nuit du 27 mars, Amouroux et son interprète Petit-Denis, « qui parle bien français, mais ne sait pas le lire » [75], furent reçus dans la grande case de Glass par le chef lui-même, son fils Dowe et Quin Glass. Voici le récit un peu long mais précis et sans doute peu éloigné de la vérité qu'en fit Glass de vive voix à un officier britannique :

> « Après être demeuré assis quelque temps, M. Amouroux aurait accusé le roi de ne pas avoir de sentiments affectueux pour les Français, parce qu'il avait toujours refusé de signer une lettre d'amitié adressée à leur roi. Ce dernier [Glass] aurait répliqué que lui et son peuple avaient la même amitié pour les Français que pour les autres nations mais qu'ils craignaient d'apposer leurs marques sur un papier dont ils ne pouvaient lire le contenu et se livrer ainsi eux-mêmes.

> M. Amouroux aurait assuré au roi que la lettre qu'il lui présentait alors ne contenait que des expressions d'amitié pour son souverain et lui aurait demandé en conséquence de la signer. Mais celui-ci aurait refusé en exprimant plusieurs fois la crainte qu'il pût y être dit quelque chose touchant un abandon de territoire. M. Amouroux aurait répliqué qu'il n'en était rien et aurait tourné en ridicule l'idée que le capitaine d'un navire marchand fut chargé de la négociation d'un traité, ajoutant que les craintes du roi auraient peut-être quelque fondement s'il était, lui, officier de la Marine Royale » [76].

Glass accepta donc d'apposer sa croix. La cérémonie du 28 mars ne leva pas le profond malentendu instauré la veille : pour Darricau, c'était la consécration officielle du traité; pour les notables de Glass, c'était une sorte de festivité accompagnant l'envoi d'une lettre d'amitié au roi d'une grande nation. La preuve en est que, en signe de la nouvelle nationalité, Darricau fit hisser le pavillon français mais en demandant que désormais, « dans tous les temps », il fût au-dessus de ceux des autres nations. La réponse de Glass est symptomatique : le pavillon ne serait hissé que quand un navire marchand français serait à l'ancre « ainsi que cela s'était pratiqué jusqu'alors »; donc à ses yeux ses rapports avec les Français n'avaient pas changé, ils se limitaient au commerce. Or, le même jour Darricau déclara aux missionnaires américains que désormais le village de Glass était français : le chef et les notables informés s'indignèrent [77]. Alors commencèrent à s'accumuler protestations et pétitions.

b. *L'action pétitionniste*

La période dominée par l'action pétitionniste s'étend de fin mars à décembre 1844 : malgré sa brièveté, elle est fort complexe car la résistance des Mpongwe se double d'incidents opposant les Français aux autres Noirs du Gabon, de tensions franco-anglaises et franco-américaines au Gabon, enfin de complications diplomatiques entre Londres et Paris. Il est possible d'y distinguer deux moments selon l'intensité, l'ampleur et l'ardeur des mouvements de résistance. Entre fin mars et fin mai 1844, ce furent probablement les mois les plus difficiles de ces débuts de l'établissement français.

Les premiers, les habitants de Glass prirent l'initiative de protester contre le traité controversé. Dès le 31 mars, ils présentèrent deux protestations [78] à Bouët arrivé au Gabon le 29 : la première signée par Glass et les notables (« every man of importance in the community ») [79] affirmait que le chef s'était laissé abuser par Amouroux, que le gouvernement français n'était ni témoin ni partie contractante d'un « traité » qui concernait seulement Amouroux et le chef, qu'en tout cas le papier n'avait aucune valeur parce qu'on avait violé les règles coutumières exigeant la réunion d'une assemblée et la consultation des principales notabilités; la deuxième, provenant des signataires du traité du 28 mars (Glass, Dowe, Govern et Tim Glass), exigeait la restitution de la lettre. Bouët déchira les protestations sans même les lire; il n'y attachait au demeurant aucune importance; c'était à ses yeux l'œuvre de « quelques brouillons qu'un master anglais avait égarés » et plutôt que de sévir il fallait « laisser au temps le soin de les calmer » [80]. A la même date du 31 mars, une autre pétition était adressée à la reine d'Angleterre, Victoria : arguments mpongwe, démarche sans doute conseillée par les missionnaires ou Dyer.

La pétition relatait la nuit du 27 mars et faisait état des vains efforts tentés en direction de Bouët : elle était signée par tous les hommes d'âge adulte (« every male member of our community who has attained the age of manhood »), ce qui constituait pour eux « la preuve la moins équivoque de leurs sentiments ». Elle demandait à la reine, si elle éprouvait encore quelques doutes, d'envoyer un bâtiment s'enquérir sur place; ils respecteraient sa décision finale, qu'elle fût de soutenir leurs justes efforts pour recouvrer leur liberté ou de les abandonner à leur triste sort. Enfin le 5 avril une pétition était confiée à Gautier, pour Louis-Philippe : elle parvint à Guizot qui la transmit au ministre de la Marine, le baron Mackau, en demandant une prompte explication. Le capitaine du stationnaire, informé tardivement de ces diverses pétitions, voulut alors faire signer aux notables de Glass, réunis en conseil comme l'exigeait la coutume, « une pièce qui, désavouant l'opposition partielle faite au traité du 28 mars, eût été une adhésion générale et pour ainsi dire plus complète à ses conditions » [81]; cette nouvelle « lettre d'amitié », des chefs secondaires promirent de la signer mais, prévenus, ils alléguaient plusieurs prétextes pour ne pas se réunir, donc signer : un jour fétiche, un palabre avec les Bulu. Darricau, interprétant ces stratagèmes comme une manipulation par les missionnaires, résolut de « mettre la question sur son véritable terrain » : jusque-là il n'avait eu que des rapports verbaux avec Glass, au contraire une lettre de sa part nécessiterait une réponse écrite qui trahirait les arguments des missionnaires. A sa lettre, sommant le chef de donner des preuves de son amitié pour la France, Glass répondit en répétant les arguments contenus dans les pétitions précitées : il n'était pas mal disposé envers les Français, il était prêt à écrire à Louis-Philippe à condition qu'on lui rendît la lettre du 28 mars. Il conclut sa lettre par une nouvelle protestation : « Je proteste solennellement contre tout droit des autorités françaises sur cette rivière, de se mêler en rien de nos affaires, de nous déclarer la guerre avant de connaître le résultat de ces appels [à Victoria et Louis-Philippe] » [82]. Le chef évitait donc l'affrontement et préférait attendre une solution négociée entre Paris et Londres. Malgré l'indignation de Darricau, leurs rapports en restèrent là, le capitaine du stationnaire attendant de son côté des instructions du Sénégal ou de Paris [83].

Mais, entre temps, cette opposition de Glass avait fait surgir et aggravé de sérieux différends entre Américains, Anglais et Français au Gabon. Le missionnaire Wilson prenait ouvertement le parti de Glass. Dans une lettre à Darricau, il lui demandait de rompre le traité controversé pour retrouver l'amitié et la confiance des habitants de Glass [84]; le capitaine ne daigna même pas répondre. Au cours du mois d'avril 1844 un autre conflit, à l'origine commercial, mettait aux prises l'Anglais Dyer avec Amouroux et Darricau. Le capitaine anglais avait vainement demandé l'intervention de Darricau pour recouvrer les dettes dues par Buma, un courtier du village de Louis; le refus répété de Darricau le décida à se faire justice lui-même : il s'empara de Buma et le mit aux fers à son bord, sous les yeux de Bouët [85]. C'était évidemment une provocation. Mais l'épreuve de force fut évitée : Darricau, fort occupé par l'affaire de Glass, voulait éviter des complications supplémentaires et Dyer fut assez souple pour accepter de libérer le courtier sans percevoir ses créances. Or peu de temps après, Darricau se montra trop partial dans une affaire identique; Amouroux avait en effet avancé 20 livres de marchandises à un autre courtier qui, comme cela se produisait fréquemment, se mit au service de Dyer sans s'être acquitté de ses engagements envers Amouroux; à son tour, le capitaine français décida de se faire justice lui-même : il se saisit d'une malle d'effets dans la case du Mpongwe et demanda à Dyer de payer pour son employé. Darricau prit le parti d'Amouroux « ne voyant pas qu'il y ait rien là de répréhensible »; ceci aggrava la tension. Cependant à aucun moment Dyer ne sembla s'opposer directement à la présence française au Gabon, il s'en prenait plutôt à la personne même de Darricau [86]; pendant plusieurs semaines, il accumula les accusations mêlant les insultes les plus grossières à la vanité du troqueur heureux dans les affaires et à des griefs plus sérieux :

> « Vous voulez que le pavillon français flotte sur les deux rives du Gabon comme signe de protection. Ceci est vrai et les sujets de la Grande-Bretagne seront surpris lorsqu'ils apprendront que ce pavillon flotte sur trois factoreries à esclaves et bien davantage quand on leur dira qu'une goëlette espagnole a mis sa cargaison à terre pour la traite et cela en présence du cutter l'*Éperlan* [en station dans la rivière] » [87].

Quoique les chefs ne fussent pas informés des détails de cette tension, elle n'encourageait pas moins leur résistance et leur défection à l'égard des autorités françaises. Dès le 14 avril, le village de Kringer et Manuel se fit de nouveau remarquer : plusieurs inconnus essayèrent au cours de la nuit d'endommager la *Malouine* pendant le séjour de Bouët. Par représailles, le gouverneur et Darricau prirent, sans coup férir, plusieurs pirogues aux courtiers du village. Plus graves furent les velléités de résistance de Denis. En avril 1844, le chef asiga, inquiet, vint demander conseil à Glass, dont le village était le plus décidé dans l'opposition. Dyer lui affirma que les Français étaient très fermement résolus à « porter le fer et la flamme » dans les barracons d'esclaves que les Espagnols possédaient près de son village. Dès lors Denis, naguère si bien disposé envers Bouët, lui refusa systématiquement tout entretien et évoqua pour la première fois ce qui lui semblait le meilleur moyen de résistance : quitter les rives du Gabon et aller chercher refuge ailleurs avec tout son village [88].

Enfin pour compliquer une situation déjà difficile, les Français eurent à intervenir dans une autre affaire qui, cette fois-ci, opposait exclusivement des tribus du Gabon. En effet, en avril ou mai 1844, les Bulu décidaient, pour des raisons inconnues, d'attaquer Denis. L'initiative de l'opération revenait à Buma, dit Young Ryan, courtier bulu résidant au village de Louis; il avait réussi à convaincre les gens du chef Buendo, non loin de Louis, sur la rive droite. L'embarquement devait avoir lieu près du mouillage de Quaben; ils se retrouveraient ensuite à la crique de Punta da Mina sur la rive gauche et iraient enfin piller le petit village de Rotonda, relevant de Denis. Informé par Amouroux et Millet, commandant du Fort d'Aumale, Darricau organisa une expédition punitive préventive pour protéger Denis, conformément au traité du 9 février 1839 : vingt-cinq hommes d'élite, une chaloupe de guerre, plusieurs canots dont deux prêtés et commandés par des capitaines de navires marchands, *l'Ossian* et les *Deux Clémentines* (c'était la plus grande expédition qu'on pût réunir à l'époque au Gabon). Elle s'égara dans les bois, les ravins et les marais; cependant le chef Buendo, impressionné par l'ampleur des forces déployées par la garnison, expulsa une nouvelle fois Buma, qui fut arrêté au village de Louis et envoyé au Sénégal, comme élément dangereux pour l'ordre public [89]. Les Bulu indignés recherchaient désormais l'occasion de se venger.

Ainsi en un peu plus de deux mois s'est créée une situation confuse et explosive au Gabon. Or, la tension s'apaisa brusquement : en juin 1844, il régnait une « tranquillité tellement parfaite » que Darricau résolut de s'absenter pour une mission d'exploration à l'île du Prince, Corisco et dans la Como. Le calme est dû en grande partie à une très brève conjoncture favorable aux opérations commerciales [90] : la présence simultanée de plus de quatre navires, les avances faites par les capitaines troqueurs avaient vidé les villages des principaux courtiers partis à la recherche de l'ivoire. Mais Darricau, à juste titre, restait circonspect. Il laissa à Millet, commandant du fort, des instructions lui recommandant à la fois « la plus grande prudence » et une rigoureuse fermeté à l'égard de Glass : fermer les yeux sur l'inobservation de quelques articles du traité du 28 mars, si elle ne s'accompagnait pas de manifestations hostiles à la France; essayer d'obtenir par les moyens les plus judicieux que les gens de Glass « signassent le désistement à leur opposition, une affirmation de leur bon vouloir ou de leur amitié pour la France »; mais sévir sans hésitation si la dignité du pavillon était bafouée [91]. De fait, le calme n'était que de surface : au retour du stationnaire, le 10 juillet, les manifestations d'hostilité avaient déjà repris de leur vigueur. On était cependant loin de l'exaspération d'avril et mai : c'est que d'un côté comme de l'autre on attendait les résultats des pétitions de Glass à Louis-Philippe et à Victoria.

Tout recommença avec l'arrivée au Gabon, le 2 juillet, du bâtiment marchand le *Cupidon* de Liverpool, capitaine Hatton. Le navire s'arrêta au mouillage de Louis, chose fort rare de la part des capitaines anglais : cela provoqua la colère des gens de Glass, jaloux de conserver des rapports privilégiés avec ces derniers, et une sorte de conflit entre les deux villages. Millet voulut imposer son arbitrage; Glass se montra intraitable sur un point essentiel : il refusa catégoriquement de hisser le pavillon français au cours du palabre organisé dans son village. Le 8 juillet, Hatton, après avoir en définitive mené ses opérations au village de Glass, sortit de la rivière et tira en passant un coup de canon sur le village de Louis où était arboré le pavillon français, manquant de justesse de faire des victimes parmi les hommes rassemblés sur la plage. Le geste était interprété différemment selon les témoins : d'après Sunge, l'un des plus riches courtiers de Glass, et les marins du brig de commerce français l'*Aigle* (capitaine Peuchgaric), Louis avait refusé de rendre un canot appartenant à Hatton [92]; d'après Louis, il était sur le point de le rendre. En tout cas, il est probable qu'en l'absence du stationnaire, le capitaine britannique voulait narguer le commandant du fort : et, en effet, Millet ne riposta pas [93].

A son retour le 10 juillet, Darricau décida de sévir contre Glass : le village arborait encore le pavillon britannique tandis qu'à Baraka, chez les missionnaires, flottait celui des États-Unis. La menace d'un bombardement produisit un effet immédiat : on hissa le pavillon français et, à l'aide d'une mauvaise pièce, on le salua de coups de canon dans le désordre, la peur et avec tant de zèle que Govern, l'un des chefs signataires du traité du 28 mars, fut mortellement blessé. Une telle obéissance ne pouvait qu'encourager Darricau dans sa fermeté. Le même jour, Dyer revenait au Gabon; Darricau attendit que le capitaine de l'*Englishman* quittât son navire pour s'y rendre et inscrire ses griefs sur son livre de bord : incitation à la révolte de populations soumises à l'autorité de la France par des traités loyaux, insolence à l'égard de représentants officiels de la France, en cas de récidive Dyer serait interdit de séjour au Gabon. Par un heureux concours de circonstances, la corvette de guerre britannique le *Larne*, capitaine Brisbane, vint le lendemain relâcher au Gabon : ce fut une cruelle désillusion pour Glass, les missionnaires et Dyer. Sollicité par tous, Brisbane refusa de rien entreprendre avant de consulter Darricau. Glass d'abord l'invita à un palabre dans son village : il demanda un bâtiment de guerre anglais pour assurer sa protection. Brisbane le rassura par des paroles : les Français n'useraient pas de violence à son égard, il serait donné suite à sa pétition, et en attendant qu'il se gardât de toute manifestation hostile à la France. Dyer blâmé par Brisbane fut réduit à présenter des excuses à Darricau. Le passage du *Larne* consolidait donc la présence française au Gabon et Darricau ne s'y trompa pas :

> « La présence sur rade de ce bâtiment a puissamment servi nos intérêts en ce sens qu'elle a détruit les illusions qu'on avait fait naître chez les naturels [...] On leur répétait qu'un bâtiment de guerre viendrait et mettrait mes exigences à néant : le bâtiment est venu, mes exigences se sont par le fait de la résistance maintenues plus fortes que jamais, il est facile de reconnaître que l'on s'était trop avancé » [94].

C'est alors que les réactions officielles de la France et de la Grande-Bretagne commencèrent à se faire connaître au Gabon. Dès le 28 août, le ministre de la Marine indiquait très précisément à Thomas, gouverneur p. i. du Sénégal, et à Baudin, commandant de la Station, qu'il était hors de question de revenir sur le traité : il faisait siennes les explications de Darricau et Bouët [95]. Londres de son côté s'inquiétait des affaires du Gabon : Lord Aberdeen promettait certes qu'à l'avenir ordre serait donné aux citoyens britanniques de ne pas se mêler des questions politiques dans ce comptoir, mais il demandait aussi des précisions sur les conditions de signature du traité du 27-28 mars 1844 [96]. Les Anglais étaient décidés à ne pas aller plus loin : leur position était l'inverse de la position française. Ce qui les intéressait dans ce comptoir c'était non pas le côté politique mais l'aspect commercial, comme le soulignait l'ambassadeur Jarnac dans une lettre à Guizot :

> « Sous le point de vue politique, il [Aberdeen] n'avait absolument aucune observation à faire [...] Toutefois, il ne devait pas laisser ignorer au Gouvernement du Roi que sous le rapport commercial ces établissements causaient parfois des dommages réels à la Grande-Bretagne et des difficultés à son gouvernement, tandis que les unes comme les autres pourraient être prévenus si, à l'exemple de l'Angleterre, le gouvernement du roi constituait en *ports francs* [ces] points » [97].

Néanmoins les instructions à la station anglaise de la côte occidentale d'Afrique prescrivaient au commodore Jones de prendre des renseignements sur place au Gabon. C'est ainsi que le 20 décembre l'*Éclair*, bâtiment de guerre anglais, mouilla dans la rivière. Darricau ayant quitté le Gabon, il revenait à Brisset d'exprimer le point de vue des autorités du poste : le traité avait été conclu en toute loyauté et dans la plus grande régularité; les Mpongwe restaient libres dans leur commerce et leur « administration intérieure »; la France exigeait seulement que son pavillon flottât au-dessus de tous les autres, que tout conflit commercial passât par son arbitrage; enfin elle comptait sur l'influence des missionnaires, alors attendus de France, pour « étendre les bienfaits de la civilisation » et par là fortifier son autorité. Tout cela, on le voit ne gênait aucunement les Anglais. Brisset ne mit aucune opposition à ce que l'officier britannique entrât directement en contact avec les Mpongwe et utilisât même les missionnaires américains comme interprètes : il était convaincu de sa loyauté [98].

Ce fut pour les différents chefs l'occasion de manifester leurs sentiments à l'égard de la France. Brisset s'intéressa d'abord, évidemment, au village de Glass. Il trouva les Aguekaza w'Olamba « intelligents, communicatifs et désireux de recevoir des conseils mais décidément opposés à toute reconnaissance de l'autorité française ». Il semble bien que les diverses tendances qui s'exprimaient à Glass se rallièrent à la position la plus dure. Puisqu'il s'agissait de relations avec l'étranger ce ne fut pas l'*oga* lui-même mais Toko qui parla d'abord au nom de la communauté et « chaque partie de [son] discours [...] était confirmée par l'assemblée entière ». Il rappela une fois encore comment dans la nuit du 27 au 28 mars Amouroux avait abusé de la bonne foi et de l'ignorance du vieux chef; il réaffirma leur détermination, « si la chose était possible, à conserver les terres, les lois et les coutumes de leurs ancêtres, libres de toute entrave et de tout contrôle de la part d'une nation étrangère » : ils étaient cependant anxieux de commercer avec les Français et les autres nations mais « en accordant à tous des droits et des avantages égaux ». A la question de savoir s'ils avaient reçu de l'aide ou des conseils de Dyer ou de tout autre Britannique, ils répondirent : « Aucun : bien que les hommes noirs soient très ignorants, ils n'ont pas besoin de prier M. Dyer ni aucun autre homme blanc de leur dire comment ils doivent conserver leur pays. » Du gouvernement britannique, ils attendaient qu'il dissuadât la France, par les moyens appropriés, de s'établir chez eux : un tel établissement, sans rien ajouter à sa grandeur, ruinerait à brève échéance le commerce du Gabon « en forçant les indigènes à abandonner leurs habitations » (la menace avait déjà été proférée par Denis). Le chef, le vieux Glass Re-Ndama, intervint alors pour conclure :

> « Il n'est pas à supposer que j'aie vendu mon pays pour un broc de spiritueux, lorsque j'ai refusé plusieurs fois des présents plus considérables offerts par les Français, dans la crainte que ces cadeaux ne me compromissent. Quoique roi, je n'ai pas le pouvoir de donner mon pays, et pour cet acte, aussi bien que pour toutes les affaires importantes, le consentement des chefs doit être obtenu. »

Ces propos témoignaient de la fierté des habitants de Glass mais aussi de leur profond désir de ne rien modifier dans les anciens rapports, exclusivement commerciaux, des Mpongwe avec les Européens. Cependant l'officier britannique déçut les plus intransigeants en répétant que sa mission consistait en une simple enquête et qu'il « n'était pas autorisé à leur offrir le redressement des torts dont ils auraient à se plaindre »; il leur conseilla même, comme le faisaient régulièrement les missionnaires, d'attendre patiemment les résultats de la pétition et de l'enquête; promesse fut faite, mais Toko souligna que, si les Français les provoquaient en recourant à la force, ils devraient bien riposter : « Alors, comme ils ne pourraient pas résister à une aussi grande nation, ils avaient résolu de quitter leurs habitations et de chercher quelque autre terre où ils pussent commercer en paix et suivre les lois et coutumes de leurs pères. » Au village de Denis, l'officier britannique ne trouva pas les Asiga moins résolus à s'opposer à la France. Au cours du palabre, Petit-Denis, interprète d'Amouroux et Darricau les 27 et 28 mars chez Glass, déclara que ceux-ci avaient trompé le chef. Denis Rapontchombo pour sa part affirma avec force plusieurs fois que « les Français n'avaient aucune autorité sur son pays ». Le traité de 1839 ? Ce n'était qu'« une assurance de ses sentiments affectueux pour la France »; la preuve : il avait refusé la construction d'un établissement permanent, ce qui avait contraint Bouët à s'adresser à Louis et Quaben (*cf.* I.1) [99]. Restait l'avenir : si les Français établissaient des lois préjudiciables à son autorité et à son commerce, il quitterait son pays, ajoutant que « lui, le roi George et le roi Glass étaient tout à fait décidés à cela ». Il y a donc eu concertation entre les chefs, Denis amenant les autres à épouser son point de vue. Mais sa position restait plus souple que celle du village de Glass; la situation de 1844 ne le gênait aucunement : si la présence française se poursuivait sous ces mêmes formes, il ne ferait rien contre eux.

L'officier britannique tirait de ce séjour les conclusions suivantes : les Français n'avaient pas clairement expliqué le contenu des différents traités aux chefs et, si cela avait été fait, ils n'auraient pas accepté de signer; de leur établissement, les Français n'avaient pas les moyens de tirer directement et à court terme des avantages commerciaux mais, si la résistance se poursuivait et si les Mpongwe décidaient de quitter la rivière, ce serait la ruine de plusieurs maisons de commerce de Bristol et Liverpool spécialisées dans les échanges avec le Gabon « depuis près d'un demi-siècle ». Mais quelles conclusions pouvaient tirer les Mpongwe les plus hostiles à la France ? Par deux fois, des bâtiments de guerre étaient venus dans la rivière et n'avaient nullement fait avancer les choses. Fallait-il attendre avec la même patience ou au contraire essayer d'accélérer les événements ?

c. *Résistance ouverte et soumission de Glass*

Après deux mois d'attente s'ouvre de mars à août 1845 la troisième période de la résistance de Glass. Résistance ouverte, avons-nous dit : oui, à condition d'apporter maintenant quelques précisions. Cela veut dire d'abord que les gens de Glass, las d'attendre le résultat d'hypothétiques négociations diplomatiques, prennent sur eux de refuser systématiquement tout geste qui confirmerait les prétentions françaises. Le fait d'arborer les pavillons britannique et américain prend alors une signification particulière; normal lorsque des bâtiments de ces nations sont sur rade, il acquiert une portée politique évidente en leur absence; c'est d'autant plus vrai qu'ils avaient fini par savoir que l'honneur du pavillon était un point sur lequel les officiers de la Marine française ne transigeaient pas. Par ailleurs, les engagements n'atteignirent jamais des proportions inquiétantes : c'est que l'initiative et le fait de cette opposition ouverte ne débordait pas le village de Glass, les autres chefs se contentant de bouder en silence les autorités françaises. Quoi qu'il en soit, la ténacité de Glass avait de quoi exaspérer : à l'exception de Baudin, commandant de la Station navale, qui recommandait « une grande prudence pour éviter d'augmenter encore l'inimitié des populations », tous les autres Français (le commandant du fort, les capitaines des stationnaires, les troqueurs, le ministre enfin) considéraient qu'on avait épuisé les moyens pacifiques et qu'il faudrait désormais utiliser la force [100]. Ces manifestations d'hostilité se déroulent en plusieurs vagues.

Pendant l'absence du stationnaire et jusqu'au début du mois de mai, les manifestations se répétèrent malgré les menaces de Brisset : inaugurées les 29 et 30 mars, elles reprirent le 15 avril et le 7 mai. Arrivé le 5 mai à bord de l'*Alsacienne* pour prendre la Station du Gabon, Fournier était « bien convaincu qu'il fallait renoncer aux moyens de douceur » [101]. Persuadé que la résistance durerait tant que les missionnaires américains seraient à Glass, il ne préconisait pas moins que de « les décider à quitter le pays » et d'aller s'établir ailleurs, par exemple au Cap Lopez [102]; quant aux Noirs, il fallait les effrayer par l'étalage des forces navales et terrestres dont disposaient le stationnaire et le fort (il faisait par ailleurs courir le bruit que les meneurs seraient arrêtés et envoyés à Gorée, comme naguère Buma). Il réussit ainsi pendant plusieurs semaines à tenir les populations en respect : le 12 mai, Glass à son arrivée au mouillage fit hisser le pavillon français; les 13 et 14 mai, Denis déclarait avoir été plusieurs fois sollicité par les missionnaires et désirer vivement « rester Français »; enfin, à la fin de mai il alla passer deux jours au village de Glass. Il constata alors que Glass et son fils Dowe étaient disposés à vivre en bonne intelligence avec les Français mais n'avaient pas le vent en poupe; la majorité du village était hostile :

> « Je ne vois pas le moment où nous pourrons traiter de bonne foi : on nous craint, mais on ne nous aime pas; c'est fâcheux, car c'est bien le village le plus industrieux de la rivière : il est désolant que pour le contenir on soit obligé d'employer des moyens de rigueur » [103].

Les démonstrations de sympathie étaient donc superficielles, effet de la peur suscitée par la présence exclusive de bâtiments français dans la rivière : il suffisait que le rapport de forces semblât seulement s'équilibrer pour voir s'exprimer les vrais sentiments.

De fait, dès le 12 juin, on assiste à une nouvelle vague de manifestations hostiles. L'arrivée du trois-mâts américain le *Roderic d'humaine Providence,* capitaine Samuel, mit en confiance les gens de Glass qui aussitôt amenèrent le pavillon français pour arborer celui des États-Unis malgré les manœuvres d'intimidation de Fournier accouru précipitamment au mouillage. De son côté le capitaine américain affectait de narguer les autorités françaises : il refusait de présenter ses papiers et ne s'exécuta que tardivement, le soir, lorsque Fournier menaça de lui interdire toute communication avec les indigènes. Des émissaires de Glass se mirent alors à sillonner les villages, répandant des rumeurs propres à susciter une révolte générale : les Français étaient venus pour les réduire en esclavage, leur prise de possession n'était pas reconnue par les autres Puissances et surtout tout bâtiment de commerce serait frappé d'un droit d'ancrage de 250 gourdes [104]. Comment réagirent les autres chefs et leurs populations ? Cela n'apparaît guère dans les documents. On sait seulement que Denis se laissa « dominer, subjuguer » par cette propagande et fut dès lors « convaincu [...] que les Français n'avaient que de mauvaises intentions » [105]. A toutes ces menées, Fournier n'opposa pas de riposte, refusant de faire des victimes dans la population, innocente à ses yeux, et préférant attendre le moment propice pour s'emparer des « meneurs [...] fanatisés par la mission américaine ».

Or le 27 juin, un bâtiment de commerce anglais entrait dans la rivière : la tension s'accrut encore et sembla même être à son comble [106]. Les villages principal et secondaires de Glass se couvrirent d'innombrables pavillons anglais et américains. Gasté, second de l'*Alsacienne,* et plusieurs hommes, armés de sabres et de fusils et chargés d'enlever tous ces pavillons pour hisser celui de la France, rencontrèrent une résistance farouche et durent battre en retraite devant les habitants du village principal munis de couteaux, de fusils et de haches. Pour obtenir les coupables, Fournier décida de bloquer le village pendant quelques heures : on ne lui livra pas les meneurs, mais il réussit à s'emparer d'un notable, otage de poids. Il crut ainsi avoir suscité « une grande terreur » et donné « une leçon suffisante » : en réalité les gens de Glass se préparaient à un affrontement plus sérieux, ils déménageaient leurs biens les plus précieux, tandis que Wilson trouvait refuge à bord d'un brig anglais. Le 28 juin, le village du prince Glass hissait de nouveau ostensiblement le pavillon britannique : le blocus fut immédiatement rétabli et plusieurs pirogues saisies, dont l'une appartenait à Wilson. Le 2 juillet, le vieux Glass accompagné du chef Govern se rendit à bord de l'*Alsacienne* pour « témoigner publiquement de son repentir », écrit Fournier : Glass était venu seulement négocier la libération de l'otage. Il promit de hisser le drapeau français; en échange le blocus fut levé, un banquet servi à Glass, quatre coups de canon tirés à son départ et l'otage libéré : peu de chefs avaient eu droit à tant d'honneurs. Il est dès lors important de souligner que Glass refusa de porter sa marque sur le procès-verbal de la cérémonie, signé par cinq officiers français, dont Brisset et Fournier, et par Louis et François invités comme témoins [107]. C'est seulement après l'épreuve de force décidée par La Hardrouyère en juillet que les villages de Glass se soumirent. A cette date d'ailleurs la tension diplomatique entre Londres et Paris était bien apaisée : Londres avait reçu des assurances sur le régime commercial des comptoirs; Lord Aberdeen avait écrit aux principaux ports pour y faire connaître officiellement la création du comptoir du Gabon et demander aux capitaines marchands une conduite correcte [108]; en juillet 1845, l'ambassadeur britannique Cowley transmit à Guizot le rapport de la mission d'enquête du capitaine de l'*Éclair* au Gabon mais sans remettre en cause la prise de possession française [109]. Lord Cowley contribua grandement à cet apaisement; en effet, les officiers britanniques opérant sur les côtes d'Afrique, en particulier le commodore Jones, les capitaines Escourt et Daniele, qui furent chargés d'une mission au Gabon, n'étaient pas loin d'envisager une épreuve de force, convaincus que les Mpongwe les soutiendraient; Daniele par exemple écrivait en 1844 :

> « Les sentiments des naturels sont entièrement en faveur des Anglais, presque tous parlent notre langue; à l'égard des Français au contraire, ils éprouvent visiblement une aversion particulière. Pendant mon entretien avec les chefs, je fus informé d'une de leurs coutumes qui

> consistait à placer le pavillon de la nation qu'ils aimaient le plus sur les tombes de leurs parents [...] Ce pavillon, chez les habitants de King Glass' Town, a toujours été celui de la Grande-Bretagne » [110].

De son côté, le Colonial Office, pressé par les lettres des négociants, semblait embarrassé. Lord Cowley au contraire se contenta d'obtenir de Guizot des engagements formels quant au régime commercial et réussit à freiner l'ardeur de son gouvernement en le persuadant qu'il ne fallait pas attendre davantage des Français [111].

Dans ces conditions, il apparaît que l'échec de la résistance des Mpongwe était inévitable. Sur le plan local, il découlait de la faiblesse démographique et militaire, et des antagonismes entre les différents clans; l'appui britannique sur lequel ils avaient compté leur fit défaut : les Anglais refusèrent de s'engager dans un conflit avec la France pour quelques milliers de livres d'ivoire par an. Cet échec laissait à la France le loisir d'organiser son établissement et d'en tirer profit. C'est alors qu'on mesura à quel point la création du comptoir avait été précipitée : quoiqu'on se bornât aux limites étroites de l'Estuaire, il fut très difficile de résoudre les questions administratives et matérielles soulevées par l'existence du fort et, plus encore, de susciter les transformations économiques nécessaires à la rentabilité du poste.

DEUXIÈME PARTIE

Le Gabon aux premiers temps de l'établissement français (1845-1859)

CHAPITRE IV

Le comptoir français

Pendant ces premières années de son existence, le comptoir français fut très loin de connaître la prospérité : les réalisations restèrent en deçà des projets initiaux, les plans de réorganisation s'accumulèrent sans dépasser le stade de projet. C'est là l'une des conséquences de la précipitation dans laquelle le ministère de la Marine avait décidé l'érection du poste : étant parti trop vite, sans une connaissance suffisante des lieux, on ne pouvait que ralentir le pas, une fois disparues les conditions qui avaient provoqué la hâte et quand, avec les explorations et des séjours prolongés dans le pays, on en eut une meilleure connaissance. Par ailleurs, de tous les officiers de la Marine appelés à la côte occidentale d'Afrique, Bouët fut le premier et l'un des très rares à croire en l'avenir d'un Gabon français. Or, il ne put suivre et contrôler l'évolution du poste que durant son bref passage au gouvernement du Sénégal (février 1843-juillet 1844) et à la tête de la Division navale (octobre 1848-mai 1850); après lui le doute gagna la plupart des officiers au Gabon, comme à Gorée et au Sénégal, aggravant les hésitations et les divergences, paralysant les efforts de quelques-uns. La diversité des termes employés pour désigner le poste est à cet égard très suggestif : le plus souvent, on l'appelait « comptoir », ce qui semblait souligner surtout sa vocation commerciale; parfois c'était seulement « le poste », voire « le blockhaus », c'est-à-dire un centre exclusivement militaire; les visionnaires n'hésitaient pas à parler de « colonie » [1]; plus prudents et plus imprécis, les bureaux ministériels préféraient le terme d'« établissement ». Trop de difficultés venaient en effet entraver l'essor du poste : une organisation matérielle et administrative défectueuse, des conditions d'existence médiocres. Le poste était-il alors en mesure de remplir sa mission commerciale, militaire et politique ?

I. L'organisation du comptoir

C'est dans l'organisation du comptoir qu'on s'efforça de suivre aussi fidèlement que possible les projets initiaux élaborés par Bouët. Mais les résultats furent loin de combler les espérances : le premier blockhaus construit en 1843 fut abandonné en 1850 pour l'emplacement meilleur du Plateau; le nouveau poste ne donna pas davantage satisfaction à ses occupants. Ces difficultés matérielles étaient aggravées par l'incohérence de l'organisation administrative, source de conflits incessants, dont la répétition retardait et gênait l'avancement des travaux. Dans ces conditions le comptoir pouvait-il prospérer ou était-il condamné à vivre replié sur lui-même, dispersé et tiraillé entre de trop nombreux problèmes ?

1. *L'établissement français : du poste d'Okolo au Plateau*

a. *Le projet initial*

Ce projet repose essentiellement sur le travail présenté par Bouët au ministre de la Marine en février 1842 et dont le rôle fut décidément capital dans l'érection des comptoirs [2] : le commandant de la Station extérieure d'Afrique présentait, dans les grandes lignes, l'organisation des établissements à créer sur le plan matériel et sur celui du personnel.

Du point de vue matériel, le comptoir avait une triple vocation : militaire, commerciale et politique [3]. De ces trois aspects, le plus important, celui qui devait préparer le terrain aux autres, était l'aspect militaire. En effet le comptoir était avant tout une factorerie fortifiée dont l'allure imposante serait « au-delà de tout ce que les naturels avaient vu en fait de travaux de guerre ». Les bâtiments principaux étaient ceinturés par un système de fortifications que Bouët tenait pour infranchissables, un fossé de deux mètres de longueur et deux mètres de largeur où seraient accumulés « mille sortes de débris tranchants » et, protégée par ce fossé, une palissade, formant un carré de cinquante mètres de côté et garnie de pointes acérées et flanquée à chacun de ses angles d'une pièce de batterie : « tous obstacles qui éloigneraient l'idée d'en franchir l'enceinte si toutefois la présence de 4 pièces de canon, si la mitraillade pouvant jaillir du blockhaus, si le feu lointain des fusils de rempart, l'action des grenades jetées aux assaillants laissaient quelques chances de succès à ces derniers », on ne saurait mieux souligner le caractère militaire de l'établissement ! A l'abri de ces fortifications, le bâtiment central était le blockhaus qui, en dehors de son utilisation en temps normal (magasin pour vivres et logement des officiers et soldats), devait le cas échéant se transformer en « un réduit redoutable, inattaquable pour les nègres » : à preuve, la présence au rez-de-chaussée de quatre portes brisées destinées à devenir les sabords des pièces de réserve ou même des canons de la palissade, si la témérité et l'ardeur des attaquants indigènes obligeaient à les rentrer, et la disposition aux quatre coins de l'étage d'emplacements propres à abriter d'autres pièces de batterie. Établissement militaire, le comptoir cependant était aussi appelé à jouer le rôle commercial d'un « centre d'opérations respecté et recherché, où viendraient rayonner les produits des localités environnantes » : à cet effet, on réservait dans l'enceinte du poste deux bâtiments pour servir de magasin et de logement aux agents commerciaux de la grande Association dont rêvait à l'époque Bouët ou, à défaut, de maisons isolées (*extra muros*, mais « sous la protection du feu du comptoir », des emplacements étaient prévus pour d'autres établissements commerciaux). Le rôle politique, quant à lui, apparaît secondaire, subordonné aux nécessités commerciales : on faisait devoir au commandant du comptoir de s'entendre avec les agents commerciaux français pour « établir, maintenir ou faire cesser toutes relations politiques ou commerciales avec les peuplades environnantes ».

Tous ces bâtiments devaient dans un premier temps être en bois. Ce système avait d'abord l'avantage d'être à la fois bon marché et solide : cette considération était importante aux yeux du ministère. Un devis établi par Méquet, ingénieur en chef de l'Algérie [4], estimait le coût des constructions à 35 050 francs au maximum [5], somme à laquelle il fallait ajouter les dépenses qu'occasionnerait l'envoi de France ou du Sénégal d'armes, de munitions, d'outils et de divers objets d'utilisation courante tels que tables, bancs, etc. La solidité de ces bâtiments semblait aller de soi : Bouët n'avait-il pas vu au Liberia des villages semblables élevés par les Noirs américains tenir encore le coup après six, voire huit ans et parfois même être « en fort bon état » ? Ces constructions en bois avaient surtout l'avantage d'être provisoires : ceci laissait toute latitude au gouvernement pour quitter le pays sans regret, ayant peu dépensé, ou déménager en restant dans la même région ou encore construire en dur sur le premier emplacement si les résultats militaires, commerciaux et politiques étaient satisfaisants.

Ajoutons que du point de vue du personnel, Bouët pensait que les dépenses seraient tout aussi limitées, que le poste pourrait bien fonctionner avec une trentaine d'hommes : un officier, lieutenant ou sous-lieutenant « intelligent » chargé de diriger l'établissement; vingt-cinq sous-officiers ou soldats de garnison avec la mission de défendre le comptoir et en même temps de lui fournir de la main-d'œuvre; enfin cinq Kroumen. Mais Bouët soulignait aussi qu'on ne pourrait réaliser des économies qu'à deux conditions : d'abord que le Sénégal pourvût régulièrement aux mutations de personnel [6], ensuite que l'organisation administrative fût rationnelle et concentrée dans les seules mains du commandant de la Station d'Afrique.

Ces prévisions se fondaient sur l'expérience personnelle de Bouët et sa connaissance somme toute limitée du Gabon : elles traçaient les conditions idéales de fonctionnement du poste. Les réaliser était évidemment une question autrement plus difficile.

b. *Le poste d'Okolo* (*1843-1850*)

Le premier poste fut établi au bord de la mer, sur une petite élévation occupée bien avant les Français par les Mpongwe de Louis Re-Dowe : ce plateau était entouré de marécages et de deux petits cours d'eau, l'Awondo au nord et l'Arambo au sud.

Sa construction bénéficia, au début, des directives personnelles de Bouët, alors gouverneur du Sénégal, qui contrôlait l'avancement des travaux depuis Saint-Louis et quelquefois sur place, au Gabon même. Il est difficile, jusqu'en 1845, d'étudier l'évolution précise de la construction : les officiers et sous-officiers du Gabon étaient, on le sait, trop absorbés par les difficultés politiques. Les indications qu'ils ont laissées sont évidemment sommaires et dispersées; ces mêmes soucis d'ordre politique peuvent aussi laisser supposer que les opérations de déblaiement et de maçonnerie n'avançaient pas vite, d'autant que les Noirs sur lesquels on avait beaucoup compté refusaient, même contre paiement, d'apporter le secours de leurs bras (*cf.* chap. III : II). C'est ainsi qu'au début de septembre 1843, lors de la prise de possession, il n'y avait d'achevé que le bâtiment principal, le blockhaus; à la fin du même mois, la moitié des travaux seulement étaient faits : il restait encore à établir tout le système de fortifications et à élever des barracons à l'intérieur de l'enceinte. Dès 1844 s'élevèrent les premières plaintes : les travaux étaient beaucoup trop lents. Baudin, alors successeur de Bouët au commandement de la Station navale, tirait même la sonnette d'alarme :

> « Il y a ici beaucoup à faire et il faudrait se hâter, car il n'est pas possible que les choses puissent rester longtemps dans ce triste provisoire qui nous dépopularise dans le pays : *il vaudrait mieux abandonner ;* mais on ne laissera pas sans résultats l'heureuse pensée de créer au Gabon au moins un point de relâche, de ravitaillement et d'appui pour notre marine militaire et marchande » [7].

Dans ces conditions, le traité de Londres du 5 mai 1845 et les textes d'application (*cf.* Schnapper 189, pp. 73-82), survenant opportunément après l'apaisement des difficultés politiques dans l'Estuaire, constituaient une véritable chance pour le Gabon [8]. Le traité, qui supprimait le droit de visite entre la France et l'Angleterre, obligeait la première à renforcer sa surveillance à l'encontre des négriers. La Station extérieure d'Afrique, devenue Division navale et placée sous le commandement d'un contre-amiral, Montagniès de La Roque, compterait plus de vingt-cinq bâtiments : cela pouvait donner au Gabon l'occasion de jouer pleinement le rôle naval auquel sa configuration semblait naturellement le destiner car, sur un total de vingt-sept navires dont disposa la Division en 1846, plus de dix étaient appelés à venir régulièrement au Gabon, sinon à s'y fixer [9]. De fait un crédit de 250 000 francs, réduit ensuite à 225 000, soit malgré tout plus de quatre fois le crédit de 1843, fut accordé au Gabon, qui devait permettre l'extension du poste et la construction d'un établissement définitif. Cette chance malheureusement ne fut pas entièrement exploitée. Certes, sur place au Gabon, une activité fébrile suivit la conclusion du traité; Montagniès de La Roque établit un plan général extrêmement ambitieux [10] : chaque année, on dressait un plan plus limité mais aussi plus précis des travaux à réaliser [11], on expédia en France des commandes urgentes de toutes sortes [12]. Par conséquent, le poste, dont le délabrement en 1846 donnait des inquiétudes, réalisa quelques progrès soulignés par le commandant de la Division en 1847 [13]; tout cela ne donnait pas au comptoir l'extension escomptée. Les difficultés résidaient d'abord dans l'organisation même des travaux, qui souffraient d'un manque de coordination évident : les constructions à établir au Gabon étaient étudiées, organisées et décidées à Saint-Louis; les projets étaient mis au point par deux services différents, le Génie et les Ponts et Chaussées, appelés à se concerter, chose assez délicate; ils étaient soumis ensuite au chef du service administratif et au contrôleur colonial et enfin approuvés en conseil par le gouverneur. Cette lourde bureaucratie méconnaissait les conditions locales et les besoins les plus urgents du comptoir. Les initiatives que le commandant de la Division, mieux au fait de ces conditions, se croyait obligé de prendre ne suscitaient que réserves, désapprobation et blâme [14]. Cette situation déjà complexe fut rendue plus confuse encore par l'arrivée et la mort inattendue du gouverneur Ollivier [15]. Au Gabon même les difficultés n'étaient pas moindres : les Noirs du pays refusaient systématiquement de participer aux travaux; le recours nécessaire à la main-d'œuvre venue du Sénégal augmentait sensiblement les coûts. Voici un exemple : les travaux confiés au Génie pour 1848 étaient estimés à 80 000 francs; sur ce total, la solde et la nourriture des ouvriers engloutissaient 50 000 francs (c'est qu'on était forcé d'envoyer sur les lieux une main-d'œuvre, blanche et noire, d'autant plus nombreuse que la maladie en paralysait une grande partie) [16]. Enfin les travaux souffrirent de la réduction des crédits opérée en 1848 : dès le début de l'année, les crédits pour les comptoirs, dont le Gabon était alors le principal bénéficiaire, furent brutalement ramenés de 300 000 à 45 300 francs, somme insignifiante [17]; la révolution de Février porta un coup de grâce aux projets relatifs au poste.

Fallait-il, en présence de cet échec et devant la faiblesse des opérations commerciales, conserver ou abandonner le poste ? Une commission réunie en 1850, à la demande de l'Assemblée nationale, se prononça, malgré la médiocrité retrouvée de la Division navale, pour le maintien du comptoir du Gabon en raison de son « excellente situation nautique » qui en faisait le point de ralliement et de ravitaillement des croiseurs de la Division [18]. Ainsi le principal atout du Gabon restait ses aptitudes navales et on n'était pas plus avancé qu'en 1839; ce point de vue était évidemment celui des officiers de la Marine, en l'occurrence de Bouët, membre influent de la commission, qui présenta le rapport et les conclusions sur le Gabon. Les mêmes officiers pensaient aussi à déplacer l'établissement, en restant sur la rive droite de l'estuaire : dès 1845, Brisset, commandant du poste, proposait le déplacement sur le Plateau mais il ne rencontra pas d'écho [19]. Pourtant en 1846 Bouët, alors chef d'état-major de Montagniès de La Roque, préparait aussi ce déplacement [20]; en 1847, ce dernier à son tour soumit à Baudin et Méquet l'examen d'un projet de déplacement mais sur l'île d'Orléans (Coniquet) ou à la baie d'Ovindo : l'un et l'autre recommandèrent de rester sur les lieux, à Okolo, où l'on avait déjà beaucoup dépensé [21]. Cependant en 1849, Bouët, promu commandant de la Division navale, décida, au cours d'une tournée d'inspection au Gabon, le transfert immédiat sur le Plateau et la construction d'un établissement définitif [22].

Ainsi Bouët, qui avait déjà été à l'origine du poste provisoire d'Okolo, décidait, grâce à ses nouveaux pouvoirs, l'enracinement de la France au Gabon, alors même que le comptoir n'avait pas réellement démontré son utilité, surtout en matière commerciale.

c. *Les débuts de l'établissement français au Plateau (1850-1859)*

Bouët voulait agir vite : il s'était donné six mois pour loger en pierre tous les agents du gouvernement sur le Plateau [23]; il avait pris la précaution d'amener du Sénégal des ouvriers d'élite ainsi que Parent, homme de talent et plein de zèle, qui avait dirigé à la satisfaction de tous le service du Génie de la colonie. Des instructions précises laissées aux divers agents indiquaient la nature des travaux à exécuter par chacun et les délais d'exécution [24]. Bouët voulait donner au poste alors languissant une impulsion nouvelle. On déménagea très vite, d'avril à octobre 1850.

Mais, à peine commencés, les travaux suscitaient les réserves expresses de Penaud, le nouveau commandant de la Division, et de Martin, le commandant du comptoir. Penaud regrettait qu'on eût abandonné l'ancien emplacement qui avait au moins l'avantage d'être bien fortifié et de pouvoir recevoir des améliorations : au contraire, le nouvel établissement allait coûter beaucoup d'argent quand il fallait faire des économies. Il préconisait d'avancer prudemment, de construire de façon restreinte et provisoire :

> « Jusqu'à ce que nos relations commerciales prennent plus de développement dans ce pays, ne serait-il pas sage de s'y tenir seulement dans les limites de ce qui est nécessaire au casernement et à la défense de la petite garnison que nous y entretenons, ainsi qu'au gardiennage des magasins de la Station ? Aller au-delà serait au moins superflu, et nous marchons dans cette voie » [25].

Martin, de même, soulignait l'excellence de l'ancien poste au point de vue défensif [26]. Aussi insistait-il pour que, tout en poursuivant les travaux sur le Plateau, on entretînt « le plus longtemps et dans le meilleur état possible » ses fortifications afin de s'assurer un abri sûr en cas d'agression. Le point de vue de Penaud et Martin était partagé, semble-t-il, par la plupart des officiers intéressés à la vie du comptoir. Le résultat fut que le nouvel établissement qui, avec la fondation de Libreville, aurait pu connaître un début de prospérité, continua de végéter.

Il est difficile de suivre pas à pas l'évolution du nouveau poste entre 1850 et 1859, les rapports des commandants manquant de continuité. Néanmoins les états qui nous sont parvenus s'accordent à en souligner l'inachèvement. En 1851, Auguste Bouët, frère d'Édouard et commandant du bâtiment stationnaire l'*Adour,* dressait un bilan sévère :

> « Après tant d'argent dépensé, l'établissement du Gabon n'est qu'à moitié fait : il n'y a de terminé que la maison carrée, il n'y a encore ni caserne, ni magasin, ni hôpital (qu'en bois), pas de bastion, pas même le plus petit mur d'enceinte, et les canons renfermés en magasin : quant à cette maison carrée, il y pleut comme sur l'esplanade » [27].

L'année suivante, le commandant du poste, Vignon, se plaint à son tour de se voir abandonné, le Génie n'ayant pas fait les travaux qui lui avaient été confiés [28]. C'est pour 1854 que nous avons une idée précise de la configuration de l'établissement français; la réforme de l'administration des comptoirs décidée cette année donna en effet naissance à plusieurs rapports. L'aspect général du Plateau arrache des cris d'admiration à Monléon, promu alors chef de la Division navale et venu en inspection, qui avait connu les débuts si peu enchanteurs du poste d'Okolo : on prend pied dans « une jolie et commode petite darse qui aurait été un paradis » avec de légères améliorations, et une rampe conduit directement à l'entrée de l'établissement. Celui-ci comporte deux bâtiments principaux construits en dur : le premier servant de logement au commandant et aux officiers, le second de caserne et d'hôpital. De nombreux autres bâtiments annexes, construits en bois, sont dispersés sur le Plateau; il n'y a toujours pas de fortification mais le poste est encadré par de beaux jardins, celui du comptoir entretenu par Aubry-Lecomte et celui de la station par Auguste Bouët. Enfin une longue route relie le poste, vers le sud-est, au principal centre d'affaires de l'Estuaire, le village de Glass, et, vers le nord-ouest, à ceux de Louis et Quaben : on songeait déjà à prolonger cette dernière section jusqu'à la pointe Clara, le cap Esterias et la Mondah [29].

Cependant, vues de l'intérieur, les choses se présentaient différemment. Les rapports de Guillet soulignent ainsi la mauvaise qualité générale des bâtiments [30] : aération défectueuse, éboulement du pavillon des officiers (ce qui oblige à les loger dans de misérables barraques en bois), la plupart des magasins sont en ruine (d'où des pertes considérables en vivres et en munitions). La situation n'est pas meilleure sur la rive gauche, qui abrite depuis 1844 un dépôt de charbon pour la Division navale [31], ni chez les missionnaires établis dans ce qui restait du vieux poste. Les choses évoluèrent dans le mauvais sens jusqu'en 1859. Le seul fait réellement nouveau fut, en décembre 1858, la destruction, à la suite d'un incendie accidentel, de deux bâtiments appartenant aux missionnaires : la chapelle et une grande maison qui contenait à la fois les salles de classe, le dortoir et la cuisine des enfants confiés aux religieux. Cette destruction allait provoquer la rénovation complète de la station des missionnaires catholiques et la construction de bâtiments en maçonnerie [32].

2. *L'organisation et les difficultés administratives*

Du point de vue de l'administration, les problèmes de politique générale ou de quelque importance étaient examinés et résolus en dehors de l'établissement, principalement à Saint-Louis et à Gorée. C'est à ce premier niveau, celui de l'administration générale, que surgissaient d'abord les difficultés; mais on en éprouvait aussi sur le plan local, tant la répartition des pouvoirs était mal faite entre les différents responsables.

a. *L'administration générale*

On avait voulu au départ confier la direction de toutes les affaires relatives aux comptoirs du golfe de Guinée à celui qui en avait été le principal promoteur; Bouët reçut donc à la fois le gouvernement du Sénégal et l'autorité supérieure sur les trois postes; le Gabon devint une dépendance du Sénégal [33]. Ce système allait durer jusqu'en 1854 avec quelques modifications de détail. Très vite, en effet, le gouverneur du Sénégal se déchargea de toutes les tâches pratiques pour les confier au commandant particulier de Gorée. Le traité franco-britannique de 1845 fit espérer une réforme complète : Montagniès de La Roque, qui croyait beaucoup à sa nouvelle mission et voulait faire du Gabon le second centre naval de la France après Gorée, demanda qu'on lui donnât l'autorité la plus complète sur les comptoirs et sur Gorée [34]. Le ministère refusa de le suivre; une réforme fut cependant décidée qui se contentait de couper la poire en deux : le commandant de la Division navale recevait le titre d'inspecteur des comptoirs, avec dans ses attributions le droit de donner aux commandants des postes des indications et *dans les cas urgents* des ordres, mais « toujours en laissant l'action et la direction administrative au gouverneur du Sénégal » [35]. Paradoxalement c'est au commandant de la Division que les chefs des comptoirs devaient adresser leur correspondance [36]; un tel système ne pouvait réussir qu'avec, sinon l'empressement, au moins la bonne volonté du commandant et du gouverneur. Ce ne fut pas le cas : Montagniès de La Roque fit exécuter au Gabon des travaux destinés à améliorer la situation matérielle du poste, mais sans consulter Saint-Louis. Paris en fut aussitôt informé : d'où blâme du ministre, aigreur et désabusement du commandant [37]. Par ailleurs, le gouverneur Grammont, qui avait seulement le grade de capitaine de corvette tandis que Montagniès de La Roque était contre-amiral, semblait souffrir d'un complexe d'infériorité qu'il compensait par un autoritarisme cassant. Une dernière mesure intervint donc en 1847 : le commandant de la Division gardait le titre d'inspecteur mais « se bornerait à voir et à contrôler sans rien ordonner »; de son côté le gouverneur pouvait faire des observations au ministre qui décidait en dernier ressort [38].

Ce système complexe et instable était plus préjudiciable encore pour le Gabon que pour les comptoirs de la Côte d'Or, moins éloignés du centre des décisions. Les lenteurs imposées par la faiblesse des ressources navales et l'état des moyens de communications s'aggravaient : une lettre du commandant du Gabon passait en de nombreuses mains avant de trouver éventuellement une réponse. En outre, les chefs du poste étaient livrés à eux-mêmes : à Gorée comme à Saint-Louis on semblait se contenter d'un rapport trimestriel présentant les différents aspects de la vie de l'établissement [39]; on se plaignait de la correspondance régulièrement volumineuse en provenance du Gabon et on demandait de ne pas être trop importuné par les petits problèmes du poste [40]; quant aux commandants de la Division navale, les tournées d'inspection ne leur donnaient pas le temps de tout voir, sans parler de ceux, à l'instar de Baudin, que cette tâche de toute évidence ennuyait prodigieusement [41].

En 1854 on procéda à une amélioration sensible en séparant Gorée du Sénégal. Le chef de la Division navale eut alors sous son autorité l'île et les comptoirs; la seule difficulté pour le Gabon restait le problème des transports; de façon significative, on ne relève plus dans la correspondance des commandants du poste de plaintes relatives à l'administration générale des comptoirs (Schefer 12, pp. 407 *sq.*). On était donc parvenu à une organisation générale plus satisfaisante : il n'en était pas de même pour l'administration locale.

b. *L'administration locale*

En effet, dès les premiers jours du poste, les responsabilités étaient morcelées entre différents agents ne relevant pas de la même autorité. Le commandant, nommé par le gouverneur du Sénégal et placé sous son autorité, dirigeait en principe tous les agents à terre, sauf le chef et le personnel du Génie qui dépendaient directement de Saint-Louis et le chef du service administratif obéissant davantage à Gorée qu'à Saint-Louis. Mais ces agents ne jouaient pas un rôle important pour les questions politiques; au contraire, le commandant du bâtiment stationnaire pouvait être d'un grand secours : or il relevait du commandant de la Division et n'avait pas de compte à rendre au chef du poste. Au ministère, on défendit longtemps l'indépendance du commandant de la rade en invoquant deux raisons : « il pouvait se trouver par son grade placé hiérarchiquement au-dessus du chef du comptoir » et, surtout, « il était seul bon juge du service que pouvaient faire les bâtiments dont il était responsable » [42]. Ici encore, comme au niveau de l'administration générale, les agents étaient instamment appelés à coopérer; ici non plus ce ne fut pas le cas, les inimitiés personnelles, les incompatibilités d'humeur s'ajoutant aux questions strictement administratives. Une solution à ces questions consista à envoyer régulièrement des instructions répartissant les tâches entre les différents agents et indiquant les domaines et les formes de la coopération. En 1855 on trouva la solution en confiant les deux commandements au seul Auguste Bouët, ancien commandant du stationnaire : faveur personnelle au frère d'Édouard Bouët promu depuis peu contre-amiral, reconnaissance de ses propres mérites ou simplement effort de rationalisation, on ne sait [43]. Mais il est étonnant que dès après son départ du Gabon en 1857, on soit revenu au système antérieur de la dyarchie, avec toutes ses difficultés [44].

Dans des conditions aussi difficiles, quel pouvait être le rayonnement du comptoir ? Quel rôle pouvait-il jouer sur le plan local ? Quelle autorité pouvait-il exercer non pas tant sur les Français, qu'il avait plutôt mission de protéger, que sur les étrangers et sur les populations environnantes ?

3. *Le rayonnement du comptoir*

L'intervention précise des autorités du comptoir dans les domaines commercial et politique sera abordée ultérieurement; qu'il suffise de voir ici les rapports avec les étrangers et l'assise géographique de l'établissement.

a. *Les rapports avec les étrangers*

Régler la question de ces rapports, faire reconnaître aux étrangers une fois pour toutes la souveraineté française était évidemment la préoccupation principale des officiers du Gabon : d'abord, on le sait, parce qu'ils ne transigeaient pas sur le respect dû au pavillon tricolore; puis parce qu'à leurs yeux les réserves éventuelles, voire l'hostilité des populations locales, comme cela avait été le cas à Glass, ne pouvaient avoir comme origine que les mauvais conseils prodigués par les étrangers. Or les missionnaires américains étaient toujours à Baraka et, loin de songer à partir, établissaient des postes à l'intérieur; en outre, presque tout le commerce de la région était aux mains des Britanniques. Il était donc nécessaire de parvenir rapidement à un accord avec les Anglais et les Américains tant au niveau diplomatique qu'à celui des divisions navales.

Avec les Anglais, les difficultés qui semblaient aplanies en juillet 1845 resurgirent dès le mois d'octobre. C'est que le ministère des Affaires étrangères, informé tardivement de la mission de l'*Éclair* au Gabon, voulut montrer aux Anglais que le procédé manquait de courtoisie, qui consistait, au lieu de demander directement des explications au gouvernement français, à envoyer un bâtiment militaire faire « une enquête publique sur des faits attestés par le Gouvernement [...] et qui se rattachaient à l'origine de son droit de souveraineté ». La France s'en inquiétait d'autant plus que ses agents avaient reçu l'ordre de se « maintenir dans une ligne de conciliation et de bienveillance tant à l'égard des indigènes eux-mêmes qu'à l'égard des étrangers » et que le traité du 8 mai 1845 sur l'abolition de la traite des Noirs allait entrer en vigueur; Guizot réaffirma encore les promesses relatives à la liberté commerciale faites déjà plusieurs fois [45]. Précisément ce traité de 1845, dont nous avons souligné les rapports avec le rôle naval du Gabon, abolit les causes de frictions entre les deux divisions navales : Français et Anglais collaborant désormais à la même œuvre humanitaire, pourquoi ne pas mettre un terme aux différends politiques ? L'occasion de l'entente fut offerte par la conduite blâmable du capitaine de l'*Alert,* bâtiment de guerre anglais qui, entré au Gabon à la fin de 1845, refusa de saluer le pavillon français [46]. Informé de l'incident, Lord Aberdeen promit de faire parvenir aux croiseurs britanniques « des instructions propres à prévenir le retour d'actes semblables », mais éluda la question de la souveraineté : la réponse convenait au ministère des Affaires étrangères mais non à celui de la Marine qui voulait lever toute équivoque à ce sujet [47]. On en resta là. A l'occasion du passage au Gabon du capitaine anglais Becroft, gouverneur de Fernando-Po, Montagniès de La Roque essaya de relancer la question, mais le ministre ne le suivit pas [48]. Au total, après 1846, il n'y eut plus de difficultés politiques avec les Anglais au Gabon, quoique la rivalité demeurât, mais elle portait surtout sur des intérêts commerciaux, parfois sur les accusations de mollesse dans la répression de la traite négrière lancées par les officiers de la Navy contre ceux du comptoir français (*cf.* chap. V : I.1.b et c); désormais les Anglais exécutaient scrupuleusement les formalités exigées par les commandants du poste ou de la rade, tout en raillant, il est vrai, l'excessive susceptibilité des Français (Burton 32, p. 6).

Il y eut moins de difficultés avec les Américains. Cependant, à l'exemple des Anglais, plusieurs officiers des États-Unis avaient refusé de saluer le pavillon français : le capitaine du *Yorktown* à la fin de 1845 et surtout Bispham, commandant du *Boxer,* en mai 1846, malgré l'insistance de Brisset et Méquet [49]. Assez paradoxalement, c'est grâce à Wilson, pourtant considéré à l'époque par les officiers du poste comme l'ennemi n° 1, qu'on rétablit des rapports cordiaux. C'est Wilson qui prit l'initiative d'informer Bouët, chef d'état-major de la Division navale, de la position officielle du gouvernement américain qui était une reconnaissance *de facto* de l'établissement français [50]. C'est encore lui qui mit le commodore G. O. Read, commandant des forces navales américaines à la côte d'Afrique, dans de bonnes dispositions à l'égard de Montagniès de La Roque; ce dernier semble avoir eu, d'après sa correspondance, un caractère conciliant et un tempérament généreux qui durent lui valoir la sympathie de Wilson (ce dernier appréciait très peu la fermeté de Bouët) [*cf.* chap. II : III.2; Wilson 116, pp. 293-296] : on régla à l'amiable l'affaire du canot de Wilson, en attente depuis le blocus de Glass [51]. A la suite du fondateur de leur station de Baraka, les missionnaires américains gardèrent la même attitude de modération, de neutralité et de respect des autorités françaises [52].

b. *L'assise géographique du comptoir*

Elle n'a cessé de s'élargir à mesure que se multipliaient les explorations et que les officiers du poste concluaient de nouveaux traités avec les populations du Gabon (*cf.* chap. VI : II.1). Cependant, étant donné l'insuffisance des moyens mis à la disposition du comptoir, l'autorité française ne se faisait pas sentir avec la même intensité et la même profondeur dans l'ensemble de la région. On peut ainsi distinguer plusieurs zones concentriques, dans lesquelles le poids de l'autorité exercée et subie va décroissant à mesure qu'on s'éloigne du centre.

Au centre se trouvaient le poste et ses dépendances, sur lesquels les commandants exerçaient directement et en permanence leur autorité. Cette zone, limitée au départ à l'ancien village d'Okolo, s'est progressivement étendue : dès 1846, elle recouvre les terres comprises « entre le Fort d'Aumale et le village de Glass jusqu'à une profondeur de 8 km dans l'intérieur « (*cf.* chap. III : I.1). Là se trouvent les bâtiments militaires, les constructions servant aux missionnaires français, les jardins, quelques factoreries commerciales et le village de Libreville; les personnes vivant dans cet espace entretiennent avec le commandant du poste soit des rapports de subordination (les soldats blancs et noirs, le personnel civil, les habitants de Libreville), soit des rapports de collaboration, non sans dissensions et antagonismes (les missionnaires et les commerçants) [53]. Il faut y ajouter le fleuve lui-même où le bâtiment stationnaire — quand il n'était pas absent [54] — pouvait intervenir à tout moment et, sur la rive gauche, le dépôt de charbon loué par Denis Rapontchombo. Enfin cette zone centrale comprend aussi des terrains réservés à la France pour des raisons stratégiques et économiques, qui en principe pouvaient être utilisés à tout moment mais ne l'ont pas été faute de moyens [55].

Autour de ce noyau, se présentait une deuxième zone; il s'agissait en gros des deux rives du Gabon et de ses affluents dont les différents chefs étaient liés par des traités à la France : du point de vue ethnique, on est passé, par suite des explorations françaises et des migrations de populations, de rapports exclusifs avec les Mpongwe (les premiers signataires) à des relations plus diversifiées, intéressant aussi les Seke, les Akele et les Fang. Dans cet espace, les commandants exerçaient une certaine autorité en réglant les différends commerciaux et politiques et veillaient à maintenir et étendre l'influence de la France en intervenant au besoin dans la vie intérieure des villages.

Enfin au-delà, s'enfonçant plus ou moins dans l'intérieur selon la présence ou l'absence de voies d'eau praticables, se trouvait une troisième zone comprenant soit des régions simplement connues, soit des régions recevant régulièrement des visites et des cadeaux.

Ainsi l'instabilité et la précarité des conditions matérielles comme les incohérences de l'organisation administrative n'ont pas empêché un rayonnement plus grand que ne l'aurait laissé supposer la médiocrité des moyens. Ici intervient le rôle des hommes de tous grades qui, malgré les difficultés, souvent sans ordres ni instructions ont mis leur honneur non seulement à défendre le prestige national et assurer la sécurité du poste, mais aussi à étendre son influence. Il nous faut donc voir plus spécialement qui étaient ces hommes et comment ils vivaient au Gabon.

II. La « grande misère » du comptoir

L'expression est de Brisset : elle ne trahit pas une tendance à l'exagération, au reste incompatible avec ce que nous savons de cet officier qui resta toujours très près des réalités locales. Ce n'est pas par hasard que nous retrouvons la même idée à des époques différentes chez d'autres responsables du poste : ainsi en 1846 Montagniès de La Roque parle de « dénuement absolu » et Auguste Bouët, dix ans plus tard, de « pénurie extrême » [56]. C'est que les conditions d'existence étaient réellement lamentables, décimant, immobilisant et écœurant un personnel militaire et civil peu nombreux, socialement mal composé et venu là souvent contre son gré.

1. *La médiocrité des conditions d'existence*

Deux circonstances qu'on aurait pu rendre moins rigoureuses avec plus de moyens et davantage de bonne volonté (le logement et l'alimentation) se combinaient aux contraintes et à l'inclémence du milieu naturel pour altérer la santé des hommes et en emporter les plus affaiblis.

a. *L'habitat*

Les conditions d'habitat sont à l'image de l'évolution générale et de l'organisation matérielle du poste. Leur précarité ne fait pas de doute malgré de nombreux textes des administrations du Sénégal et de Gorée aussi prêtes à vouloir affirmer le contraire que les officiers du poste l'étaient à les accuser d'injustice [57]. Un exemple suffira à le montrer. En 1846, Montagniès de La Roque écrivait au ministre qu'« on avait laissé dépérir le blockhaus et les barracons » du Gabon, situation d'autant plus déplorable qu'on commençait d'appliquer le traité de 1845 avec les Anglais [58]; étonné, le ministre qui avait débloqué les crédits demanda des explications au gouverneur du Sénégal. Celui-ci, sur un ton de polémique, se réfugia derrière la masse imposante des dépenses faites et des ordres donnés à ses différents services pour affirmer que le Sénégal n'abandonnait pas le Gabon, sans préciser si les ordres étaient exécutés, si le personnel envoyé au Gabon avait pu effectuer les travaux commandés [59]. A cet égard le déplacement sur le Plateau et la réforme administrative de 1854 ne changèrent rien. Aussi le bilan en 1859 est-il très sombre : dans le pavillon des officiers et le logement des soldats « il pleut partout, le plancher des galeries est pourri; plusieurs poutres qui supportent le mur d'attique ont fléchi, ce mur est lézardé et on peut craindre des accidents »; il est impossible d'assurer la sécurité des personnes; la dégradation est si avancée qu'il faut ou de grosses réparations ou une réfection complète; les barracons servant de magasins « ne sont plus réparables », ce qui accélère évidemment ce qu'on voulait le plus éviter pour préserver la santé du personnel, la perte et la mauvaise qualité des vivres.

b. *L'alimentation*

La question de l'alimentation n'avait pas en effet trouvé une meilleure solution. On prit très vite le parti de ne pas compter sur un approvisionnement de la part des populations environnantes mpongwe ou seke [60]; pourtant il y avait dans les cultures locales de quoi nourrir le petit personnel du poste. Les difficultés découlant de cette situation étaient cependant moindres qu'à Assinie et Grand-Bassam; des trois comptoirs, le Gabon était le seul où l'on essayât, sans beaucoup de succès on le verra, un petit élevage et surtout où l'on réussit à établir deux jardins, à la fois potagers et jardins d'essai : le premier datait de 1844 mais n'a réellement commencé à prospérer que grâce à Aubry-Lecomte, aide-commissaire chargé du service administratif, et le second fut monté en 1850 par Auguste Bouët, alors commandant de l'*Aube* (*cf.* chap. V : I.3.). La situation de ces deux jardins qui fut longtemps bonne commença à se détériorer vers 1855 faute de graines et d'outils [61]. Mais, même au temps de leur prospérité, les jardins n'apportaient que des ressources alimentaires complémentaires : pour l'essentiel, il fallait donc compter sur le Sénégal et Gorée.

Or les envois n'étaient pas de bonne qualité ni surtout réguliers. Le gouverneur et l'administration du Sénégal considéraient que ces insuffisances ne leur étaient pas imputables : si les envois étaient irréguliers, la faute incombait à l'éloignement, donc à la faiblesse des moyens donnés par le ministère, et plus encore à « l'ignorance complète de la situation où était laissée [...] l'administration supérieure de la colonie », donc aux officiers du Gabon. Quant à la mauvaise qualité des vivres, on l'exagérait : ces vivres en majorité venaient de France et étaient examinés par deux commissions de Gorée avant d'être expédiés au Gabon; ceux, peu nombreux, qu'on achetait au Sénégal même étaient choisis avec le plus grand soin [62]. En réalité les commandants du Gabon écrivaient beaucoup à ce sujet et toujours en se plaignant, mais les lettres traînaient entre le poste, Gorée et Saint-Louis. Voici par exemple un état dressé par Brisset en 1847 :

> « Nous ne possédons pas une feuille de tabac, pas de savon, pas de tissus, rien enfin de ce qui sert à solder les militaires et les ouvriers qui n'ont rien touché depuis plusieurs mois; les employés même se trouvent dans la nécessité de se défaire de leur linge pour se procurer quelques poules » [63].

De telles lamentations se retrouvent dans la correspondance des commandants pendant toute la période. Cette irrégularité des expéditions alimentaires était aggravée certaines années par les vols et les pillages commis dans les magasins par des Noirs des alentours, des gens de Libreville ou même par des agents du gouvernement. Quant à la qualité des vivres consommés, le tableau I, assez complet pour 1846, en donne une idée exacte [64]. La base de l'alimentation était donc pour les Blancs le pain, le vin et la viande salée, et pour les Noirs du riz et de la viande salée, plus de l'eau-de-vie comme rétribution pour les différents travaux qu'ils effectuaient au profit du poste [65].

Il est facile de se rendre compte combien un tel régime affaiblissait les hommes et les disposait à contracter toutes sortes de maladies dans un climat difficile pour eux. On tenta plusieurs fois d'introduire un petit élevage pour assurer au personnel la consommation de viande fraîche une fois par semaine ou tous les quinze jours. Le bétail acheté à Denis, à l'île du Prince et plus souvent encore à Saint-Paul de Loanda ne résistait pas longtemps au climat et à l'appétit des hommes; au début de 1857 par exemple, deux bâtiments de la Division navale, le *Victor* et le *Grondeur*, apportèrent une centaine d'animaux (bœufs, vaches et veaux), mais ils étaient arrivés dans un état de maigreur tel qu'en avril il n'en restait plus que soixante-quatre : ils étaient quarante-cinq en juillet. Le poste du Gabon ne put ainsi jamais se constituer un troupeau permanent.

c. *La santé et la mortalité*

Ces différentes données rendent compte de la mauvaise santé et de la forte mortalité qui caractérisèrent les premières années du poste et réapparurent à la fin des années 1850. Toutes les maladies de l'Afrique Équatoriale étaient

TABLEAU I

Vivres consommés par le comptoir du Gabon *

Nomenclature	*Envoyés par l'*Aube *(mars 1846)*	*Envoyés par l'*Indienne *(novembre 1846)*	*Total*
Farine	2 250	2 500	4 750
Lard salé	1 700	1 200	2 900
Bœuf salé	1 100		1 100
Vin de campagne	2 250	3 150	5 400
Eau-de-vie	110	450	560
Vinaigre	105	230	335
Café	80	110	190
Sucre	120	230	350
Huile d'olive	24	30	54
Légumes secs	167	379,500	546,500
Mil	26,60 h	175,50 h	202,10 h
Riz du pays (Sénégal)	2 173	7 368	9 541
Riz du Piémont		184	184
Aloo	2,60 h	2,30 h	4,90 h

* h = hectolitre; les autres quantités sont exprimées en kilogrammes.

Source : Note du chef du service administratif du Sénégal, 27 février 1847 (ANSOM Sénégal IV, 30b).

évidemment représentées mais les rapports soulignent surtout les « coliques sèches », la dysenterie, l'anémie et les maladies vénériennes. Nous ignorons les maladies qui causaient le plus grand nombre de décès au début de l'établissement : à l'époque, les chirurgiens étaient souvent absents du poste, sinon ils étaient eux-mêmes fréquemment malades et peu au courant des affections propres à la région. En revanche, nous sommes beaucoup mieux informés pour la fin de la période grâce en particulier aux statistiques dressées par Griffon du Bellay (65, pp. 28-29), chirurgien à bord de la *Caravane*, pour les années 1861-1863 : il en ressort que le personnel européen du comptoir mourait surtout de dysenterie aiguë ou chronique (5 décès sur 12) et de paludisme (4 décès sur 12); au contraire le personnel africain — Sénégalais, Kroumen, plus quelques Congos — était frappé surtout par la tuberculose (3 décès sur 11) et le paludisme (3 décès sur 11). Cette mortalité variait de plus selon trois autres facteurs : le lieu de l'habitat, la saison et la fonction occupée. Très forte pour le personnel vivant à terre, elle l'était déjà moins pour l'équipage du stationnaire et devenait tout à fait normale quand le bâtiment allait régulièrement en mer, quelle que fût la durée de ces déplacements (Griffon du Bellay 65, p. 18); au cours de l'année, les poussées de mortalité étaient particulièrement élevées à la fin de l'hivernage et au début de la saison sèche, le fameux « moment critique » des rapports, le mois de mai [66]; enfin les officiers qui avaient une « nourriture plus succulente » et surtout un service moins pénible étaient beaucoup moins exposés que la piétaille et les manœuvres du poste (Griffon du Bellay 65, p. 35). Si la mortalité est différentielle, au contraire au cours de l'hivernage tout le personnel européen était uniformément enfoncé dans un état où se mêlaient la torpeur, la fatigue et le malaise, qui diminuait les forces de travail et provoquait, en partie au moins, pas mal d'égarements [67].

Le malheur dans cette situation était le caractère encore rudimentaire de l'exercice de la médecine au Gabon. D'abord les connaissances médicales restaient limitées : c'est seulement après 1855 que se multiplièrent les études consacrées à ce sujet (surtout Ricard 96, Lestrille 81 et 82, Griffon du Bellay 65) ; les premiers conseils pratiques, systématiques et propres au Gabon, furent publiés plus tard encore (Bestion 23) : on aurait sans doute pu tirer profit de la pharmacopée mpongwe (deux chirurgiens du poste — Ricard et Lestrille — l'ont suggéré, s'y sont même mis, mais l'effort ne fut pas poursuivi). En second lieu, le logement et la surveillance des malades à terre laissaient à désirer : l'hôpital était à l'étage d'un bâtiment dont le rez-de-chaussée était occupé par le logement des soldats noirs et la prison, ce qui avait au moins l'inconvénient de troubler le repos des malades; à l'étage même, l'hôpital comptait quatre pièces dont l'une seulement était tournée vers la mer, les trois autres, mal orientées, étaient mal aérées et d'une chaleur excessive; faute de planton à la porte, les malades sortaient sans permission et surtout les visiteurs apportaient des boissons alcoolisées et des aliments contre-indiqués [68]. Enfin le personnel médical était insuffisant; il arrivait fréquemment que l'un des deux médecins fût malade ou absent (c'était le plus souvent celui du comptoir); il était alors difficile de compter sur celui du stationnaire qui était tenu de vivre à bord du bâtiment. On éprouva toutes les peines du monde à recruter le personnel auxiliaire; les Mpongwe trouvaient ce métier avilissant : seuls deux habitants de Libreville acceptèrent d'être infirmiers, mais ils ne suivaient pas les prescriptions du médecin [69] !

Si nous essayons maintenant de dresser un bilan, de suivre l'évolution de la santé et de la mortalité au poste, nous constatons d'emblée deux moments difficiles : les débuts du poste et la fin de cette période. Les premières années du comptoir (1843-1846) ont évidemment été très éprouvantes pour le personnel, tous les facteurs négatifs se trouvant conjugués : ignorance du pays, inaccoutumance au climat, rudesse des travaux, très mauvaises conditions de vie, sentiment de solitude et d'abandon... Les ravages sont considérables au bout d'un mois [70]; les premiers commandants du poste se succèdent à une allure rapide, tous quittent le Gabon sur des brancards, certains paient de leur vie le tribut du nouvel établissement : Guillemain meurt sur la route du Gabon à Gorée, Desvoisins son successeur part malade, Sourdeaux de même. De 1846 à 1854 environ, la situation s'améliore, conséquence sans doute des travaux d'assainissement entrepris autour du poste (abattement des arbres, assèchement des marigots), de l'accoutumance puis du déplacement sur le Plateau; il y a certes des malades mais quelques années se passent sans mort. Or, assez curieusement, la situation des premières années réapparaît en 1854 avec ses malades graves et ses pointes de mortalité en mai-juin : 1854, trois malades graves en mars et trois morts en un mois [71]; 1855, le moment critique immobilise tous les Européens du poste sans exception, à commencer par le chirurgien du comptoir Lestrille, et de mai à juillet on déplore six morts [72].

La raison déterminante des ravages de 1855 semble avoir été une détérioration brusque du climat, l'hivernage qui en général s'arrête à la fin du mois de mai s'étant prolongé d'un bon mois, « ce que n'avaient pas encore vu les missionnaires depuis sept ans »; la situation se reproduit jusqu'en 1858, provoquant notamment le départ en catastrophe d'Auguste Bouët, rapatrié mourant [73].

Ainsi, quelles que soient les nuances et les différences à introduire selon la conjoncture et les catégories du personnel établi au poste, une conclusion certaine se dégage, valable pour tous : la vie au comptoir du Gabon n'était pas une sinécure.

2. *Le personnel du poste*

Deux traits ont caractérisé le personnel, permanent ou temporaire, employé dans le comptoir au cours de cette période : sur le plan du nombre, une insuffisance incontestable sauf pendant quelques années; sur le plan de la qualité et de la valeur, une très mauvaise composition, surtout pour le personnel subalterne.

a. *L'insuffisance numérique*

Nous ne disposons pas d'une série continue de dénombrements du personnel : pour certaines années, nous trouvons jusqu'à quatre états du personnel, pour d'autres il n'y a guère que des allusions. Le personnel militaire étant resté assez stable pour l'ensemble de la période, les différences dans le temps proviennent surtout des variations du personnel civil employé par le Génie.

A cet égard, trois moments se dégagent assez nettement. Dans les premières années du poste (1843-1845), au demeurant mal connues sous cet aspect, le personnel est très peu nombreux : y prédominent les Européens, signe de l'ignorance presque complète des conditions géographiques locales (c'est ainsi qu'en 1843 la garnison compte vingt et un Européens) [74]; par ailleurs, le personnel civil est presque inexistant car on avait espéré employer les Mpongwe comme manœuvres et ouvriers; il semble néanmoins qu'en février 1845 le poste comptait déjà une quinzaine d'ouvriers noirs venus du Sénégal. De 1846 à 1848, le personnel augmente très sensiblement, en rapport avec les projets d'agrandissement du poste suscités par la conclusion du traité de 1845 avec l'Angleterre : en 1846, six bâtiments amènent un personnel de 89 travailleurs pour le Génie [75]; en 1847, l'ensemble du personnel, militaire et civil, a dû atteindre de 120 à 150 hommes au maximum [76]; enfin, en 1848, nous trouvons le chiffre plus normal de 87 hommes pour l'ensemble. A partir de cette date, le nombre ne cesse pas de décroître, et les employés noirs, civils et militaires, l'emportent très nettement sur les Blancs.

Ce personnel ne suffisait pas aux tâches qui lui étaient assignées : les travaux de construction, d'assainissement et d'entretien, la surveillance du poste, les exercices d'entraînement et de formation militaire. On songea d'abord à y adjoindre des Kroumen; le premier engagement eut lieu en 1847 grâce à Brisset; six hommes, pris à Garroway, reçurent bon accueil au Gabon, où ils furent bien traités, isolés des autres Noirs « afin de les habituer à venir au Gabon »; on espérait les substituer aux sujets sénégalais plus exigeants quant aux salaires, mais « ils ne s'engageaient qu'avec répugnance » [77].

On pensa aussi à recruter des esclaves dans les villages mpongwe, « mais les chefs riverains qui avaient besoin de leurs captifs pour l'exploitation des bois et du caoutchouc ne voulaient s'en défaire à aucun prix »; les sujets proposés ne valaient rien : en 1854 par exemple, dix-sept esclaves seulement furent amenés à Guillet en six semaines (sur ce nombre, il y avait beaucoup d'infirmes), on n'en acheta que neuf au prix moyen de 190 francs (en marchandises) [78]. On employa également de temps à autre les gens de Libreville et des Seke (Bulu), mais cela ne suffisait pas davantage. Par conséquent les soldats furent dirigés exclusivement sur les travaux civils, au détriment de leur instruction militaire, ou bien encore reçurent des fonctions bien au-dessus de leurs compétences réelles [79]. Finalement, il n'y avait pas d'autres ressources que de s'adresser au Sénégal qui n'avait pas les moyens de satisfaire à ces demandes répétées et ne trouvait rien de mieux que l'envoi de prisonniers et de condamnés [80].

b. *Un « milieu extraordinairement composé »* [81]

Concernant la qualité du personnel, il y a lieu de distinguer le personnel subalterne (les civils ou les militaires, les Noirs comme les Blancs) des autorités supérieures représentées par les commandants.

Pour les premiers, les témoignages recueillis auprès d'officiers aussi différents que Brisset, Penaud et Auguste Bouët sont unanimes à déplorer leurs défauts. En 1846, Brisset se plaint du peu de soin qu'on apporte au choix des hommes qu'on envoie au comptoir :

> « J'ai eu, en outre des infirmes et des malades, un grand nombre de mauvais sujets, des condamnés même; cette composition vicieuse a les plus grands inconvénients : plusieurs vols, d'autres méfaits ont été commis par eux dans le village, ont effrayé les habitants et n'ont pas peu contribué à leur donner une opinion défavorable de nous » [82].

Cinq ans plus tard, le commandant Penaud de la Division navale reconnaissait qu'« il valait mieux réduire la garnison du Gabon que d'y conserver des hommes dont l'inconduite et le mauvais exemple ne tendent qu'à diminuer notre force aux yeux des indigènes » [83]. En 1855 enfin, Auguste Bouët rendait « cette lèpre du comptoir » responsable de son marasme et de ses difficultés [84]. Qu'en était-il réellement ? Il est vrai que le poste vit passer nombre de sujets indésirables [85]. Sur une liste trop longue, retenons seulement le cas le plus riche d'enseignements : il s'agit de Borelli, « un misérable cuisinier », ami d'un certain Demosthène Ollivier, lui-même « homme crapuleux s'il en fut ». Arrivé au Sénégal, il se fit connaître par sa cagoterie et son ivrognerie; on ne sait par quel miracle il obtint une recommandation du préfet apostolique de Saint-Louis : le voici donc envoyé au Gabon comme garde du magasin à vivres du comptoir. Le résultat fut, « au bout de trois mois et les femmes du Gabon aidant », la disparition de 150 litres d'eau-de-vie et d'« une quantité considérable » de savon, de bougie et de viande salée; dans un établissement soutenu à bout de bras, cela équivalait à un crime, et Vignon décida de le renvoyer à Gorée; la mesure fut blâmée par Protet qui la jugeait précipitée et Vignon découragé jura d'assister passivement à la dégradation de la situation [86]. D'une manière générale, les vols de vivres et d'argent se sont répétés pendant toute la période [87]. Il n'en serait pas moins injuste de ne voir dans ce personnel subalterne que des gens peu recommandables : il y avait, beaucoup plus nombreux, tous les autres pour qui, il est vrai, cette promiscuité n'avait que des inconvénients. Comment vaincre l'abrutissement du travail pour tous, civils et militaires ? Comment, pour ces soldats noirs, impatients de combattre, tuer l'ennui [88] ? Beaucoup s'enivrent régulièrement dans les débits ouverts par des négociants français [89]. D'où les incidents interminables qu'on devine aisément : certains se livrent à des violences répétées sur les Mpongwe ou les Seke du voisinage [90]; d'autres même, parmi les soldats noirs, finissent par nouer des relations amicales avec ces voisins, non sans susciter l'inquiétude des commandants qui n'écartaient jamais l'éventualité d'affrontements militaires avec les populations locales (quel parti prendraient les soldats ?).

Les difficultés créées par les commandants étaient évidemment d'un autre ordre. D'abord leur rotation était trop rapide : pour des raisons de santé, ils restaient au poste de douze à dix-huit mois, parfois même pour une durée plus brève. Ainsi beaucoup manquaient d'expérience car, souvent jeunes, ils « faisaient là leur noviciat d'officier et du service colonial »; c'est précisément quand ils commençaient à avoir quelque connaissance du pays qu'il fallait les rappeler [91]. Une autre conséquence de cette mobilité était l'incohérence des rapports avec les chefs locaux : certains, conscients de leur inexpérience et du poids de leurs responsabilités, se tenaient dans une attitude de prudente réserve, mais la plupart voulaient profiter de cette indépendance fraîchement acquise en prenant, surtout dans leurs rapports avec les indigènes, des décisions souvent intempestives, maladroites et longues à réparer [92]. Concernant le mérite de chacun, il apparaît que le plus grand nombre se gardait bien de prendre des initiatives spectaculaires, gérant prudemment le comptoir, évitant tout conflit avec le lointain supérieur hiérarchique, attendant patiemment le rappel au Sénégal ou à Gorée. Quelques-uns émergent cependant par leur qualités exceptionnelles : ainsi Brisset qui, dans les conditions à tous égards difficiles des premières années du poste, tant au point de vue des rapports politiques avec les Mpongwe qu'à celui du matériel et du personnel, réussit à tenir l'établissement dans un état décent, à défricher, construire des routes, etc., s'attirant les éloges unanimes et sans réserve de ses supérieurs et des traitants français. Enfin, il y a les cas difficiles, peu nombreux du reste : il s'agit d'officiers imbus de leur mission, convaincus de l'avenir du comptoir, désireux de tout réformer, tout réorganiser, ce qui les fait passer pour fous. Tel Deschanel dont ses supérieurs à Saint-Louis crurent se débarrasser en l'envoyant au Gabon; ce capitaine, sur lequel les jugements ont été trop sévères, fit beaucoup en peu de mois et avec peu de moyens, et reçut — chose très rare — la sympathie et le soutien actif de tous les chefs mpongwe quand on décida de le rappeler du Gabon [93]. Tel encore Auguste Bouët; frustré d'un commandement supérieur sur Gorée et les comptoirs du Sud en 1851, il voulait, lors même qu'il était seulement commandant du stationnaire, donner des ordres à Guillet, chef du poste, d'où des conflits répétés et pénibles [94]; nommé commandant du comptoir à son tour, il demandait une « complète liberté d'action », voulait débarrasser l'établissement des éléments indésirables, réorganiser le commerce; Gorée ne suivait pas et ne cessait d'accumuler les blâmes; le conflit ne fut désamorcé que par le très grave état de santé de Bouët [95].

CHAPITRE V

Le commerce du Gabon au début de l'établissement français (env. 1840-1860)

Jusque vers 1850 prédominait au Gabon l'ancien système commercial, mis en place progressivement au cours des siècles précédents. Malgré quelques aménagements de détail, consécutifs notamment à la volonté croissante des grandes Puissances européennes de réprimer le commerce honteux, ce système reposait solidement sur trois fondements : du point de vue des marchandises exportées, la prédominance des esclaves avec certes un courant secondaire et complémentaire de trafic licite; du point de vue des partenaires étrangers, l'hégémonie luso-espagnole pour le trafic principal; enfin, du point de vue de l'organisation locale de ce commerce, le courtage et le barrage des Mpongwe, premier maillon d'une chaîne d'intermédiaires qui, à partir de la côte, s'enfonçait dans le continent.

Ces caractères, loin d'être particuliers au Gabon, se retrouvaient *mutatis mutandis* sur bien d'autres parties de la côte atlantique, dont le grand problème au cours de ces décennies fut aussi celui de la région de l'Estuaire : la nécessaire reconversion au commerce licite qui impliquait à la fois un bouleversement difficile dans la composition des échanges extérieurs et une révision déchirante de toute l'organisation commerciale locale. Sur l'un et l'autre plan, le rôle du comptoir français fut décisif.

La période considérée ici correspond seulement au premier stade de la disparition de l'ancien système commercial qui voyait s'effondrer deux de ses fondements (le commerce des esclaves et le rôle des marchands portugais et espagnols), tandis que le barrage des courtiers gardait une grande partie de sa solidité [1].

I. Les difficultés d'adaptation au commerce licite

Cette reconversion s'opéra dans des conditions si mauvaises qu'on peut se demander si elle a eu réellement lieu : c'est en vain qu'on chercherait ici, au milieu du XIXe siècle, les signes de cette « révolution économique » [2] si faciles à percevoir en Afrique Occidentale. L'interdiction de la traite des Noirs ne représentait que le moment initial et l'aspect négatif de l'adaptation au commerce licite : pour maintenir le niveau des échanges, assurer la prospérité du comptoir et l'extension de l'influence française, jeter les fondements d'une collaboration fructueuse entre Français et Mpongwe, il était nécessaire qu'aux esclaves se substituât un autre type de marchandise. D'où viendraient l'initiative et l'innovation nécessaires à ces nouvelles productions ? Deux voies semblaient possibles : dans l'une, elles viendraient, comme dans le Delta du Niger et au Dahomey par exemple, des chefs et hommes d'affaires africains; dans l'autre, des négociants européens. La première solution apparaissait impossible : non sans raison, les officiers du poste estimaient que les courtiers mpongwe étaient trop impliqués dans l'ancien système commercial, trop marqués par le poids des habitudes et des structures sociales héritées de la période négrière pour comprendre la nécessité du changement et en assumer les risques. On pouvait s'engager dans la deuxième voie avec les moyens financiers et sous le contrôle du gouvernement : c'est ce qui avait été fait au Sénégal de 1819 à 1831, au temps de Schmaltz et du baron Roger. Mais le plan de colonisation agricole du Waalo avait échoué [3]; pour le gouvernement le temps n'était pas encore venu de recommencer au Gabon, qui n'était qu'un comptoir aux ressources mal connues, l'expérience malheureuse du Sénégal. Il ne restait dès lors que le recours à l'initiative des particuliers : mais ceux-ci auraient-ils les moyens et la volonté nécessaires ? C'est dans ce climat d'incertitude que le poste fortifié entreprit de déraciner la traite négrière.

1. *Déclin et persistance de la traite des esclaves*

Vers 1840, à la veille de la fondation et dans les premiers temps du comptoir français, la traite négrière représentait encore l'essentiel des échanges extérieurs de la région de l'Estuaire. Certes, depuis les premières décennies du siècle, le commerce licite n'avait pas cessé de faire des progrès : en 1819, une estimation de la valeur annuelle des exportations de l'Afrique Occidentale, pour les années 1812-1817, évaluait celles en provenance du Gabon à 18 400 livres sterling (Robertson 97, p. 363) [4]. Néanmoins tous les témoignages, des capitaines britanniques Owen et Boteler au Français Montagniès de La Roque, s'accordent pour reconnaître au commerce licite un rôle seulement complémentaire par rapport à celui des esclaves [5].

a. *Importance et aspects du commerce négrier*

Les rares documents qui s'y rapportent restent silencieux sur bien des points importants de ce trafic : il est très difficile en particulier d'obtenir des données quantitatives sûres. On est donc condamné à des approximations; ces difficultés et ces lacunes sont heureusement compensées par une relative abondance des renseignements touchant à l'organisation locale et aux aspects qualitatifs du commerce honteux.

Plusieurs types de témoignages permettent de cerner l'importance numérique de la traite négrière au Gabon. Il y a tout d'abord des allusions, sans précision chiffrée, à une participation active et suivie de la part des Mpongwe [6]. Plus intéressants et plus riches d'indications sont les lettres et rapports, souvent d'origine britannique et américaine, faisant état des ventes et exportations d'esclaves pendant une période très limitée : en 1817, au cours d'un séjour de sept semaines, Bowdich (29, p. 518) compta six bâtiments venus prendre des chargements d'esclaves dans l'estuaire, sans dire s'ils furent chargés entièrement ou en partie seulement (on sait seulement que vers la même époque un négrier pouvait charger plus de 250 esclaves au Gabon en un seul voyage) [7]; en 1835, un brig de la Marine anglaise saisit un schooner espagnol, le *Bienvenida,* avec son chargement complet de 432 esclaves tous embarqués au Gabon [8]; en 1845, un officier de la Royal Navy, Bossanguet, révélait que du 1er octobre au 10 novembre, quatre navires étaient venus prendre des cargaisons d'esclaves, un cinquième arrêté par ses soins devait en embarquer trois cents et un sixième était attendu incessamment [9]. Malgré l'incertitude sur les transports de Noirs effectivement réalisés, la présence de ces nombreux vaisseaux atteste que le mouvement des bâtiments négriers était très actif dans l'Estuaire, quoique inférieur à celui de la côte au sud du Gabon. Enfin, un dernier type de témoignage, laissé par des hommes qui ont résidé assez longtemps au Gabon, se risque à donner des moyennes et des estimations mensuelles et annuelles : le Gabon exportait par mois au moins 100 esclaves selon le missionnaire américain Griswold en 1843 et par an 2 000 à 3 000 selon Walker en 1843, 1 800 selon Méquet en 1848 [10] (ces sorties ne semblent donc pas avoir dépassé 3 000 personnes par an, chiffre également réduit par rapport aux grandes régions exportatrices de la côte atlantique). Que faut-il en penser? Ces données, toutes postérieures à 1843, rendent-elles exactement compte de l'importance du trafic négrier dans l'Estuaire? C'est douteux : d'abord parce que, à cette date, les exportations directes ont déjà commencé à diminuer par suite de la surveillance combinée, exercée dans les parages immédiats du Gabon, des escadres française, américaine et surtout britannique [11]; en second lieu parce qu'il faut ajouter les exportations indirectes d'esclaves que les chefs mpongwe envoyaient vers le Cap Lopez où les conditions étaient moins défavorables qu'au Gabon — en 1848, le missionnaire Walker estimait que 15 à 20 esclaves étaient expédiés chaque semaine par les villages de Denis et Ducking en direction du Cap Lopez (Bucher 139, p. 378). On obtiendrait ainsi pour le total des esclaves sortis directement ou indirectement de l'Estuaire des chiffres variant entre un minimum de 3 000 et un maximum de 5 000 par an : cela faisait du Gabon une région de traite non négligeable où des navires négriers pouvaient aussi bien prendre des cargaisons entières que compléter leur chargement. Du point de vue local, l'importance de ce trafic apparaît plus nettement si l'on considère que la population libre des différents villages mpongwe ne devait pas dépasser le total de 3 000 (*cf.* chap. VI : II.2.a).

La demande en esclaves était le fait évidemment des négriers espagnols, brésiliens et portugais et, secondairement, français. Les Espagnols étaient très actifs : certains avaient même installé des factoreries à terre sur la rive gauche. C'est là, à São Tomé, village de Denis Rapontchombo, que l'un d'eux tenait encore en 1842 le barracon que visita le missionnaire américain Wilson (113) [12]; par ailleurs, jusqu'en 1848, les Espagnols envoyèrent régulièrement, deux fois par semaine, un bâtiment chargé de prendre des esclaves sur le rivage atlantique des terres de Denis. Les opérations portugaises et brésiliennes bénéficiaient de la proximité des possessions portugaises du golfe de Guinée, des îles du Prince et São Tomé que des embarcations légères pouvaient ravitailler avec autant de facilité que d'impunité depuis la région de l'Estuaire. Carneiro, l'un des deux grands propriétaires fonciers de l'île du Prince, était le principal agent de ce trafic : ne pouvant s'approvisionner dans le Delta du Niger où son rival Pereira était trop bien implanté [13], il s'était spécialisé dans le marché mpongwe, dont il était devenu le meilleur connaisseur en même temps qu'il servait d'agent officieux de la France (*cf.* chap. II : III.1) [14]. D'autres habitants de l'île du Prince, de condition plus modeste, participaient aussi à ces échanges fructueux [15]. La présence des négriers français, ou tout au moins se couvrant du pavillon français, dans la région du Gabon reste encore très mal connue car les croiseurs de la Marine ont saisi trop peu de bâtiments : les rares indications dont on dispose se rapportent à la période antérieure à 1840, aux années 1817, 1820, 1827, 1828 et 1830 [16]. Dans la majorité des cas, il s'agit de présomptions; quoi qu'il en soit, la traite sous pavillon français est restée très probablement secondaire aux activités négrières des Ibériques et des Brésiliens dans cette région. Cependant la liste des différents demandeurs donne déjà en elle-même une idée des destinations où étaient acheminées les esclaves achetés au Gabon; les deux principales terres d'accueil étaient Cuba et le Brésil : c'est à Cuba que l'Espagnol installé au village de Denis comptait expédier ses esclaves (Wilson 113); quant aux Portugais, ils ravitaillaient surtout le Brésil (Du Chaillu 45, pp. 41, 42). Les destinations secondaires étaient formées par les Antilles françaises et les îles portugaises du golfe de Guinée, dont les habitants gardaient des esclaves en transit pour les besoins de leurs plantations [17].

Sur place, au Gabon, tous les villages mpongwe participaient peu ou prou à la traite des Noirs [18]. Mais, concernant les centres les plus actifs et les principaux foyers d'exportation, il s'était produit deux modifications essentielles par rapport au XVIIIe siècle et au début du XIXe siècle. La première grande modification fut le déplacement du centre des opérations de la rive droite à la rive gauche de l'estuaire; longtemps en effet, Baraka (sur les terres des chefs de Glass) fut le seul ou le principal port d'embarquement; au début du XIXe siècle et jusque vers 1830, ce rôle revint au village de Georges. Ce déplacement est antérieur aux croisières des Marines britannique et française puisqu'en 1817, lors du passage de Bowdich, Georges était déjà le principal chef négrier de l'Estuaire : il dérive donc non de facteurs externes mais de facteurs internes. Certaines traditions bien postérieures prétendent que le trafic négrier disparut de Baraka parce que le site avait été maudit par les ancêtres de Glass. En réalité le déplacement de Glass à Georges est lié à l'organisation locale de la traite et principalement à l'essor de nouvelles routes commerciales [19]. En effet les esclaves, semble-t-il, avaient d'abord été en majorité d'origine seke et akele et venaient, pour l'essentiel, des environs immédiats de l'Estuaire et de la Como [20]; puis, ils sont arrivés en plus grand nombre, par le Rhemboué, du Moyen-Ogooué et des régions encore plus éloignées dans l'intérieur [21]. Au cours des années 1830 s'opéra une autre modification, consécutive cette fois à l'apparition de facteurs externes nouveaux : la présence des escadres britannique puis française. Ces nouveaux facteurs confirmèrent les avantages de la rive gauche qui, en outre de ses facilités d'approvisionnement, était plus découpée et offrait dans ses multiples criques de très nombreux refuges aux bâtiments négriers (Robertson 97,

p. 332); mais la primauté dans le commerce honteux passa du village de Georges à celui de Denis, bien mieux placé aussi bien pour recevoir qu'expédier des convois d'esclaves; il lui en venait non seulement du Moyen-Ogooué par les voies d'eau (Rhemboué) et les routes terrestres mais aussi de la rive droite de l'estuaire et même de la Mondah et de Corisco; depuis le village de Denis, on pouvait combiner les exportations directes, par l'estuaire ou sur la côte atlantique [22], et indirectes, par le Cap Lopez. Certes vers 1840 on trouvait des barracons d'esclaves dans d'autres villages de la rive gauche [23], mais c'est dans celui de Denis que le trafic resta le mieux organisé, jusque bien après la fondation du comptoir français; là se trouvaient plusieurs factoreries tenues par des Brésiliens, des Portugais et des Espagnols. Les établissements portugais et brésiliens étaient temporaires et travaillaient pour le compte des maisons du Cap Lopez [24]; au contraire, le barracon espagnol [25], de loin le plus important et le mieux connu, fonctionnait de façon indépendante. La description qu'en a laissée le missionnaire Wilson (113, pp. 85-86) est irremplaçable et éclaire maints aspects de l'organisation locale du trafic négrier; il apparaît d'abord que cet Espagnol était un habitué du Gabon : quatre expéditions réussies à destination de Cuba lui avaient déjà permis d'accumuler une fortune de 60 000 à 80 000 dollars américains et surtout il semblait jouir d'un droit de possession sur l'emplacement du barracon, car c'était lui et non pas Denis Rapontchombo qui accordait l'autorisation d'y pénétrer. La présence de cette captiverie représentait évidemment une solution très avantageuse pour Denis et les autres chefs mpongwe, car les esclaves une fois amenés de l'intérieur étaient vendus au village de São Tomé; là s'arrêtait leur rôle. Ils n'avaient pas à se soucier de la conservation des esclaves ni de leur expédition : ainsi la partie la plus dangereuse de l'opération était laissée à l'Espagnol. Par ailleurs, les risques étaient si grands que la crainte des croiseurs britanniques était devenue une véritable obsession; l'Espagnol avait déjà été saisi deux fois : l'emplacement du barracon, derrière le village, à la lisière de la forêt, avait été choisi pour prévenir tout débarquement des marins britanniques (les esclaves de leur côté profitaient de la confusion provoquée par l'arrivée des croiseurs pour s'enfuir). Enfin, l'établissement avait en lui-même des proportions imposantes (un dortoir de soixante-cinq mètres sur vingt-cinq et une salle de séjour de mêmes dimensions) : il y avait là de quoi abriter plusieurs centaines d'esclaves, peut-être 500 à 600 [26], enchaînés presque tous et surveillés par l'Espagnol lui-même, seul Blanc dans le barracon, et par des gardes noirs, esclaves eux-mêmes ou prêtés par Denis.

b. *La répression de la traite par les autorités du comptoir*

La politique de répression de la traite des Noirs, mise au point au cours des années 1820, ne pouvait que se poursuivre après la fondation de l'établissement français, et trouva même un excellent champ d'application au Gabon : la France venait en effet d'acquérir la souveraineté d'une région que les bâtiments de sa Marine connaissaient déjà comme un foyer de traite. Qu'allaient faire les autorités du poste? Une politique ferme et intransigeante exigeait que l'on agît à la fois sur les chefs mpongwe, en les empêchant par la force de participer ou en les convaincant par une indemnisation intéressante de renoncer au trafic honteux, et sur les négriers blancs, en leur interdisant l'accès et — à plus forte raison — le séjour dans l'Estuaire. En réalité, la continuité est frappante entre la mollesse et les hésitations de la période où l'activité de répression se limitait à la surveillance navale et les lenteurs qui ont suivi la fondation du comptoir.

En effet, si les premières instructions ministérielles relatives à la traite des Noirs au Gabon datent de 1844 [27], les deux premières années du poste furent marquées par l'imprécision et l'incertitude sur l'attitude à tenir : au laisser-faire à l'égard des chefs noirs répondait une grande modération vis-à-vis des négriers blancs. La peur qu'éprouvaient les officiers du poste à aborder cette question avec les chefs mpongwe était dictée par des considérations politiques. Était-il prudent d'agir vite quand les traités conclus avec eux ne comportaient aucune clause à ce sujet [28] et que plusieurs villages refusaient de reconnaître la souveraineté de la France? Cela aurait été de toute évidence aggraver une situation déjà délicate et assez tendue [29]. Les chefs ne faisaient pas mystère de leur résolution à poursuivre le trafic des esclaves tant que la demande s'en maintiendrait [30]. Denis Rapontchombo, principal bénéficiaire de ces échanges, ne cessait de décliner les offres pressantes des Britanniques [31] : une trop grande rigueur risquait de vaincre ses hésitations, de le pousser à embrasser définitivement la cause de la résistance symbolisée par les villages de Glass et ainsi d'affaiblir encore les positions de la France. Enfin devant cette hostilité unanime des chefs, les autorités françaises étaient persuadées qu'il faudrait utiliser la force [32] : or, les moyens du poste déjà médiocres étaient consacrés presque entièrement à contenir les gens de Glass. Le parti le plus sage consistait donc à laisser faire en attendant un moment plus favorable. A l'égard des négriers blancs, les difficultés étaient essentiellement d'origine juridique. De nombreux bâtiments venaient au Gabon soit seulement pour alimenter les factoreries en marchandises nécessaires à l'achat des Noirs, soit pour prendre les esclaves qui y étaient entreposés, soit enfin, en provenance du Cap Lopez, pour échapper aux croiseurs britanniques [33]. Or l'Espagne, le Portugal et le Brésil, dont la plupart de ces navires portaient le pavillon, n'avaient pas conclu avec la France de traité sur le droit de visite en mer. Fallait-il malgré tout les inspecter? Et que faire s'ils étaient reconnus coupables : les arrêter ou se contenter de les expulser? En 1844, après un an d'existence du comptoir, Darricau décida d'inspecter les bâtiments suspects, s'appuyant sur l'argument, approuvé par le ministre, le gouverneur du Sénégal et le commandant de la Division navale, que ces bâtiments étaient en territoire français et violaient ses lois [34]; plus tard, Baudin résolut d'arrêter les navires transportant les esclaves et d'expulser les simples suspects [35]. Mais la question des factoreries installées dans les villages restait entière, comme celle des bâtiments qui apparemment se livraient au commerce licite mais participaient en réalité à celui des esclaves en ravitaillant les barracons.

La situation évolua très sensiblement au cours de 1845. D'abord le traité de Londres du 29 mai 1845 faisait obligation à la France de concourir efficacement à l'abolition de la traite des Noirs par des croisières mieux organisées, la conclusion de traités avec les chefs noirs et éventuellement le recours à la force : le Gabon représentait, on le sait, un élément important pour la réalisation de ces objectifs, la moindre des choses était d'y faire disparaître le trafic prohibé. Par ailleurs au Gabon même, les frictions se multipliaient entre

Britanniques et Français, les premiers reprochant aux seconds leur mollesse. C'est ainsi qu'en novembre 1845, l'officier de la Royal Navy, Bossanguet, capitaine de l'*Alert,* s'indignait que plusieurs navires négriers aient pu entrer au Gabon et en sortir impunément, le commandant du poste français (Brisset) n'ayant pas les moyens de tout contrôler et se contentant le plus souvent de vérifier à l'entrée si leurs papiers étaient en règle [36]. Un de ces bâtiments pouvait même être accusé de piraterie puisqu'il avait arrêté et emmené comme esclaves plusieurs Noirs venus vendre de menus objets à son bord; se fondant sur une interprétation abusive du traité de Londres [37], Bossanguet entra dans l'estuaire sans saluer le pavillon français et alla directement au mouillage de Denis inspecter le *Boa Sorte,* un navire négrier entré depuis peu au Gabon, enfoncer et saccager les caisses de marchandises et promettre à son capitaine qu'il l'arrêterait dès sa sortie en mer [38]. Les Britanniques avaient donc toutes les raisons d'accuser la France de saboter le traité quelques mois à peine après sa signature.

La situation locale s'étant clarifiée dès la soumission de Glass, le commandant de la Division navale, Baudin, prit les mesures les plus propres à mettre un terme à ces accusations. Le 15 octobre 1845, il réunit les chefs et commerçants noirs de la région et leur déclara solennellement que « le trafic des esclaves pour l'exportation, regardé comme infâme par toutes les nations civilisées, ne pouvait pas être toléré à l'abri du pavillon français, pas plus que les transactions commerciales qui n'avaient évidemment pour but que ledit trafic » [39]. En conséquence, il demanda aux chefs de cesser et d'interdire ce trafic sur l'étendue des territoires soumis à leur autorité : sinon, la France emploierait la force pour les y contraindre. Aux commerçants européens qui ne voudraient pas se reconvertir au commerce licite, il donna un délai de trois mois pour rentrer dans leurs créances et quitter le pays. Enfin, il était prévu un contrôle minutieux à bord des bateaux, embarcations et pirogues qui entreraient au Gabon; les coupables se verraient saisir leur cargaison et seraient conduits au Sénégal pour y être jugés conformément aux lois françaises. A Baudin lui-même, cette déclaration parut trop rigoureuse : il laissa donc des conseils d'application plus modérés au capitaine du stationnaire. Le ministre, à qui Baudin avait envoyé les deux textes pour approbation, les trouva encore excessivement sévères et exprima des réserves sur plusieurs points. D'abord, les obstacles opposés à l'activité des commerçants blancs suspects de se livrer à la traite des Noirs « risquaient de nuire considérablement au commerce régulier et de provoquer de la part des puissances étrangères et de nos propres armateurs des réclamations embarrassantes » [40]; pour l'éviter, il demandait qu'on ne ménageât aucun effort pour convaincre les négriers à s'établir au Gabon pour le commerce licite et qu'on n'empêchât pas le débarquement de marchandises destinées de toute évidence au commerce des esclaves tant qu'elles semblaient « payées par un mode licite ». Par ailleurs, il ne fallait pas embarrasser Gorée par l'envoi de Noirs saisis au Gabon : s'il s'agissait d'esclaves, on devait les garder sur place et leur donner la liberté contre un engagement de sept ans au service du comptoir [41]; si c'étaient des négriers noirs pris en flagrant délit, il suffirait de les « punir sommairement sur place » car « on ne pouvait pas traduire les indigènes devant les tribunaux et leur appliquer la loi sur la traite ». Enfin pour décourager les chefs mpongwe,

0 565065 T 22

le ministre recommandait d'employer les captifs « d'après un mode de salaire qui profiterait aux propriétaires et les indemniserait des pertes que leur causait la suppression du trafic des noirs »; l'administration locale avait besoin de cette main-d'œuvre, comme les particuliers qui essayaient alors d'établir les premières plantations. Mais l'achat de ces captifs pouvait provoquer des abus et conduire à des opérations de traite déguisée : les officiers les préviendraient en procédant à un recensement régulier et en interdisant de nouvelles introductions d'esclaves.

Ces mesures de 1845 sont les plus importantes qu'aient prises les autorités du poste pour empêcher la traite négrière. L'essentiel désormais était d'avoir les moyens en hommes et en embarcations pour les appliquer. Certains officiers voulaient cependant aller plus loin : en 1847, le ministre de la Marine dut rappeler avec insistance que l'interdiction concernait la traite extérieure et non la traite intérieure et l'esclavage [42]; une nouvelle fois en 1849, le gouverneur du Sénégal dut intervenir pour contenir la fougue républicaine et quarante-huitarde de Deschanel qui ne voulait pas moins que procéder à l'émancipation immédiate de tous les esclaves du Gabon [43]. Ainsi, la traite atlantique abolie, l'esclavage domestique ne fut pas combattu, pas plus que la traite intérieure, ce qui maintenait une offre potentielle pour les éventuels demandeurs. Quelle fut par conséquent l'efficacité de ces mesures ?

c. *Persistance des opérations de traite illicite*

Les facteurs portugais, brésiliens et espagnols établis au village de Denis refusèrent de se reconvertir au commerce licite et quittèrent le Gabon le 20 décembre 1845. Les chefs mpongwe ne manifestèrent aucune réaction hostile malgré la vigueur du coup reçu [44] : tous avaient présent à l'esprit l'écrasement de la résistance de Glass, tous regrettaient l'interdiction de ce trafic avantageux [45], et les plus habiles avaient déjà médité en silence les moyens de tourner les décisions des officiers français. C'est que le succès de ces mesures dépendait, en partie, de l'arrêt de la demande faite par les négriers : or celle-ci, loin de cesser, avait tendance à augmenter mais en se déplaçant dans l'espace, en prenant des formes détournées.

Elle se déplaça d'abord à San Antonio, principal port de l'île du Prince, dont les barracons remplacèrent ceux de Denis [46], puis et surtout vers le sud, au Cap Lopez puis à Sangatanga [47]. Par conséquent les opérations de traite gardaient leur vigueur. En 1849, Deschanel dénonçait les chefs François et Denis « comme faisant journellement la traite des Noirs sous les yeux [des autorités du poste], confiants qu'ils étaient [. . .] dans l'absence de moyens suffisants de répression pour les poursuivre et les obliger à cesser cet infâme trafic » [48]. La fréquence et l'ampleur des relations entre Sangatanga et le Gabon étaient confirmées par les croiseurs britanniques; Chamberlain, commandant du *Brittomart,* visita Sangatanga et le Gabon et laissa un rapport très circonstancié :

> « Ils [les chefs orungu de Sangatanga] ont ajouté qu'on se procurait des esclaves en grand nombre de Corisco, de la rivière du Gabon et de tout le pays adjacent, les uns arrivant à pied, et les autres dans des pirogues de cabotage; de Sangatanga, le commandant se rendit à la Rivière du Gabon, où il apprit des missionnaires [américains]

> que l'on voyait souvent les Espagnols et les Portugais rôder autour des villages indigènes dans cette Rivière [49]; que l'on voyait aussi de grandes pirogues remplies de Nègres descendre la rivière et que ces pirogues en la remontant ne contenaient jamais autant de monde que lorsqu'elles la descendaient [...] Ces circonstances doivent paraître suspectes et confirment ce que les gens de Sanga-Tanga ont affirmé, savoir : qu'ils obtiennent les esclaves de la Rivière du Gabon » [50].

Il confirmait aussi la conviction de plus en plus répandue parmi les chefs mpongwe que les officiers français avaient reçu l'instruction de ne plus s'occuper de la traite ou de n'y opposer aucun obstacle. Martin, arrivé au Gabon en août 1849, renforça la surveillance et développa une activité fébrile dans les eaux de l'estuaire : le stationnaire l'*Adour* armé en guerre et plusieurs chaloupes inspectaient les pirogues suspectes; des émissaires envoyés sous les prétextes les plus divers au village de Denis interrogeaient les gens du pays et cherchaient à surprendre des caravanes d'esclaves. Moins d'un an après son arrivée, il croyait pouvoir affirmer que la traite se poursuivait peut-être à l'intérieur mais ne se faisait plus dans les eaux françaises [51]. C'était assurément trop d'optimisme : un an plus tard survenait en effet un fait de traite doublement inattendu puisqu'il mettait en cause l'un des plus riches courtiers de Glass, Sunge [52]; c'était bien la preuve que les autres Mpongwe, moins riches et moins adonnés au commerce licite que lui, continuaient de vendre des esclaves. Vers la même époque, un bâtiment espagnol enleva dans les parages du Gabon et emmena comme esclaves au Brésil plusieurs habitants et même un notable de Corisco [53].

Ainsi la traite extérieure se maintenait avec, sans doute, moins d'ampleur que dans le passé. Cependant, une demande quelque peu importante et intéressante financièrement pouvait à tout moment faire réapparaître un important courant d'échanges. En 1854, Protet, gouverneur du Sénégal, suggéra, pour renforcer la garnison du poste, le recrutement de quelque 30 captifs du Gabon; en deux mois, de juillet à août, il ne vint que 22 Noirs; c'est que les prix offerts semblaient trop bas aux Mpongwe : 150 francs en marchandises par esclave, il était plus fructueux de les vendre à Sangatanga [54]. Quatre ans plus tard les opérations d'« émigration libre » [55] rencontrèrent plus de succès; la maison Vidal, du Havre, avait reçu l'autorisation de recruter des Noirs dans les eaux du Gabon : les prix proposés, variant de 150 à 200 francs, pouvaient concurrencer ceux du Cap Lopez dont le commerce par ailleurs déclinait par suite de la surveillance exercée par les Britanniques [56]. En deux mois, de mai à juin 1858, le *Joseph*, capitaine Michon, rassembla 142 hommes prêts à partir aux Antilles [57]. L'année suivante le *Phœnix*, capitaine Chevalier, fit mieux encore; du début de mars au milieu de mai, il reçut, avec l'aide il est vrai du négrier portugais Balzabat, 387 Noirs [58] : c'était le volume moyen des exportations vers 1840 et ce n'était pas trop inférieur aux chiffres atteints au Congo et à Loango, principaux centres de ces opérations (*cf.* chap. VII : II.1).

Cependant malgré ces réapparitions, le trafic des esclaves était condamné du fait même de la présence et de la surveillance des autorités françaises.

Il était dès lors nécessaire de trouver d'autres marchandises pour le commerce. Quelle méthode suivre ? Devant la hâte des négociants [59], les officiers recommandaient la prudence. Comme Baudin [60], Pigeard alors le meilleur connaisseur du Gabon préconisait d'accélérer la pénétration commerciale avant tout essai de colonisation; celle-là aurait pour effet de ruiner les courtiers qui, n'ayant plus d'autres ressources et pour « récupérer leur ancienne aisance », se consacreraient aux travaux agricoles; toute autre démarche conduirait à des échecs [61]. Or, c'est par la colonisation agricole que l'on commença.

2. *Les tentatives de colonisation et la recherche des produits de remplacement*

De 1845 à 1859 les tentatives ne manquèrent pas pour trouver des produits de remplacement aux esclaves : des négociants voulaient fonder des plantations tandis que quelques officiers et agents administratifs menaient plus modestement des essais qui, avec plus de continuité et davantage de moyens, auraient pu jeter les fondements d'une mise en valeur. Il n'en fut rien : les uns et les autres échouèrent en définitive. De 1845 à 1848 prédominèrent les initiatives privées, en particulier celle de Lecour dont l'échec résulta d'obstacles qu'allait rencontrer toute tentative de colonisation ultérieure : une commission réunie en 1849 pour proposer des solutions ne put que dresser la liste des difficultés. Après 1850, l'action la plus significative vint des agents du poste eux-mêmes.

a. *Premiers essais, premiers échecs*

La grande affaire commerciale des premières années du comptoir fut le projet de Lecour, capitaine au long cours, négociant et membre de la chambre de commerce de Nantes, dont on a dit à juste titre qu'il était le précurseur méconnu des impérialistes de la fin du XIXe siècle [62]. L'homme ne manquait pas d'envergure : il avait quelque connaissance de l'Afrique, ayant séjourné pendant un certain temps, semble-t-il, au Bénin et surtout à Zanzibar; plusieurs navires lui appartenant continuaient du reste de trafiquer dans l'océan Indien [63]. Ses préoccupations étaient de nature essentiellement impérialiste : résister à l'Angleterre et aux États-Unis qui tendaient à arracher à la France ses marchés extérieurs [64]; « se soustraire au monopole des Américains » pour l'approvisionnement du coton, produit pour lequel la France dépendait entièrement de l'extérieur et que les Britanniques eux-mêmes essayaient de faire cultiver en Afrique [65]; d'une manière générale, lui assurer une sorte de « soupape de sûreté » [66] en lui garantissant pour l'avenir et des sources de matières premières et des débouchés (Lecour 80, p. 3). Le Gabon lui semblait bien répondre à ses soucis. Une connaissance superficielle du pays et un grand optimisme avaient dicté le choix : le sol paraissait riche, le prix de revient de l'opération faible [67], la population nombreuse et intelligente, le marché potentiel énorme car par le Gabon et ses affluents on pouvait « pénétrer au cœur même de l'Afrique » [68]. Ce projet souffrait cependant de plusieurs vices : son ampleur même suscitait des doutes sur les possibilités de succès [69]; de plus, où irait-on chercher la main-d'œuvre nécessaire à une entreprise aussi vaste ? Ignorant totalement les structures sociales de l'Estuaire, Lecour comptait engager sur place des ouvriers agricoles et associer à la production des paysans libres (Lecour 79, p. 9). Quant aux capitaux, Lecour n'en avait pas et les autres négociants de Nantes attendaient les premiers résultats pour se décider : on le vit dès lors demander sans cesse l'aide financière de l'État que les différents ministères sollicités refusèrent de lui accorder.

Lecour s'assura d'abord le concours du capitaine Amouroux qui connaissait fort bien les conditions de la troque au Gabon. Le premier voyage (fin 1843-début 1844) se fit sous les meilleurs auspices : le ministre de la Marine et surtout son directeur des Colonies, H. Galos, réservèrent un bon accueil au projet [70]; au Gabon même où il resta deux mois, Amouroux obtint de Denis Rapontchombo la signature d'un traité au terme duquel le chef mpongwe « cédait en toute propriété à MM. Lecour et Amouroux toutes les terres cultivables de son territoire », avec liberté absolue d'en disposer comme bon leur semblerait (article 1er), et s'engageait en outre à leur fournir tous les travailleurs nécessaires (art. 3); en échange, il recevrait « sa vie durant, ses héritiers n'y ayant droit », le dixième du bénéfice net de l'exploitation (art. 2) [71]. Lors de son retour en France, Amouroux ramena pour examen des échantillons de coton sauvage [72]. C'est alors que commencèrent les premières difficultés. Lecour demanda au ministre de la Marine une aide financière (500 000 francs), militaire et navale (« une force imposante » et un bateau à vapeur pour protéger ses cultures et établir des rapports journaliers avec les Noirs de l'intérieur) [73]. Tout lui fut refusé : pour le ministre, donner cette aide « ce serait entrer dans une voie bien dangereuse » car d'autres négociants risquaient de se fonder sur ce précédent [74]. Les Affaires étrangères et le Commerce réagirent de la même manière. La seule satisfaction de Lecour fut d'apprendre que les produits de ses plantations, à condition d'être transportés par des navires français, bénéficieraient à l'entrée en France du tarif préférentiel appliqué aux marchandises coloniales [75]. Toujours confiant, Lecour organisa en novembre 1844 un deuxième voyage, placé comme le précédent sous la responsabilité d'Amouroux : avec l'aide de quelques amis, il avait réuni un capital important (Lecour 80, p. 7; Schnapper 189, pp. 93-94) et venait de fonder une « Compagnie de colonisation africaine ». Denis Rapontchombo refusa de fournir la main-d'œuvre; il fallut se contenter de quelques travailleurs loués à prix d'or par Petit-Denis : Amouroux ne put que défricher la petite colline de Punta da Mina mais conservait « la certitude que ses plantations réussiraient supérieurement » [76]. Un troisième voyage, de beaucoup le plus important, eut donc lieu en décembre 1845 : l'*Athénais* emmenait au Gabon, outre Amouroux et l'équipage, deux agents chargés de diriger les plantations, le matériel de construction, les instruments de culture et des marchandises représentant la solde annuelle des travailleurs noirs (Lecour 80, p. 9). Le séjour au Gabon ne fut qu'une série de désillusions. Le chef Denis persista dans ses dérobades et Amouroux demanda l'intervention du poste pour l'obliger à tenir ses engagements; Brisset refusa, soucieux surtout de préserver la fidélité douteuse du chef asiga; de plus, l'un des deux agents laissés par Amouroux fut emporté par la maladie : le second préféra se livrer au commerce et se montra favorable, semble-t-il, à l'agitation des chefs mpongwe [77]. Malgré cet échec, Amouroux revenu une nouvelle fois au Gabon fit transporter tous les biens de l'exploitation sur la rive droite où il conclut le 6 mars 1846 un contrat de concession de terrain avec le chef Quaben et commença, à l'abri du fort, une autre plantation avec des travailleurs seke, qui parut enfin sérieuse aux officiers du poste et suscita même l'émulation des autres traitants français [78]. En dépit de ce redressement, l'entreprise échoua finalement faute d'argent; en 1846, Lecour demanda encore une allocation de 100 000 francs pour laquelle le ministre renouvela son refus [79]; à la fin de cette même année, ses agents découragés par la répétition des maladies, la rareté et la cherté de la main-d'œuvre, abandonnèrent les travaux. On n'entendit plus reparler de Lecour qu'en 1848 et 1850 [80].

La tentative de Lecour n'était pas isolée. Dès 1842-1843, la maison du Havre, Lamoisse, avait fait étudier par le capitaine Cousin la possibilité de fonder des plantations de canne à sucre et d'indigo au Gabon. L'établissement du comptoir français, les premiers succès de Lecour et Amouroux, l'exploration de Pigeard hâtèrent la décision [81] : le 11 mars 1846, quelques jours à peine après Amouroux, Cousin obtenait de Quaben et Louis Dowe une importante concession que Montagniès de La Roque refusa de ratifier, désireux de réserver des terrains à l'État et aux futures entreprises de colonisation et inquiet que « l'on n'eût en vue que d'acheter bon marché pour revendre très cher » [82]. En attendant la décision ministérielle, l'entreprise démarra en décembre 1846 mais manqua de main-d'œuvre. Instruit par l'échec de Lecour, le ministre demanda à Montagniès de La Roque et au gouverneur du Sénégal de faciliter le recrutement par Cousin de travailleurs parmi « des populations moins primitives que les riverains du Gabon », gens du Sénégal ou Kroumen [83]: le commandant de la Station navale estimait que cette plantation ne méritait pas une aide même minime et indirecte des pouvoirs publics [84], le recrutement risquait fort de ressembler à une opération de traite illicite, enfin Cousin pouvait trouver des travailleurs parmi les Seke en les rétribuant convenablement. Cette seconde tentative de colonisation n'eut pas d'autre suite.

La troisième initiative, celle de Chevalier, négociant de Nantes, resta au stade de projet mais souleva des difficultés juridiques et politiques caractéristiques de cette période. En 1844, Chevalier avait obtenu des chefs François de l'île Ndambe (Coniquet) et Old Peter de la pointe Coniquet deux concessions de terrain sans aucune condition : ils s'engageaient au contraire à ne jamais réclamer de dédommagement [85]. Brisset en refusa la ratification en invoquant plusieurs raisons : d'abord, l'un des terrains concédés (la pointe occidentale de l'île Coniquet) avait un intérêt stratégique tel qu'il fallait le réserver à l'État; ensuite, il doutait que Chevalier eût réellement l'intention de créer un établissement agricole ou simplement commercial parce que ses concessions étaient trop éloignées du poste; enfin, la raison principale était que ces contrats semblaient couvrir des manœuvres politiques (Chevalier était lié aux missionnaires américains, l'insistance avec laquelle les deux chefs insistaient sur les frontières de leur territoire était suspecte) [86]. Jusqu'en 1849, le ministre et l'autorité locale refusèrent la ratification [87].

Ainsi ces tentatives butèrent toutes sur les mêmes difficultés : la faiblesse des moyens financiers et la rareté de la main-d'œuvre [88]. Les planteurs comptèrent tous secrètement sur l'aide de l'État et des autorités locales constamment inquiets de la stagnation des affaires commerciales au Gabon; or, les pouvoirs publics estimaient avoir épuisé leur part d'initiative et de responsabilité en fondant et en entretenant le comptoir : il appartenait au commerce d'assumer la sienne. Par ailleurs, aucun n'a réussi à se procurer des travailleurs. Le principal obstacle était opposé par les Mpongwe : les chefs et les courtiers, réduits par les planteurs au rôle passif de fournisseur d'une main-d'œuvre faiblement rétribuée, ne voyait pas dans ces entreprises un moyen d'accroître leurs richesses; au reste, se séparer de leurs esclaves eût été pour eux rompre un équilibre séculaire entre le courtage (leur activité exclusive) et le travail productif réservé aux femmes et à ces esclaves. Quelle mesure pouvait débloquer une telle situation ?

b. *La commission agricole et commerciale du Gabon* (*1849*)

Pour résoudre ces difficultés, Bouët, rappelé au commandement de la Division navale des côtes occidentales d'Afrique en octobre 1848, avait proposé au gouverneur du Sénégal la réunion au Gabon d'une commission composée de traitants et d'officiers et placée sous sa présidence. Cette initiative était d'autant plus intéressante que le promoteur du comptoir s'était toujours porté garant de son avenir commercial et n'avait pas cessé d'espérer en un redressement de la situation économique. Cette commission fut instituée par un arrêté du gouverneur du Sénégal du 12 juillet 1849 et le détail de son organisation publié par Bouët dans son ordre du jour du 16 août [89]. Elle devait essentiellement étudier les conditions géographiques et humaines d'une agriculture commerciale au Gabon (la nature du sol, les ressources qu'il était possible d'en tirer, les disponibilités en main-d'œuvre et le coût de celle-ci) et déterminer, après les difficultés soulevées par les premières expériences de colonisation, les considérations qui guideraient les autorités du poste et les chefs mpongwe dans la rédaction des contrats de vente ou de location de terrains. Ses membres (au nombre de sept) étaient surtout des officiers ou agents du poste; outre Bouët qui présida les six premières et la dernière des dix réunions de la commission, seuls Aubry-Lecomte, chargé du service administratif, et le capitaine Parent avaient une réelle connaissance du Gabon [90]; le commerce français était représenté par Cousin et surtout Audibert, agent de la maison Vidal du Havre qui fit plusieurs communications remarquées sur les bois du Gabon. Le plus étrange et le plus symptomatique est qu'on n'eût même pas songé à convoquer des traitants britanniques, qui dominaient le commerce du pays et dont l'avis eût été précieux, ni des courtiers et chefs mpongwe sans le concours desquels aucune plantation n'était possible.

Les membres de la commission furent unanimes à souligner la richesse et l'« extrême productivité » des sols du Gabon [91]. Cette terre généreuse pouvait supporter la culture des denrées d'exportation : en particulier l'huile de palme, connue des naturels [92]; l'arachide, dont la culture avait été signalée par Parent dès 1844 et que Cousin avait réussi à faire planter sur une assez grande échelle en 1847-1848 par des chefs de la rive droite, expérience que la révolution de Février empêcha de mener plus loin [93]; le riz, qui donnait de beaux résultats dans les jardins des missionnaires américains et français; enfin des cultures (le cacaoyer, le cotonnier, le chanvre et la canne à sucre), dont la présence ou l'essor à l'île du Prince, à Corisco et à São Tomé faisait croire qu'elles viendraient aussi bien au Gabon [94]. Dans ces considérations, il y avait assurément beaucoup d'optimisme; en suggérant que ces produits pourraient jouer au Gabon le rôle de l'huile de palme dans le Delta du Niger, ils oubliaient ce fait lourd de conséquences que, contrairement au Bonny, au New et Old Calabar..., ils occupaient dans les systèmes culturaux des Mpongwe une place tout à fait secondaire et marginale : leur introduction se heurterait forcément à des difficultés et des résistances beaucoup plus grandes [95]. En tout cas, la possibilité de ces cultures restait suspendue au problème de la main-d'œuvre qui provoqua les discussions les plus vives. Tous estimèrent peu rationnel le recours aux gens du Sénégal et aux Kroumen : les premiers revenaient trop cher (trente francs par mois, en plus du logement et de la nourriture) et souffraient autant du climat que les Européens; les seconds, quoique travailleurs infatigables, ne venaient jamais en assez grand nombre et ne restaient pas assez longtemps pour soutenir un vaste plan de colonisation. La seule solution restait l'emploi des indigènes, tant mpongwe que seke et akele; relançant un débat déjà ancien, le commandant du stationnaire l'*Adour,* Chastenet, demandait de nouveau l'émancipation de tous les esclaves; comme le gouverneur du Sénégal, Bouët s'y opposa parce que l'autorité de la France n'était pas assez bien implantée pour imposer cette mesure [96] : l'absence de main-d'œuvre constituait donc toujours un goulet d'étranglement. Il en était de même pour les négociants français découragés par les échecs répétés d'Amouroux et Cousin. Par conséquent, la commission faisait appel à l'État, seul capable de redonner confiance aux particuliers; elle demandait au gouverneur du Sénégal et au ministre la création d'« un jardin modèle où serait tentée la culture des espèces utiles », pour en voir la rentabilité : les éventuels planteurs se décideraient selon les résultats [97].

Ainsi la commission de 1849 aboutissait à la conclusion que le commerce du Gabon resterait fondé à court et moyen terme sur des produits de cueillette et non des produits de culture, pour lesquels les conditions n'étaient pas encore réunies. La seule décision tangible de ces mois d'analyse et de réflexion fut une réglementation plus précise des conditions de vente ou de location de terrains par les chefs mpongwe.

c. *Le rôle du comptoir dans la recherche des produits de remplacement*

Ces analyses furent confirmées au cours des années 1850-1860, pendant lesquelles les officiers et agents du poste prirent le relais des particuliers dans la recherche des produits de remplacement. Certes les demandes de concession se multipliaient mais, dans la plupart des cas, il ne s'agissait pas tant de fonder des plantations que d'établir des factoreries commerciales. Quelques tentatives particulières méritent cependant d'être signalées. En 1852, Belloni, le père de l'explorateur Du Chaillu, qui avait déjà séjourné pendant quatre ans au Gabon, agita le projet d'y retourner pour créer des plantations de café : il semble qu'il ait manqué de moyens car le projet avorta et c'est plus tard, en 1855, qu'il revint dans l'Estuaire mais comme simple agent d'une maison commerciale du Havre (*cf.* ci-dessous II.1.c) [98]. Plus curieuse fut la volonté exprimée en 1854 par un chirurgien de 2e classe de la Marine, Ricard, de « réaliser le vœu de S. E. d'élever le Gabon au rang des colonies productives »[99]; ses projets qui étaient à la fois agricoles (plantations de palmiers à huile, de canne à sucre, extension de la culture du manioc, le tout associé à l'élevage) et industriels (fabrication d'alcool et de semoule, traitement des bois) ne devaient, selon lui, coûter que 60 000 francs au départ [100]. Le ministre lui témoigna plus de sympathie encore que n'en avait bénéficié Lecour : après trois années au service du comptoir du Gabon, Ricard avait fait l'unanimité sur sa remarquable intelligence, sa parfaite maîtrise des sciences exactes, son activité inlassable et son excellente connaissance du pays [101]; en outre, il semblait sérieux et ses projets peu onéreux, en comparaison du plan de colonisation de Lecour. On lui accorda donc presque tout ce qu'il demandait pour assurer une heureuse issue à ses entreprises : le détachement pendant un an, en touchant sa solde; diverses facilités pour ses associés, les époux Fischer [102]. Le ministre semblait même disposé à lui accorder une subvention exceptionnelle de 10 000 francs si les premiers résultats étaient probants; en échange, il devait seulement, tout en gardant l'entière liberté d'organiser son exploitation, envoyer au ministre un état trimestriel de ses travaux, avec les résultats et les échantillons utiles [103]. Ricard retourna au Gabon en 1856, au bout d'un an, les résultats ayant été décevants : aucune plantation n'avait démarré, ni aucun établissement industriel; Ricard et les époux Fischer avaient préféré se livrer au commerce de détail [104]. Sur la demande de Protet, commandant supérieur de Gorée, le ministre rappela immédiatement Ricard en France [105].

Les très beaux succès obtenus par les agents du poste, sur une échelle réduite il est vrai, venaient heureusement compenser cet échec. Ces efforts, il faut le souligner, relevaient davantage de la volonté et de la ténacité personnelles de quelques hommes que d'un plan général de mise en valeur. Le plus remarquable, et de loin, fut le commis de Marine, Aubry-Lecomte, dont les initiatives s'orientèrent vers l'expérimentation et l'acclimatation de certaines cultures et l'étude, en relation étroite avec le Muséum de Paris, des produits du sol du Gabon et de leur rentabilité comme matières premières industrielles [106]; ces recherches, menées au début dans l'isolement le plus complet, reçurent ensuite le soutien actif du commandant de la Division navale Penaud et même du ministre de la Marine [107]. A la suite d'Aubry-Lecomte, plusieurs officiers se consacrèrent à des travaux identiques, en particulier Auguste Bouët qui, en sept ans, ne planta pas moins de 2 900 arbres fruitiers : caféiers, cocotiers, cacaotiers, palmiers à huile, orangers, bananiers, mangotiers, goyaviers, citronniers, parmi les plus nombreux [108]. L'intérêt immédiat de ces essais, quand ils dépassèrent le stade du laboratoire, resta limité à l'alimentation du personnel du poste et des équipages en relâche dans la rade du Gabon; le commerce français, soit faute de publicité, soit excès de prudence, les ignora.

Ainsi tout avait concouru à l'échec des tentatives de colonisation : au départ, l'ignorance du pays et de ses possibilités réelles, la hâte des négociants et planteurs au demeurant dépourvus de moyens financiers; sur place, l'accumulation des maladresses (telles que le mauvais choix des terrains et une attitude rigide à l'égard des chefs mpongwe) et surtout le refus de participation de ces derniers, qui priva les planteurs de main-d'œuvre; enfin, une fois découvert des produits qui auraient pu s'assurer des débouchés certains en Europe, le peu d'intérêt qu'ils suscitèrent auprès du commerce français.

3. *Médiocrité des échanges extérieurs*

Les obstacles opposés brutalement à la traite des Noirs et l'échec des plantations coloniales se sont répercutés sur le mouvement commercial de l'ensemble de la région du Gabon. Tout au long de la période considérée, ce mouvement est en effet caractérisé par sa faiblesse en volume et en valeur, en dépit de quelques poussées à la hausse; cette faiblesse s'explique largement par la nature même des produits exportés par le Gabon. Dans ces conditions, quels profits pouvait-on réaliser ?

a. *Volume et fluctuations des échanges*

L'analyse des aspects quantitatifs du mouvement commercial repose sur des données très partielles, car on ne dispose que de deux sources, par ailleurs d'intérêt inégal. Il y a tout d'abord les états trimestriels que les commandants du poste étaient tenus d'envoyer au Sénégal : les premiers, de 1843 à 1850, semblent définitivement perdus; à partir de 1851, après une mise en garde du gouverneur du Sénégal, on mit plus de soin à leur rédaction sinon à leur conservation [109]; mais, après 1856, on en perd de nouveau la trace [110]. La seconde source, nécessairement complémentaire, est formée par les données relatives à la côte occidentale d'Afrique contenues dans les *Tableaux décennaux du commerce de la France* : les chiffres concernant le Gabon s'y trouvent en effet inclus [111]. Au total sur ces quinze années (1844-1859), sept seulement (soit la moitié) sont connues et encore faut-il nuancer : trois années (1851, 1852 et 1854) sont entièrement couvertes, les quatre autres (1844, 1849, 1853 et 1855) le sont partiellement; mais on peut à partir des résultats trimestriels ou semestriels déduire des tendances pour chaque année.

Ces renseignements révèlent les deux caractères du commerce du Gabon. Le premier, qui est prédominant, est sa médiocrité générale, dont témoignent le volume et la valeur des échanges comme les mouvements de navigation dans l'estuaire et dans ses parages. Par ailleurs, à l'intérieur de cette médiocrité se dégagent assez nettement des variations de brève durée, des cycles courts alternant des périodes de hausse relative et des périodes de stagnation marquée. Avant de les examiner, il faut souligner que ces fluctuations sont déterminées essentiellement par des facteurs externes, c'est-à-dire la demande européenne et américaine; c'est elle qui rend compte de la hausse au début du siècle (Owen 90, p. 320), comme de la stagnation au milieu du siècle; c'est elle aussi qui explique la fébrilité des affaires pendant la saison sèche [112] et la concentration des exportations à la fin de l'année [113]. Parmi les facteurs locaux qui pouvaient agir sur le volume des échanges annuels, on ne peut guère citer que les guerres suscitées par les déplacements de populations dans les régions intérieures, productrices des marchandises exportées [114]. Les trois cycles qui se dégagent alors sont : 1830? -1848 ou 1849, 1849-1853 et 1854-1859.

Jusqu'en 1848, on assiste à une augmentation régulière des échanges. En l'absence de données chiffrées, cette affirmation se fonde sur deux indices : d'abord, les rapports des agents du poste qui, tout en regrettant les maladresses françaises, soulignent la vigueur des activités commerciales [115]; en second lieu, la fréquence des conflits commerciaux entre courtiers mpongwe et troqueurs français, très nombreux dans l'Estuaire. Cette tendance à la hausse s'explique autant par des raisons générales (la croissance du commerce de la côte occidentale d'Afrique au cours de la première moitié du siècle) [116] que par des circonstances particulières au Gabon (les difficultés de la traite des Noirs, qui poussèrent les chefs mpongwe à accorder plus de considération à des produits jusque-là secondaires, et surtout la fondation du comptoir qui attira un grand nombre de bâtiments de commerce français et par conséquent éleva sensiblement la demande de ces mêmes produits). Il semble enfin que la hausse constatée résulte davantage d'une augmentation de la valeur que de la quantité des marchandises exportées : pour compenser la diminution de leurs revenus par suite des conditions de plus en plus précaires du trafic honteux, les Mpongwe mettaient à profit la concurrence entre les traitants européens pour augmenter le prix du bois et, plus encore, celui de l'ivoire.

A ce premier cycle succéda une période de ralentissement des affaires pour laquelle les données sont plus abondantes : commencée en 1848, elle dura au moins quatre ans, la reprise ne s'esquissant que vers 1852. Ce marasme est dû uniquement au contexte économique qui a régné en France pendant la Seconde République [117] : une forte diminution de la consommation et la pause dans les fabrications industrielles, surtout pour les marchandises destinées à l'Afrique (tissus et alcools). Il a surtout frappé les produits venant du Gabon [118], comme le montre le tableau II représentant en quantité et en valeur le commerce général de la France avec la côte occidentale d'Afrique [119].

Sur place, au Gabon, le ralentissement des affaires ne fut pas moins brutal : pour 1848-1849, le commandant du poste Deschanel écrit que « le commerce français est maintenant nul [...], [il] paraît avoir renoncé à fréquenter les côtes du Gabon » [120]; en 1850, sur les vingt-neuf bâtiments venus traiter dans la rade au cours des trois premiers trimestres, quatre seulement étaient français et encore deux d'entre eux apportaient des vivres au poste [121]; de même en 1851, aucun navire français n'est venu commercer directement, les cinq bâtiments signalés se contentèrent d'achever leur troque au Gabon [122]. Cette mauvaise situation commerciale évoquée devant la commission des comptoirs en 1850 n'inquiéta pas outre mesure, car les Britanniques et les Américains continuaient de trafiquer au Gabon [123].

La reprise amorcée en 1852 se poursuivit au moins jusqu'en 1855 ; les échanges atteignirent leur niveau le plus élevé en 1854, date à laquelle ils dépassèrent les trois millions de francs. Il est cependant difficile de savoir si ce mouvement continua au-delà de 1855, car les données manquent ou bien sont contradictoires [124]. Ce redressement découle surtout de l'apparition et de l'exploitation accrue d'un nouveau produit : le caoutchouc.

b. *Composition des échanges : produits indigènes et marchandises de traite*

Les produits exportés par la région de l'Estuaire [125] présentaient deux inconvénients majeurs. A la consommation, il s'agissait ou bien de produits de luxe tels que l'ivoire, l'ébène, les écailles, ou bien de produits d'utilisation limitée, secondaire et marginale comme le bois rouge; dans les deux cas, ils étaient très sensibles aux variations de la conjoncture économique et les plus directement exposés aux effets d'un rétrécissement du pouvoir d'achat et du marché

TABLEAU II

Importations de la côte occidentale d'Afrique (1847-1870)

	Ivoire		*Bois de teinture*		*Cire*	*Ébène*
	kg	fr	kg	fr	fr	kg
1847	16 747	125 172		2 021	138 760	1 332
1848	19 867	139 245	452 993	90 794	145 350	16 507
1849	8 864	61 033			39 006	
1850	7 422	10 916	192 053	38 413	97 870	3 308
1851	1 227	8 449	28 923	5 785	29 946	773
1852	8 302	58 134	286 924	57 936	33 282	29 166
1853	3 635	25 565	510 120	102 024	37 242	20 289
1854	5 271	33 149	496 185	109 768	63 088	55 964
1855	2 952	20 959	972 591	254 163	189 504	73
1856	4 108	29 167	151 037	69 710	87 921	2 932
1857	4 547		519 624		140 563	
1858	2 650		761 857		152 203	
1859	1 884		329 873		137 075	
1860	5 214		1 641 329		194 015	281 301
1861	2 039		1 091 922		118 799	338 268
1862	2 361		895 399		90 656	381 000
1863	784		1 185 050		180 238	399 215
1864	1 002		1 984 200		326 471	27 800
1865	773		1 055 000		199 665	52 400
1866	1 832		700 000		101 702	63 000
1867			798 384			
1868			315 000			
1869			257 000			
1870			2 638 500			

Source : Tableau décennal... 14.

en Europe. A la production, ces articles reposaient sur une économie cynégétique et de cueillette, peu soucieuse (et au demeurant incapable) d'assurer la reproduction des richesses naturelles [126] et par conséquent un niveau constant et élevé de l'offre. Ces deux caractères, outre qu'ils contribuaient à la faiblesse générale des échanges extérieurs, les ont assujettis à un rythme cyclique, un produit détenant pendant quelques années, voire quelques décennies, une primauté bien marquée au sein des exportations; c'est ainsi que jusque vers 1860, trois cycles se succédèrent, qui ne recoupent pas tout à fait les fluctuations conjoncturelles : d'abord, celui du bois; puis, le plus long, celui de l'ivoire; enfin, celui du caoutchouc.

Les deux premiers présentent cette originalité déjà signalée d'avoir été longtemps seulement complémentaires par rapport aux esclaves. Le cycle du bois (essentiellement le bois rouge de teinture : santal pour les Français, *barwood* ou *camwood* pour les Anglo-Saxons) s'étendit jusque vers 1820; une demande particulièrement forte en avait augmenté le prix qui semble s'être maintenu à un niveau élevé jusqu'à cette date [127] : on a peu de données quantitatives, mais plusieurs témoignages britanniques signalent un important commerce de bois rouge, complété par l'ébène et surtout l'ivoire (Adams 15, p. 145; Owen 90, p. 120; *cf.* n. 4). Le cycle de celui-ci commença vers 1820; le changement est dû à une évolution des prix européens plus favorables à l'ivoire qu'au bois de teinture ou d'ébénisterie, du moins en Angleterre [128]; l'ivoire du Gabon était alors le plus beau qu'on pût trouver [129]. Il représentait pendant les mauvaises années (1849 par exemple) 50 % et pendant les bonnes années jusqu'à 70 % et même 80 % des exportations de l'Estuaire; le reste consistait essentiellement en bois, produit lourd, encombrant, offrant aux navires un fret de retour de très médiocre valeur [130] : aucun bâtiment n'en faisait le but principal de son voyage de troque, on ne venait le chercher qu'une fois chargés les produits les plus précieux — or, ivoire et huile de palme (Bouët-Willaumez 35, p. 156). Enfin s'y ajoutent selon les années de la gomme copale, de la cire, des écailles et diverses curiosités.

Les limites chronologiques du cycle du caoutchouc, surtout le *terminus ad quem,* sont plus difficiles à cerner. L'origine de son exploitation remonte à 1851 lorsque le capitaine de frégate Dispan, ancien chef d'état-major de Penaud à la Division navale des côtes occidentales d'Afrique, réussit à convaincre le chef Louis Dowe que ce produit avait un grand débouché assuré en France [131]. La France avait alors un besoin de plus en plus important en caoutchouc dont les importations doublèrent plusieurs fois au cours de cette période, en particulier entre les années 1848 et 1850, 1850 et 1851, 1851 et 1853, enfin 1853 et 1854; pour s'approvisionner elle avait recours au Brésil, à l'Inde et à l'Indonésie (*TD* 1847-1856, p. 168); parallèlement à l'accroissement des importations, le prix du caoutchouc doubla en France entre 1847 et 1851, puis se stabilisa à un niveau élevé jusqu'en 1855 (*cf.* tableau V) : or, à encombrement égal, le prix du caoutchouc en France était nettement supérieur à celui du bois. Contrairement aux cycles précédents, c'est donc la demande française qui détermina l'essor du caoutchouc au Gabon : de 0 % de la valeur des exportations en 1852, il passa à 36 % en 1853, puis à 50 % en 1854 et 1855. Pourtant ce ne fut pas, contrairement à l'attente, le produit idéal de remplacement. En effet, dès 1856, une chute brutale des prix semble avoir mis un terme à l'euphorie et suscité une crise économique sérieuse au Gabon [132] : le caoutchouc recula à un rang extrêmement modeste au point de disparaître des statistiques officielles entre 1856 et 1859; les autres produits (bois et ivoire), que cet essor avait éclipsés, eurent d'autant plus de mal à se relever. En 1862, le caoutchouc ne représentait plus que 10 % à peine de la valeur des exportations contre 15 % pour les bois, 28 % pour l'ivoire et 35 % pour l'huile de palme (*cf.* « Établissements français... » 51, p. 63).

Les marchandises de traite révèlent au contraire, comme le montre le tableau III, une continuité remarquable, signe que les goûts et les exigences qualitatives des populations locales n'ont pas varié de façon sensible [133]. Ce tableau fait apparaître l'importance toute particulière des tissus : présents dans toutes les transactions, ils formaient la base des opérations de troque au Gabon. Il s'agissait le plus souvent de tissus de coton, vendus très chers (jusqu'à 20 francs la pièce) en raison de la forte demande locale; il en existait d'innombrables variétés, les distinctions se fondant souvent sur de simples

TABLEAU III

Part des principales marchandises importées au Gabon

(en pourcentage de la valeur des importations)

	Tissus	*Alcools*	*Fusils et poudre*	*Tabac*	*Cuivrerie*	*Divers*
1851	44	10	23	6	15	2
1852	20	8	20	6	8	38
1853	25	5	25	-	5	40
1854	30	20	7	10	7	26
1855	30	14	4	6	6	40

Sources : Pour 1851, le commandant du Gabon au gouverneur, 14 février 1852 (AOF 6G9). Pour 1852, rapports trimestriels de Vignon (AOF 6G9) et d'Aubry (AOF 6G10). Pour 1853, rapports de Guillet (ANSOM Sénégal IV, 40 c, et *Revue coloniale,* 1854, p. 142). Pour 1854, rapports de Guillet (AEF 2B2, f°s 12, 33; ANSOM Sénégal IV, 40 d; Gorée IV, 3 b). Pour 1855, rapports du commandant du Gabon à Gorée (AEF 2B2, f°s 46, 55).

nuances dans la couleur ou sur des différences de dimensions : les variétés les plus appréciées [134] étaient les romales (1 brasse), les chellocs (3 brasses), les limeneas (9 brasses), les madapolans (12 brasses), les chintz [135], les satin-streaps, les bajutapols, les korots et les nicanées. En second lieu, entre 5 et 20 % de la valeur des importations, venaient des produits aussi importants pour la troque : les alcools d'origine américaine (tafia) ou française; les tabacs américains; les fusils et les cuivreries, formées surtout de chaudrons en cuivre (les « neptunes »). Parmi les divers, qui formaient l'accessoire et dont le taux pouvait être très élevé, on trouvait les marchandises les plus variées dont certaines formaient au Gabon des objets de luxe très recherchés et constituaient des signes de richesse : les miroirs, les boucles d'oreille en cuivre doré et les coffres [136].

Il reste maintenant à examiner les valeurs d'échange de ces différentes marchandises et les profits que les partenaires commerciaux immédiats en tiraient.

c. *Prix et profits*

Ces profits paraissent avoir été élevés, malgré la médiocrité du volume des échanges et les faiblesses inhérentes à la nature même des produits exportés. En cherchant à les déterminer, on se heurte cependant à de grandes difficultés : la rareté des documents certes, mais plus encore l'imprécision et les variations des prix pratiqués au Gabon [137]. En effet le commerce de l'Estuaire se faisait le plus souvent sous les formes les plus traditionnelles de la troque : échange de marchandises de traite contre les produits locaux (Brunschwig 134; Schnapper 189, pp. 111-113). Certes la présence du comptoir français avait contribué à la circulation d'une certaine masse monétaire. Les monnaies réelles dont les Mpongwe avaient connaissance ont d'abord été d'origine espagnole : les doublons, pièces d'or introduites à l'époque de la traite négrière et entrées dans la langue mpongwe sous la forme de *dobilo* (Raponda-Walker et Reynard 179, p. 256; Raponda-Walker 174, *s. v. dobilo*) [138]. Puis, après la création du Fort d'Aumale et les dépenses faites sur place par les agents du poste et les équipages français, ce fut le tour du franc dont plusieurs témoignages soulignent l'usage croissant. A partir de 1840 environ, l'offre des marchandises européennes était devenue plus diversifiée sinon plus abondante et, pour garder leur liberté de choix, les courtiers avaient de plus en plus tendance à réclamer des troqueurs le paiement en argent et non en marchandises; dès 1848, Méquet signalait leurs exigences à cet égard (*cf.* annexe IV). Plus significative encore est la pétition adressée en 1850 par les principaux chefs de la rive droite (Louis Dowe, Quaben et Glass) à Baudin, alors gouverneur du Sénégal; les signataires constataient d'abord que les marchandises anglaises étaient plus variées et meilleur marché, tandis que les cadeaux et coutumes du gouvernement français se composaient exclusivement de produits français, au prix trop élevé et difficiles à écouler à l'intérieur parce qu'ils ne correspondaient pas au goût des populations; par conséquent, ils priaient le gouverneur de « vouloir bien, au lieu de faire acheter des marchandises pour la totalité des cadeaux que le Gouvernement [leur] destinait, ne disposer que la moitié en achats divers et [leur] faire délivrer l'autre moitié en argent » [139] : Baudin, soucieux avant tout de favoriser autant qu'il dépendait de lui le commerce français, ne donna aucune suite à cette pétition. Enfin, en 1854 et 1863, les agents du comptoir rappelaient encore aux troqueurs la nécessité d'apporter une certaine quantité d'argent, car les courtiers indigènes ne cessaient d'en demander (Aubry 16, p. 469; « Établissements français... » 51, p. 60). Mais le principal obstacle à la circulation et à la diffusion du numéraire ne venait pas tant des Mpongwe que des traitants européens pour qui l'échange direct restait de loin le mode le plus rémunérateur. Aussi la monnaie la plus utilisée resta-t-elle une monnaie de compte, le paquet formé d'un assortiment de plusieurs marchandises (*cf.* tableau IV) : quoique sa composition courante fût assez précise, elle n'en variait pas moins selon les périodes, c'est-à-dire qu'elle dépendait de la concurrence entre les traitants européens et de la rareté des produits locaux, selon que ces produits étaient achetés au comptant ou par avance et surtout selon la ruse du courtier habile à prolonger indéfiniment les palabres et à jouer sur le temps, précieux pour les traitants.

Quels étaient dans ces conditions les profits des uns et des autres ? Concernant ceux des capitaines européens, presque tous les témoignages s'accordent sur leur importance [140]. L'un des meilleurs connaisseurs en la matière, Aubry-Lecomte, écrivait en 1854 :

> « De l'aveu de tous les capitaines de commerce qui viennent au Gabon, il y a plus d'or à y gagner qu'en Australie et je n'hésite pas à dire, après avoir longuement et sérieusement étudié la matière, que l'agent d'une maison de France qui ne rend pas actuellement des comptes représentant un bénéfice net de 150 % est un fripon ou un ignorant » (Aubry 16, p. 469).

En l'absence de documents chiffrés permettant d'apprécier les résultats d'ensemble de quelques voyages de troque, on peut se fonder sur les profits tirés des marchandises de traite et des produits africains séparément. Sur les

TABLEAU IV

Paquets de marchandises échangées contre les produits du Gabon

	Ivoire (100 livres)		*Santal (100 billes = 3 000 livres)*	*Ebène (100 billes = 2 500 livres)*
	au comptant *	*par avance*		
Tissus et effets				
Chapeaux :				
— fins	4	4		
— de traite	2	2	1	2
Chemises	4	4		
Brasses de drap rouge	2	2		
Bonnets	4	4	1	2
Pièces de tissus**	42	18	14	28
Ceintures			1	2
Cuivres				
Manilles	6			
Neptunes	11	8		
Chaudières	15	7		
Bassines	20	8	1	2
Barres	44	20	1	2
Fer et quincaillerie				
Touques	6	6		
Barres	48	24	1	2
Marmites	4	4		
Couteaux	8	8	2	4
Cadenas	4	4		
Rasoirs	4	4	1	2
Ciseaux	4	4	1	2
Briquets	4	4	2	4
Sonnettes :				
— grandes	4	4		
— petites	6	6	2	4
Machettes ou haches	4	4	1	2
Limes			1	2
Effets de table				
Assiettes	4	4	2	4
Cuillers			1	2
Fourchettes			1	2
Verres			2	4
Fusils et munitions				
Fusils de traite	14	6		
Poudre :				
— barils de 25 livres	1			
— barils de 20 livres	1	1		
— mesures (1 livre)			2	4
Pierres à fusil	50	50		

* Les paiements au comptant ne s'effectuent que pour l'ivoire : tous les autres produits sont vendus selon le système des avances.

** Chiloès, korots, romales, nicanées, bajutapols.

	Ivoire (100 livres)		*Santal (100 billes = 3 000 livres)*	*Ebène (100 billes = 2 500 livres)*
	au comptant *	*par avance*		
Divers				
Barres de plomb	2	2	1	2
Coffres	2	2		
Parapluies	2	2		
Tabatières	4	4	1	2
Pipes	20	20	5	10
Têtes de tabac	100	100	2	4
Miroirs	4	4	1	2
Masses de verroterie	4½	4½	2½	4½
Eau de vie			1	2

* Les paiements au comptant ne s'effectuent que pour l'ivoire : tous les autres produits sont vendus selon le système des avances.

Source : Broquant, « Esquisse commerciale de la côte occidentale d'Afrique depuis Gallinas jusqu'au Gabon » (années 1838 et 1839) : ANSOM Sénégal III, 5b.

premières, dont les prix à la production ne cessaient de diminuer avec les progrès de la révolution industrielle (Newbury, *in* Meillassoux 165, p. 95; Hopkins 158, p. 126), les traitants avaient au Gabon recours aux mêmes pratiques que sur le reste de la côte, c'est-à-dire une surévaluation très nette de ces articles; ceux-ci étaient vendus au moins 40 % au-dessus de leur valeur en France et ce pourcentage était le plus souvent bien plus élevé encore [141] : ainsi, par exemple, une pièce d'étoffe valant 2,50 francs en France était vendue 5 francs et une paire de boucles d'oreille valant 2 francs, 15 francs, soit une augmentation de 100 % et 750 % respectivement (Aubry 16, pp. 469-471, 473). Sur les produits africains, les bénéfices variaient selon leur nature et selon la période (*cf.* tableau V). L'ivoire toujours très demandé en Angleterre et de plus en plus en France, et par conséquent rare, rapportait, semble-t-il, de moins en moins au cours de la période : vers 1850, l'ivoire du Gabon donnait en moyenne 25 % de bénéfice et, par comparaison, celui de l'Ogooué 50 % (Raponda-Walker et Reynard 179, p. 262; Aubry 16) [142]. Proportionnellement, les gains réalisés sur les bois restaient en revanche élevés : le santal du Gabon acheté 40 francs marchandises (soit 20 francs en valeur réelle) était vendu en France 160 à 170 francs. Le tonneau ou le fret, l'usure du navire et le paiement des équipages ne montaient guère au-delà de 60 à 65 francs au tonneau : ce qui donne une valeur nette de 80 francs pour 20 francs dépensés [143]. Les rapports étaient comparables pour l'ébène qui valait, aussi bien en France qu'au Gabon, un peu moins de deux fois le prix du santal [144] : les mêmes bois chargés dans la baie de Mondah rapportaient plus encore, car ils n'y valaient que la moitié de leur prix dans l'estuaire du Gabon [145]. Enfin, quant au caoutchouc, « il était impossible de ne pas faire

TABLEAU V

Prix moyens en France des produits du Gabon (en francs)

	*Ivoire**	*Ébène***	*Caoutchouc***	*Bois de teinture***
1846	70,00	35,00	350,00	20,00
1847	98,70	35,00	349,90	5,00
1848	89,80	30,00	250,00	14,00
1849	112,70	25,00	300,00	9,00
1850	125,60	25,00	400,00	9,00
1851	148,90	38,00	500,00	10,00
1852	156,30	40,00	300,00	18,00
1853	167,40	25,00	400,00	17,00
1854	166,50	25,00	400,00	17,00
1855	180,00	25,00	300,00	15,00
1856	190,00	25,00	280,00	13,00
1857	190,00	27,50		22,60
1858	170,00	29,70		18,40
1859	180,00	28,00		17,35
1860	180,00	26,60		16,00
1861	160,00	26,20		20,00
1862	165,00	28,60		19,00
1863	180,00	33,00		19,00
1864	160,00	36,40		18,00
1865	180,00	34,70		18,00
1866	180,00	31,50		18,00

* Les 10 kg. Le prix de l'ivoire du Gabon, reconnu comme d'excellente qualité, se situe sensiblement au-dessus des prix moyens.
** Les 100 kg.

Source : Tableau décennal... 14.

sur ce point de très grands bénéfices », puisque acheté en 1854 1 franc marchandise le kilo au Gabon, il était vendu en France entre 4 et 5 francs; l'année suivante, les troqueurs n'en voulaient plus que pour 30 à 40 centimes tandis que son cours en France avait baissé certes, mais seulement de 4 à 3 francs [146]. Ces profits étaient donc importants quoiqu'ils portassent sur un volume modeste des échanges : c'est là sans doute l'un des facteurs qui ont bloqué la « révolution économique » au Gabon, car les traitants européens satisfaits de cette situation n'avaient aucune raison de stimuler l'esprit d'initiative des courtiers mpongwe.

Or, ces derniers réalisaient de leur côté des bénéfices intéressants quoique difficiles à chiffrer. Il y avait tout d'abord les profits extraordinaires que représentaient pour les chefs le *dash* ou « coutumes » versées par chaque troqueur avant d'entamer les négociations commerciales [147]. Quant aux bénéfices tirés des opérations commerciales mêmes, il apparaît que le trafic de l'ivoire était beaucoup plus rémunérateur que celui des bois et, sans doute, des autres produits : le paquet donné pour 100 livres d'ivoire comptait en 1828 une quarantaine d'articles et en 1839 plus de 330 quand on payait par avance; acheté comptant, il valait 435 articles; au contraire, le paquet donné pour 100 billes de santal en 1839 se composait seulement de 50 articles d'une qualité particulièrement mauvaise au Gabon et à peine 30 dans la Mondah [148]. Sur l'ivoire, les bénéfices des courtiers représentaient un prélèvement de 50 % au moins de la valeur du paquet : la ponction portait sur la presque totalité des tissus et des objets de luxe ou de prestige (coffres, miroirs, sonnettes, verroterie...), sur la moitié environ des eaux-de-vie et tabac, enfin sur une quantité négligeable des autres articles très recherchés par les populations de l'intérieur (fusil, poudre, quincaillerie) [Aubry 16, p. 468].

II. L'organisation commerciale : traitants et courtiers

L'évolution des milieux marchands représente le second grand volet des transformations économiques suscitées par les nouvelles conditions du commerce atlantique. Les courtiers noirs, qui jusque-là avaient vécu de la traite négrière, sauraient-ils survivre, et pendant combien de temps, à son abolition ? Quant aux marchands français, jusqu'alors si peu représentés dans le commerce du Gabon, allaient-ils essayer de tirer profit de l'existence du poste pour s'imposer à ceux des autres nations ? Aussi paradoxal que ceci puisse paraître, le commerce du Gabon resta, pour l'essentiel, dominé par les étrangers, et le barrage des courtiers, s'il perdit de son étanchéité, n'en conserva pas moins sa solidité pendant toute cette période. De ce paradoxe, l'une des raisons est le caractère très libéral du régime commercial.

1. *Les traitants blancs*

a. *Le régime commercial*

L'établissement du régime commercial [149] était important et devait commander l'avenir du poste, car il allait montrer la politique que le ministère de la Marine entendait suivre dans ce domaine : les comptoirs avaient en effet été établis pour aider au développement du commerce français. Or, après une très courte période d'hésitation, où l'on parut s'orienter vers un régime très proche de l'Exclusif, réservant au pavillon français l'essentiel des opérations commerciales, le ministère décida dès septembre 1843 un régime de franchise absolue qui soumettait les capitaines étrangers au simple dépôt de leurs papiers en entrant dans la baie. Plusieurs facteurs de politique générale ou métropolitaine avaient déterminé ce choix : d'abord la peur que par représailles les étrangers ne prissent dans leurs établissements des mesures aussi prohibitives à l'encontre du commerce français; et puis, les lettres pressantes des frères Régis, dont l'opposition au projet ministériel était orchestrée par la chambre de commerce de Marseille et les craintes confirmées par É. Bouët. Il importe cependant ici de souligner les circonstances particulières au Gabon, qui ont pu infléchir la décision ministérielle ou tout au moins confirmer son bien-fondé; c'est que le traité conclu avec le chef de Glass lui garantissait une liberté commerciale totale : il fallait par conséquent laisser les étrangers trafiquer aussi librement dans les villages relevant de son autorité. Par ailleurs, les Anglais n'avaient renoncé à intervenir dans la résistance des Mpongwe que devant les engagements solennels, plusieurs fois répétés par Guizot, qu'aucune entrave ne serait opposée à l'activité de leurs marchands au Gabon [150]. Mais si le ministère adopta sans difficulté ce régime commercial, il n'en fut pas de même pour les officiers chargés des responsabilités locales.

Sur place en effet, les maladresses, excès de zèle et tracasseries de toutes sortes se succédèrent au moins jusqu'en 1857 aux dépens des capitaines étrangers. Si les officiers du poste acceptèrent sans peine la franchise pour les marchandises, ils se montrèrent beaucoup plus réticents à l'idée de voir les Anglais s'établir au Gabon : ils les rendaient responsables des sentiments pour le moins réservés que certains chefs continuaient de leur témoigner; par ailleurs les instructions, qui semblaient contradictoires [151], leur laissaient une marge de manœuvre dont ils n'hésitèrent pas à se servir. C'est ainsi qu'en 1847-1848, Brisset refusa d'abord à Dyer, capitaine du *Timbuctoo,* de fonder un établissement à terre [152] : la mesure, semblait-il, ne visait que sa seule personne, car au même moment il y avait déjà deux factoreries anglaises provisoires, et un capitaine américain Lawlin, arrivé peu avant Dyer, venait d'en établir une autre. Ces trois facteurs reçurent aussitôt l'ordre de rembarquer leurs marchandises dans les plus brefs délais sous peine d'essuyer les feux de la garnison. Méquet, capitaine du stationnaire, déclara publiquement que le zèle du chef de poste était mal entendu mais laissa faire. Malgré l'intervention du ministre de la Marine qui rappela le sens libéral de ses instructions, les commandants restèrent fidèles à la ligne définie par Baudin, gouverneur du Sénégal, en 1848 [153]; les étrangers étaient autorisés à fonder des factoreries sous certaines conditions : se placer sous la protection exclusive des autorités françaises [154], ne pas demeurer « un temps trop prolongé dans le voisinage de l'établissement », enfin accepter de « ne [...] recevoir aucune assistance de [leur] part, à moins de danger de sinistre ou de toute autre cause exceptionnelle ». Au total, les marchands étrangers ne pouvaient réellement que déposer à terre leur cargaison pendant la durée de la troque. Il n'en fallait pas davantage aux Anglais pour affirmer et maintenir leur prépondérance.

b. *La prépondérance britannique*

Masquée avant 1843, à l'époque où la traite négrière était de loin le commerce principal de la région, elle se manifesta ensuite avec éclat et resta incontestée jusqu'en 1852. Plusieurs faits la mettent en lumière. D'abord la présence physique des marchands anglais était constante : il passait en moyenne au Gabon au moins deux bâtiments anglais par mois et le plus souvent davantage, le mouvement des navires français étant beaucoup plus irrégulier et en tout cas inférieur [155]. Surtout la valeur globale des entrées et sorties de marchandises réalisées par les Anglais l'emportait de loin sur la part des autres nations : jusqu'en 1852, ils contrôlèrent au moins 80 %, en valeur, du commerce du Gabon (*cf.* tableau III) ; les Français arrivaient à peine à 10 % (peut-être 10 % en 1849, 9 % en 1851 et seulement 3,5 % en 1852); ils se laissèrent même distancer par les Américains qui, partis de rien vers 1840, détenaient déjà plus de 10 % de ce commerce au début des années 1850.

Comme les Américains, les Anglais restaient fidèles aux méthodes traditionnelles de la troque, répugnant à s'installer de façon permanente à terre et se contentant de donner des avances dont ils repassaient ensuite reprendre la contre-valeur en produits du pays (Brunschwig 134). Jusque vers 1850, la troque du Gabon était encore en Angleterre la spécialité de quelques maisons familiales de Bristol et Liverpool, héritières de traditions établies à la fin du XVIIIe ou au début du XIXe siècle : tel était le cas en particulier de Hamilton and Jackson de Liverpool et surtout de King de Bristol [156]. Les Américains, dont le commerce vers l'Afrique est très mal connu, venaient surtout des ports de Nouvelle-Angleterre; peut-être avaient-ils été attirés au Gabon par la publicité faite autour de cette région par leurs missionnaires. Ce qui ne fait point de doute, c'est que cette présence commerciale se rattachait à leur participation indirecte au trafic des esclaves pour lequel ils fournissaient les marchandises les plus recherchées. Les Français pour leur part, sans renoncer à la troque, s'appliquaient de plus en plus, avec des résultats divers, à fonder des factoreries permanentes. Les premiers, les frères Régis, établirent dès 1845 une factorerie dirigée à ses débuts par Scribanis et qui fut maintenue pendant une dizaine d'années [157]. Deux ans plus tard, la maison Lamoisse, déçue par l'échec de Cousin mais ne désespérant pas du Gabon, y envoya comme son représentant permanent le père de l'explorateur Du Chaillu : celui-ci s'y trouvait encore en même temps qu'un agent de Régis en 1849 [158]. En 1850 vint s'établir un traitant du Sénégal, Goyaux, « bon et brave jeune homme disposé à travailler pour élever honorablement sa famille », ruiné par la concurrence très vive qui sévissait alors dans la colonie : il devait rester au Gabon jusqu'en 1854 [159]. Enfin en 1852, Audibert obtint une concession pour le compte de la maison Mazurier, du Havre [160]. Comment expliquer dès lors que ces facteurs réunis n'aient pas réussi à réduire l'avance britannique ? Atteindre ce but avait été, on le sait, une des préoccupations majeures d'É. Bouët et restait encore celle du ministère et des autorités du poste.

La suprématie dont jouissaient les Anglais au Gabon n'était, à bien des égards, que l'aspect local de cette prépondérance qu'on leur reconnaissait sur toute la côte atlantique de l'Afrique (Schnapper 189, pp. 113-118) [161]. Aux mêmes effets, les mêmes causes; d'abord grâce à l'avance de leur industrie, le rapport entre prix et qualité des marchandises leur était extrêmement avantageux : en effet non seulement, comme le soulignaient les courtiers mpongwe, ces produits étaient « parfaitement appropriés à leurs besoins et à ceux des populations avec lesquelles ils entretenaient des relations de commerce » [162], mais encore, quand les Français apportaient des articles de qualité égale ou supérieure (tissus, vins et liqueurs), ils les livraient à des prix réellement prohibitifs. De plus, leurs méthodes étaient beaucoup plus dynamiques : tous travaillaient sur une grande échelle, ils dispersaient leurs dépôts dans toutes les rivières proches du Gabon et disposaient de moyens navals suffisants pour les approvisionner régulièrement ou, au contraire, emporter les produits locaux rassemblés en leur absence par des facteurs, presque tous des Kroumen [163]. Cependant quelques particularités locales venaient renforcer la primauté britannique : l'ivoire, alors principal produit du Gabon, passait à 90 % aux mains des Anglais [164]; surtout ils bénéficiaient de la sympathie des courtiers mpongwe. Les villages de Glass, par habitude, par intérêt et aussi pour bouder les autorités du poste, restaient ostensiblement attachés aux Anglais; dans tous les autres villages aussi on préférait traiter avec eux; les Mpongwe s'en expliquaient ainsi :

> « Ils nous accordent un délai qui souvent dépasse une année, ce qui nous donne toute facilité pour écouler ces produits dans l'intérieur et en recevoir le paiement, ce qui nous met toujours à même de nous libérer exactement. Leurs transactions avec nous sont exemptes de tracasseries, menaces et autres désagréments qui ne sont que trop fréquents avec les capitaines français toujours prêts à nous menacer de l'autorité locale [...] Vos capitaines ne nous donnent pas un temps assez long pour les payer, attendu qu'ils ne séjournent au Gabon guère au-delà d'un mois et que même avant ce temps ils veulent être remboursés en argent et rarement en produits du pays : or à ces conditions, il nous est impossible de traiter avec eux, à moins que ce ne soit pour de très petites valeurs [...] Enfin nous préférons sous tous les rapports traiter avec les Anglais et les Américains qu'avec les Français » [165].

Il faut noter toutefois que les raisons qui expliquent l'avance britannique ne rendent pas compte pour autant, à elles seules, de la médiocrité du commerce français. Pour les traitants, la responsabilité de cette situation incombait essentiellement au gouvernement et aux commandants du comptoir; ces accusations étaient portées surtout par les frères Régis, leurs agents et la chambre de commerce de Marseille [166]. Les commandants, qui avaient encouragé les capitaines de commerce à faire des avances considérables, refusèrent de les aider à se faire payer; la maison de Marseille aurait perdu ainsi 20 000 piastres : pis, ils opposaient à leur action toutes sortes de « tracasseries et ennuis » [167] et les activités introduites par le comptoir auraient découragé l'ardeur commerciale des Mpongwe. Indépendamment de l'autorité politique, les produits du Gabon ne trouvaient pas de débouchés en France [168]. Pour les officiers au contraire, la faute revenait aux traitants eux-mêmes qui n'avaient pas su tirer parti de conditions politiques particulièrement favorables [169]; tous comptaient trop sur l'appui du poste [170], la plupart étaient brutaux et de très mauvaise foi avec les indigènes, leurs efforts manquaient de constance. Ces divergences, voire ces conflits, expliquent qu'on ne se soit jamais mis d'accord sur les moyens les plus propres à modifier une situation qu'on était unanime à déplorer. Beaucoup pensaient à instaurer une protection douanière : c'est ce que proposa, avec beaucoup d'insistance, le commandant du stationnaire l'*Adour* au cours des séances de la commission agricole et commerciale de 1849, mais la majorité des officiers se prononcèrent pour la franchise comme le moyen le plus sûr d'attirer au Gabon les commerçants de toutes les nations [171]. Par conséquent, seules des circonstances nouvelles pourraient aider les Français à relever le défi britannique.

c. *Le redressement français et ses limites*

Elles se présentèrent précisément à partir de 1853. Le changement fut brutal : la part de la France s'éleva brusquement à 45 et 35 % environ de la valeur respective des exportations et des importations du Gabon en 1853, pour se maintenir au même niveau pendant les deux années suivantes; au contraire, les Anglais reculèrent très sensiblement, ne contrôlant plus guère que 50 puis 30 et 35 % du commerce global pour les trois années 1853-1855; le reste passait par les mains des Américains qui furent ainsi avec les Français les principaux bénéficiaires de la nouvelle conjoncture [172].

A ce renversement de tendance contribuaient trois raisons majeures. D'abord il correspond trop intimement au cycle du caoutchouc pour ne pas voir dans celui-ci le facteur déterminant du changement enregistré : de fait, les traitants français dominèrent le commerce du caoutchouc dont ils exportèrent annuellement 80 % (en 1853), puis 50 % (en 1854 et 1855) de la valeur de la production du Gabon, Américains et Anglais se partageant le reste, respectivement 0 et 20 % en 1853, 40 et 10 % en 1854, 30 et 20 % en 1855 [173]; le caoutchouc devint pour les Français ce que l'ivoire avait été pour les Anglais dans la période précédente. En second lieu on assistait à la fin de cette décennie à une implantation renforcée du commerce français, attiré par les profits faciles du caoutchouc et l'attitude encourageante du ministère de la Marine, de plus en plus ouvert aux doléances du commerce et garantissant à chacun la protection et l'appui de l'autorité locale [174]. Tandis que Régis, dont les affaires étaient beaucoup plus prospères au Dahomey, et Goyaux, usé par la maladie, abandonnaient la partie en 1854, Mazurier maintenait son établissement sous la direction d'Audibert puis Labeguerie à partir de 1855. De nouvelles maisons installaient aussi des factoreries : dès 1854, une famille de Bordeaux, Tandonnet, acheta la factorerie Régis qu'elle confia à Lambert; l'année suivante vit arriver en même temps au Gabon Pilastre, agent de la maison Malestran de Rouen qui s'installa dans la factorerie de Goyaux, Delleville et Du Chaillu, agent de la maison Vidal et Michon du Havre; enfin en 1857, une autre maison bordelaise, Lalubie, ouvrit un dépôt au Gabon [175]. A ces factoreries de quelque conséquence s'ajoutaient des établissements plus petits tenus par des Français, comme la maison Fischer, ou par des gens de Libreville et qui faisaient souvent dans le silence d'excellentes affaires [176]. La dernière nouveauté qui caractérise le commerce français à cette époque fut une amélioration très nette de ses méthodes. Les traitants élargirent l'aire géographique de leurs activités, leur horizon ne se bornait plus au cul-de-sac de l'estuaire : dès 1856, Du Chaillu, Lambert et Labeguerie ouvrirent aux îles Elobey, au Cap Lopez et à Cama des succursales de leur établissement au Gabon [177]. En même temps s'esquissait une certaine spécialisation : ainsi Pilastre se mit à trafiquer avec les Benga du cap Esterias qui lui fournissaient du santal, tandis que Marteau, agent de Lalubie, tirait « de grands bénéfices » de l'ivoire que lui livraient les Fang de la Como [178]. Enfin quelques traitants s'inspiraient même directement des méthodes qui assuraient leur prospérité aux Anglais : ce fut le cas surtout d'Audibert; cet ancien capitaine au long cours avait fait pendant longtemps la troque du Gabon, exportant surtout du bois [179], avant de s'y établir comme agent permanent de Mazurier de 1852 à 1855. L'homme avait certes acquis une mauvaise réputation auprès des indigènes par suite de sa brutalité et sa malhonnêteté dans les affaires [180], mais il était habile, optant sans réserve pour le caoutchouc qu'il fut le premier à exploiter sur une grande échelle, organisant un cabotage régulier sur toute cette partie de la côte et installant des dépôts dans les différentes criques et rivières; ce fut de longtemps le seul traitant français à réaliser presque un million de francs de chiffres d'affaires par an au Gabon [181].

Cependant le redressement français fut aussi provisoire que le boom du caoutchouc se révéla éphémère. En 1857, le commandant du poste écrivait encore à Gorée que « le commerce étranger au Gabon tendait sensiblement à perdre son influence » [182], mais en 1862 on retrouvait les proportions de 1850, avec plus de 70 % du commerce aux mains des Anglais (*cf.* « Établissements français,.. » 51, pp. 63-64) [183]. Le départ d'Audibert et la chute du prix du caoutchouc avaient chez les Français redonné vigueur à la routine; surtout les maisons françaises établies au Gabon préféraient de plus en plus trafiquer au sud de l'Estuaire, au Cap Lopez et plus encore à Loango et au Congo où ils n'hésitaient pas à fournir les négriers des marchandises nécessaires au commerce illicite [184]. Pendant ce temps des marchands étrangers s'installaient au Gabon même, profitant de l'attitude plus libérale des autorités du poste (Schnapper 188 et 189, p. 109) ; mais les vieilles maisons de la première moitié du siècle avaient laissé la place à d'autres. Vers 1860, il y avait déjà quatre grandes maisons anglaises au Gabon (Burton 32, I, p. 15) : la plus grande, Hatton and Cookson de Liverpool, y eut un représentant dès 1855 en la personne de R. Bruce Walker [185]; de Liverpool encore, Wookey and Dyer (Dyer était l'ancien facteur de King) était représentée par Gordon et Bryant; enfin Kirkwood traitait pour le compte de Laughland and Co. de Glasgow et le capitaine Townsend pour celui de Bruford and Townsend de Bristol. Mais la plus grande innovation était incontestablement la présence de factoreries allemandes, tenues par Henert et par Bremer qui représentaient des maisons de Hambourg. Ainsi la concurrence était redevenue très vive pour le commerce français, ramené au niveau modeste où il se situait dans les premiers temps du comptoir.

2. *Les courtiers noirs*

Ils représentaient ici comme sur les autres points de la côte les intermédiaires indispensables entre les marchands blancs et les populations de l'intérieur, plus ou moins éloignées de la côte et de plus en plus mobilisées et entraînées dans le commerce atlantique [186]. Passionnés du courtage [187], tous étaient convaincus de la nécessité et du bien-fondé de leurs activités; tous néanmoins en ressentaient la précarité croissante, à mesure que se développaient le volume et la valeur des échanges : d'où ces efforts répétés pour maintenir les premiers dans l'ignorance des ressources locales et des conditions du commerce, dont ils aggravaient volontiers les difficultés, et les seconds dans la crainte d'être réduits en esclavage et « mangés » par les Blancs [188]. Cependant, ce qui frappe le plus dans la région, c'est l'extrême dispersion des activités commerciales entre un grand nombre de personnes.

a. *Sociologie du courtage : fragilité et diversité des marchands noirs*

On serait néanmoins en peine de dire avec précision combien il y avait de Mpongwe se livrant au courtage : la liste qui en avait été dressée en 1857 à des fins administratives semble malheureusement définitivement perdue [189]. Une seule indication chiffrée demeure; on comptait en 1845, trois cents à quatre cents personnes de quelque conséquence poursuivies pour dettes par les troqueurs français (*cf.* ci-dessous II.3.a) : ce chiffre ne donne qu'une partie, dans une proportion difficile à établir, des courtiers mpongwe mais il est déjà important comparé à celui de la population libre. La raison de cette profusion est que pouvait devenir courtier quiconque en avait envie et trouvait un traitant blanc qui lui confiât des affaires : or les candidats étaient légion [190]. Seuls étaient à jamais écartés du courtage les femmes et les esclaves dont l'occupation exclusive aux tâches de production était nécessaire à l'équilibre économique et à la stabilité sociale. Qu'en était-il des *imbamba,* enfants de mère esclave et de père mpongwe? Étaient-ils aussi, comme tout semble l'indiquer, écartés de cette activité lucrative et partagée entre tant de personnes? L'ascension irrésistible de l'un d'eux, Bunda, n'est, à tout prendre, qu'une exception confirmant la règle générale de leur exclusion. Car si sa mère était captive, son père n'était autre que Denis Rapontchombo, et le sujet était en outre doué d'une rare intelligence [191] : il commença très habilement par entrer au service d'Auguste Bouët quand celui-ci commandait le poste du Gabon; après son retour en France, en 1857, il se fit constructeur de pirogues, gagna dans cette profession beaucoup d'argent et put ainsi acquérir « un grand nombre de femmes et de captifs », se hissant du même coup au niveau des hommes riches de l'Estuaire. Un peu pour l'éprouver, Denis lui fit don d'une plantation dont n'aurait voulu aucun Mpongwe, « perdue au milieu de forêts immenses, de criques et de marécages innombrables » et hantée par les Fang. Bunda s'éloigna de l'Estuaire mais ce ne fut qu'une retraite momentanée et un pas supplémentaire vers le monde des courtiers : au milieu des Fang, il « sut d'abord [les] tenir en respect, puis s'insinuer dans leur amitié et enfin prendre sur eux un très grand ascendant » (Compiègne 39, I, pp. 152-153) et en même temps devint, à leur instar, un excellent chasseur d'éléphants. Vers 1865, Bunda était l'un des grands courtiers de l'Estuaire, dont l'activité ne se limitait pas au rôle de simple intermédiaire puisqu'il fournissait lui-même de l'ivoire et construisait des canots qui « s'achetaient fort cher au Gabon ». Il faut noter cependant qu'en règle générale devenir courtier exigeait bien moins de temps et de détours qu'il ne fut nécessaire pour Bunda.

Mais autant l'accès au courtage était facile, autant il était difficile de se promouvoir dans cette profession. Point ici de ces grandes familles marchandes, monopolisant tout le pouvoir économique et fermant jalousement les portes du commerce aux autres lignages ou groupes sociaux [192] : tout au contraire, les croyances comme le recours aux manœuvres les plus habiles conspiraient au maintien d'une sorte d'égalité permanente [193]. Du Chaillu (45, pp. 13-14) donne deux exemples très caractéristiques à cet égard. Le premier est celui d'un courtier de Glass, à qui son honnêteté avait assuré la confiance des Blancs et des Noirs de l'intérieur et des affaires de plus en plus importantes : il fut successivement menacé d'empoisonnement, accusé de sorcellerie et finalement « il s'éleva contre lui une clameur telle qu'il fut obligé de refuser les affaires qu'on lui confiait et, pour ainsi dire, de renoncer au commerce pour sauver sa vie ». Quelques années plus tard, les capitaines du commerce se mirent à traiter de façon exclusive avec trois ou quatre courtiers de Glass, anciens élèves des missionnaires américains; cette fois, les rois, les chefs et les courtiers mécontents réunirent un palabre à Glasstown où l'on accusa les coupables, puisqu'il savaient écrire, d'avoir écrit aux Blancs d'Europe qu'eux seuls étaient honnêtes : ils furent à leur tour menacés d'être livrés aux conjurations magiques. Ces pratiques se prolongèrent jusqu'aux années 1870 [194].

Elles n'empêchaient pas pourtant l'existence de différences assez marquées entre plusieurs groupes de courtiers. C'est ainsi, par exemple, que parmi les vingt habitants de la rive gauche poursuivis pour dettes par Amouroux et Lecour en 1845, trois seulement leur devaient plus de 200 livres d'ivoire, sept entre 200 et 100 livres et les dix autres moins de 10 livres [195]. Le groupe le plus élevé parmi les courtiers mpongwe comprenait ceux qui, « ayant une certaine aisance, possédaient un personnel et un matériel assez considérables pour aller traiter dans l'intérieur par la voie des rivières » [196]; le commerce avec l'intérieur exigeait en effet un grand nombre d'esclaves pour le transport des marchandises, de femmes laissées en otage dans les villages [197]; il fallait de même de nombreux esclaves pour construire les canots [198] et surtout les amener jusqu'à l'estuaire, car on utilisait pour les fabriquer une seule espèce d'arbre qui poussait loin des eaux, parfois à « 8 ou 10 milles » dans l'intérieur (Du Chaillu 45, p. 32) : dans ce premier groupe se trouvaient tous les chefs et notables mpongwe. Ensuite venaient — et c'était le plus grand nombre — les « individus vendant des objets de petite valeur, tels que cabrits, volailles, fruits, poissons et objets de curiosité qu'ils colportaient à bord des navires et aux Européens établis à terre » [199] : c'étaient là des hommes sans référence, dont l'effort principal consistait à capter l'attention sinon la confiance de quelque capitaine en vantant par tous les moyens leurs mérites [200]. Enfin tout à fait en bas de l'échelle se trouvaient ceux qui, hommes libres ou *imbamba,* refusaient le travail agricole et n'arrivaient pas à se faire courtiers; c'était, il est vrai, « le plus petit nombre » [201] : ayant longtemps vécu de la pêche, ils finirent par se résigner à la fin des années 1850 à se louer comme manœuvres au service du poste ou des factoreries commerciales, non sans espérer, comme l'a montré l'exemple de Bunda, réussir un jour dans les affaires. Cette division sociale parmi les courtiers s'accompagnait d'autres contrastes opposant les divers villages de l'Estuaire [202] : conséquence de la prééminence des capitaines britanniques et américains qui y allaient plutôt que dans les autres villages, de leur reconversion précoce au commerce licite et de la présence active des missionnaires américains, les villages de Glass comptaient les courtiers les plus nombreux et les plus riches et connaissaient « la situation la plus brillante »; au contraire, dans les autres villages et surtout la « partie française » de la rive droite, seuls les chefs vivaient dans une relative aisance.

Au total, ce monde des courtiers noirs se caractérise principalement par le morcellement du pouvoir économique. Cette dispersion, qui répond parfaitement à celle du pouvoir politique, était déjà un facteur de faiblesse car, comme on le verra, elle empêchait les courtiers de faire éventuellement front aux traitants blancs. Une autre cause de faiblesse réside en ce que, quels que fussent leur rang et leur condition, tous ces courtiers partageaient le même mépris et la même ignorance du travail agricole : c'est, du point de vue local, l'un des facteurs qui a retardé sinon bloqué la transition vers une économie plus productive dans la région de l'Estuaire [203].

b. *Géographie du courtage : le réseau commercial et les méthodes des courtiers mpongwe*
Des aspects internes du courtage, on n'a trop souvent retenu que la description désormais classique (Bouët-Willaumez 26; Pigeard 92; Lestrille 84; Du Chaillu 46) représentant les ethnies (Mpongwe, Seke et Bakele, Fang...) échelonnées le long des cours d'eau, monopolisant et contrôlant jalousement chacune sur sa portion de rivière la circulation des marchandises européennes et des produits locaux [204] et prélevant « un droit de perception très lourd » [205]. Il importe ici d'examiner avec davantage de précision les méthodes mises au point par les courtiers mpongwe pour écouler les marchandises vers l'intérieur, leurs relations avec les différentes populations et les principales régions liées au commerce de l'Estuaire.

Au milieu du XIXe siècle, les voies d'eau très nombreuses qui rayonnent à partir du Gabon restaient encore les routes commerciales par excellence. Pourtant à mesure qu'on s'enfonçait dans l'intérieur, l'envasement, la profondeur décroissante, le rétrécissement et le courant de plus en plus fort obligeaient à abandonner les pirogues et à quitter les rivières pour emprunter les routes terrestres. Si sur les premières, le transport des hommes et des marchandises était assez aisé, sur les secondes la densité d'une végétation envahissante multipliait les délais et les risques d'égarement. Très habilement les Mpongwe avaient pourvu aux moyens de les limiter; d'abord des repères, très visibles et construits sur le même modèle, jalonnaient les routes, indiquant les bifurcations : il s'agissait toujours de « petites palissades très en vue, larges de quelques mètres seulement et percées d'une petite porte » (Serval 103, p. 315). Par ailleurs, des haltes étaient aménagées pour que les caravanes puissent se reposer : « Dans tous les centres commerçants du Gabon et de ses affluents, [on] trouve une maison qu'on appelle *la maison des Gabonnais* [Mpongwe]. Elle est construite et entretenue à leurs frais et chacun d'eux a le droit d'y séjourner autant qu'il lui plaît » (Serval 102, p. 154). Ces haltes n'étaient pas à proprement parler des lieux d'habitation ou des entrepôts de marchandises européennes même provisoires qui auraient pu constituer l'amorce de marchés indigènes; à proximité de l'Estuaire on avait affaire à de véritables villages occupés exclusivement par les Mpongwe certaines saisons, mais ils étaient très rares. Plus on s'éloignait du Gabon, plus grossières étaient les haltes (Serval 103, p. 311) : les courtiers y trouvaient des cases ouvertes à tous les vents mais abritant convenablement de la pluie, des branches d'arbres assemblées en guise de lits, bref tout le nécessaire pour se reposer quelques minutes ou quelques heures. Sur ces routes régnait en outre une assez grande insécurité [206] : phénomène apparemment ancien, elle se rattachait à la possibilité qu'avait tout homme surprenant un inconnu de s'en emparer et de le vendre comme esclave. A partir de 1840 environ, elle était en plus une conséquence, somme toute normale, des déplacements de populations et de guerres qui s'ensuivaient.

Les méthodes commerciales des Mpongwe étaient demeurées assez rudimentaires. Dans les différents villages où ils allaient écouler les marchandises européennes, les courtiers avaient l'habitude de traiter avec quelques individus seulement. Rares étaient les cas où le courtier apportait des articles de la côte et trouvait prêts à être emportés les produits d'échange. Du fait de l'irrégularité des voyages de troque, l'un des partenaires le plus souvent ne pouvait immédiatement satisfaire l'autre, les transactions commerciales trouvant alors quelque assurance dans le système des mariages et des otages : si le courtier, muni des marchandises, ne voyait pas les produits d'échange chez son client et qu'il ne fût pas pressé par le temps, il s'installait dans le village et épousait ou reprenait une femme qu'il avait déjà épousée dans le lignage de son partenaire; si au contraire il était pressé de retourner à la côte (et c'était le cas le plus fréquent), il laissait ses articles et emmenait en échange un ou plusieurs otages selon qu'il s'agissait d'hommes libres ou d'esclaves et selon la valeur de la transaction; réciproquement, le courtier laissait un ou plusieurs otages quand il emmenait un produit sans en avoir apporté l'équivalent en marchandises de traite [207].

Les principales régions où les Mpongwe dirigeaient leurs opérations commerciales au milieu du XIXe siècle étaient celles qui auparavant avaient fourni les esclaves pour la traite atlantique (les rives de la Como, les pays du Moyen-Ogooué et leurs dépendances). Le commerce licite n'apporta à cet égard aucune autre modification que celle qui consista à livrer une quantité plus importante d'ivoire pour remplacer les hommes.

Dans la Como, contrairement à ce que laisserait penser la trop classique succession des tribus courtières, les Mpongwe ne s'arrêtaient pas au premier grand village seke de la rivière, celui de Pass-all, mais montaient jusqu'à celui de Cobangoï. Certes Pass-all était un centre important du courtage où se trouvait rassemblée une grande quantité de marchandises de traite : en particulier les neptunes, les chaudrons, les étoffes et les barres de fer (Méquet 84, p. 66). C'est pour défendre ce rôle d'entrepôt que l'un de ses chefs avait massacré en 1839 une partie de l'équipage d'un canot de la Marine britannique [208]; mais plusieurs témoignages signalent la présence des courtiers mpongwe à Cobangoï, quelque dix kilomètres en amont [209] : au-delà de ce village, le relais était pris par les Akele qui faisaient le lien avec les Fang. Ceux-ci, qui constituaient le dernier et le plus important maillon de la chaîne commerciale, se trouvaient en effet profondément impliqués dans le commerce atlantique. De la gamme des articles déposés sur la côte, ils ne voyaient qu'une partie : car outre que les Mpongwe, Seke et Akele en gardaient pour leur propre usage, les Fang dédaignaient certains articles très appréciés par les populations côtières, comme les eaux-de-vie, le tabac et les étoffes auxquels ils préféraient leurs productions. Ils appréciaient surtout les marchandises qui avaient une utilité économique directe ou un intérêt social [210]. Les objets les plus recherchés furent longtemps les neptunes qui « se retrouvaient fort loin dans l'intérieur » (Du Chaillu 45, p. 167) : ces grands vases de cuivre servaient le plus souvent à la fabrication du sel [211], parfois on les découpait en morceaux pour s'en servir, semble-t-il, comme moyen d'échange (Du Chaillu 45, p. 167). Mais la participation croissante des Fang au commerce atlantique s'expliquait surtout par les difficultés qu'éprouvaient les hommes à obtenir des femmes au sein même de leur société [212]. Il fallait en effet commercer avec la côte pour obtenir les éléments les plus précieux de la dot, « les meilleures valeurs pour l'achat d'une femme » étant alors les anneaux de cuivre, les perles blanches et les neptunes. D'où cette ardeur dans la chasse à l'éléphant [213] et, du point de vue commercial, la place importante occupée par les fusils et la poudre.

En direction de l'Ogooué, les choses étaient à certains égards comparables à la situation décrite dans la Como. Là comme ici, les courtiers mpongwe n'hésitaient pas à conduire eux-mêmes leurs caravanes jusque dans les villages marchands de l'Ogooué; de même, grâce aux villages remarquablement situés de Georges et surtout de Chinchua, ils verrouillaient soigneusement l'accès à l'Estuaire (Serval 104, p. 219). Tout le pays compris entre le Gabon et l'Ogooué n'était dans une grande mesure qu'une voie de passage quadrillée de routes. Le Rhemboué, grande artère négrière au début du siècle, gardait encore de son importance : après avoir longé la rivière à pied ou l'avoir remonté jusqu'à la crique de Sembenda où elle cessait pratiquement d'être navigable, les caravanes avaient le choix entre plusieurs routes qui partant des derniers villages du Rhemboué aboutissaient à ceux du moyen Ogooué (Serval 103, *passim*). Mais à partir de 1850 environ, le mouvement commercial qui intéressait le caoutchouc, la gomme, l'ébène et l'ivoire y était très faible par suite de « circonstances peu favorables » (Serval 104, p. 221) : l'instabilité des villages, la peur des populations menacées par la poussée fang et l'insécurité des caravanes. Celles-ci tendaient à emprunter par conséquent les routes passant plus à l'ouest : la Bilagone et la route de Denis qui se rejoignaient à Gumbe et de là se dirigeaient vers le Moyen-Ogooué. L'intérêt de ce deuxième ensemble de routes du Sud ne résidait pas seulement dans la sécurité : il venait aussi de ce que la chasse à l'éléphant y était très productive (Serval 104, p. 222; Du Chaillu 45, pp. 33, 56, 58). Selon les routes suivies, on aboutissait dans des villages habités par les Akele ou les Enenga, fort bien placés puisqu'ils contrôlaient le commerce du haut fleuve et étaient sollicités aussi bien par les Nkomi de Fernan-Vaz et les Orungu du Cap Lopez que par les courtiers mpongwe : entre ces gens venus de la côte, ils choisissaient selon les personnes et les circonstances (Serval 103, p. 315).

Les produits tirés de la Como et des pays du Sud étaient complétés par ceux de deux autres régions d'importance secondaire : les rives du Gabon même, et, plus au nord, la baie de la Mondah qui fournissaient surtout du bois. Au Gabon, seules les rivières et criques de la rive droite (Ikoï, Tchimbie, Bangia, Rogolay et Asango) présentaient quelque intérêt. Deux surtout étaient fréquentées par les courtiers : le Tchimbie dont les villages seke et fang, vers 1860, faisaient « un grand commerce d'ébène » (Serval 104, p. 222); l'Ikoï, peuplé d'Akele et de Fang à la même époque, qui donnait surtout du bois rouge et d'où l'on pouvait passer facilement dans la Mondah [214]. Selon qu'ils venaient de la rive gauche, des villages de Quaben ou de Glass, les courtiers mpongwe avaient accès à cette baie par la mer, la rivière Nkogwe [215] ou l'Ikoï : ils y avaient établi une base dans l'île de Simba (ou Asimba) dont ils « étaient considérés comme propriétaires » et qui servait à la fois d'entrepôt et de centre de pêche. Tout le bois provenait de la rive droite de la Mondah; parfois on allait chercher du bois ou d'autres produits plus au nord, dans les parages du rio d'Angra (Mouni), au risque de se heurter aux courtiers benga [216].

3. *Les conflits commerciaux et les premières modifications du système commercial*

Entre ces deux milieux marchands, blancs et noirs, les rapports n'ont pas cessé d'être conflictuels à partir de 1840 environ. Jusqu'à cette date prévalait au

Gabon, comme sur les autres points de la côte, le système du crédit [217] : le capitaine européen confiait une certaine quantité de marchandises au courtier noir, lui laissait six, douze, voire vingt-quatre mois pour rassembler la valeur correspondante en produits locaux et prenait un de ses parents soit en otage comme garantie du paiement à la date fixée, soit pour le vendre comme esclave en cas de non-paiement et de mauvaise foi manifeste [218]. Ce système, conséquence inévitable des méthodes de la troque, de l'existence des courtiers et de la répugnance des Européens à pénétrer dans les régions intérieures, fonctionna à la satisfaction des deux partis. L'installation du comptoir français introduisit un élément profondément perturbateur; venant en nombre croissant et stimulés par la présence du poste, les traitants français refusèrent d'appliquer jusqu'au bout le système du crédit : cela les conduisit à remettre en cause et à combattre le courtage mpongwe lui-même.

a. *Les premières difficultés : la question des avances*

Les plaintes du commerce français commencèrent à se faire entendre dès 1844; elles venaient surtout des maisons de Nantes et de Marseille, appuyées systématiquement par leur chambre de commerce : toutes stigmatisaient la mauvaise foi des Mpongwe et la faiblesse des autorités du poste [219]. Il est vrai que les commandants ont, dans les premières années, encouragé les capitaines à faire des avances répétées aux courtiers de Louis et de Quaben qui s'étaient, par leur mauvaise réputation et leur sympathie trop marquée pour les couleurs françaises, aliéné les négociants britanniques. C'est ainsi qu'en 1844, Oheix, capitaine des *Deux Clémentines* de Nantes, réclamait 1 400 livres d'ivoire, 800 livres de cire et une quantité importante de bois rouge à Quaben, Louis, Kringer, Antonio Goaven et Manuel [220]; le commandant du poste Dubuc, qui l'avait poussé à faire ces avances, refusa de l'aider à les recouvrer. L'otage remis par l'un des débiteurs à Oheix fut arraché par Dubuc, emprisonné dans le fort et s'évada sans peine le lendemain; après cinq mois d'attente, Oheix regagna la France sans avoir rien reçu. La même année Bardon, capitaine de l'*Édith* de Nantes, qui n'avait éprouvé aucune difficulté au cours de « huit voyages consécutifs » réclamait à son tour 12 000 francs représentant la valeur de 8 000 francs de marchandises et un mois de retard; Legrand exigeait 6 000 livres d'ivoire, 3 tonneaux de cire et du bois; Lecour, 1 200 livres d'ivoire promises à Amouroux par des courtiers de la rive gauche (Denis, Petit-Denis, Alamani, Dolinga...) [221]. Mais le ministère ne commença réellement à s'inquiéter de cette question que lorsque les frères Régis mêlèrent leur voix à celle des maisons plus modestes; leurs créances étaient de loin les plus importantes : près de 52 000 francs (marchandises) laissées par Cases et Peuchgaric en 1843 et 1844, auxquels s'ajoutèrent bientôt les avances consenties par Scribanis [222]. Devant l'inaction du commandant du poste, Régis aîné demanda au ministre s'il fallait revenir aux « mesures coercitives et barbares intronisées par l'usage » et renoncer aux « moyens plus conformes à la civilisation » qu'on voulait introduire en Afrique [223], et exigeait que des instructions énergiques fussent envoyées aux officiers :

> « Il est de toute nécessité que les engagements des indigènes soient sanctionnés en présence des autorités françaises et que, faute par les premiers de les remplir, sur la demande des capitaines et agents

> ils soient mis en prison et aux fers jusqu'à paiement de leurs dettes. Si cette mesure n'était pas adoptée, mieux vaudrait donner avis au commerce qu'il s'abstienne de trafiquer au Gabon, où il ne trouverait que ruine et déceptions » [224].

La chambre de commerce et le commissaire général de la Marine soutenaient sans réserves ces exigences [225].

Cette situation embarrassait considérablement les officiers du poste. En effet malgré leur rigueur apparente, les instructions ministérielles [226] restaient vagues et pouvaient être interprétées de différentes manières; de plus, ils savaient que dans beaucoup de cas le retard n'était pas dû à la mauvaise volonté mais aux méthodes mêmes du courtage mpongwe. Enfin, à leur tour, ils accusaient les capitaines d'imprudence, de donner de façon inconsidérée les avances en comptant précisément sur leur appui, et estimaient que, dans tous les cas, les profits des opérations effectivement réalisées couvraient largement les pertes [227]; Brisset proposa en 1846 de limiter sévèrement le nombre des courtiers mpongwe et d'obliger les capitaines à traiter seulement avec « ceux qui offriraient le plus de garantie sous le rapport de la probité et des ressources » [228] : la suggestion, qui était judicieuse, ne fut pas retenue. Les moyens de rigueur auxquels on eut quelquefois recours étaient loin de satisfaire tout le monde : ainsi, lorsqu'en 1846 Bouët décida d'arrêter les chefs Louis Dowe et Quaben pour répondre à une demande de Legrand, plusieurs capitaines français présents dans l'estuaire protestèrent contre ce geste, accusant le capitaine nantais d'avoir frauduleusement exagéré le montant de ses créances [229].

Ce fut seulement en 1848 que s'esquissa non sans peine un embryon de législation commerciale. Un premier projet présenté par le gouverneur Baudin fut sévèrement critiqué par Montagniès de La Roque qui le jugeait « trop partial [...] condamnant les naturels à un emprisonnement et les Européens à une simple réprimande » [230]. En attendant la décision ministérielle, les commandants du poste élaborèrent des projets provisoires, plus ou moins rigoureux à l'égard des courtiers mpongwe : c'est en définitive celui de Deschanel qui resta le plus proche de l'arrêté définitif pris par le gouverneur du Sénégal le 22 décembre 1848. On n'eut d'ailleurs pas le loisir d'appliquer l'un ou l'autre : par suite de la révolution de 1848 les négociants français désertèrent, on le sait, le Gabon dont les commandants ne furent plus saisis pendant longtemps par les réclamations du commerce; puis vint une période de relative prospérité, et les Britanniques restés seuls maîtres de l'Estuaire conduisirent leurs affaires en silence.

b. *Le barrage des courtiers : percées européennes et résistance mpongwe*

Les difficultés réapparurent au cours des années 1850 qui allaient pousser le négoce et les commandants du poste à prendre les premières mesures sérieuses contre le barrage des courtiers.

Le premier choc sérieux vint d'une initiative de Denis Rapontchombo en 1854. Il semble que les principaux courtiers aient voulu mettre à profit l'ampleur des affaires, consécutive à la commercialisation du caoutchouc, pour tenter une offensive. En octobre, « sous le prétexte de faire une visite au Commandant de l'*Oise* », Denis passa sur la rive droite et réunit les principaux chefs et les courtiers les plus en vue au village de Glass : le propos était de se mettre d'accord sur une augmentation des prix du caoutchouc et du bois rouge et de les imposer à tous les Mpongwe dans leurs transactions avec les troqueurs [231]. Au terme du palabre qui dura plusieurs jours, la décision fut prise de vendre désormais le caoutchouc 2 francs le kilo au lieu de 1 et les 100 bûches de bois de sandal 30 francs au lieu de 20. Cette hausse, en outre qu'elle était unilatérale, apparaissait commercialement inacceptable pour les troqueurs, car elle aurait réduit à rien leurs bénéfices : en effet, le caoutchouc se vendait alors 2 francs le kilo en Angleterre et 3 francs en France. Les positions se durcirent de part et d'autre, et pendant plusieurs semaines on ne traita aucune affaire [232]. Si les principaux chefs pouvaient tenir longtemps dans cette situation, il n'en était pas de même pour les autres courtiers. Le commandant du poste profita de cette circonstance et alla dans tous les villages déclarer que le commerce devait être libre, que « par conséquent chacun achèterait et vendrait comme il l'entendrait » et qu'il jetterait en prison ceux qui voulaient inquiéter leurs voisins en les forçant à traiter suivant des « prix fixés par quelques chefs ». Malgré l'éventualité d'un empoisonnement, Manuel, Sungue et d'autres courtiers de rang moyen applaudirent à cette initiative « disant qu'ils accepteraient volontiers [sa] protection et que du reste ils ne pouvaient plus rester plus longtemps sous la domination des grands chefs ». Décidé à maintenir ses exigences, Denis convoqua un nouveau palabre à Glass, tenant des propos presque séditieux pour un chef qui avait toujours réussi à cacher ses sentiments réels :

> « Les Blancs ne cherchaient qu'à les tromper et il fallait non seulement augmenter les prix des produits mais aussi faire diminuer ceux des marchandises importées au Gabon. Il aurait même ajouté qu'il avait vu avec peine que les captifs qui valaient autrefois 6 et 800 francs étaient vendus [aux Français] 150 francs » [233].

Cette fois on décida d'augmenter de 5 francs seulement le prix du bois; quant au caoutchouc, la baisse de son prix en France détermina les capitaines à ne l'acheter qu'à 50 ou 60 centimes le kilo [234]. C'est dans ces conditions que les Mpongwe résolurent d'abandonner complètement le caoutchouc pour les produits les plus traditionnels du Gabon.

La détérioration de la conjoncture économique fit réapparaître la question des avances dont on ne parlait plus depuis 1848 [235]. Les incidents se multiplièrent entre Audibert et les habitants de Louis qui en avaient reçu de grandes quantités de marchandises; les traitants recommencèrent à se plaindre des courtiers [236]. De leur côté, les commandants éprouvaient les mêmes embarras et les mêmes difficultés que leurs prédécesseurs entre 1844 et 1848 [237]. Trois mois après avoir pris le commandement du comptoir, Auguste Bouët institua une justice de paix qui condamna quelques courtiers, parmi lesquels le chef Louis dont les coutumes annuelles furent diminuées de la valeur correspondant aux dettes [238]; mais les négociants français qui avaient bien accueilli cette initiative refusèrent de reconnaître les décisions du juge de paix quand il les condamna [239].

Mais c'est surtout au courtage lui-même qu'on s'en prit à partir de 1856 : cette année, Auguste Bouët menaça d'emprisonnement trois des principaux chefs, trop endettés, s'ils réapparaissaient dans les factoreries françaises, et

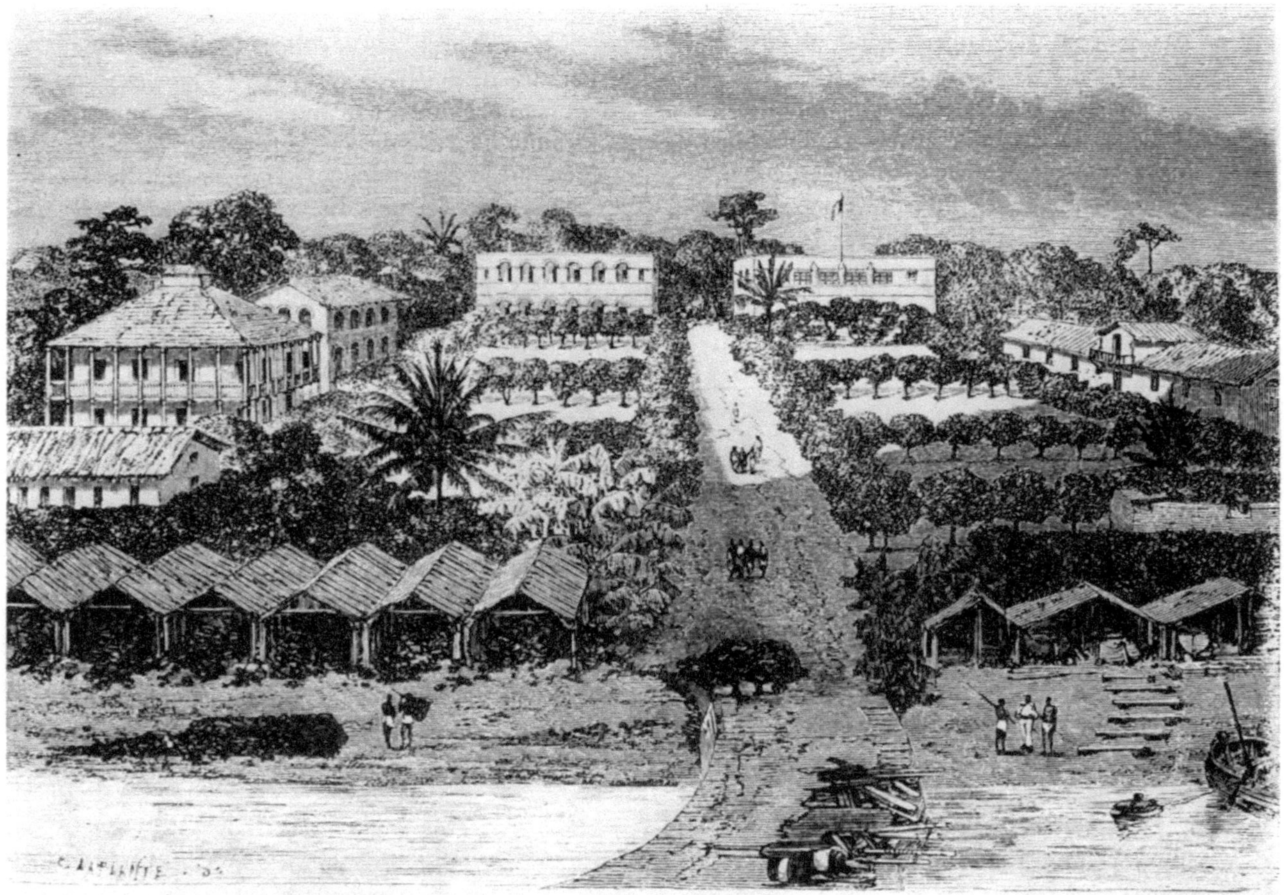

Vue à vol d'oiseau du comptoir du Gabon. — Dessin de Thérond d'après une aquarelle de M. Vallon, capitaine de frégate.

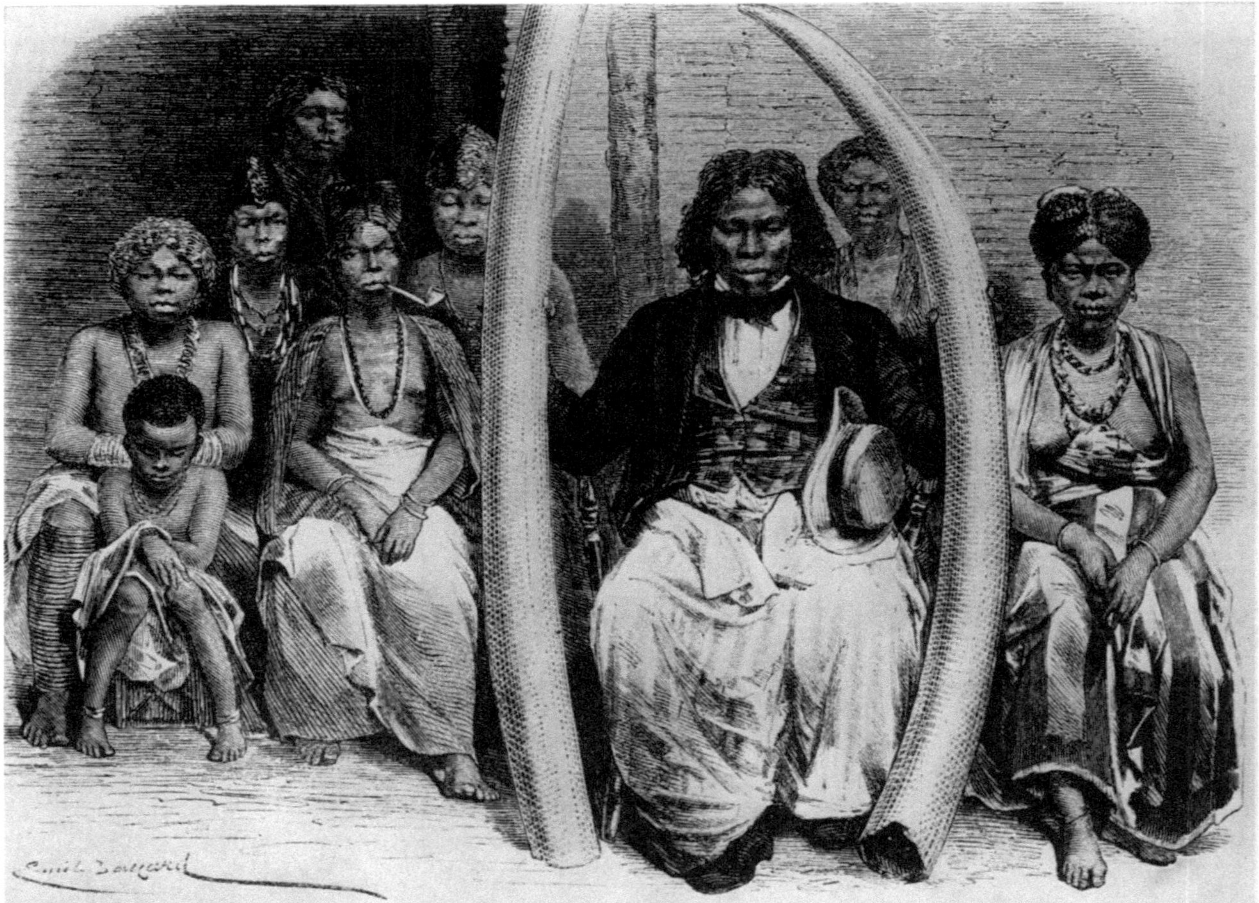

Le traitant Ouassengo et ses femmes. — Dessin de Émile Bayard d'après une photographie de M. Houzé de l'Aulnoit.

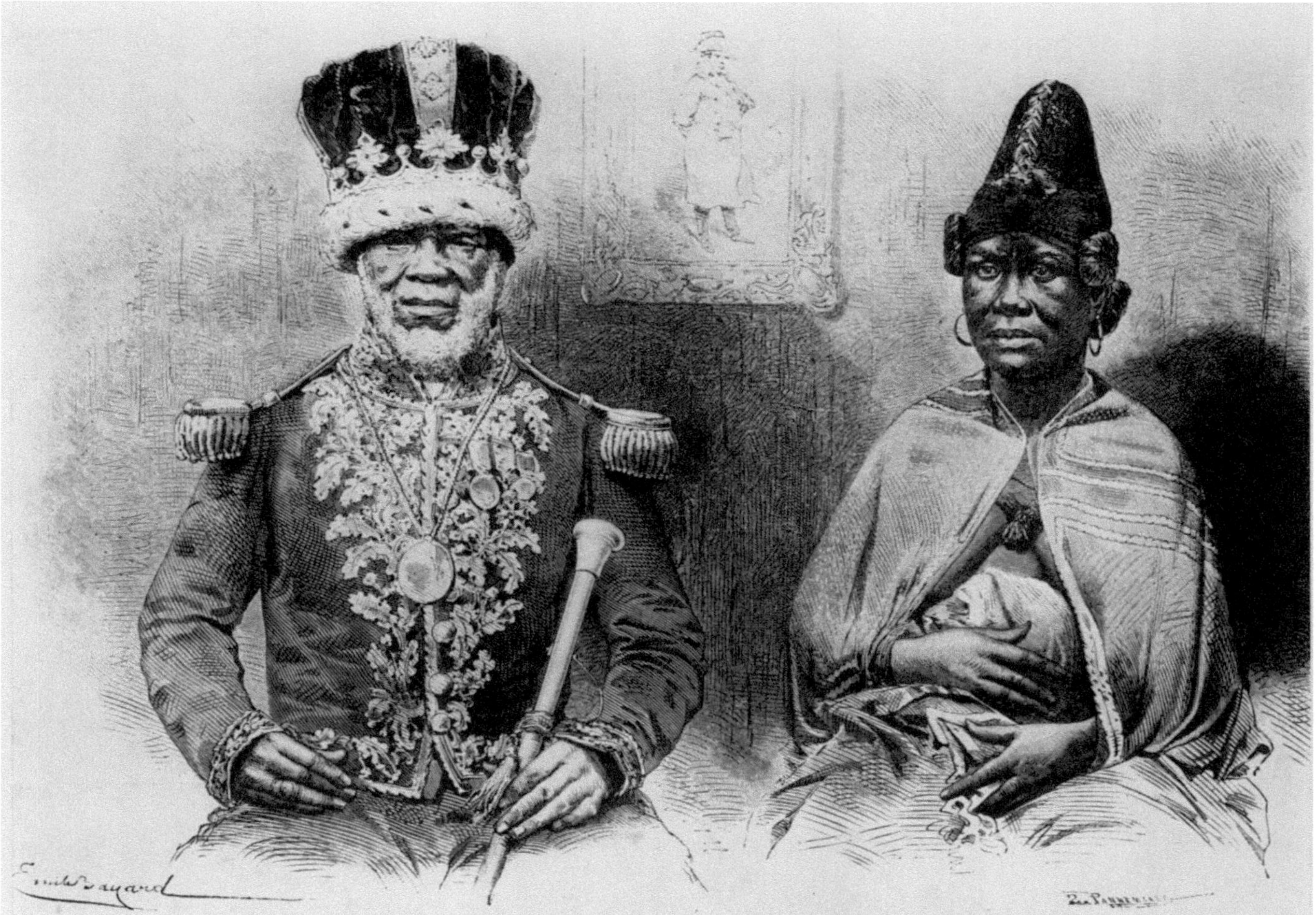

Le roi Denis et sa *grande femme*. (Voy. pages 287 et 288.) — Dessin de Émile Bayard d'après une photographie de M. Houzé de l'Aulnoit.

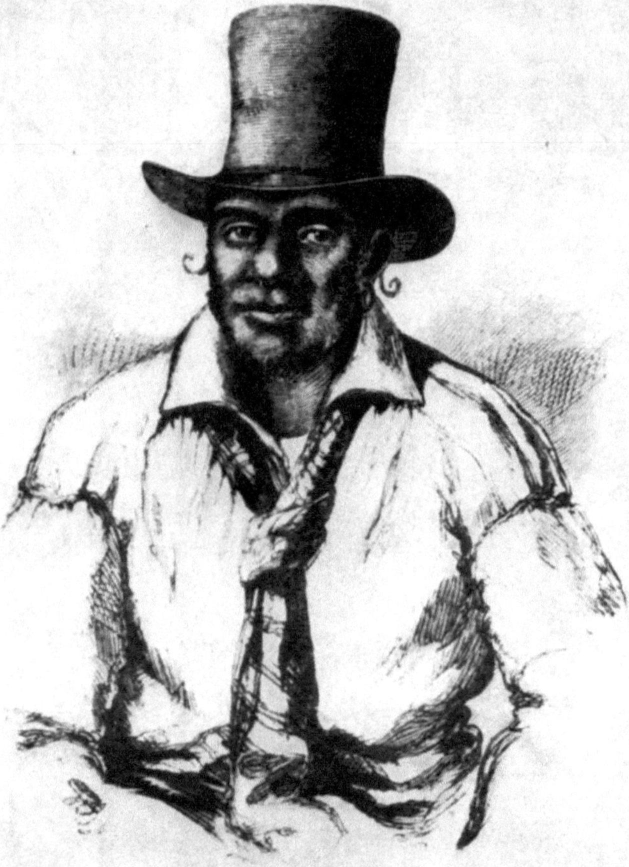

TOKO, A GABUN CHIEF.

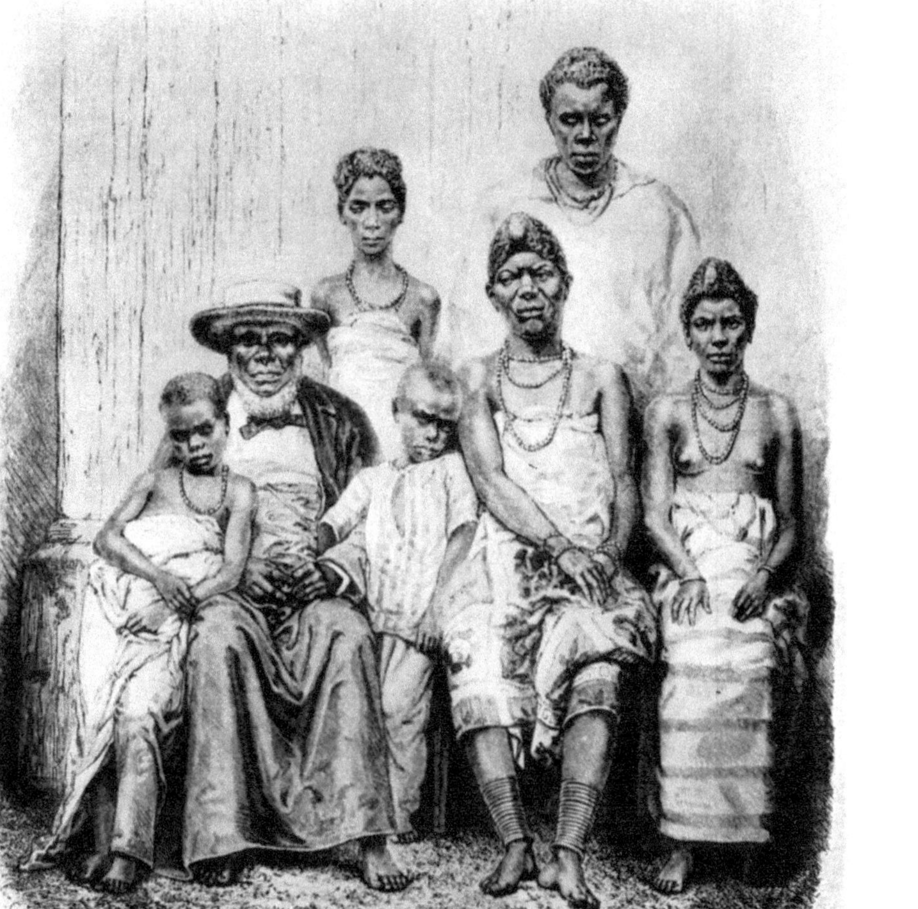

Le roi Kringer et sa famille. — Dessin de A. Gilbert d'après une photographie de M. Cauvin, médecin de la marine.

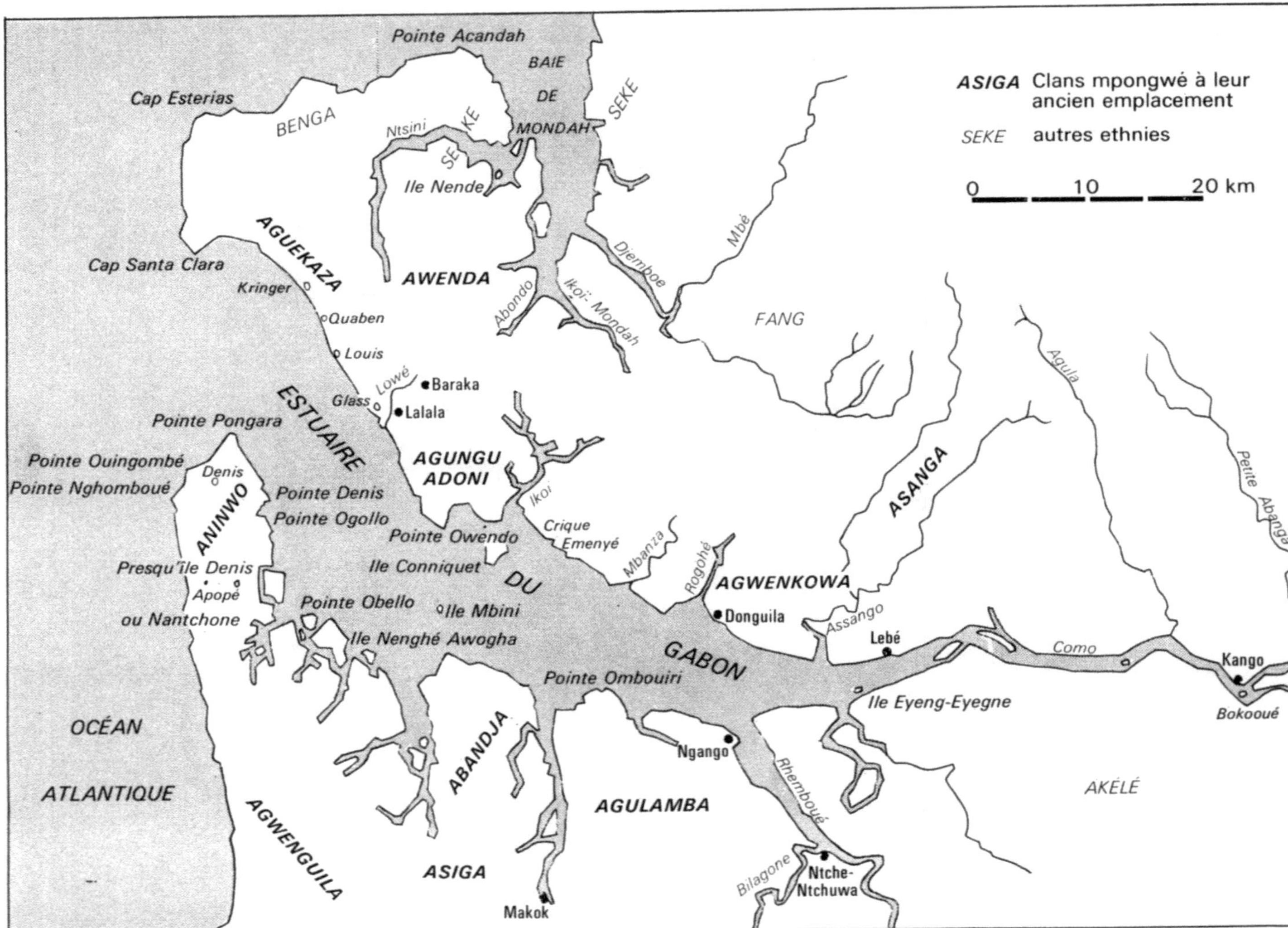
ASIGA Clans mpongwé à leur ancien emplacement
SEKE autres ethnies
0 10 20 km
Pointe Acandah
BAIE DE MONDAH
Cap Esterias
BENGA
Ntsini
SEKE
Ile Nende
AGUEKAZA
Cap Santa Clara
Kringer
Quaben
Louis
AWENDA
Abondo
Ikoi- Mondah
Djemboe
Mbé
FANG
Lowé
Baraka
Lalala
Glass
ESTUAIRE
Pointe Pongara
Pointe Ouingombé
Pointe Nghomboué
Denis
ANINWO
Pointe Denis
Pointe Ogollo
AGUNGU ADONI
Ikoi
Crique Emenyé
Mbanza
Rogohé
Pointe Owendo
Ile Conniquet
DU
Presqu'île Denis
Apopé
ou Nantchone
Pointe Obello
Ile Mbini
Ile Nenghé Awogha
AGWENKOWA
Donguila
Assango
Lebé
ASANGA
Agula
Petite Abanga
Como
Kango
Bokooué
GABON
Pointe Ombouiri
Ile Eyeng-Eyegne
OCÉAN ATLANTIQUE
AGWENGUILA
ABANDJA
ASIGA
Makok
AGULAMBA
Ngango
Rhemboué
Bilagone
Ntche-Ntchuwa
AKÉLÉ

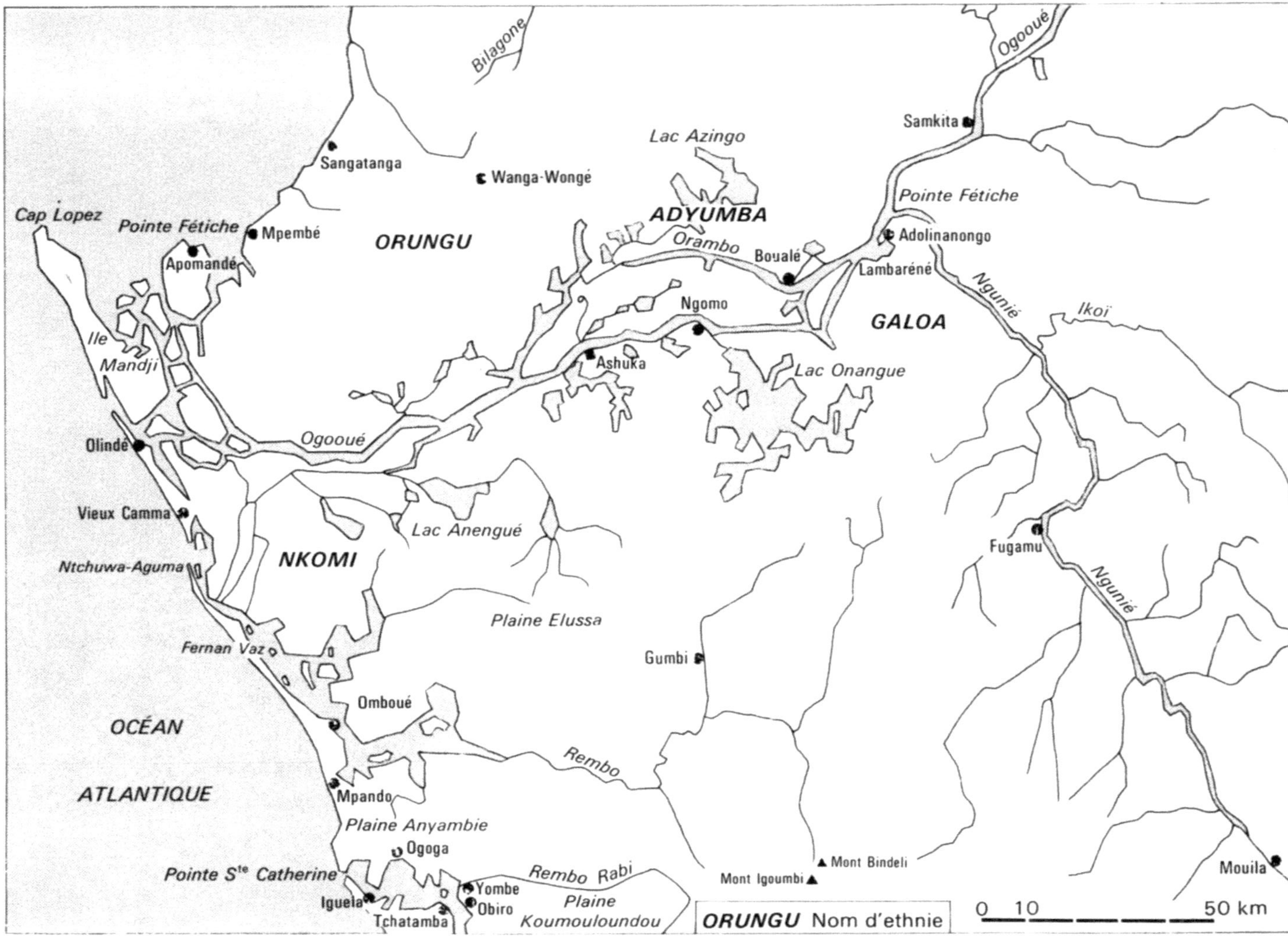
Ogooué
Bilagone
Samkita
Lac Azingo
Sangatanga
Wanga-Wongé
Pointe Fétiche
Cap Lopez
Pointe Fétiche
Mpembé
ADYUMBA
Adolinanongo
ORUNGU
Orambo
Boualé
Apomandé
Lambaréné
Ngunié
Ngomo
Ikoï
GALOA
Ile
Mandji
Ashuka
Lac Onangue
Ogooué
Olindé
Vieux Camma
Lac Anengué
Fugamu
NKOMI
Ntchuwa-Aguma
Ngunié
Plaine Elussa
Fernan Vaz
Gumbi
Omboué
OCÉAN
Rembo
ATLANTIQUE
Mpando
Plaine Anyambie
Ogoga
Mont Bindeli
Mont Igoumbi
Mouila
Pointe Ste Catherine
Rembo Rabi
Yombe
Plaine
Igueia
Obiro
Tchatamba
Koumouloundou
ORUNGU Nom d'ethnie
0 10 50 km

Légendes du hors-texte

I. Vue à vol d'oiseau du comptoir du Gabon (Griffon du Bellay 67, p. 288).

II. Le traitant Ouassengo et ses femmes (Griffon du Bellay 67, p. 298).

III. Le roi Denis et sa « grande femme » (Griffon du Bellay 67, p. 277).

IV. Toko, un chef du Gabon (Wilson 116).

V. Le roi Kringer et sa famille (Griffon du Bellay 67, p. 292).

VI. Carte de l'Estuaire.

VII. Carte du Bas-Ogooué.

prit le parti d'appeler les Seke à venir traiter directement dans les établissements commerciaux sans passer par les Mpongwe [240]. L'année suivante, pour la première fois, un chef pahouin de la Como, Abune Dianke, vint avec sa suite vendre directement une grande quantité d'ivoire dans l'une des factoreries françaises [241], au moment même où les négociants français à leur tour allaient traiter directement dans la Como [242]. Le commandant de Gorée, Protet, suivait avec intérêt cette évolution et encourageait les initiatives politiques et commerciales, comme les explorations qui permettaient de se passer du courtage onéreux des Mpongwe [243]; la grande mesure, à cet égard, fut la décision en 1858, avec l'accord du ministre, de désarmer l'*Oise* et d'en faire à la fois un poste avancé et un entrepôt commercial près de l'île de Nenge-Nenge : il ne restait plus, à l'avenir, qu'à établir des échanges réguliers et directs entre la côte et l'intérieur. Cette mesure, contre laquelle les courtiers mpongwe ne pouvaient rien, marquait le début de leur disparition comme groupe social original et indispensable dans le commerce de cette région.

0 565065 T 22 6

CHAPITRE VI

Les populations du Gabon et leurs rapports avec les autorités françaises

Si les problèmes du commerce ont été pendant cette période la préoccupation principale des autorités françaises, elles n'en ont pas pour autant négligé les questions politiques : d'abord parce que les difficultés commerciales, on l'a vu, conduisaient très souvent à des conflits de nature politique; surtout parce que, assez tôt, les responsables du comptoir déployèrent une activité proprement politique. Il est possible de distinguer deux orientations dans ce domaine : en premier lieu, un effort de « civilisation » qui s'inspira de l'action des Britanniques en Sierra Leone et se cristallisa autour du « foyer français et chrétien » de Libreville; en second lieu, l'élaboration progressive d'une nouvelle doctrine politique, imposée par les circonstances locales et tout à fait opposée aux instructions et aux recommandations officielles du ministère.

I. Libreville

La fondation de Libreville ne relevait pas seulement de calculs économiques [1], mais aussi et plus encore sans doute de préoccupations politiques : le projet initial, qui voyait dans cette opération un moyen de fournir de la main-d'œuvre au comptoir et aux planteurs, fut progressivement abandonné pour celui, plus généreux et plus politique, qui voulait en faire un centre de régénération pour les Africains et de rayonnement pour la « civilisation » et l'influence de la France. Les trop grands espoirs mis dans ce foyer devaient très rapidement se révéler vains.

1. *Les origines et la fondation de Libreville*

Libreville trouve son origine première dans la saisie, en 1846, par les bâtiments de la Division navale des côtes occidentales d'Afrique, d'un navire négrier au large de Loango : celui-ci, extrêmement vieux, en très mauvais état et apparemment spécialisé dans le trafic entre Loango et le Brésil où il était armé, doit être l'*Eliza* ou *Ilizia* que signalent à plusieurs reprises les sources britanniques [2]. Pris en flagrant délit le 30 mai, il arriva à Gorée le 28 juin après avoir perdu plusieurs esclaves [3].

Pendant tout le second semestre de 1846, on discuta sur la destination à donner aux « Loango » [4] sans parvenir réellement à un accord. Le gouverneur du Sénégal, qui souleva le premier cette question, proposa d'employer les hommes adultes dans la compagnie indigène « qui avait tant de peine à se recruter » et de confier les autres, femmes et enfants, aux missionnaires qui « les moraliseraient et leur donneraient des habitudes de travail » [5]. Pour le ministre au contraire, ces esclaves devenus libres « par le seul effet de leur présence sous le pavillon français » n'avaient de choix qu'entre deux solutions : ou bien regagner leur pays d'origine, ce qu'ils refuseraient probablement par crainte d'être de nouveau réduits en esclavage, ou bien accepter de s'installer là où le gouvernement français le leur autoriserait. La vie étant difficile au Sénégal et le Gabon ayant besoin de main-d'œuvre, il ne restait qu'à les diriger sur le comptoir où ils « contracteraient des engagements de travail envers l'administration, sauf transmission de la part de celle-ci à des particuliers tels que M. Lecour qui auraient besoin de leurs services et qui accepteraient, pour les utiliser, les conditions de l'autorité locale »; à ce stade du projet, on insistait donc avant tout sur l'intérêt économique des Loango, mais on soulignait aussi déjà le rôle que par leur conduite et leur exemple ils pourraient jouer dans la civilisation des Mpongwe [6]. Enfin le commandant de la Division navale, Montagniès de La Roque, n'était pas opposé à l'envoi au Gabon des cent six Loango encore valides [7]. Mais, avec sa prudence, sa prévoyance et sa générosité habituelles, il réclamait qu'on prît au préalable les dispositions nécessaires à leur bien-être et à leur sécurité : la construction, près de l'ancien ou du nouveau poste et près de la mission catholique, de plusieurs hameaux susceptibles d'accueillir un nombre encore plus grand d'esclaves libérés que la Division navale ne manquerait pas d'amener au Gabon; l'affectation au Fort d'Aumale d'une goélette chargée d'assurer l'approvisionnement régulier de la colonie des Loango; le renforcement de la garnison locale pour éviter les fuites et les rapts. Avec Montagniès de La Roque le projet gardait son intérêt économique [8] mais devenait plus politique : les Loango allaient former « le noyau d'une population française façonnée aux mœurs, à la religion et au langage [français] » et constituer un exemple vivant pour les Mpongwe. Le ministre approuva chaleureusement ces idées [9].

Or on ne devait plus agiter ce projet jusqu'en 1849. Le mauvais état persistant des Loango avait fait reporter à plus tard leur transport au Gabon [10]. En outre, pour les autorités du Sénégal, le Gabon n'avait qu'un intérêt médiocre : la plupart pensaient qu'on tirerait un plus grand parti des Loango dans les ateliers et les hôpitaux de Gorée et de Saint-Louis et qu'on instruirait plus rapidement les enfants au contact d'une population déjà habituée aux Français [11]. Les événements de 1848 en France et le rappel de Montagniès de La Roque contribuèrent évidemment à faire oublier le projet. En 1848, les Loango étaient devenus utiles à la colonie : les hommes travaillaient pour le compte du Génie, les filles se préparaient au métier d'infirmière, d'autres encore étaient placés auprès de particuliers. Pour le nouveau gouverneur du Sénégal, Baudin, le projet était désormais sans intérêt et « entraînerait d'ailleurs à de grandes dépenses dont [il] ne voyait pas l'utilité » [12] : l'argument n'était pas sans poids en ces années difficiles.

Si le projet revit le jour, ce fut grâce à Bouët. Rappelé à la tête de la Division navale en octobre 1848, Bouët, qui s'attachait alors à réorganiser le comptoir du Gabon (*cf.* chap. IV : I.1.c), joua un rôle décisif dans la naissance de Libreville : observateur et admirateur depuis longtemps des méthodes britanniques, il donna son nom au nouveau village, rêvant d'en faire l'équivalent en terre française de Freetown. C'est lui encore qui conféra au projet un caractère exclusivement politique : dans son esprit, il s'agissait uniquement avec les Loango de « fonder un village chrétien et français [...] pour répandre autant que possible les idées chrétiennes et françaises sur les rives du Gabon » [13]. Le ministre donna son accord [14] mais les Loango, qui s'étaient ménagé une situation, des relations et des habitudes au Sénégal, montrèrent peu d'empressement à partir : l'embarquement provoqua des incidents et des protestations [15], et Bouët dut laisser ceux qui regrettaient le plus vivement de partir. Sur place au Gabon, la construction du village et l'installation des nouveaux colons furent l'œuvre de Parent, précédemment directeur du Génie à Gorée : les travaux commencèrent vers juillet 1849 et, en octobre, le village avait déjà l'allure qu'il devait garder longtemps, avec une soixantaine d'habitants.

2. *Difficultés et désillusions*

Elles vinrent très vite. En effet, le village était à peine établi qu'il se trouvait menacé dans son existence. Dès le mois d'août 1849, les dix-sept premiers immigrants qui étaient alors employés sur la corvette-hôpital l'*Adour* se révoltèrent, indignés des mauvais traitements qu'ils subissaient ou inquiets de ne pas avoir de femmes. C'était un coup grave : Bouët comptait beaucoup sur ces hommes parce que, « braves, adroits, sérieux », ils formaient l'élite des colons [16]. Dix d'entre eux poussèrent la révolte jusqu'à la rupture : ils s'installèrent dans l'intérieur, non loin de l'Estuaire, où ils formèrent un village complètement coupé de leurs voisins Mpongwe et Seke de la rive droite [17]. De la rupture aux agressions, le pas fut très rapidement franchi. Le 5 septembre 1848, Libreville fut attaqué par les déserteurs loango. Par représailles, Martin, le commandant du comptoir, et Parent, le responsable du village, dirigèrent une expédition punitive assez forte pour la région avec quarante-cinq hommes; le chef Sunge, notable de Glass, fut obligé de prêter son concours. Malgré la violence de l'accrochage qui suivit, les Loango réussirent encore à s'échapper, perdant trois des leurs; Martin mit le feu à toutes les cases où avait été accumulée une certaine quantité de poudre : ce geste ne pouvait qu'aggraver la haine des fugitifs à l'égard des Français et de Libreville [18]. C'est ainsi que les 16 et 17 octobre, les Loango inquiétèrent de nouveau le village; une nouvelle expédition punitive ne donna aucun résultat malgré les marches forcées imposées par Bouët en visite au Gabon et malgré la prime de 75 francs promise « pour tenter la cupidité des Gabonais et des Boulous » à quiconque arrêterait l'un des fugitifs.

Malgré ces alertes, la vie s'organisait à Libreville; « à la stupéfaction profonde des Gabonais » [19], les colons étaient heureux de recevoir des rations du poste, ils acceptèrent même sur les pressions d'Aubry-Lecomte et de Mgr Bessieux de contracter des mariages de raison qui furent le plus souvent des échecs (Schnapper 189, p. 99); cependant la population n'augmentait pas [20] et la suppression des rations en février 1850 provoqua de très vifs mécontentements [21]. Les Loango demandèrent à posséder des esclaves, ils se rebellaient contre le gouvernement militaire du poste dont l'action, dès lors qu'elle n'était plus accompagnée de ration, leur parut brusquement despotique : la plupart ne songèrent plus qu'à retourner à Gorée. Les expériences d'Aubry-Lecomte intéressèrent quelques-uns qui « passèrent de l'inaction à l'activité la plus extraordinaire » et les cadeaux judicieusement distribués par Penaud, le commandant de la Division navale, stimulèrent encore cette ardeur au travail.

La situation commençait ainsi à s'améliorer lorsque des modifications dans l'administration du poste vinrent tout bouleverser. Au commandement du comptoir, Vignon qui ne connaissait alors rien du Gabon succéda à Martin; de même le chirurgien Vivien, qui était chargé de la direction de Libreville, fut remplacé par un autre, venu directement de France : aucun de ces hommes n'avait pour le nouveau village l'intérêt que Bouët, Martin ou Parent pouvaient lui porter. Les maladresses se mêlaient aux abus de pouvoir [22]. Las de cette situation, les Loango commencèrent à quitter Libreville pour s'installer dans les villages mpongwe de Louis, Glass et Denis; le maire Moutier, en principe obligé de résider à Libreville, se fit gardien d'une factorerie commerciale; d'autres n'hésitaient pas à s'embarquer sur des navires se livrant à la troque, pour réapparaître de façon irrégulière dans l'estuaire; ainsi, moins de deux ans après sa fondation, Libreville ne comptait guère que quarante-six habitants [23], dont seuls les femmes, les enfants et les adultes non valides formaient la population permanente : les palissades et les cases étaient en très mauvais état, les cultures négligées. Pour mettre un terme à cette décadence et faire réellement du village un foyer de diffusion et de rayonnement de l'influence française, Aubry-Lecomte et Penaud proposaient qu'on fit venir du Sénégal des cultivateurs, artisans et pêcheurs de bonne volonté :

> « Et Libreville renaîtra de ses cendres; et les populations de l'intérieur voyant enfin la paix et l'ordre régner parmi nous viendront bientôt se grouper sous nos murs, au lieu de nous fuir pour aller grossir les villages de Glass, qui semblent ne reconnaître d'autre autorité que celle des missionnaires américains » [24].

Le projet soumis à l'examen du gouverneur du Sénégal parut inapplicable : les anciens captifs du Sénégal étaient attachés à leur pays et trouvaient dans le commerce et la navigation du fleuve des moyens d'existence assez faciles; plus encore, le Gabon avait trop mauvaise presse au Sénégal parmi les Blancs aussi bien que les Noirs pour qu'on espérât trouver à Saint-Louis ou à Gorée des cultivateurs volontaires [25]. Faute de solution, Libreville continua de végéter. Les Loango recherchaient activement des esclaves; en 1851, les jeunes Noirs, libérés après l'échec du coup de traite de Sunge et Fontan et installés dans le village, décidèrent de le quitter après quelques mois à peine : les Loango les avaient persuadés qu'ils étaient leurs esclaves et les faisaient travailler sur leurs plantations [26]. La misère engendra des désordres sociaux, crimes et banditisme [27].

A ce stade, l'expérience se révélait un échec : elle avait souffert autant de l'insuffisance des moyens et de l'incohérence administrative du poste que du refus de participation et du découragement croissant des Loango.

II. Fondements des relations entre les autorités françaises et les populations du Gabon

Avec l'insuccès persistant de l'opération Libreville s'effondrait momentanément l'espoir de voir s'ériger sur les bords du Gabon un village chrétien et français qui aurait accéléré la « civilisation » des populations du Gabon et ce que Griffon du Bellay devait appeler leur « francisation ». Les relations entre les autorités du poste et ces populations furent donc obligatoirement directes. Parmi les facteurs qui les déterminèrent, trois surtout paraissent essentiels : les explorations, qui délimitèrent le territoire contrôlé par le comptoir; l'évolution particulière des sociétés indigènes, dont une meilleure connaissance fut l'une des conditions de la politique indigène; enfin la recherche et la définition progressive de celle-ci.

1. *Explorations et expansion territoriale*

A la fin de 1845, une fois réglée pour l'essentiel l'affaire Glass, l'assise territoriale de l'établissement français restait étroite, assurée par quelques traités ou conventions : dans l'Estuaire, des traités particuliers et un traité général avec les chefs mpongwe (*cf.* chap. III : II.2); dans l'arrière-pays, des traités avec les chefs Cobangoï et Pass-all de la Como; enfin en dehors du Gabon proprement dit, une convention avec les chefs de Banoko [28] et deux avec les chefs de la rivière Danger ou Mouni [29]. Ces conventions le plus souvent étaient imprécises et ne présentaient aucune unité; certaines, comme celles de l'Estuaire, parlaient d'un abandon de souveraineté, tandis que les autres stipulaient une alliance avec la France et des avantages commerciaux pour ses ressortissants; en outre, la portée des traités conclus dans l'Estuaire avait été remise en cause par des développements de l'affaire Glass. Entre 1846 et 1860, les officiers du comptoir français allaient s'efforcer de lui assurer des bases juridiques et territoriales à la fois plus larges et plus solides.

A cet égard les explorations devaient jouer un rôle non négligeable. Sauf dans de rares cas où elles étaient menées sur l'ordre des autorités supérieures [30], ces entreprises étaient dues à l'initiative particulière des officiers de la Marine qui voyaient en elles un moyen de rompre la monotonie et l'ennui régnant au comptoir. Très peu cependant y étaient poussés par la seule curiosité scientifique [31]; tous avaient en vue les avantages commerciaux et politiques qu'on pouvait en retirer : l'élimination des intermédiaires mpongwe, l'établissement de contacts et la conclusion d'alliances avec les populations de l'intérieur qu'on croyait très nombreuses [32]. La liberté des officiers était d'autant plus grande que les explorations ne comportaient pas de grands risques et n'exigeaient pas beaucoup de moyens. Malgré les coups qu'elles portaient à leur position, les Mpongwe ne s'y opposèrent pas et acceptèrent même souvent d'y participer comme guides; les marchandises de traite données à propos, comme cadeaux, aux chefs des villages visités assuraient partout un accueil chaleureux et enthousiaste [33]; les expéditions les plus importantes en hommes (celle de Méquet en 1846 et 1847, par exemple) mobilisèrent à peine 25 personnes.

Après les explorations de Gouin en mai 1844 au sud de Denis et de Darricau en juin 1844 dans la Como, et la pause de 1845, l'année 1846 sembla constituer un tournant car elle fut marquée par plusieurs traités et deux grandes explorations. L'apaisement à Glass, l'importance croissante du Gabon à la suite du traité franco-britannique du 22 mai 1845, l'expédition réalisée par le capitaine britannique Becroft au début de 1846 dans le Rhemboué et la Como, tout encourageait à relancer l'expansion territoriale. Le 1er août 1846, Bouët et Méquet faisaient signer à Denis, Georges, Quaben, François et « des chefs Boulabène » (seke) un traité au terme duquel ces derniers « s'empressaient de reconnaître par écrit les conséquences naturelles du traité [du 1er avril 1846], conséquences qu'ils avaient d'ailleurs acceptées verbalement et de bonne foi lors de leur résiliation de leur souveraineté à la France » [34]. Ce traité n'ajoutait aucune clause politique ou commerciale aux conventions existantes; il précisait seulement leur portée territoriale :

> « Ainsi tous les terrains, caps, montagnes, presqu'îles, îles ou positions qui sembleraient propres au Gouvernement français pour y créer des établissements militaires ou agricoles, lui sont concédés de plein droit, sans autres redevances de sa part que celles qu'il jugera convenables de donner annuellement aux chefs propriétaires. »

La France tenait surtout à souligner et rappeler ses droits sur quelques positions dont l'intérêt était avant tout stratégique [35]. Il est à noter que si des chefs seke étaient inclus dans ce traité, ceux de Glass ne signèrent pas, prolongeant leur refus de l'établissement français par une attitude boudeuse. Pendant ce temps, Pigeard (92) dirigeait dans la Como une exploration qui le conduisit à sept lieues du dernier point atteint par Becroft (Gango, dernier village akele de la rivière) : il n'en rapporta aucun résultat palpable mais des observations géographiques [36] et commerciales très fines, et la certitude que tous les chefs rencontrés dans la rivière éprouvaient la plus grande sympathie pour la France. Plus riche à cet égard fut l'exploration menée peu après, toujours dans la Como, par Méquet (84) : passant par le village de Georges, il signa avec ce chef « un petit traité » qui donnait à la France tous les palétuviers de sa crique et cela afin d'éviter toute contestation ultérieure avec des particuliers, français ou étrangers, et, poussant plus loin dans le Rhemboué, il inclut Ducking, le chef mpongwe le plus en amont dans la rivière, dans la liste des chefs recevant un cadeau annuel de la France. S'étant enfin engagé dans la Como, il fit signer à Buschy et à un grand nombre de chefs seke et akele un traité par lequel « ils reconnaissaient la souveraineté de la France et toutes les conséquences qui en découlaient » (Méquet 84, pp. 62, 63, 68).

Cependant le mouvement amorcé en 1846 n'eut pas de grande portée. La nouvelle exploration de Méquet en 1847 ne fut pas exploitée : entre 1847 et 1852, la faiblesse des moyens du poste et la routine bloquèrent les initiatives. Ce fut seulement en 1853 que Baudin relança le mouvement d'exploration en parcourant trente-cinq lieues dans la Como et en établissant des contacts directs avec les Fang [37]. Ce manque de dynamisme n'affectait pas seulement les explorations : il y eut très peu de nouveaux traités après 1846. En 1848, le commandant Roger conclut un traité avec l'un des chefs de la Mondah, Kianlinwin [38], et, quelques mois plus tard, Sourdeaux rangeait sous la souveraineté française Tom Lawson, « chef assez important entre Denys et George » [39]. Les années difficiles d'après 1848 ne suscitèrent aucune velléité expansionniste. Il fallut attendre les années 1850 pour voir les officiers du poste s'intéresser activement au cap Esterias, à Corisco, Elobey et au Cap Lopez (*cf.* chap. VII : III.1). Depuis 1849, date à laquelle les missionnaires français y avaient établi un poste, le cap Esterias apparaissait comme « le point où l'œuvre de civilisation était le plus en progrès » [40], mais les Benga n'étaient liés par aucun traité avec la France et ne recevaient aucun cadeau annuel du comptoir français; en septembre 1852, les chefs du cap Esterias, protestant de leur amitié et de leur fidélité à l'égard de la France, demandèrent à être aussi bien traités que les Mpongwe et menacèrent, si on ne leur donnait pas de cadeaux, d'expulser les missionnaires : un traité fut conclu le 18 septembre 1852 qui les plaçait sous la protection de la France [41]. L'intérêt porté aux îles Corisco et Elobey était justifié par des considérations commerciales plus encore que politiques. Certes la présence à Corisco d'une station des missionnaires américains ne cessait d'inquiéter les officiers du comptoir : ainsi lorsqu'en avril 1854 un incendie criminel mit un terme à l'existence de cette station et obligea les missionnaires à se replier sur Glass, on eut peur au Gabon que les Américains ne grossissent outre mesure l'incident pour s'emparer de l'île [42]. Mais ces craintes venaient surtout de ce que Corisco et Elobey commandaient l'entrée de la Mondah; or c'est là que le commerce français se montrait particulièrement dynamique et tirait l'essentiel des bois qu'il traitait [43]; l'intérêt commercial de la Mondah grandissait à un tel point que les habitants de Quaben, Louis et Manuel voulaient y fonder un village et que les conflits se multipliaient entre Mpongwe du Gabon, Benga du cap Esterias et de Corisco, et Seke de la Mondah. A Corisco même, les deux principaux chefs (Mombe et Monga) étaient prêts à signer un traité avec la France, mais les notables de l'île s'y opposèrent et les chefs mpongwe découragèrent les officiers français en leur rappelant de plus en plus que Corisco était espagnol depuis 1843 ou 1844 [44]. On songea alors à se rabattre sur les îles Elobey : des cadeaux distribués judicieusement facilitèrent la signature, en avril 1855, d'un traité avec les principaux chefs.

L'expansion territoriale entre 1846 et 1859 resta donc très limitée; faute de moyens sans doute et aussi parce que la médiocrité du commerce français ne justifiait pas un élargissement des territoires contrôlés par la France qui aurait profité aux négociants d'autres nations, on se borna prudemment à assurer ce qui était acquis : la base territoriale du comptoir français resta le pays Mpongwe mais son influence, par le biais des cadeaux avant tout, pénétrait dans l'intérieur et se renforçait dans les régions côtières voisines de l'Estuaire.

2. *Évolution des sociétés indigènes*

Au moment de l'établissement du comptoir, les approximations, les préjugés et les idées reçues, souvent fausses, tenaient lieu de connaissances relatives aux populations du Gabon. Il était impossible d'établir sur ces bases une politique précise à leur égard. Les explorations entreprises dès les premières années du poste et les séjours prolongés ou fréquents de certains officiers de la Marine contribuèrent à donner de ces populations une image plus conforme à la réalité et à jeter ainsi les fondements d'une réelle « politique indigène ». Deux aspects surtout ont orienté le comportement des officiers du comptoir face aux populations de l'Estuaire : l'ampleur du sous-peuplement [45] et l'affaiblissement continu des Mpongwe.

a. *Persistance du sous-peuplement*

Au début des années 1840, on continuait de penser, comme les officiers chargés auparavant de la répression de la traite illicite et comme Bouët lui-même, que sur les rives du Gabon vivait une population très nombreuse et prête à embrasser la cause de la France. Suivant les instructions de son commanditaire Lecour, le capitaine Amouroux, dont on a vu les malheureuses expériences de colonisation agricole, se risqua en 1844-1845 à donner des indications chiffrées : 700 âmes pour le village principal de Denis (São Tomé) et 7 000 à 8 000 pour « la population totale du Royaume de Denis »; 300 pour le village de Quaben et 3 000 pour l'ensemble de son territoire; de Glass, il dit seulement que « les habitants y étaient en plus grand nombre » qu'à Denis et Quaben [46]. Que penser de ces chiffres ? On peut tenir pour proches de la réalité les données concernant les villages de Denis et Quaben, de même que la proportion suggérée entre les habitants des différents territoires claniques; tout le reste, qui porte sur la population totale, libre et servile, ne repose sur aucune base sérieuse. Il était en effet impossible à un poste aussi récent de déterminer avec rigueur le chiffre de population, car la majorité de la population servile et les femmes, à certaines saisons, vivaient dans les « habitations », plantations éloignées des villages et mal connues des officiers et marchands français; de plus, les villages secondaires mpongwe et les villages seke et akele se déplaçaient très fréquemment [47].

Les choses ne commencèrent à s'améliorer qu'avec la première grande exploration, celle de Pigeard en 1846. Celui-ci dégagea en effet deux grands caractères de la population du Gabon : d'abord une faiblesse générale (les villages ne comptaient guère que 200 à 250 individus et souvent même moins de 150; le comptoir pouvait ainsi prétendre contrôler ou tout au moins connaître une population de 10 000 à 12 000 personnes) [Pigeard 92, p. 291]; en second lieu, le dynamisme démographique, variable selon les groupes ethniques en présence, semblait croître à mesure qu'on s'éloignait de la côte, les villages seke et akele ayant toujours une population plus nombreuse que les villages mpongwe (Pigeard 92, pp. 268, 270-271). Mais c'est seulement au cours des années 1850, grâce aux travaux de certains officiers, Méquet et Aubry-Lecomte notamment [48], qu'on s'arrêta au chiffre probable de 3 000 Mpongwe, sans compter les esclaves, répartis de la façon dont les présente le tableau VI [49]. Ces chiffres confirment les données antérieures, en particulier la concentration de la population sur la rive droite, le très grand dynamisme de Glass et la médiocrité des villages de Quaben.

Les renseignements relatifs aux villages seke et akele se précisèrent à la même époque. Contrairement à Pigeard, les observateurs de cette période indiquent pour ceux-ci une allure démographique comparable à celle des villages mpongwe [50]. Le premier s'est-il trompé ou faut-il considérer qu'il y a eu entre les deux périodes une évolution qui aurait rapproché les Seke et Akele des Mpongwe ? Il est difficile de trancher. Quoi qu'il en soit, les mêmes raisons étaient avancées pour expliquer l'étrange persistance de ce sous-peuplement : l'alcoolisme, la diffusion de la prostitution et des maladies

TABLEAU VI

Population mpongwe de l'Estuaire

Villages de la rive droite		*Villages de la rive gauche*	
– Quaben	200	– Denis	500
Louis	150	Petit-Denis	100
Manuel Kringer	60	– Georges	80
– Glass	1 200	Ducking	90
Toko	100		
Prince Glass	80	*Ile Coniquet*	
– Boulaben	60	François	100
Tom Lawson	70		
Libreville	150*		

* Chiffre moyen de 1860 à 1862.

Source : « Établissements français... » 51, p. 52. Voir aussi K. D. Patterson, « The Vanishing Mpongwe : European Contact and Demographic Change in the Gabon River », *Journal of African History,* XVI (2), 1975, pp. 217-238.

vénériennes [51], l'inégale répartition des femmes entre les hommes [52], les avortements et la pratique courante de l'infanticide se combinant avec une mortalité infantile élevée [53]. Pour ces différentes raisons, les Seke du Gabon et de la Como n'auraient pas été plus nombreux que les Mpongwe : 3 000 pour l'ensemble de la population, des villages en général peu peuplés et très dispersés (Braouezec 30, pp. 348-349; Touchard 107, p. 10; 51, p. 52; Gouin 63, p. 278; Pigeard 92, *passim;* Serval 103, *passim*). Les Akele, de la rivière Mondah au Cap Lopez, auraient regroupé une population plus importante en comparaison: 60 000 personnes (Braouezec 30, p. 349; Touchard 107, p. 14). Mais plusieurs témoignages indiquent qu'à leur tour ils étaient frappés par un déclin, « plus rapide encore que celui qui avait lieu chez les Bouloux [Seke] » et condamnés à « disparaître » du fait de « l'invasion des Pahouins » (Touchard 107, p. 14). Ceux-ci représentaient en effet l'élément humain le plus nouveau de la région, dont la présence de plus en plus proche affaiblissait les anciennes populations, en particulier les Mpongwe.

b. *Affaiblissement des Mpongwe*

Vers 1840, les Mpongwe représentaient toujours le peuple le plus important de la région : non que leur organisation politique ou militaire fût imposante, mais parce qu'ils apparaissaient nécessaires pour maintenir les relations avec les peuples de l'intérieur et à cause des richesses qu'ils tiraient du commerce atlantique et du courtage. Deux circonstances allaient jouer contre eux. La première est directement liée à l'établissement français; l'interdiction et la disparition progressive de la traite des Noirs tarissaient la principale source de leurs revenus, et la volonté croissante des troqueurs de se passer de leur intermédiaire menaçait directement leur position économique et leur existence sociale : le comptoir français avait appauvri et contribuait à ruiner les Mpongwe. L'autre circonstance, indépendante de la présence française, qui menaçait les Mpongwe et leurs voisins était le mouvement lent mais irrésistible qui amenait les Fang vers l'océan [54]. Lorsqu'en 1843 le missionnaire Wilson, accompagnant Toko à un palabre sur la Como, poussa jusqu'au village de Cobangoï, il y rencontra des Fang venus à leur rencontre et qui avaient marché pendant cinq, dix ou douze jours [55]. L'année suivante, ils étaient déjà plus proches : Darricau, qui n'en vit aucun, apprit lors de son exploration qu'on les trouvait à « 5 ou 6 lieues de chez Cobangoï » [56]. En 1846, Pigeard qui poussa plus loin ne les rencontra pas mais apprit des Akele qu'ils commençaient à une heure en amont [57] : c'est à partir de cette date que les infiltrations des Fang se firent plus fréquentes, au détriment des Akele et des Seke d'abord. En 1847, Méquet (84, pp. 71-76) noua des contacts avec deux chefs (Matuka et Malamai) au confluent de la Como et du Bokooué. En 1853, ils paraissaient encore loin, puisque Baudin ne rencontra les premiers villages riverains de la Como qu'à « 35 lieues environ dans la rivière » [58]. En réalité ils se rapprochaient beaucoup plus vite par d'autres chemins : dès 1854, le commandant du poste rencontra leurs villages sur la rive droite du Gabon, au bout de la rivière Ikoï [59] et, vers 1860, Serval les signalait le long de la Bilagone et surtout du Rhemboué dont toute la rive droite avait été, plusieurs années auparavant, abandonnée par les Akele (Serval 104, pp. 220, 221-222). De ce mouvement de plus en plus perceptible les responsables du poste ne comprenaient pas la portée réelle et ne tiraient pas toutes les conséquences. Ils s'en réjouissaient dans l'exacte mesure où ils avaient été déçus par les Mpongwe. Ces nouvelles populations étaient nombreuses : à la fin des années 1850, on avança le chiffre de 120 000 auquel on se fia longtemps (Braouezec 30, p. 351; Touchard 107, pp. 9, 14; « Établissements français... » 51, p. 53). Elles produisaient quantité de richesses pour leur propre usage ou pour le commerce, au lieu de se complaire dans le courtage : elles représentaient l'avenir du comptoir. Tout l'effort des commandants consistait à entrer en contact avec elles et à les attirer aux abords de l'estuaire.

Cette évolution des sociétés indigènes révèle nettement que les Mpongwe, loin de représenter un danger quelconque ou une force de protestation contre l'établissement français, avaient au contraire un intérêt économique et politique de plus en plus grand à l'accepter et même à coopérer avec lui.

3. *Le point de vue des autorités françaises*

Il n'y a pas cependant, comme on l'a déjà souligné (Schnapper 189, pp. 59 *sq.*; Deschamps 150, II, pp. 97-100), *un* point de vue français, *une* politique régissant les rapports avec les populations locales. Ceux-ci varient selon les périodes, les officiers commandant le poste et le type de problème, politique ou commercial, abordé, même si quelques principes stables commencent à se dégager.

a. *Diversité des attitudes françaises et absence de politique indigène*

Trois groupes pouvaient définir et orienter les éléments d'une politique indigène : les troqueurs et les négociants, les missionnaires, les officiers. Il serait faux de croire qu'ils étaient d'accord et avaient une attitude commune à l'égard des populations du Gabon.

Les troqueurs, on l'a vu, pensaient avant tout à faire intervenir les commandants du comptoir dans les difficultés commerciales qui les opposaient aux Mpongwe : la politique devait être au service du commerce. Au cours des années 1850, ils poussèrent les officiers à obtenir la souveraineté de régions proches du Gabon où leurs affaires étaient prospères [60]. En réalité la seule initiative vraiment originale fut contemporaine des débuts du poste; il s'agissait d'un projet conçu par Amouroux et Lecour en 1845 et qui visait à centraliser le pouvoir indigène aux mains d'un seul chef noir, Denis Rapontchombo, qui paraissait le plus intelligent et le mieux disposé à l'égard de la France [61] : le Gabon serait devenu un protectorat, où les autorités françaises s'attacheraient avant tout à protéger les grandes plantations de cultures coloniales qu'on essayait d'y établir. Le ministère, à qui l'on avait souvent répété que Denis était un grand roi, n'était pas sur le principe hostile à un projet qui semblait devoir simplifier la situation sur place : il fallut l'intervention très circonstanciée de Montagniès de La Roque pour montrer qu'il était inapplicable et contraire aux intérêts mêmes de la France. Les troqueurs français ne jouèrent ensuite aucun rôle politique direct ou important; la part assez faible qu'ils prenaient dans les affaires du Gabon explique cette absence : ainsi, contrairement à ce qu'on avait escompté en créant le poste, le commerce français ne venait pas servir les intérêts de la France dans la région [62].

Les missionnaires pour leur part, au contraire, pouvaient intervenir de façon plus efficace grâce à leurs contacts plus réguliers avec les habitants, à leur connaissance de la langue et à leur séjour très long dans la région [63]. De fait, grâce à l'ardeur de Bessieux, les missionnaires français essaimèrent très rapidement depuis leur poste originel de la rive droite, installant successivement avec plus ou moins de bonheur des établissements chez les Benga du cap Esterias (1849), à Chinchua (1851) — mission qui dut fermer l'année suivante à cause de l'insalubrité des lieux — et à Denis en 1852 (Mboumba-Bouassa 164, pp. 113-134; Roques 186; Raponda-Walker 178, p. 17 et *passim;* Deschamps 150, pp. 102-104). Mais malgré quelques interventions opportunes, notamment pour avertir les officiers de la Marine des sacrifices humains qui se préparaient (Ricard 96, p. 258), ils ne servirent pas davantage la politique du poste. D'abord, ils disposaient de moyens très limités, vivant dans des conditions « misérables » [64]; en second lieu, leurs méthodes d'apostolat et d'éducation faisaient fi des conditions locales, coutumes et style de vie des Mpongwe : ainsi, dans l'instruction des enfants par exemple, l'accent était mis avant tout sur les prières et les études abstraites, tandis que les Américains, plus pragmatiques, s'attachaient surtout à ce qui pouvait intéresser ces enfants de courtiers (étude de la langue anglaise — langue commerciale par excellence —, travaux de jardinage et de couture pour les filles) [65]. Faut-il s'étonner dès lors que leurs résultats aient été dans l'ensemble médiocres ? En 1854, dix ans après la fondation de leur premier poste, les six prêtres et frères instruisirent régulièrement 6 à 8 élèves, les sept sœurs de Castres 15 à 20 et les Américains plus de 100 [66]. Seule la mission Saint-Joseph des Benga, au cap Esterias, donnait des espoirs depuis la conversion d'un des principaux chefs, Vane : en 1853, les missionnaires y comptaient 73 chrétiens sur une population totale d'environ 600 personnes [67]. Aussi Mgr Bessieux décida-t-il en 1857 de réformer ses méthodes d'éducation, faisant désormais passer au premier plan les défrichements, la culture et les travaux manuels, et de mettre dans la construction des nouveaux bâtiments scolaires « un certain luxe de propreté et de bon goût [...] dans le but d'attirer un plus grand nombre d'élèves », et leur nombre doubla en effet [68]. Était-ce l'amorce d'une action missionnaire et scolaire plus heureuse ?

Ainsi les officiers étaient réduits à compter sur eux-mêmes dans leurs rapports avec les populations du Gabon. Car même de la part des autorités supérieures les instructions, quand il y en avait, restaient fort vagues sur ce point. En 1851, Vignon regrettait vainement qu'il « n'existât au poste à ce sujet [...] aucun renseignement précis » et que « tout fût laissé au discernement des commandants du comptoir et du stationnaire », invités seulement à agir de concert, ce qui n'allait pas sans mal [69]. En se reposant ainsi sur l'initiative d'officiers souvent jeunes, ignorants des réalités du pays ou envoyés là contre leur gré, on ouvrait la porte à des maladresses souvent difficilement réparables ou, dans le cas contraire, à l'immobilisme. Cependant une ligne de conduite se précisait. Elle se fondait dans l'ensemble des comptoirs du golfe de Guinée sur l'interprétation que le ministère avait faite dès 1843 des traités conclus avec les chefs locaux et, au Gabon, sur le traité de 1844 avec le chef Glass. C'était la doctrine d'après laquelle les chefs avaient abandonné à la France leur « souveraineté externe » et conservaient leur « souveraineté interne » (Schnapper 189, pp. 60-61) : les chefs ne pouvaient traiter avec aucun étranger et devaient arborer le pavillon français. On sait à quel point les officiers y tenaient; ceux du Gabon restèrent fidèles à ces principes et les répétèrent plusieurs fois aux chefs [70]; cela leur semblait d'autant plus nécessaire que les Anglais, non contents de contrôler l'essentiel du commerce du Gabon, ne renonçaient pas à entretenir des relations particulières avec certains chefs, Denis en particulier : celui-ci reçut d'eux par exemple, en échange d'« un fort joli tigre (*sic*) » envoyé au Museum de Londres, un riche cadeau d'une valeur de 3 000 francs (60 pièces d'étoffes, tenue complète d'officier et couronne de roi) qui inquiéta sérieusement le commandant Guillet [71]. Mais il n'était pas concevable qu'un comptoir permanent et si proche des villages restât entièrement indifférent à leurs problèmes et aux rapports existant entre eux. Les officiers furent ainsi conduits à intervenir dans les affaires intérieures des villages dans deux cas. D'abord pour éviter les sacrifices humains : par exemple à la mort de Glass en 1848 on sacrifia deux femmes esclaves [72]; en 1850, le sacrifice de deux nouveaux esclaves, à la mort d'un petit chef de village, ne fut évité que sur la menace proférée par Vignon d'incendier toutes les habitations [73] (profitant de cette occasion, Vignon fit savoir à tous les chefs qu'ils devaient s'opposer à cette coutume, sous peine de souffrir l'intervention armée du commandant; la menace n'eut pas, semble-t-il, d'effet, les sacrifices pouvant se faire à l'insu des gens du poste [74]). De la même manière, les conflits entre les villages nécessitèrent très souvent l'arbitrage des commandants. Ainsi la doctrine de l'intervention limitée aux questions extérieures était-elle de plus en plus contredite dans les faits.

En dehors des principes et de ces immixtions occasionnelles, le temps et l'usage avaient imposé « la seule politique raisonnable » qui n'engageait pas profondément la France. Elle se bornait en effet à protéger le commerce français (chose « facile puisque les navires [français] ne fréquentaient pas le Gabon »), à maintenir la paix (ce qui n'était pas plus difficile « par suite du peu de relations que [le comptoir] avait avec les indigènes ») et enfin à empêcher la traite des Noirs dont les commandants ne percevaient plus la trace dans l'Estuaire [75]. En fait le seul lien suivi entre les Français et les habitants du Gabon fut constitué par les cadeaux.

b. *La politique des cadeaux et leur rôle*

Les autorités françaises n'élaborèrent la politique des cadeaux que plusieurs années après l'établissement du comptoir. Entre 1839 et 1842, la conclusion des traités avec les différents chefs s'était accompagnée de la distribution de cadeaux et de la promesse verbale que la France serait encore plus généreuse, une fois établie au Gabon : rien de tel ne se fit et les chefs, surtout sur la rive droite (Quaben, Louis, Kringer), ne cessèrent de harceler les commandants du poste et du stationnaire. Au ministère, on croyait avoir résolu la question en inscrivant au budget du Département 7 500 francs pour les trois comptoirs, soit 2 500 francs seulement pour le Gabon [76]. Cette somme modique ne fut d'ailleurs pas versée aux chefs. A la fin de 1845, le gouvernement du Sénégal expédia au Gabon 1 500 francs, au lieu de 2 500, pour honorer les promesses de la France; on crut un moment que c'était là la coutume particulière du chef Louis qui avait cédé l'emplacement du Fort d'Aumale; informé qu'il devait la répartir entre les différents chefs, le commandant du poste refusa, estimant que « faire des cadeaux si mesquins au nom du Roi des Français n'était pas convenable » et « porterait atteinte à la dignité de la France » [77].

Mais le traité du 29 mai 1845 avec les Anglais allait simplifier le problème. A la fin de 1845, les négriers installés au Gabon étaient informés que le gouvernement français les invitait à partir, sauf à considérer le cas particulier de ceux qui souhaiteraient se livrer à la traite licite, et les chefs et courtiers mpongwe recevaient l'ordre de cesser toute participation au trafic honteux. Connaissant la politique britannique dans ce domaine, Montagniès de La Roque demanda au ministre de procéder de la même façon en donnant aux chefs, habitués à gagner au moins 40 000 francs dans le trafic prohibé, « une large compensation pécuniaire et non une faible somme qu'ils auraient refusée dédaigneusement » [78]. Le ministère, réticent, n'envoya que 10 000 francs, 3 000 pour les chefs et 7 000 pour les rois; sur cette somme Denis reçut 3 000 francs parce qu'il avait été le plus lésé par les mesures supprimant la traite des Noirs. Montagniès de La Roque estimait encore que « c'était une bien faible compensation [...] à la perte des énormes bénéfices que lui rapportait ce commerce illicite » et indiquait que Denis, comme les autres chefs, « s'attendait à être plus largement indemnisé à l'avenir » : aussi proposait-il au ministère d'accorder 20 000 francs chaque année (15 000 comme cadeaux fixes aux rois et chefs pour les dédommager, 5 000 entre les mêmes selon l'aide qu'ils auraient apportée à l'extension de l'influence française; cette somme devait aussi servir à attirer les chefs seke, akele et pahouins) [79]. Bouët, consulté par le ministre, fut d'avis que la somme totale « ne saurait être moindre sans inconvénient pour le maintien de l'influence française au Gabon » [80]. On décida finalement, non sans réticence mais en considérant le rôle du Gabon dans l'application du traité du 29 mai 1845, d'imputer sur la somme de 100 000 francs mis à la disposition de la Division navale pour cadeaux aux chefs de la côte une somme annuelle de 20 000 francs pour « coutumes à payer aux chefs du Gabon en exécution du traité du 1er avril 1844 ». C'est dans ces conditions que Montagniès de La Roque procéda en décembre 1847 à la première grande répartition de cadeaux, dans un climat extraordinaire mettant en lumière à la fois la puissance des autorités françaises et la fidélité même passagère et intéressée des chefs, soucieux par ailleurs de réaffirmer et de renforcer à cette occasion les rapports hiérarchiques existant entre eux. A cette date cependant, on semblait du côté français hésiter à choisir entre trois définitions de ces cadeaux : dédommagement pour les chefs indigènes, exécution des obligations contractées par la France ou récompense aux chefs les plus attachés à sa cause.

Les événements de 1848 puis l'assoupissement du comptoir allaient obliger à choisir. Dès juin 1848, le ministre indiquait au nouveau commandant de la Division navale que la somme de 20 000 francs était trop élevée et qu'il fallait désormais « apporter dans toutes les dépenses de la République l'ordre le plus sévère » [81]. Baudin, peu au courant et peu intéressé par les affaires du Gabon, proposa de réduire immédiatement la somme à 10 000 francs pour la supprimer du budget ensuite, car les habitants tiraient le plus grand profit de l'établissement français [82]. La réaction des chefs fut plus vive qu'on ne l'avait escompté [83]. Aussi en 1851, Penaud proposait-il de maintenir les cadeaux comme récompense aux chefs qui « rendaient des services » et « pouvaient être utiles », et de supprimer entièrement les dons accordés à « ceux qui ayant peu d'influence, n'ont montré du dévouement qu'à l'époque des distributions » [84]. Il n'y eut plus dès lors, semble-t-il, que des modifications de détails jusqu'en 1858 (*cf.* tableau VII), où l'on passa brutalement de 6 000 à 3 720 francs de cadeaux; cette mesure, qui fit de nombreux mécontents, n'entrait pas dans un plan de suppression des cadeaux : on voulait seulement les réduire jusqu'à ne plus rien donner qu'aux chefs à la fois importants, utiles et dévoués [85].

Si la politique des cadeaux semblait revêtir une importance de moins en moins cruciale aux yeux des autorités françaises, les chefs tenaient de plus en plus à ces dons annuels. Si pour les premières l'intérêt des cadeaux n'était que politique, pour les seconds il était économique et social. Car malgré leur participation, au demeurant de plus en plus compromise, à la traite illicite, ils n'en tiraient plus des revenus aussi importants ni aussi réguliers que par le passé; or, les cadeaux n'étaient rien d'autre que ces marchandises de traite (poudre, fusils, eau-de-vie, tissus...) [86] échangées naguère contre les esclaves : la suppression de cette source de revenus était partiellement compensée par la gratuité de ces produits. En même temps, pour ces courtiers d'une région médiocrement fréquentée par les bâtiments du commerce et toujours à court de marchandises (même pour la traite licite), ces cadeaux permettaient de relancer les voyages à l'intérieur et de maintenir un niveau minimal d'activité. En 1847, sur les 20 000 francs à distribuer, Montagniès de La Roque donna aux chefs plus de 5 000 francs en argent; peu à peu, ceux-ci se rendirent compte que les marchandises françaises étaient trop chères et que les cadeaux distribués en argent exclusivement leur laisseraient la liberté d'acheter aux Anglais les produits de traite pour les revendre ensuite

TABLEAU VII

Cadeaux distribués aux chefs du Gabon (1847-1854)

	1847		*1850*	*1854*	
	en marchandises	*en argent*	*non spécifié*	*en marchandises*	*en argent*
Rois mpongwe					
Denis	3 000	1 000	900	500	500
Quaben	900	500	700	350	350
Georges	900	500	700	350	350
Glass	900	500	500	350	350
François	900	500	500	250	250
Chefs mpongwe					
Louis	900	200	500	300	300
Guaven	700	200	375		
Manuel Kringer	700	200	375		
Ducking	700	200	375	150	150
Prince Glass	700	200	375		
Sous-chefs mpongwe					
Tim	400	234	180	75	75
Guim	400	234	180	75	75
Toko	400	234	180	150	150
Petit-Denis	400	234	180	50	50
Dolingha	400	235,58	180	75	75
Dove			180	40	40
Abraham			250	100	100
Songue			180	90	90
Kala			180	75	75
Divers				530 [19]*	530
Chefs sekiani	1 678,42 [11]*		1 100 [18]*	505 [20]*	500
Chefs akele	700 [10]*		290 [6]*	400 [28]**	530
Chefs pahouins	150 [3]*		209,87 [4]*		
TOTAUX	14 828,42	5 171,58		4 365	4 495
	20 000		8 489,87	8 860	

* Le nombre de chefs concernés par les cadeaux est entre crochets.
** Vingt-sept chefs sont en réalité des Benga du cap Esterias.

Source : ANSOM Sénégal IV, 32b, c et d.

aux populations de l'arrière : la demande faite en ce sens au gouverneur du Sénégal fut, on le sait, rejetée (*cf.* chap. V : I.3.c). Instrument de puissance économique relative, les cadeaux entretenaient les rivalités de prestige qui opposaient les chefs : les produits de luxe difficilement négociables, tels que les costumes militaires, les canapés, les couronnes..., étaient en effet accumulés à des fins d'ostentation et de compétition. D'où l'ardeur de ces chefs (Quaben, Louis, Kringer et même Tim Glass), entrés plus tardivement en contact avec les Français et toujours en retard d'un uniforme, d'un parapluie ou d'un coffre, à recevoir autant que Denis ou que Georges; en 1850, leurs demandes devinrent pressantes : ils s'estimaient « humiliés » aux yeux de la population mpongwe. Penaud, qui rapporte longuement ces réclamations et redoute de très mauvaises relations si l'on n'y fait droit, écrit :

> « Les rois Quaben et Glass [...] m'ont prié de m'intéresser en leur faveur auprès de vous : le vieux roi Quaben prétend qu'il est le doyen des roitelets Gabonnais et demande à recevoir au moins un cadeau comme celui de Denis, qu'il considère comme un monarque d'une origine de fraîche date; il dit qu'il faut accorder beaucoup à l'intelligence vive et à la puissance du mérite, mais qu'une politique sage invite à respecter les principes, quels qu'ils soient, qui sont traditionnellement sanctionnés par la vénération du peuple. Il n'existe peut-être pas, en effet, de pays où la naissance ait plus de prérogatives qu'au Gabon » [87].

Ces exigences, dans lesquelles on retrouve côte à côte les noms de Glass et de Quaben, montrent le chemin parcouru depuis 1844-1845 : les chefs mpongwe, hostiles ou réticents à l'égard des Français, en étaient ainsi arrivés à une collaboration plus ou moins franche avec eux.

III. Relations des autorités françaises avec les populations du Gabon

Quoiqu'il soit difficile de dégager de grandes évolutions dans un domaine où il n'y eut jamais *une* ligne directrice, on peut néanmoins distinguer deux brèves périodes : jusque vers 1850, l'attention des autorités françaises se porte surtout sur les Mpongwe et ceux-ci passent de la soumission passive à la coopération active avec elles; après 1850, les horizons s'élargissent un peu (assurées de bonnes relations avec les Mpongwe, elles s'intéressent davantage à leurs voisins immédiats et plus encore aux Pahouins).

Vers 1846, l'état des relations avec les Mpongwe était loin d'être satisfaisant, malgré la soumission de Glass. Deux faits surtout inquiétaient les responsables du poste : si les exigences des créanciers français et le départ forcé des négriers ne provoquèrent pas les résistances collectives qu'on était en droit de redouter, l'ensemble de la population mpongwe n'éprouvait pour les Français que « défiance, peur et éloignement » [88]. Cela s'ajoutait à la froideur à peine dissimulée des gens de Glass; ces derniers conservaient pour les Anglais et les Américains une sympathie qui justifiait la dénomination de « villages anglais » que leur avaient donnée les autres riverains; cette sympathie était d'autant plus choquante qu'il s'y traitait d'importantes affaires avec les Anglais. On agita plusieurs projets qui réduiraient les villages de Glass à « être Français de cœur comme ils l'étaient de droit »; Méquet, qui parle ainsi, proposait de miner leur commerce en leur faisant une concurrence sans merci; une factorerie commerciale à Coniquet accaparerait une bonne partie de l'ivoire apporté par les Seke : « pas de commerce pour les gens de Glass, pas de navire, pas d'influence étrangère » [89]. Mais il n'y eut pas de troqueurs pour participer à cette opération. Le commandant du poste, Roger, préconisait plutôt quant à lui l'établissement d'un poste militaire secondaire au village principal de Glass : « Cette démonstration, toute pacifique qu'elle serait, n'en agirait pas moins efficacement sur les habitants de ce village qu'elle persuaderait de notre autorité et qu'elle empêcherait en quelque sorte de faire un commerce ostensible avec les Anglais et les Américains », indiquait-il au ministre [90]. La mesure exigeait cependant vingt-cinq nouveaux soldats; elle n'eut pas de suite : on était en 1848. C'est seulement en 1848, mais pour d'autres raisons, que la situation commença à se détendre : rompant avec la politique suivie jusqu'alors et qui n'aboutissait qu'à s'aliéner les dispositions du village le plus riche, Méquet se décida enfin à inclure le chef et les principaux notables de Glass dans la liste des chefs bénéficiaires des cadeaux [91]. Quelques semaines plus tard, le chef Glass lui-même, « ennemi le plus dangereux » de la France, mourait de vieillesse : on lui choisit pour successeur Tim, son neveu et « un sincère allié » des officiers du poste [92]. L'événement qui coïncidait avec le départ de Walker fut fêté au poste comme une victoire. On était loin alors d'imaginer les événements qui se déroulaient en France.

L'annonce de la révolution de Février « avec 65 jours de retard » provoqua un retour en arrière. Pendant que les responsables du comptoir redoutaient, sans raison aucune, une attaque de la Marine britannique, une grande agitation régnait parmi les Mpongwe : des émissaires venus du Cap Lopez réunirent des gens à Denis et à Quaben, répandant des bruits selon lesquels un combat naval avait opposé Français et Anglais. Les démonstrations hostiles se multiplièrent et Sourdeaux put se convaincre qu'« en cas d'attaque, les peuplades qui l'entouraient, loin de l'aider, se joindraient à l'ennemi s'il avait la moindre chance de succès »; l'envoi au Cap Lopez du capitaine Vialètes et de Jumeau, neveu de Denis, aida à démentir tous ces bruits, et la visite régulière des villages calma les esprits et dissipa une fièvre qui avait duré un mois [93]. La destruction et le bombardement du village de Quaben, très maladroitement décidés par Desperles en novembre 1848, impressionnèrent considérablement les habitants de l'Estuaire, comme le règlement de l'affaire du *Timbuctoo,* cinq mois auparavant, avait permis de réaffirmer les droits de la France sur les villages de Glass. L'effervescence d'avril et mai n'avait été qu'un feu de paille et une parenthèse. L'évolution amorcée antérieurement reprit son cours : en 1849, osant pour la première fois intervenir dans les affaires intérieures du comptoir, les chefs de la rive droite (Quaben, Louis, Glass, Manuel et Govern) demandèrent au ministre le renvoi au Gabon de Deschanel, le seul commandant selon eux « qui eût réellement travaillé » et qui se fût conduit avec eux comme « un bon père et un chef très juste » [94]. En 1850, on l'a vu, les mêmes chefs firent une nouvelle démarche pour que les coutumes leur fussent versées en argent; en 1852, Vignon, mettant à profit une très banale affaire de vol dans une factorerie anglaise, obligea le dernier chef hostile, le vieux Toko, à se soumettre [95]. Tous les villages mpongwe dès lors avaient reconnu l'autorité des commandants du comptoir : jusqu'en 1860, les rapports trimestriels devaient indiquer une situation politique « calme et satisfaisante ». Cette reconnaissance restait purement formelle, et beaucoup de chefs dissimulaient leur réticence à l'égard du comptoir par le refus de parler français (tableau VIII).

TABLEAU VIII

Les chefs mpongwe face à la France

Nom	*Qualité*	*Observations*
Denis	Roi*	Chef de la rive gauche. Parle bien notre langue. Commence à vieillir et à perdre de son influence. Courtier d'assez bonne foi. On est en bons rapports avec lui.
Denis (Petit)	Chef*	Ivrogne et courtier de mauvaise foi. Parle un peu notre langue.
Glass	Roi	Vieillard complètement nul. Tout dévoué aux intérêts anglais et américains. Ne parle pas notre langue.
Glass	Prince*	Chef insignifiant, ne parle pas notre langue.
Quaben	Roi	Bon et respectable vieillard. Chef de la rive droite. S'occupe de courtage. D'assez bonne foi. Ne parle pas notre langue.
Louis	Roi	Très dévoué à nos intérêts. Bon à consulter en cas d'affaires graves entre les indigènes. Courtier d'assez bonne foi quoique ayant des dettes arriérées. Parle notre langue.
Toko	Chef	Riche courtier. N'aime pas les Français. Ne parle pas notre langue.
George	Roi	Ce chef très âgé habite à 10 lieues d'ici, on ne le voit jamais.
Manuel Kringé	Chef	Chef obséquieux et rusé. Courtier d'une insigne mauvaise foi. Aime les Français. Parle un peu notre langue.
François	Chef	Chef de l'île Coniquet. Très intelligent. Parle bien notre langue. Ne donne lieu à aucune réclamation comme courtier.

* Le terme de « Roi » désigne un chef de clan. Celui de « Chef » (ou « Prince ») un chef de lignage : il est incorrect pour François qui est chef de clan.

Source : Note sur les chefs du Gabon, sans date (1856) : AEF 2 B 2, f° 82 verso.

C'est alors que le poste se tourna, pour des raisons commerciales plus encore que politiques, vers les Pahouins. L'opération de séduction, esquissée lors des premières explorations et que laissaient prévoir les rapports enthousiastes sur ces populations pourtant inconnues, commença seulement à se déployer en 1854. Cette année-là, le commandant du poste qui rencontra des Pahouins sur la rive droite de la rivière Ikoï leur distribua des cadeaux (perles et tabac), promettant davantage s'ils venaient d'eux-mêmes au comptoir [96]. Ces relations se précisèrent en 1857. La grande nouveauté était le changement d'attitude des Mpongwe jusqu'alors hostiles aux rapports directs entre les Blancs et les populations de l'intérieur : certains, et non des moindres, acceptaient de faciliter l'établissement de tels rapports. Ce fut le cas de Tom Watman, courtier et notable de Glass, qui comptait parmi ses femmes « une jeune princesse pahouine » et qui, « par ses relations fréquentes avec les indigènes de cette nation, recevait tous ceux qui se décidaient à venir au Gabon » [97]; il accepta d'encourager la politique pahouine des commandants français et, le 16 mai 1857, amena au comptoir une délégation importante, comprenant deux grands chefs (Combo et Abesola) et une dizaine de notables. Le commandant leur fit part de son désir de « nouer avec eux des relations d'amitié et de commerce » : les Pahouins reconnurent avoir été trompés par leurs voisins sur le compte des Blancs, déclarèrent que les Français seraient les bienvenus chez eux et partirent « on ne peut plus satisfaits, emportant des cadeaux de nature à leur donner une bonne opinion des dispositions [du comptoir] à leur égard ». Quelque temps après, une nouvelle délégation vint le 15 août assister et participer à la fête de l'empereur [98]. L'année suivante, le capitaine de l'*Oise* en expédition à Nenge-Nenge reçut des cadeaux pour les chefs Iduma et Bushe [99]. Les rapports entre les Français et les Pahouins commençaient à devenir réguliers.

On peut par conséquent considérer que la mort de Tim Glass, chef principal du village du même nom, et son remplacement par Tom Watman en 1859 [100] marquaient d'une certaine manière le commencement de temps nouveaux aussi bien pour les populations locales que pour les Français. Pour les populations locales, les chefs historiques des Mpongwe, qui avaient les premiers traité avec les Français avec une conscience plus ou moins nette de leurs engagements, étaient soit morts (comme Glass en 1848 et Toko dix ans après) [101], soit trop frappés par la pauvreté ou affaiblis par l'âge (comme Quaben, Georges et même Denis) pour jouer un rôle important : Tom Watman acceptait le fait de l'établissement français et était prêt à en tirer tout le profit possible. Quant aux Français, les Mpongwe n'étaient déjà plus leur principal centre d'intérêt : ils regardaient au-delà, vers la Mondah, les Pahouins et le Cap Lopez.

TROISIÈME PARTIE

La période d'expansion territoriale (1860-1874)

CHAPITRE VII

L'expansion territoriale (1857-1870)

L'un des traits dominants des quinze années qui suivirent la fondation du comptoir fut la timidité et la rareté des initiatives des commandants en matière d'expansion territoriale : les explorations comme les nouveaux traités conclus avec les chefs se limitaient étroitement à la région de l'estuaire du Gabon. Or à la fin des années 1850 et surtout à partir de 1860 la tendance se renversa. La France s'intéressa d'abord très vivement au Congo : sans qu'elle y acquît des territoires, ses activités et les ambitions qu'on lui prêtait suscitèrent des accrochages diplomatiques avec les Britanniques et les Portugais. Dans les régions immédiatement voisines du Gabon, l'activité des commandants français fut au contraire plus efficace : l'acquisition du Cap Lopez puis de Fernan-Vaz étendit vers le sud les terres contrôlées par la France tandis que vers le nord les visées françaises se heurtaient aux prétentions espagnoles. Il convient, avant d'examiner les péripéties de cette expansion territoriale, de s'interroger sur l'existence et la nature des conditions qui la rendirent possible.

I. Les conditions nouvelles de l'expansion territoriale

Avant 1860, deux circonstances principalement avaient entravé l'expansion : d'abord l'organisation administrative du comptoir, parce que tout dépendait des services et des hommes de Saint-Louis puis de Gorée qui ignoraient tout du « bas de la côte » et que les commandants mettaient un soin particulier à éviter toute initiative susceptible de provoquer la réprobation des autorités supérieures; ensuite les instructions qui recommandaient aux commandants d'attendre que le Gabon ait donné la preuve de son importance commerciale avant d'entreprendre de nouvelles acquisitions. Il y eut dans ces deux domaines des innovations très sensibles.

1. *La réforme administrative de 1859 et ses conséquences*

Sur le plan administratif, la réforme décidée par les décrets des 26 février et 5 mars 1859 (ANSOM Gabon VII, 1 a) ne conserva presque rien des dispositions antérieures; mais, parmi les comptoirs du golfe de Guinée, seul le Gabon tira un réel profit de la nouvelle situation.

Les décrets précités consacrèrent d'abord la rupture entre Gorée et les établissements du Sud qui reçurent le nom d'« établissements français de la Côte d'Or et du Gabon ». Deux soucis avaient déterminé la décision ministérielle : rattacher Gorée à l'administration du Sénégal et, surtout, assurer la présence permanente du commandant de la Division navale dans la région où s'exerçait principalement sa surveillance [1]. Quelques liens subsistaient cependant entre Gorée et les comptoirs. L'organisation judiciaire du Gabon ne fut pas modifiée : comme par le passé, la justice dépendait des tribunaux de Gorée et de la cour impériale de Saint-Louis. De la même manière, c'est le Sénégal qui continua de fournir les soldats et le matériel militaire nécessaires au poste. Comme il fallait s'y attendre, il y eut au début des frictions entre les deux administrations. Le commandant Bossé, à qui le ministre avait laissé le soin de choisir entre Grand-Bassam et le Gabon comme centre des établissements du golfe de Guinée, s'établit au Gabon. Le premier conflit fut soulevé par la question des fonds de réserve qui s'élevaient à quelque 180 000 francs : l'administration de Gorée, qui devait les partager équitablement avec ses anciennes dépendances, ne remit à Bossé que 50 000 francs, somme évidemment insuffisante pour le nouveau centre de la Division navale « éloigné de tout, sans appui, ayant tout à faire, tout à créer » [2]. Appelé à trancher le débat, le ministère fut incapable, semble-t-il, d'apporter une solution et Gorée conserva l'essentiel de cette somme. Une autre difficulté s'éleva au sujet de l'envoi et du remplacement du personnel militaire : Bossé accusait le Sénégal « non seulement de ne pas songer à relever mais même à entretenir des objets les plus indispensables » [3] (ainsi il y avait au Gabon, au 1er mars 1861, 8 sous-officiers ou soldats d'infanterie de Marine au lieu de vingt-neuf et 11 sous-officiers ou soldats d'artillerie au lieu de dix-sept, la plupart ayant plus de dix-huit mois de séjour et donc impropres à tout service). Cette difficulté fut réglée rapidement, car après 1862 on ne relève plus de plainte à cet égard dans la correspondance des commandants supérieurs ou particuliers. Enfin l'organisation judiciaire fut sévèrement critiquée par Fleuriot de Langle qui réclama pour le Gabon un service complètement indépendant du Sénégal : une réforme intervint en ce sens en 1859, trop tard pour être appliquée [4].

La séparation avec Gorée ne suffisait pas à créer une nouvelle colonie : il y eut, comme auparavant, plusieurs postes relevant de l'autorité du commandant de la Division navale. Si le changement fut imperceptible à la Côte d'Or, le Gabon promu centre de la Division le ressentit plus vivement. La nouvelle organisation bouleversa l'ancien équilibre des responsabilités locales. Les décisions importantes de toute nature appartenaient désormais au commandant de la Division navale qui exerçait en même temps les fonctions de contrôleur [5]. Les deux anciennes autorités, le commandant du poste et le commandant du stationnaire, furent maintenues : nulle part ne sont précisées les attributions du second (il semble toutefois qu'il était chargé de missions diverses dans les parages du Gabon, selon les instructions du commandant de la Division navale); quant au premier, appelé dorénavant commandant particulier du Gabon, le domaine de son autorité resta longtemps fort vague, car ce fut seulement en 1867 qu'une dépêche ministérielle détermina sa part (en tout temps, le service de la justice et la conduite des affaires politiques; en l'absence du commandant supérieur et si celui-ci le jugeait bon, des délégations de ses pouvoirs de surveillance et de contrôle) [6]. En réalité, le personnage essentiel après le commandant supérieur était l'ordonnateur, autorité nouvelle instituée par les décrets de 1859 : il était chargé à la fois de tous les services administratifs, du mandatement des dépenses faites au Gabon et de la régularisation de celles que faisaient les autres postes; il pouvait en outre recevoir des délégations de pouvoir du commandant supérieur (et il apparaît, à travers la correspondance du poste entre 1860 et 1870, que pendant cette longue période les pouvoirs de l'ordonnateur dépassèrent de loin ceux du commandant particulier). La plupart des commandants supérieurs s'accomodèrent de cette situation : seuls Didelot et Fleuriot de Langle s'inquiétèrent, le premier de l'apathie des commandants particuliers et le second de la fréquence des conflits entre ses deux subordonnés [7].

Malgré la persistance de ces imperfections, la nouvelle organisation bénéficia singulièrement au Gabon : il devint le « chef-lieu » par opposition aux « postes secondaires » de Grand-Bassam, Assinie et Dabou [8]. Pour une fois généreux, le ministère, dans ses instructions à Didelot en 1861, recommandait de veiller particulièrement au développement de cet établissement : « Vos efforts », écrivait-il, « devront se porter d'une façon toute spéciale sur l'amélioration de notre comptoir du Gabon, que son importance aussi bien que sa situation ont fait choisir comme siège du gouvernement des établissements du Sud. » [9] C'est au Gabon que furent concentrés les principaux services du nouvel ensemble administratif. Comme en 1845, à l'époque du traité franco-britannique pour l'abolition de la traite négrière, l'Estuaire constituait la base d'opérations de la Division navale des côtes occidentales d'Afrique; or jusque vers 1867, celle-ci fut assez importante (en 1860, elle comptait treize bâtiments et plus de 1 000 hommes d'équipage; en 1863, neuf bâtiments et plus de 800 hommes) [10]. Mieux encore, le Gabon abrita l'administration centrale des divers établissements du golfe de Guinée, ce qui représenta un gain supplémentaire d'une cinquantaine de personnes, agents administratifs, kroumen et laptots (cf. « Établissements français... » 51, p. 54). Il en résulta nécessairement un nouveau déséquilibre au détriment des postes de la Côte d'Or. Le Gabon reçut l'essentiel des subventions métropolitaines : dans le projet général de budget pour l'exercice 1860 par exemple, il se voyait attribuer 235 000 francs sur le total de 574 000 francs prévus pour l'ensemble des postes du golfe de Guinée [11]. Les réductions budgétaires épargnaient le Gabon, de la même manière que les subventions exceptionnelles le privilégiaient. En 1864, Laffont de Labedat s'en inquiéta auprès du ministre :

> « Notre établissement du Gabon s'est ressenti favorablement du nouvel état de choses : il a profité de la présence permanente des chefs de service et des relâches fréquentes du commandant en chef et des bâtiments placés sous ses ordres. Les fonds affectés au budget des comptoirs sont presque complètement dépensés au Gabon. Cet établis sement tire uniquement ses ressources de la métropole; mais il a toujours la part du lion dans la répartition qui doit s'en faire entre les différents comptoirs » [12].

Pour remédier à cette situation, il ne proposait pas moins que de détacher complètement du Gabon les établissements de la Côte d'Or. Trois années plus tard, le nouveau commandant supérieur Fleuriot de Langle se fit l'écho des mêmes préoccupations. Mais le ministère refusa de revenir sur l'organisation patiemment élaborée après tant de tâtonnements [13]. Cette structure administrative favorable au Gabon fut donc maintenue jusqu'au lendemain de la guerre de 1870.

Comment se traduisirent concrètement les avantages que le Gabon trouva à cette situation ? D'abord, en accord avec le ministère, les nouvelles autorités procédèrent au nettoyage du comptoir. Pendant le commandement de Bossé (1859-1861), on déploya une activité fébrile, « comme aux premiers jours de l'occupation » [14] : on défricha de vastes terrains où la végétation avait repris ses droits; on rétablit les routes et les fortifications les plus indispensables; en tirant parti des ressources naturelles du Gabon, on répara ou on construisit un grand nombre de bâtiments (ateliers, hangars, parcs à charbon, jetées en pierre, logements du personnel). Jusqu'en 1867, époque à laquelle le budget des comptoirs subit une diminution sévère, les commandants supérieurs et les ordonnateurs veillèrent avec soin à l'entretien de ces diverses constructions. Par suite de ces améliorations, on vit disparaître peu à peu les signes de cette terrible misère qui avait frappé les visiteurs au cours des années 1850 : les principaux fonctionnaires furent logés avec davantage de confort et un rien de coquetterie. De la même manière on prit toutes les dispositions pour que le comptoir ne connût plus ces périodes lamentables de pénurie; désormais ce fut directement de France qu'on expédia les approvisionnements; deux ou trois fois par an, des navires marchands chargés le plus souvent à Marseille apportaient vivres et matériel nécessaires au poste, étoffes, verroteries et marchandises diverses pour les coutumes et cadeaux aux notables du Gabon [15]. Il n'y eut jusqu'au régime alimentaire qui ne subît des modifications. Assez curieusement du reste le ministère se demanda d'abord si elles étaient nécessaires : « Jusqu'ici la métropole s'est bornée pour ce service à expédier 35 000 kg de salaisons par an (20 000 kg de lard et 15 000 kg de bœuf). Doit-on continuer à suivre le même errement ou faut-il pourvoir à l'alimentation complète de ces rationnaires ? » [16] On suivit l'avis du commandant Bossé : les agents administratifs du Gabon furent donc mieux nourris que par le passé, consommant des conserves de viande de meilleure qualité, davantage de produits laitiers, etc. [17]. Enfin Libreville cessa progressivement d'être un hameau misérable d'esclaves libérés pour prendre les allures d'une petite ville coloniale. Quoique les chiffres manquent fâcheusement pour cette époque, il ne fait pas de doute que la population augmentait régulièrement, devenant de plus en plus bigarrée; là se côtoyaient les Français (militaires, religieux ou civils) et des Noirs de différentes origines (les premiers habitants de la ville, les Loango et leurs descendants; les esclaves réfugiés de São Tomé ou arrachés des mains de négriers au Congo, au Cap Lopez ou au Gabon même; les employés sénégalais ou kroumen du poste; des gens du Gabon, des Mpongwe ou leurs voisins, parmi lesquels de nombreux vagabonds) [18]. En fait l'ancien « village de liberté » formait avec le Plateau, la mission catholique et le grand village marchand de Glass un seul tissu urbain, avec certes des discontinuités, des contrastes entre les maisons de style européen et les cases africaines, mais aussi avec des liens de plus en plus étroits : en 1865, l'ensemble de la population fixe de cet ensemble était estimé à 1 800 personnes dont une centaine de Blancs [19]. L'importance de Libreville fut encore renforcée quand les Américains décidèrent d'y établir, d'abord officieusement à partir de 1862 puis officiellement deux années plus tard, un agent commercial, sorte de consul des États-Unis pour la côte sud : à ce poste se succédèrent Francis May (1862-1866) et Auguste Perrot (1866-1868), officier supérieur de la Marine française en retraite et naturalisé américain [20]. En 1866, les Américains donnèrent l'impression de vouloir s'établir plus durablement au Gabon; A. Perrot fit part à Fleuriot de Langle du projet que nourrissait le gouvernement des États-Unis d'entretenir une Division navale de huit bâtiments à la côte occidentale d'Afrique; chargé d'indiquer quel emplacement, de Fernando-Po ou du Gabon, conviendrait le mieux comme base de cette escadre, il s'était prononcé pour le Gabon. Le commandant supérieur accueillit avec chaleur cette idée et demanda au département de la Marine de donner son accord à la création d'un tel établissement par les États-Unis :

> « Je pense que la quantité de munitions de toute espèce nécessaire pour l'entretien d'une escadre de 8 bâtiments assurerait à notre commerce local des bénéfices qu'il est en mon devoir, comme chef de la colonie, de tâcher de lui obtenir [...] Les rives du Gabon sont vastes : avec votre agrément, je puis donner aux agents des États-Unis la jouissance précaire des terrains qui sont nécessaires pour établir les magasins et les parcs à charbon de la division américaine, en faisant toute restriction à l'égard de la propriété du fonds et de la souveraineté qui ne peuvent être aliénées » [21].

Mais le projet fut très gravement compromis par un conflit qui opposa les deux gouvernements, précisément au sujet du Gabon, et il n'en fut plus question.

Quoiqu'il en soit, la majeure partie de la décennie 1860-1870 fut pour le comptoir du Gabon une période de développement. Établis sur des bases plus larges et plus solides, les commandants de l'établissement s'attachèrent à lui assurer une assiette territoriale plus grande.

2. *Les tendances expansionnistes*

Ils y furent encouragés par les sentiments expansionnistes qui semblaient gagner de plus en plus de partisans au ministère de la Marine. Certes, fidèles au passé, plusieurs responsables du Département se montraient réticents à l'idée de nouvelles acquisitions territoriales. En 1859, les instructions remises au premier commandant supérieur, Bossé, portaient la marque de ces hésitations : on lui rappelait que les motifs qui avaient déterminé en 1843 la création des comptoirs « avaient toujours la même valeur ». Par conséquent, « les règles de la conduite » qu'on lui prescrivait de suivre restaient aussi prudentes qu'auparavant : « soutenir et protéger les intérêts de nos nationaux dans ces parages, faciliter l'extension de nos relations commerciales, appeler à la civilisation les indigènes, associer à nos travaux les missionnaires que nous entretenons dans les établissements, éviter les occasions de conflit tout en maintenant toujours intact l'honneur de notre pavillon »; enfin on lui demandait d'examiner si les sacrifices réalisés dans les comptoirs étaient justifiés et « si, surtout, les efforts [...] tentés pour étendre le commerce français sur cette partie de la côte étaient proportionnés aux charges qui en résulteraient pour le budget de l'État » [22]. Quatre années plus tard, examinant les projets de travaux à entreprendre au Gabon, une note de la direction du personnel à celle des Colonies soulignait encore :

> « Malgré les ressources de toute nature qui s'offrent sur ces divers points à notre commerce, malgré les preuves déjà faites des bénéfices qu'il peut y recueillir, nos différents comptoirs sont presque abandonnés et [...] il n'est fait aucun effort pour profiter des sacrifices que le gouvernement a déjà faits et continue à faire pour assurer la sécurité de nos nationaux » [23].

Cependant jusque vers 1867 les instructions ministérielles comportèrent plutôt des encouragements à l'expansion. D'abord, elles invitaient les commandants à poursuivre les explorations et les reconnaissances commencées dans la Como et ses affluents et dans le Rhemboué [24] : or c'était, on l'a vu, un des moyens de l'expansion territoriale. En outre elles comportaient des incitations précises à l'élargissement du domaine colonial de la France. Ceci intéressait surtout la région voisine du Gabon pour laquelle le ministre écrivait à Didelot : « nos relations ont dû acquérir, sur ce point, une certaine extension et les naturels ont dû prendre confiance en notre domination en voyant nos moyens d'action se multiplier et notre occupation s'affermir. Il importe d'étendre notre influence aux affluents de la rivière et de la faire rayonner le plus loin possible »; dans les zones un peu plus éloignées de la base de la Division navale, le ministre demandait de conclure, là où la terre n'était revendiquée par aucune Puissance, de nouveaux traités avec les chefs indigènes, qui, même s'ils ne s'accompagnaient pas d'une occupation effective, assureraient au moins de meilleures conditions au commerce et réserveraient l'avenir [25]. Plus explicite encore fut un autre projet, suscité par les difficultés qui s'opposaient au recrutement par les Français d'« engagés libres ». Dans une note confidentielle au commandant supérieur, le ministre lui confiait la mission délicate d'étudier

> « la création éventuelle autour de nos comptoirs, à l'aide de négociations avec les chefs ou par voie d'occupation, d'un territoire sur lequel pourrait se grouper une population libre qui développerait les cultures qui forment la richesse exportable de ces pays et fournirait à nos recrutements de travailleurs africains un centre d'opération en dehors de tout contrôle étranger et de toute influence rivale. L'immigration par la voie du rachat de captifs devient de plus en plus difficile, à chaque instant nous rencontrons des obstacles et nous avons dû renoncer au recrutement sur une grande partie des côtes où il avait été tenté. Cependant nos colonies des Antilles ne dissimulent pas leur préférence pour les immigrants africains sur les Indiens et les Chinois [...] L'abandon du recrutement à la côte d'Afrique serait très regrettable : il y a donc lieu de faire des efforts pour l'assurer dans des conditions nouvelles. Nos colonies ne peuvent rester à la merci d'une interdiction d'immigration dans l'Inde ou en Chine » [26].

La tâche était cependant difficile car on pouvait redouter une intervention des Britanniques même si « l'extension [...] devait se borner à un rayon restreint autour des [...] comptoirs ». Par conséquent, le ministère ne put que se réjouir des initiatives des commandants supérieurs qui élargirent le domaine colonial de la France en le rapprochant, en particulier au sud du Gabon, de la zone qui avait fourni le plus d'engagés pour les Antilles. Car les commandants de la Division furent particulièrement actifs. Pour les raisons les plus diverses (la crainte d'une occupation britannique ou espagnole, l'appel des chefs de la côte, les possibilités de développement pour le commerce français, enfin des nécessités stratégiques), Didelot d'abord (1861-1863), puis Fleuriot de Langle (1866-1868) et Bourgois (1868-1869 et 1870-1872), qui furent les représentants les plus actifs de cette nouvelle tendance; conclurent d'importants traités avec les chefs de la côte voisine du Gabon : jusque vers 1868, il y eut un accord presque parfait entre le ministère qui poussait à l'expansion et les commandants qui en prenaient l'initiative sur place.

Telles furent les conditions qui facilitèrent le développement des activités maritimes et coloniales de la France dans la région du Gabon. Des considérations géographiques et politiques permettent cependant de distinguer deux ensembles : le Congo et les régions voisines du Gabon. Dans le premier, l'initiative vint du ministère de la Marine, mais l'action de la Division et du commerce français ne fut pas suivie par une occupation du territoire; dans les autres, au contraire, l'initiative vint des commandants supérieurs qui réussirent à obtenir des chefs des traités comportant l'abandon de leur souveraineté au profit de la France.

II. La région du Congo

La présence française au Congo fut particulièrement active entre 1858 et 1862 : avant cette époque, la Marine et, dans une moindre mesure, le commerce français portèrent peu d'attention aux pays situés aussi loin au sud du Gabon. Après 1862, malgré un intérêt toujours grand manifesté pour les affaires du Congo, les agents français s'y trouvèrent réduits à un rôle de plus en plus négligeable. Pourquoi la France s'intéressa-t-elle brusquement au Congo ? Quels problèmes soulevèrent ses activités dans cette région ? Pourquoi, dans quelles conditions et dans quelle mesure s'en détacha-t-elle ? Telles sont les principales questions que suscite l'extension de la présence française sur cette partie de la côte.

1. *Les origines de la présence française*

L'intérêt que manifesta la France pour le Congo vint de la convergence et de l'harmonie, assez rares à cette époque et qui furent par conséquent passagères, entre les préoccupations du gouvernement et les calculs de la maison de commerce des frères Régis.

Jusqu'au milieu des années 1850 en effet, on parla fort peu du Congo tant au ministère de la Marine que dans les principaux ports coloniaux. L'éventualité d'une occupation ou, tout au moins, d'une proclamation de sa souveraineté par la France fut sérieusement examinée pour la première fois en 1845-1846 : il s'agit d'un projet relatif à Cabinda, présenté au ministère de la Marine par la chambre de commerce de Bordeaux et élaboré par Decous, capitaine au long cours attaché à ce port [27]. Cabinda était alors connu comme une place assez importante dans la traite des Noirs [28], fréquentée surtout par les Ibériques et les Brésiliens, mais où étaient installés aussi, depuis plusieurs années, deux Français : Jauffret et Maynier, ancien médecin. Leur présence contribua sans doute à entretenir en Bonzula, un ambitieux chef de village, une « prédilection [...] excessive » pour la France dont il demandait instamment le pavillon et dont il avait verbalement accepté l'établissement dans son pays. Pour faire hâter l'occupation, Decous avait présenté au ministre plusieurs raisons qui étaient de nature à précipiter les événements : la certitude que témoignaient les officiers anglais que bientôt leur gouvernement prendrait possession de ce point, la faiblesse du gouvernement portugais et l'absence de toute autorité portugaise à Cabinda, enfin les grandes ressources que la région offrait par sa « nombreuse population » et sa fertilité, « soit que la France voulût transporter dans ses colonies des colons noirs libres, soit qu'elle vînt à rendre ces colonies improductives par l'émancipation des Noirs ». Ces arguments séduisirent le directeur des Colonies, Mestro, qui fit immédiatement étudier la question, en particulier les difficultés diplomatiques qu'une occupation pourrait soulever [29]. Les conclusions de Cornillot, à qui l'on avait confié ce travail, furent favorables à une occupation dont il se plut avant tout à souligner la facilité et les avantages [30] : Cabinda était le port dont l'occupation soulèverait le moins d'obstacles, car la France pourrait éventuellement se prévaloir de sa volonté et sa capacité d'y réprimer la traite plus efficacement que ne le faisaient les Portugais; ce point était de plus « à une distance relativement peu considérable du Gabon », son occupation ne reviendrait pas cher et surtout préparerait la constitution d'une vaste colonie en Afrique Équatoriale; enfin les populations étaient françaises de cœur depuis qu'en 1784 des bâtiments de la Marine française avaient détruit le fort que les Portugais prétendaient y élever. Cependant, malgré ces circonstances favorables, le projet d'occupation ne reçut pas le moindre début d'application : le ministère préféra attendre [31] et l'on n'en parla plus jusqu'au conflit diplomatique avec le Portugal vers 1858-1862. La Division navale se montra aussi peu empressée que le ministre et ne fréquenta cette partie de la côte que de façon épisodique [32].

Plus au sud au contraire, la présence et l'activité du commerce français semblaient plus soutenues grâce aux initiatives des Régis. Assez tôt en effet, ils avaient souligné l'intérêt commercial de cette côte : dès 1846, ils demandèrent au ministre de la Marine l'acquisition de quelques territoires entre le Cap Lopez et Ambriz [33]. Puis, ils se décidèrent à établir par leurs propres moyens et loin de la protection de la Division navale une factorerie à Ambriz, principal port de traite licite dans la région (Anstey 120, pp. 19-23); en 1855, ils assuraient y être installés « depuis un grand nombre d'années » [34], traitant de la gomme, des arachides, de l'ivoire et de l'oseille. Ce fut l'occupation d'Ambriz, cette année-là, par les Portugais qui rapprocha les intérêts de Régis des préoccupations du gouvernement : la maison de Marseille perdit plus de 30 000 francs de marchandises au cours d'un pillage facilité par la hâte et la confusion dans lesquelles ses agents quittèrent Ambriz [35]. Alors qu'elle avait été jusqu'à cette date attachée à son indépendance sur cette partie de la côte, elle se mit à réclamer l'aide et l'intervention du gouvernement et de la Division navale; enfin, en 1856 ou au début de 1857, elle tenta de se consoler avec une nouvelle factorerie, cette fois dans l'estuaire du Congo, mais la traite licite se heurtait ici à la concurrence vigoureuse des négriers, aussi l'établissement fut-il vendu quelques mois à peine après son ouverture; survenant en même temps que de sérieuses difficultés à la Côte d'Or, ces revers semblaient limiter et ternir l'éclat des succès remportés à Whydah et à Lagos [36]. C'est alors que les opérations d'« émigration libre » tentées par le gouvernement sur les côtes d'Afrique vinrent relancer les affaires de Régis au Congo.

En effet, devant les prières, les réclamations et les menaces de toutes sortes exprimées par les colons des Antilles, que l'abolition de la traite et l'émancipation des esclaves privaient de main-d'œuvre, le gouvernement français s'était résolu vers 1852 à reprendre pour son compte une expérience que les Britanniques avaient tentée auparavant : il s'agissait d'y introduire des travailleurs noirs libres ou, à défaut, des esclaves libérés (Duval 152, pp. 370-380) [37]. On hésita jusqu'en 1854 sur la forme que prendraient ces opérations : émigration sur les bâtiments de l'État ou sur des navires particuliers contrôlés par l'État; cette dernière solution l'emporta. Plusieurs maisons de commerce signèrent donc avec le gouvernement un contrat par lequel elles s'engageaient à introduire aux Antilles un certain nombre de travailleurs. Celui de Régis, signé le 14 mars 1857, lui prescrivait d'y expédier 20 000 travailleurs, chiffre qui fut ramené ensuite à 14 000 seulement (Souzy 106, p. 90). Le contrat était très avantageux pour la maison Régis qui recevait pour chaque Noir introduit dans les îles une indemnité substantielle versée par le colon engagiste et par la caisse de l'immigration : 500 francs par adulte, 300 pour un travailleur non adulte et 50 par enfant [38]. Ce contrat devait être aussi le plus important de tous ceux que le gouvernement signa : d'abord parce que Régis fut le seul à tenir ses engagements; en outre parce que son utilité s'accrut encore lorsqu'en 1859, cédant aux pressions diplomatiques et intérieures, le gouvernement mit un terme au recrutement sur la côte orientale. Quant à Régis, il avait toute liberté pour opérer ses recrutements sur les parties de la côte qui lui paraîtraient les mieux adaptées; mais, après quelques essais, il choisit exclusivement l'embouchure du Congo et ses abords.

Ce choix était à la fois judicieux et maladroit. Il était judicieux parce que, dans l'impossibilité unanimement reconnue de trouver des Noirs libres et consentant à émigrer, le seul procédé efficace consistait à racheter des esclaves qui seraient aussitôt déclarés libres et priés de donner leur consentement au contrat d'émigration; il fallait donc s'établir dans une région où, en outre des facilités diplomatiques et navales, l'offre des esclaves serait suffisamment importante pour que Régis pût supporter la concurrence des négriers : tels étaient les parages du Congo où l'autorisation de poursuivre la traite après 1815 au sud de l'équateur avait considérablement développé le volume des exportations des esclaves au point que, sur la rive nord de l'embouchure, Porto da Lenha et Boma, petits villages au moment de l'expédition de Tuckey (1816), étaient devenus de gros marchés de traite [39]. Mais ce choix était en même temps maladroit car d'autres puissances y étaient installées depuis longtemps et rien ne laissait prévoir un accueil favorable de leur part. D'abord les Portugais, établis en Angola, revendiquaient la côte comprise entre Cabinda et Ambriz, région précisément choisie par Régis, fondant ces prétentions sur les droits de la première découverte, une possession exercée de façon intermittente et la reconnaissance implicite de ces droits par la France et l'Angleterre (Anstey 120, p. 41; Latour da Veiga 161, pp. 102-107). Plus grave était la présence britannique. Les Anglais, qui refusaient de reconnaître les prétentions portugaises, étaient en fait les maîtres de la situation; ils l'emportaient sur tous les autres par trois points importants : par leur commerce qui s'assurait presque tous les bénéfices de la traite licite; par leur force navale qui réprimait efficacement les négriers portugais, brésiliens et espagnols; enfin par les menaces qu'ils faisaient peser sur les chefs du fleuve et des côtes voisines, dont plusieurs avaient signé des traités d'abolition avec les officiers de l'escadre britannique (Anstey 120, pp. 10-36, 38-39). Les ambitions contradictoires de ces deux Puissances et leur commune hostilité aux interférences françaises suscitèrent à la France des difficultés considérables qui contribuèrent à accélérer son désengagement après 1862.

2. *Les opérations de recrutement et les difficultés diplomatiques*

L'organisation de l'émigration du Congo, tout en laissant une assez grande liberté à Régis, était soumise à des règles rigoureuses pour éviter toute confusion avec la traite des esclaves. L'acquisition des terrains, l'aménagement et l'entretien des établissements furent l'œuvre exclusive de l'expéditeur, qui s'entendit avec des chefs locaux ou des maisons de traite pour s'établir aux points les mieux appropriés : aux premiers, des traités particuliers assuraient le versement de coutumes annuelles, tandis que les secondes préférèrent vendre quelques morceaux de terrains. Dès 1857, l'agent de Régis, Daumas, s'établit successivement à Loango et, dans l'embouchure du Congo, à Porto da Lenha, Boma et Banana; l'année suivante, tandis que des améliorations substantielles étaient apportées aux quatre premières factoreries, il acheta à Cabinda de vieux bâtiments naguère occupés par un négrier espagnol [40]. Ces factoreries ne jouaient pas toutes le même rôle. La plus importante était celle de la crique de Banana (ou Saint-Victor), rebaptisée très vite crique de la Civilisation puis crique de l'Émigration : c'est là qu'on avait concentré les principaux services et agents du recrutement [41]. Les deux autres factoreries du fleuve en étaient des annexes. Celle de Boma avait vivement opposé Protet à Régis; celui-ci avait voulu y établir le centre de ses opérations « parce que, selon le commandant, ce point n'était pas accessible aux bâtiments de guerre »; Protet le lui interdit, persuadé que « l'émigration n'avait pas besoin de se cacher pour se faire » [42] : la factorerie de Boma ne servit donc qu'à recruter les travailleurs, ce fut elle qui fournit le contingent le plus important. L'établissement de Porto da Lenha situé à égale distance de Boma et de Banana n'était qu'une halte pour les émigrants, entre le lieu de recrutement et le centre d'embarquement. Au nord, Cabinda, après des essais infructueux, fut abandonné, mais Loango, d'où pouvaient être expédiés 800 émigrants par an (soit entre la moitié et le tiers de l'apport du Congo), avait sur Banana l'avantage de concentrer en un même lieu les différentes opérations : rachat, dépôt et embarquement [43].

Le contrôle du gouvernement s'exerçait à trois niveaux. Entre 1858 et 1862, les instructions ministérielles répétèrent aux commandants successifs de la Division navale l'obligation d'une surveillance stricte et sans complaisance des activités de Régis au Congo [44]. Ceux-ci de leur côté furent toujours intransigeants, comme on l'a vu à propos de l'incident de Boma. Enfin le contrôle effectif ne pouvait avoir lieu que sur place et de façon permanente : un délégué du gouvernement, résidant à Banana, se déplaçant régulièrement et assisté d'un puis de deux chirurgiens, s'occupait de la régularité des rachats, veillait aux conditions de vie dans les barracons et faisait signer aux émigrants le contrat de travail dont il s'attachait à leur expliquer la teneur, les avantages et les obligations [45]. Il avait également pouvoir, en cas de difficulté, de réunir une commission supérieure de l'émigration, comprenant les agents de Régis, les représentants du gouvernement et de la Division navale.

Les expéditions, malgré la crainte exprimée par Régis en 1860 de ne pouvoir tenir ses engagements [46], fournirent aux Antilles 15 721 travailleurs (Souzy 106; Dérou 148). Les deux premières années (1857 et 1858) furent décevantes, car cinq bâtiments ne purent embarquer que quelque 2 648 émigrants, puis le rythme devint plus régulier et le volume plus important : en 1859, sept voyages et 3 824 Noirs; en 1860 et 1861, pour le même nombre de voyages, respectivement 3 488 et 2 681 travailleurs; enfin en 1862, selon le consul britannique en Martinique, sept voyages et 3 180 Noirs débarqués.

Ces opérations soulevèrent une vague de protestations en France, mais plus encore de la part des Portugais et des Anglais. Pour les Portugais, « de telles transactions [. . .] ne pouvaient cesser d'être considérées par leur législation comme la traite, car elles ne pouvaient être opérées que par les mêmes moyens employés pour obtenir des esclaves et les embarquer en cette même qualité d'esclaves » [47]. Mais plusieurs raisons empêchaient le gouvernement portugais de procéder comme il l'avait fait dans les eaux du Mozambique en saisissant un navire de la Réunion recrutant des Noirs pour l'émigration [48] : d'abord, la souveraineté portugaise sur le Congo était contestée; en outre, les bâtiments de la Division navale portugaise semblaient plus intéressés à réprimer les pillages qu'opéraient régulièrement les Basolongo au détriment des factoreries portugaises [49]. Aussi le ministre portugais de la Marine fit-il savoir à tous les sujets portugais qu'il leur était interdit de participer, à quelque titre que ce fût, à ces opérations. L'opposition britannique fut plus décisive. D'abord, sans donner l'impression de s'en prendre au principe même de l'« émigration libre », les Anglais reprochèrent à la France la mortalité trop élevée qui sévissait sur les bâtiments de Régis : les améliorations apportées par ce dernier la firent considérablement baisser à partir de 1860 (Souzy 106, pp. 90-95). Ce résultat obtenu, ils accusèrent la France d'entretenir la traite des esclaves. En 1859, Lord Cowley, ambassadeur britannique, fit savoir au gouvernement français que son pays « déplorait profondément les indications qui lui parvenaient de toutes parts, sur la détermination où étaient les Agents français de continuer à se procurer, par des moyens qui ressemblaient trop à la traite négrière, des travailleurs en Afrique » [50]. Cette accusation, capitale, n'était pas sans fondement : d'abord, la factorerie de Régis à Boma était « placée au centre même de la traite » et entourée de douze barracons de négriers « dont elle différait peu quant aux dispositions » [51]; les Anglais ajoutaient par ailleurs, que, encouragés par cette nouvelle demande, les chefs et courtiers locaux avaient pratiquement délaissé le commerce licite qui commençait alors à prendre quelque développement (le prix de vente des esclaves venait, en effet, en quelques mois de passer de 20 dollars au plus par adulte à 80 dollars) [Burton 32, II, p. 125]; ils soulignaient enfin que les « émigrés libres » ne s'engageaient pas volontairement, car tous étaient des esclaves de traite, rachetés et libérés par la France et tenus de lui rembourser le prix de cette liberté (les résultats d'une enquête ordonnée par le gouvernement et menée sur 2 571 émigrants, chiffre considérable pour l'époque, confirmèrent le bien-fondé de ces accusations et mirent le gouvernement dans un grand embarras; *cf.* tableau IX).

TABLEAU IX

Résultat de l'enquête ouverte au Congo par Gillet, délégué du gouvernement, pour connaître les conditions et les causes de l'esclavage de 2 571 Africains rachetés pour l'émigration

Désignation	*Hommes*	*Femmes*	*Enfants*	*Total*
Esclaves de naissance	761	688	70	1 519
Vendus par les gens de leur propre tribu, sans avoir, suivant eux, commis aucun délit	244	164	5	413
Pris et vendus par des tribus voisines en état de paix	26	11		37
Vendus pour que le prince puisse donner à manger à ses gens	9			9
Vendus par leurs propres parents	42	4		46
Vendus pour ne pas vouloir se marier		8		8
Vendus pour ne pas vouloir travailler	2	3		5
Vendues par leur mari pour infidélité		12		12
Captifs à la mort de leurs parents	38	25	6	69
Captifs pour payer des dettes ou amendes de leurs parents	36	15	2	53

Désignation	*Hommes*	*Femmes*	*Enfants*	*Total*
Captifs pour vols commis par eux	67	46	3	116
Captifs pour vols commis par quelqu'un de leurs parents	97	68	12	177
Captifs pour cas d'adultère	34			34
Captifs pour adultère commis par quelqu'un de leurs parents	8	9	8	25
Captifs pour crimes et délits divers commis soit par eux, soit par leurs parents tels qu'assassinats, incendie, coups et blessures, manque de respect aux fétiches, etc.	16	8		24
Un noir en ayant accusé un autre devant le tribunal des chefs, s'il perd son procès ou si l'accusation n'est pas prouvée, devient l'esclave des autres, lui et les siens	7	14		21
Prisonniers de guerre	3			3
Totaux	1 390	1 076	106	2 571

Source : Souzy 106, p. 100.

Pour mettre un terme aux « doutes [qui] s'étaient élevés quant aux conséquences que ces engagements pouvaient avoir sur les populations africaines, parce qu'on s'était demandé si le prix de rachat ne constituait pas une prime à l'esclavage », le gouvernement français interdit tout recrutement après le 1er juillet 1862, en même temps qu'il signait avec l'Angleterre une convention autorisant l'immigration des travailleurs indiens dans les colonies françaises [52]. Mais alors, qu'allaient devenir les factoreries françaises ? Allait-on les occuper et établir la souveraineté française au Congo ou les laisser à la gestion de Régis pour se réserver l'avenir, ou enfin les abandonner purement et simplement ? On envisagea sérieusement la première solution, mais on adopta la seconde avant de se résigner au désengagement complet.

3. *Le désengagement*

Il fallut deux longues années au ministère, de 1860 à 1862, pour arrêter une attitude définitive sur le Congo. Dès 1860, avant même qu'on n'envisageât l'arrêt des opérations de recrutement, et évidemment à partir de 1861, il pressa les commandants de la Division navale de prendre des renseignements sur les établissements de Régis et les difficultés que soulèverait une éventuelle occupation [53]. Informés de ces préoccupations, les différents partis intéressés aux affaires du Congo prirent des positions tout à fait contradictoires. Du côté des partisans de l'occupation, on ne trouvait guère que Régis et ses agents qui s'appuyaient sur plusieurs arguments : le Congo était un endroit unique, sur la côte occidentale de l'Afrique, au point de vue des recrutements de travailleurs pour les colonies; V. Régis lui-même voulait que la France y implantât une colonie de production (dans sa première réponse aux questions ministérielles, il soulignait déjà qu'« il fallait conserver les établissements du Congo et de Loango; si la traite était anéantie, des compagnies pourraient organiser sur une vaste échelle la culture de l'huile de palme, du coton, du café et d'un grand nombre de graines oléagineuses, les mines de cuivre de l'intérieur seraient exploitées, le succès serait d'autant plus certain que les bras ne manqueraient jamais »); enfin l'agent principal de Régis au Congo, Daumas, faisait justement valoir que les circonstances ne seraient jamais aussi favorables (la France se trouvait déjà bien posée au Congo, son pavillon flottait sur la rive droite du fleuve, si elle le retirait d'autres s'empresseraient d'occuper la place laissée vide) [54].

Les commandants de la Division navale au contraire se montrèrent tous hostiles au projet d'occupation du Congo. Mettant en doute les ressources de cette région, ils insistaient surtout sur l'aspect moral : à cet égard, leur hostilité avait été en quelque sorte préparée par les fonctions de surveillance et de contrôle des opérations de rachat que le gouvernement leur avait confiées. En 1860, Bossé répondait au ministre :

> « Notre pavillon ne saurait y flotter avec honneur et profit [...] Notre influence morale n'a rien à perdre ou à gagner à l'abandon des factoreries Régis puisque les négriers portugais, espagnols, américains, voire même sardes, n'ont pas attendu qu'on leur cédât la place pour venir s'établir partout à nos côtés, se bien installer et faire à la maison Régis une concurrence dont j'ai souvent parlé dans mes rapports. Ainsi à Punta da Legna et à M'Boma par exemple, j'ai vu tous ces pavillons flottant autour du nôtre sur des barracons de noirs qui ne sont placés qu'à quelques mètres de ceux de la maison Régis » [55].

Par ailleurs venant d'accéder à un commandement territorial tout à fait indépendant, dont la base était le Gabon, ils s'irritaient d'entendre Daumas, l'agent de Régis, dire qu'« au lieu de se cramponner au Gabon qui n'a jamais rien valu et ne vaudra jamais rien, le Gouvernement ferait bien mieux de jeter les yeux sur le Congo qui était un pays d'avenir » [56]. A leurs yeux au contraire, le Gabon représentait des ressources plus sûres (le caoutchouc) et le seul port bien placé et militairement bien établi pour protéger les intérêts français dans le golfe de Guinée et sur la côte de l'Angola [57].

Ces divergences embarrassaient le ministère qui n'était pas hostile à une occupation effective. L'inquiétude et les plaintes des colons des Antilles en voyant cesser les recrutements de travailleurs (Duval 152, pp. 377-378), la possibilité qu'on fût un jour dans l'obligation de les reprendre, la fermeté diplomatique de la France qui refusait de reconnaître les prétentions du Portugal sur la rive droite du Congo [58], les traités passés par Régis avec les chefs locaux et le coût peu élevé de ces établissements [59], toutes ces considérations semblaient rendre l'occupation à la fois souhaitable et possible. Devant les rumeurs, sans fondement, de l'imminence d'une occupation concurrente par les Portugais ou les Anglais, le gouvernement réunit en mars 1862 une commission chargée de se prononcer sur le principe et, éventuellement, les formes de l'occupation du Congo : occupation militaire ou seulement commerciale, Régis recevant dans ce cas les encouragements et la protection du ministère [60]. Or, cette commission de quatre membres ne comptait que deux officiers connaissant le Congo et sa région (Bossé, ancien commandant de la Division navale, et Brüe, alors commandant particulier du Gabon), qui étaient, on l'a vu, hostiles à l'occupation : elle déconseilla la création d'un établissement militaire français au Congo mais reconnut l'utilité des établissements de Régis pour ménager l'avenir; elle proposa même, pour encourager cette maison, de lui confier le recrutement d'une cinquantaine de Noirs au Congo pour servir de manœuvres à Libreville et à Grand-Bassam, projet qui n'eut pas de suite [61]. On aboutit ainsi à la solution de la présence commerciale : Régis conserverait toutes ses factoreries et recevrait du gouvernement la protection nécessaire. Cette solution semblait satisfaire tous les partis puisque Régis de son côté l'accepta, quoique sans enthousiasme [62].

Une seule année allait suffire à ruiner tous ces calculs et tous ces projets. L'attitude et les manœuvres de Régis furent déterminantes, comme la réserve voire l'hostilité manifestée à son endroit par le commandant de la Division navale, Didelot. Il est difficile, par suite des lacunes de la documentation, de connaître les mobiles réels de Régis. Cependant il semble probable qu'il n'était pas décidé à rester au Congo aux conditions du gouvernement et que l'affaire aurait été plus intéressante à ses yeux si, à défaut d'une occupation, le gouvernement avait acheté ses factoreries. Comment pouvait-il en effet rester au Congo et espérer réaliser des bénéfices importants dans le commerce licite ? Le peu qui existait passait intégralement aux mains des Anglais et des Hollandais; par ailleurs, il était connu des chefs et courtiers du fleuve comme un acheteur de Noirs qui, pour eux, étaient des esclaves : or la traite illicite se poursuivait malgré les obstacles opposés par la Marine britannique [63]. Le négociant de Marseille informa donc ses agents que, s'ils restaient au Congo, c'était « au nom et dans les intérêts du Gouvernement » [64]. A toutes leurs craintes il ne cessait de répondre : « Soyez sans inquiétude, le Commandant de la Division a ordre de vous protéger. » Par conséquent ses activités commerciales au Congo devinrent de plus en plus insignifiantes : entre juillet et décembre 1862, aucun navire ne vint approvisionner ses factoreries; son agent, Conquy, dépourvu de marchandises, n'eut bientôt rien à faire [65]. Or Didelot refusa toujours avec la plus grande vigueur de céder aux demandes d'intervention et d'aide répétées qui lui parvenaient du Congo, « persuadé qu'il y avait non seulement exagération dans les terreurs manifestées par les agents de M. Régis, mais encore parti-pris de le ramener, par la crainte de voir ses établissements abandonnés, à leur accorder la protection permanente d'un bâtiment stationnaire » [66]. Il ne voulait pas distraire du Gabon les bâtiments dont il avait alors besoin pour asseoir la présence française au Cap Lopez. Par ailleurs un stationnaire chargé d'escorter les embarcations de Régis serait un encouragement indirect à la traite illicite car, comme cela avait été le cas pendant les opérations de recrutement, toutes les autres embarcations étrangères, surtout négrières, viendraient se mettre à l'abri du pavillon français et on ne pourrait pas les en empêcher : le ministère voulait-il se charger d'une aussi lourde accusation, dont il venait à peine de se débarrasser ? Enfin, un stationnaire engagerait la France dans « une voie [...] mauvaise et dont elle aurait grand-peine » à sortir : celle, par suite des pillages fréquemment commis par les Basolongo, des expéditions punitives et, à terme, de l'occupation territoriale. C'est pourquoi, pour éviter à la fois les immixtions dangereuses dans le cercle vicieux des affaires du fleuve et l'évacuation à laquelle l'abandon des factoreries conduisait inexorablement, Didelot proposa d'y installer quelques laptots chargés de les entretenir et d'accorder à Régis une subvention annuelle destinée à payer les coutumes des chefs [67].

Tandis qu'on examinait cette proposition, V. Régis parla d'évacuation [68]. Le 11 juin 1863, il expliqua ses intentions au ministère : la traite illicite entravait le développement de son commerce, il faisait des sacrifices trop importants au Congo [69], il voulait « se débarrasser d'une manière ou d'une autre » de ses factoreries, le prix du gouvernement serait le sien. Or le 25, il affirmait qu'« une maison étrangère » lui avait proposé 60 000 francs pour ses établissements de Saint-Victor et de Loango, qu'il avait renvoyé à dix jours la conclusion du marché pour laisser au gouvernement le loisir de prendre un parti, qu'il ne pourrait attendre au-delà de ce délai. Cette mise en demeure embarrassa le ministère de la Marine plus encore qu'elle ne l'exaspéra. Dans la hâte, le directeur des Colonies suggéra au ministre de passer un compromis avec Régis dont les termes seraient « la conservation, par ses agents, de Saint-Victor, où on placerait quelques gardiens noirs qui y maintiendraient le pavillon commercial, le Gouvernement prenant à sa charge et remboursant à l'agent principal de Mr Régis l'entretien de ces hommes, le paiement des coutumes aux chefs et les réparations indispensables aux bâtiments de la factorerie »; le montant de cette participation, estimé à 20 000 francs par an, serait prélevé sur la subvention accordée aux Antilles et à la Guyane, bénéficiaires des opérations de recrutement. Cette solution, provisoire, eût laissé à la France la possibilité de décider librement lorsque devait arriver en 1864 le terme de la convention franco-britannique sur le recrutement de travailleurs indiens [70]. Ces propositions, transmises à Régis, semblent d'après la suite des événements n'avoir reçu aucune réponse de sa part.

La seule personnalité à se réjouir d'une telle évolution fut Didelot. A la nouvelle de l'imminence de l'évacuation, il réussit à rassurer le gouvernement au cas où l'émigration reprendrait : Loango, région sur laquelle aucune Puissance ne pouvait élever des prétentions fondées, serait occupé par la Division et fournirait des ressources suffisantes. Ce retrait donnait surtout à Didelot l'occasion de traiter les agents de Régis comme n'importe quel autre sujet français. Régis avait en effet demandé au ministre l'autorisation d'emmener du Congo et de Loango dans ses factoreries du golfe de Guinée 30 à 40 Noirs, qui avaient été rachetés pour l'émigration et n'avaient pas été acceptés à l'embarquement par le commissaire du gouvernement par suite de leur état de santé ou parce qu'ils refusaient de partir. Le ministre refusa de couvrir l'opération et s'en remit au commandant de la Division. Didelot de son côté considéra que ce serait une opération de traite, car trente des

42 Noirs du Congo avaient déjà refusé et renouvelaient leur refus de quitter le Congo. Lorsque le *Van Dijck* vint charger, à la fin de septembre 1863, ce qui restait des établissements Régis au Congo, aucun des Noirs ne fut embarqué : un bâtiment de la Division surveillait toutes ses manœuvres [71].

Cette évacuation venait clore la période d'expansion et les perspectives d'occupation territoriale ouvertes au Congo par le recrutement des « émigrés libres ». Pendant les deux années suivantes (1864-1865), le commerce français disparut du Congo. En 1866, Daumas, l'ancien agent principal de Régis au Congo, fonda avec Lasnier, du Havre, deux comptoirs commerciaux au Congo, à la crique de Saint-Victor et à Porto da Lenha. L'année suivante, il y avait cinq factoreries françaises sur les rives mêmes du Congo et six sur la côte voisine [72]; en 1869, elles n'étaient que deux, celles de Lasnier, Daumas et Cie et celle de Régis [73]. Les conditions avaient changé par rapport à la période de l'émigration; les négociants français se heurtaient à une concurrence très vive : en 1867, ils ne disposaient que de onze factoreries sur un total de quatre-vingt treize; de plus, la solidarité avec la Division navale était rompue. L'épisode du recrutement n'avait donc pas eu, sur place au Congo, de conséquences pratiques. Il en fut autrement dans les régions voisines du Gabon, où l'expansion française commença au moment où l'on parlait de l'évacuation du Congo.

III. Les régions voisines du Gabon

L'expansion et les acquisitions territoriales furent facilitées ici, sans aucun doute, par la proximité immédiate de l'établissement français et les liens, plus ou moins étroits et réguliers, existant entre les populations locales. Au sud du Gabon, les Français acquirent successivement dans le Bas-Ogooué le territoire des Orungu (le Cap Lopez) et celui des Nkomi (Fernan-Vaz). Au nord au contraire, les visées françaises se heurtèrent constamment aux prétentions espagnoles.

1. *Le Cap Lopez*

Au moment de son acquisition par la France, le Cap Lopez se trouvait dans une situation analogue à celle des différentes parties de la côte occidentale d'Afrique qui avaient participé plus ou moins activement à la traite des Noirs [74]. Plusieurs traits rapprochaient ses principaux habitants, les Orungu [75], des Mpongwe du Gabon : la parenté linguistique se doublait d'une communauté de civilisation, sensible notamment dans le système des croyances et l'organisation sociale. Comme les Mpongwe, les Orungu avaient été de plus en plus intégrés dans le commerce atlantique; comme eux, ils s'étaient spécialisés et enfermés dans la fonction d'intermédiaires (le courtage) entre les traitants, les troqueurs européens et les populations de l'intérieur : solidement établis aux bouches de l'Ogooué depuis plusieurs siècles et plus encore à la suite de leurs victoires successives sur le clan mpongwe des Adyumba au XVIIIe siècle et sur les Nkomi de Fernan-Vaz au début du XIXe, ils formaient avec ces derniers l'ultime maillon de la chaîne commerciale de l'Ogooué qu'ils remontaient jusqu'aux environs de Lambaréné. Cependant, contrairement aux Mpongwe, les Orungu jouirent d'une organisation politique assez complexe tout au long du XIXe siècle précolonial, les clans se partageant non pas le territoire mais les tâches économiques. Le plus puissant, celui des Abulya, avait été constitué *agambwé imbéni n'itangani* (c'est-à-dire juge sur les mers et les Européens) et contrôlait à ce titre le commerce atlantique. Le second, celui des Apandji, reçut le titre de *ogandi nshé* et le contrôle de la terre; sous son autorité, une trentaine d'autres clans jouissaient d'un droit d'usage sur les portions de territoire qu'ils occupaient. Cette division du travail découlait évidemment de l'essor des relations commerciales avec les Européens, dont elle consacrait le rôle désormais déterminant. Par ailleurs au lieu des petits chefs de clans, les Orungu connaissaient un système monarchique qui s'était superposé aux clans matrilinéaires mais sans les abolir; c'étaient en effet les chefs de clans qui élisaient, en temps normal, le nouveau roi parmi les fils et les frères utérins du souverain défunt; cette monarchie, dont le principe remontait peut-être à une période éloignée, s'était développée à partir de la fin du XVIIIe siècle en relation étroite avec les progrès du trafic négrier. Le second trait qui différenciait les Orungu des Mpongwe était une participation plus active à la traite : quoique les données quantitatives restent à trouver [76], les principaux témoignages contemporains s'accordent pour reconnaître au Cap Lopez et à Sangatanga (*oseng' atanga* « rendez-vous des Blancs »), surtout pour la période 1810-1850, le rôle d'une grande région de traite, d'une importance moyenne entre le Gabon et les ports du Sud, Loango, Cabinda, etc. [77]. A la faveur de ces circonstances, quelques « grands rois » s'étaient révélés dont la grandeur n'avait en réalité consisté qu'à organiser l'État de façon à tirer le plus grand parti du commerce négrier : après le règne de Reombi-Mpolo (vers 1790-1810), qui établit la capitale des Orungu à la pointe Apomande pour les rapprocher des négriers, son fils Rogombe (vers 1810-1840), connu sous le nom de Pass-all et comme leur roi le plus prestigieux (Du Chaillu 45, pp. 90-91), maintint la capitale politique à Apomande et, pour gêner l'action des croiseurs britanniques, porta successivement le centre de traite à Abendja dans l'île Mandji, à Izambe et enfin à Sangatanga. L'ère des grands rois se clôt précisément à l'époque où la France s'établissait au Gabon, avec le règne d'Ombango-Rogombe (vers 1840-1861) — le roi Bango de Du Chaillu et des correspondances navales — qui rassembla toutes ses activités à Sangatanga.

Cependant, malgré la présence française au Gabon, cet État négrier entretenait des relations militaires et politiques plus régulières avec les officiers britanniques. Dès 1833, un équipage de l'escadre anglaise, qui essayait de bloquer Izambe pour obtenir la livraison d'un capitaine portugais, avait été capturé par les hommes de Pass-all et traité avec les plus grandes rigueurs [78]. Vingt ans plus tard, en février 1853, l'officier anglais Wilmot réussit à conclure avec le roi Ombango-Rogombe le premier traité abolitionniste signé par un chef de la côte sud : il s'agissait d'un de ces traités aux termes rigoureusement identiques que les Britanniques avaient expérimentés sur la côte orientale avant de les étendre au golfe de Guinée (Dike 151, pp. 81 *sq.*) [79]. Malgré l'avis favorable de Baudin, commandant de la Division française, les ministres de la Marine et des Affaires étrangères refusèrent d'un commun accord d'adhérer à ce traité pour « n'engager sur ce point très voisin de l'établissement du Gabon aucune action commune avec l'Angleterre qui pût donner à croire aux indigènes que la France n'était pas libre d'intervenir directement et isolément dans leurs affaires et, le cas échéant, de donner à son intervention un caractère plus large et au besoin plus absolu » [80] : encouragé par cette décision, Baudin avait demandé l'occupation du Cap Lopez pour arrêter la traite clandestine faite par les Mpongwe, étendre les relations commerciales et assurer la sécurité de l'établissement du Gabon. Le roi Ombango-Rogombe opposa un refus renouvelé aux demandes de Baudin, Monléon, Protet et Bessieux d'élever sur son territoire un poste militaire, commercial ou seulement religieux [81].

Comment dans ces conditions a-t-on pu conclure si rapidement un traité en 1862 ? Du côté français on retrouve, comme facteur d'accélération, le même état d'esprit, les mêmes craintes qui avaient déjà précipité l'occupation de l'Estuaire et faillirent provoquer celle du Congo : la peur d'une occupation imminente par les rivaux anglais, qui viendrait ruiner tous les efforts consentis par les officiers français. Le grand promoteur de cette expansion fut le baron Didelot, quelques mois à peine après son arrivée au Gabon comme commandant supérieur. A ses yeux, la politique britannique en Afrique Occidentale subissait depuis 1860 une modification susceptible de compromettre les intérêts français : aux traités abolitionnistes les Anglais paraissaient vouloir substituer les occupations territoriales, pour développer la culture du coton dont la guerre de Sécession entravait l'approvisionnement; Didelot s'alarma du passage au Gabon du consul britannique à Fernando-Po, Burton, au début de 1862 et surtout de ses questions sur les limites du domaine français et les projets d'extension des officiers du poste. Pour prévenir les inconvénients d'une éventuelle occupation par les Britanniques, il décida d'engager de nouvelles discussions avec le roi et les chefs du Cap Lopez.

Or, de ce côté, des circonstances nouvelles modifiaient les dispositions de ces chefs à l'égard des officiers français. Le royaume orungu allait en effet s'affaiblissant au double plan des richesses matérielles et de la solidité politique. Les croisières britanniques, surtout après 1853, rendaient de plus en plus difficiles les opérations de traite illicite. Du Chaillu, qui a décrit longuement sur leur déclin les deux barracons de Sangatanga, a bien dit le grand désarroi des négriers portugais installés sur la place et, plus grande encore, l'inquiétude qui rongeait le roi Ombango-Rogombe de « se trouver, au bout de quelques années, sans pratiques » (Du Chaillu 45, pp. 45-51); pour se prémunir contre ce risque, il s'était en 1853 déclaré « très favorablement disposé » à l'égard des Anglais, dont il avait réclamé des factoreries commerciales en disant qu'il avait « en abondance » de l'ivoire, de la gomme, de la cire, du caoutchouc... et même du cuivre [82]. Cet appel n'eut aucune suite; dix ans plus tard, les Français ne pouvaient être que les bienvenus. En outre, la situation politique intérieure s'était sensiblement détériorée, la grande richesse accumulée depuis le règne du roi Rogombe, dit Pass-all (1810-1840), multipliant les convoitises et les luttes pour le pouvoir : dès 1840, à la mort de celui-ci, une guerre opposa ses héritiers et ravagea le pays. De nombreux Orungu se replièrent de la côte vers l'intérieur ou même vers l'estuaire du Gabon; à la mort d'Ombango-

Rogombe, à la fin de 1861 ou au début de 1862, une nouvelle guerre opposa deux de ses frères utérins, principaux prétendants au trône : Ndebulia ne put l'emporter sur son rival Ntchuga que grâce à l'aide de Denis Rapontchombo (Raponda-Walker 178, p. 74). Cette intervention de Denis fut précieuse pour les Français : on ignore qui, de Denis ou de Didelot, a pris l'initiative d'associer le chef mpongwe à la négociation du traité, mais sa présence fut déterminante car il se chargea, comme le souligne le texte même du traité, de convaincre son protégé Ndebulia.

Ainsi la convergence des intérêts particuliers et propres au roi du Cap Lopez et des préoccupations de politique générale de Didelot avait accéléré la conclusion, le 1er juin 1862, d'un traité souhaité par les officiers de la Marine et refusé par l'ancien roi pendant près de vingt ans. Mais cette convergence était-elle passagère ou durable, réelle ou illusoire, enfin stérile ou fructueuse ?

On applaudit en France à cette nouvelle acquisition. Le ministre des Affaires étrangères se réjouit de voir les officiers français emboîter le pas aux Anglais qui avaient un an auparavant, en juillet 1861, occupé Lagos [83]. Celui de la Marine approuva chaleureusement l'intégration au domaine français de « l'artère principale de cette contrée » et recommanda de multiplier les explorations pour en connaître les ressources [84].

Il y avait en réalité de graves malentendus entre les signataires du traité : pour Ndebulia, il s'agissait avant tout d'attirer au Cap Lopez les marchands français et, par là, de renforcer sa position au sommet du pouvoir politique; mais le commerce français, déjà languissant au Gabon, avait-il les moyens de tirer profit de cette nouvelle occasion ? Par ailleurs, l'occupation effective et la prise de possession tardèrent à venir, le traité ayant été conclu précipitamment; pourtant, dès décembre 1862, le directeur des Colonies proposa l'ouverture d'un crédit de 15 000 francs pour construire un poste au Cap Lopez en 1863 [85]; rien ne fut fait car on discuta trop longuement sur le choix du meilleur emplacement et, une fois celui-ci déterminé, on manqua de moyens [86]. Ne voyant rien venir, les chefs et les populations orungu, qui avaient semble-t-il mal accueilli l'avènement de Ndebulia, se mirent à manifester, à la moindre occasion, leur hostilité à l'égard de la France. Dès juillet-août 1862, l'exploration de Serval et Griffon du Bellay reçut un accueil très défavorable dans le Bas-Ogooué. Didelot, qui rapporta l'incident au ministre, soulignait bien ces divers malentendus :

> « Ces populations ignorantes et barbares ne voient dans un traité, qu'elles ont non seulement consenti mais désiré, qu'une occasion de fêtes et de cadeaux; il faut de la patience et de la persévérance à leur faire comprendre les obligations qu'elles ont assumées; j'y emploierai tous mes soins bien résolu à ne châtier qu'à la dernière extrémité et à éviter, autant que notre dignité et notre sécurité le permettront, de recourir à la force contre des gens qui le plus souvent pèchent par ignorance ou par inintelligence de ce que nous voulons d'eux » [87].

Cependant les explorations s'organisèrent très vite, stimulées à la fois par la recherche de nouvelles ressources commerciales et par la passion des connaissances géographiques. Profitant sans délai de l'invitation ministérielle, deux officiers de la Division navale, Serval et Griffon du Bellay, tentèrent les premiers en 1862 de résoudre la première question. Au cours d'une expédition effectuée en juillet-août 1862, ils remontèrent l'Ogooué jusqu'au lac Onange, l'« Eliva Jonanga ou Iles sacrées » de Griffon du Bellay (64); des relations furent établies avec les populations de l'intérieur, les Orungu peu accueillants et les Vili, Galoa et Akele; ils donnèrent une meilleure idée des produits et de l'organisation du commerce du Bas-Ogooué. En décembre de la même année, les deux officiers entreprirent de rechercher les voies terrestres qui, fréquentées régulièrement par les courtiers mpongwe, reliaient le Gabon au Moyen-Ogooué : seul Serval put, après avoir remonté en pirogue tout le cours navigable du Rhemboué, atteindre le village akele d'Orongo, sur la rive droite de l'Ogooué, probablement en amont du confluent de la Ngunie (Serval 103) [88]. Malgré la publicité que le ministère donna à ces deux explorations, il se produisit, du moins au Gabon, comme un recul de la passion de l'Ogooué [89]. Il fallut en effet attendre deux années pour voir, en 1864, Genoyer, commandant de la *Recherche* stationnée dans la haute Como, entreprendre de sa propre initiative une nouvelle enquête sur les routes commerciales de cette région : il découvrit les routes conduisant de la haute Como au moyen Ogooué par le Bokooué et par des voies terrestres, et, des îles Zorocotcho en amont du confluent de la Ngunie il regagna le Gabon, en suivant le chemin emprunté par Serval (Kergantuy 74; Fleuriot de Langle 57). La même année deux autres officiers, Albigot et Touchard, remontaient l'Ogooué depuis la baie de Nazare jusqu'au village de Kondjue, au confluent du « Rhembo-Okanda » (le haut Ogooué) et de la Ngunie [90]. La tentative faite en 1866 par l'Anglais Walker, agent principal de la Société Hatton and Cookson, n'apporta rien de neuf aux connaissances acquises jusqu'alors : il se contenta en effet de suivre la route de Serval pour atteindre les lacs du moyen Ogooué (Walker 110).

Ces explorations répétées ne faisaient nullement avancer la solution du problème politique : la consolidation et l'extension de l'influence française au Cap Lopez. On s'en rendit compte en 1866 lorsque Fleuriot de Langle chargea le commandant particulier du Gabon, Aube, d'aller sonder les dispositions du roi et des chefs du Cap Lopez. Un nouveau roi, Ntchege, avait été élu en 1865, et les autorités du Gabon ignoraient ce changement. Ntchege, qui s'était donné le nom de « redresseur du pays » et entendait inaugurer une ère d'innovations (Raponda-Walker 178, p. 74), n'avait pas signé le traité de 1862; sans être hostile à la France, il voulait montrer que les engagements pris par son prédécesseur ne le concernaient pas, mais il avait, comme Ndebulia, besoin des traitants français : aussi bien accepta-t-il, malgré l'accueil assez froid réservé à Aube, de « rendre hommage en personne » à Fleuriot de Langle à Libreville et de donner, en échange de « présents convenables », son adhésion au traité de 1862 [91]. Pour asseoir plus solidement les intérêts français, Fleuriot de Langle encouragea de nouveau les explorations, mais il s'agissait désormais de remonter le cours supérieur de l'Ogooué et plus encore de fouiller systématiquement son embouchure. C'est à cette occasion qu'Aymès, avec le secours de R. B. N. Walker, remonta de nouveau, en 1867, le cours du fleuve jusqu'aux îles Zorocotcho, au-delà du village atteint par Serval et Griffon du Bellay cinq ans plus tôt [92]. Mais ces nouvelles instructions facilitèrent surtout l'acquisition de Fernan-Vaz.

2. *Fernan-Vaz*

L'intérêt croissant des autorités françaises du Gabon pour Fernan-Vaz était une conséquence inévitable de leurs visées sur le Cap Lopez. Dès l'acquisition de ce dernier point, Didelot écrivait au ministre que, « dans un avenir peu éloigné », il pourrait sans grandes difficultés, si on le lui autorisait, étendre encore le domaine de la France vers le sud et s'assurer « la possession de toutes les bouches par lesquelles l'Ogoway déversait ses eaux dans la mer » [93]. La même année (en 1862) un traitant américain établi dans la lagune, Lawlin, y trouvait la mort; en l'absence de tout héritier et de toute autre présence européenne ou américaine sur les lieux, Didelot confia à un officier français, Carpentier, le soin d'aller y régler la question de sa succession et préserver les intérêts d'éventuels parents ou associés : c'était déjà intervenir dans les affaires du pays et exercer des droits, sans qu'aucun accord ait été conclu avec les chefs locaux (Fleuriot de Langle 57, p. 532; Carpentier 33). En 1864, deux autres officiers français, Touchard et Albigot, visitèrent la lagune en redescendant l'Ogooué, au cours de l'exploration dont il a été question : ils y rencontrèrent Du Chaillu dont c'était le deuxième séjour dans la région et, en sa compagnie, remontèrent le « Rhamb'Owenga » (ou Rembo Nkomi) jusqu'à Ngumbi, principal village commerçant de la rivière (Fleuriot de Langle 57, p. 531; Du Chaillu 46, pp. 61-63).

A cette époque, les Nkomi ou Cammas, qui formaient la base du peuplement de la lagune et de son arrière-pays, étaient affectés par un processus d'appauvrissement et de décomposition politique aussi poussé que chez les Orungu, leurs voisins immédiats au nord, avec lesquels ils partageaient, outre la langue myene, le système de filiation matrilinéaire, les croyances religieuses et une certaine centralisation des institutions politiques [94]. La crise de transition de la traite des hommes à celle des produits fut, comme on le verra, moins longue, sinon moins douloureuse, qu'au Cap Lopez et au Gabon; les Nkomi avaient eu jusqu'alors des relations moins régulières et moins intenses avec les Européens et pratiqué conjointement le commerce des hommes et des produits (Bouët-Willaumez 26, p. 206); cependant l'appauvrissement était partout visible : Anyambie, capitale politique des Nkomi et village autrefois considérable, était lors du second voyage de Du Chaillu en 1864 « réduit à quelques huttes délabrées » et sa population était « amoindrie et fort misérable » (Du Chaillu 46, pp. 23-24). Quant au système politique, il avait été caractérisé, entre la fin du XVIIIe siècle et le milieu du XIXe, par une concentration croissante cependant moins poussée qu'au Cap Lopez : certes, depuis cette époque les rois, qui portaient le nom générique de *rengondo* « empereur » et des titres divers [95], étaient élus exclusivement parmi les prétendants appartenant au matrilignage de Ngwe-Zimbe, du clan des Awogo, mais la capitale politique, Anyambie, n'était pas la capitale spirituelle car l'élection du roi avait lieu à Obantanga sur le Rembo Nkomi et sa primauté économique était concurrencée par le rôle des autres villages du littoral et, surtout à l'intérieur, par celui de Ngumbi, dernier village nkomi sur la rivière et grand centre de courtage qui appartenait exclusivement à un autre clan, celui des Abulya, dont le chef était alors Ngengeza. Comme au Cap Lopez, l'ère des « grands rois » négriers avait été fort brève : inaugurée par Re-Nima, elle avait continué avec le règne d'Anangiromba, mort vers 1837, et Omango Yombi (1837- ?), fils d'esclave dont le règne constitua, au milieu du siècle, des années de grande prospérité. Les rivalités et les guerres de succession, qui éclatèrent à sa mort, dispersèrent progressivement les Nkomi. Vers 1864, le roi, Olenga Yombi, n'était plus en réalité qu'un chef de village dont l'ivresse permanente avait terni le prestige aux yeux des Nkomi; le pouvoir passait de fait aux mains des chefs de clan qui suivaient les transformations commerciales : c'est ainsi que Ngengeza apparaissait à plus d'un comme le vrai chef des Nkomi.

Ce furent là les raisons fondamentales qui facilitèrent l'acquisition du territoire par les officiers du Gabon. Acculées à la misère, les populations de Fernan-Vaz « demandaient à grands cris des marchandises et des factoreries » pour le commerce licite [96]. Du Chaillu, Albigot et Touchard furent chaleureusement accueillis dans la lagune. La cause qui détermina immédiatement l'acquisition de la région fut un incident mineur, suscité surtout par l'aigreur des officiers français devant la confirmation des succès commerciaux rencontrés par les Britanniques. Aux termes de ce traité, signé le 14 janvier 1868 et dont le contenu est identique à celui du Cap Lopez, la France assurait à la population et aux chefs locaux « la même protection » qu'aux chefs mpongwe signataires du traité général de 1844 : onze chefs apposèrent leur croix sur le texte présenté par le commandant du *Pionnier,* Aymès et ses témoins, le négociant britannique R. B. N. Walker et les officiers français Kertanguy, Lartigue et Robin. Significatif des hiérarchies nouvelles qui s'esquissaient à Fernan-Vaz est l'ordre dans lequel se présentèrent les croix : en tête venait celle de Ngengeza, le riche chef de Ngumbi, « Roi du Rembo »; suivaient ensuite celles des six « Rois de Camma », le *rengondo* n'étant plus considéré que comme le chef du village d'Anyambie et comme l'un des rois; enfin venaient celles de quatre chefs secondaires [97]. Restait à résoudre la question des facteurs anglais qui, détenant des titres de propriété sur plusieurs îles de la lagune, refusaient plus ou moins fermement de reconnaître la souveraineté de la France : quelques mois après la signature du traité, une nouvelle mission française reçut leur engagement verbal de respecter le pavillon français. Le capitaine de l'*Africain* profita d'une importante réunion des chefs nkomi pour leur faire reconnaître une fois encore la souveraineté de la France et les inviter à porter tous leurs différends intérieurs ou avec les traitants devant les autorités supérieures établies au Gabon [98]. Le ministère de la Marine accueillit sans surprise le règlement de la question de Fernan-Vaz, la nouvelle convention n'étant à ses yeux qu'« une conséquence de l'acte du 1er juin 1862 » par lequel la France avait acquis le Cap Lopez [99].

3. *La baie de la Mondah et la controverse avec les Espagnols*

Pendant que la France s'assurait la possession des bouches de l'Ogooué, un conflit interminable, au nord de l'Estuaire, l'opposait aux Espagnols. Vers 1860, Français et Espagnols avaient conclu depuis longtemps des traités avec divers chefs de cette partie de la côte. En ce qui concerne la France [100], ses prétentions sur la rivière Mondah se fondaient sur une convention signée en 1848 entre Roger, commandant du Gabon, et le chef Kianlinwin; ses droits sur le rio Mouni découlaient des traités signés par Bouët avec le roi Koako et ses notables en 1843 et 1845; le même Bouët avait obtenu à la même époque la cession de Banoko, au nord du cap Saint-Jean; enfin entre 1850 et 1860, les chefs des îles Corisco et Elobey avaient accepté la souveraineté de la France. Quant à l'Espagne ses revendications reposaient sur les concessions que le Portugal lui avait faites dans la région en 1778 et sur des conventions conclues avec les chefs par ses ressortissants vers le milieu du XIXe siècle.

Vers 1860, on arriva à un accord provisoire entre les deux États. L'Espagne renonça à la rivière Mondah, et le comptoir du Gabon se décida à élever sur ses bords une factorerie fortifiée qui ne vit jamais le jour pour les mêmes raisons qu'au Cap Lopez. Au contraire elle maintenait ses prétentions sur la côte au nord de la Mondah, les îles Corisco et Elobey, et essayait d'établir que les traités passés par elle étaient antérieurs à ceux de la France; celle-ci était prête à discuter, considérant que « dans l'état de barbarie où ces pays étaient plongés, il était bien difficile de dresser des conventions sérieuses et d'en obtenir le maintien : tel chef qui venait de céder son territoire à la France était disposé à faire les mêmes offres à l'Espagne ou à l'Angleterre, soit par un calcul cupide, soit par un sentiment de crainte » [101]; la seule condition qu'elle mettait à un éventuel retrait était le maintien de la position et des avantages dont jouissaient ses négociants et traitants.

Plusieurs circonstances contribuèrent à relancer la controverse et exaspérèrent les points de vue. Il est certain que la modération du ministère de la Marine n'était pas partagée par les officiers, commandants supérieurs ou particuliers, qui dirigeaient les affaires du Gabon; deux d'entre eux surtout encouragèrent l'occupation, à tout prix, de ces territoires : Fleuriot de Langle, commandant supérieur de 1866 à 1868, et Dauriac qui lui succéda (1868-1869). L'un et l'autre s'appuyèrent sur trois arguments. Le premier et le plus fondamental était emprunté à la conjoncture commerciale :

> « Le commerce tend à se retirer du Gabon pour se concentrer dans les îles Elobey et la rivière d'Angra [...] Il devient très pressant de régler la question de la possession de ces îles et de faire une déclaration publique de frontière, avec prise de possession effective au moyen de petits stationnaires » [102].

En effet, les rives du Gabon s'épuisaient et les maisons françaises ou étrangères établies dans l'Estuaire créaient des succursales sur la côte voisine pour échapper aux droits de douane que la France projetait d'établir dans ses possessions du Gabon. Le second argument se rattachait à la sécurité du poste du Gabon : les commandants considéraient toute la côte voisine, au sud jusqu'à la pointe Sainte-Catherine et au nord jusqu'au cap Saint-Jean au moins, comme « une dépendance naturelle » du Gabon [103]. Le troisième enfin était politique : il semble en effet que les Espagnols n'avaient conclu de traité qu'avec le chef Monga de l'île Corisco auquel ils attribuèrent abusivement la souveraineté des îles Elobey et de la côte voisine, confondant sans doute l'aire de courtage des Benga de Corisco avec leur territoire politique; par ailleurs, les populations de ces côtes manifestaient plus de sympathie à l'égard des officiers dont ils attendaient des cadeaux analogues à ceux que recevaient chaque année les chefs du Gabon et du cap Esterias [104].

Telles étaient les données d'un problème qui n'évolua guère entre 1860 et 1870. En 1864, Braouezec et Genoyer explorèrent les rivières Mondah et Mouni dont les chefs donnèrent de nouvelles marques de sympathie au pavillon français. En 1866, les Espagnols évacuèrent les Elobey : malgré les recommandations du ministère des Affaires étrangères appelant à « profiter de l'occasion pour affirmer des droits que la France n'avait jamais cessé de revendiquer», la faiblesse des moyens mis à leur disposition empêchèrent les officiers du Gabon d'occuper ces deux îles et la côte voisine [105]. Enfin, en 1868, une délégation des chefs de San Benito, rivière située au nord du cap Saint-Jean, vint au Gabon pour la seconde fois demander à Dauriac, commandant supérieur, d'aller prendre possession de leur pays : des maisons du Gabon y avaient établi des succursales et l'acquisition de ce point aurait relié le Gabon à Banoko où les droits de la France étaient très anciens, mais le ministère recommandait déjà à cette date de faire des économies et d'éviter toute nouvelle annexion [106].

Ainsi entre 1860 et 1870, les officiers français ont réussi à opérer le désenclavement du poste du Gabon. Certes, rien n'était réglé au nord de la Mondah. Mais toute la côte depuis la Mondah jusqu'au cap Sainte-Catherine était acquise par des traités : ces possessions s'enfonçaient plus ou moins à l'intérieur selon la connaissance qu'on en avait. Cette expansion territoriale n'avait été possible que là où, en l'absence de complications diplomatiques, les officiers établis au Gabon l'avaient voulu : ce ne fut pas le cas au Congo, convoité par le ministère et les négociants mais abandonné par suite de l'opposition constante des commandants supérieurs. La même mésaventure se produisit dans la baie de la Mondah où l'activité de ces officiers supérieurs et les intérêts commerciaux du comptoir du Gabon se heurtèrent aux prétentions espagnoles. Ces nouveaux territoires, acquis pour leur richesse en produits d'exportation et pour des raisons politiques, le modeste établissement français du Gabon avait-il les moyens de les organiser et d'en tirer les profits escomptés ?

CHAPITRE VIII

Commerce et politique au temps de l'expansion territoriale

Quelles qu'en aient été les circonstances particulières et les raisons immédiates, l'expansion territoriale découlait essentiellement de considérations commerciales et politiques. En élargissant le domaine contrôlé, sinon occupé par la France, les commandants du Gabon avaient d'abord à cœur de donner une impulsion vigoureuse au commerce de toute cette région que les difficultés et la disparition progressive de la traite illicite avaient bouleversée et considérablement gênée : une telle reprise devait, à leurs yeux, améliorer les positions du commerce français surclassé par son concurrent britannique et en même temps prouver à ceux qui en doutaient que le Gabon disposait de ressources appréciables et pouvait devenir une colonie utile. Sur le plan politique, il s'agissait avant tout de s'assurer l'attachement des populations voisines des Mpongwe, dans le but à la fois de prévenir une implantation rivale et de garantir à l'établissement français des bases plus larges. Il convient donc d'examiner la portée, l'ampleur et les limites éventuelles des transformations que l'expansion territoriale introduisit dans le commerce du Gabon et dans les rapports entre les autorités françaises et les populations locales entre 1860 et 1870.

I. Persistance du malaise commercial

Les problèmes du commerce dans l'Estuaire et ses dépendances immédiates ont été assez longuement examinés : ils se retrouvaient, *mutatis mutandis,* dans les deux régions nouvellement acquises, le Cap Lopez et Fernan-Vaz. Ici comme là, il s'agissait d'abord de trouver aux esclaves des produits de remplacement aussi profitables et, pour les Français, de tenir tête à la concurrence britannique, à défaut de pouvoir la renverser. Il ne peut donc s'agir désormais que de mettre en lumière les nouveautés déterminées par certaines circonstances ou par les changements des directives politiques et de rechercher dans quelle mesure elles transformèrent les conditions et les aspects du commerce local. Or, ce qui frappe à cet égard, c'est la lenteur et la timidité des innovations, contrastant avec la permanence de nombreux traits de la période antérieure.

1. *Les nouveautés*

La principale nouveauté concerne le régime commercial. Jusqu'en 1860, il reposait sur la franchise absolue et la liberté d'établissement et de circulation pour les traitants de toutes nationalités. Ce régime libéral découlait des engagements pris en ce sens à l'égard des villages de Glass et des Anglais, et de la volonté de ne pas ajouter des obstacles à un mouvement commercial déjà languissant; les critiques, dispersées avant 1860, se firent plus nombreuses ensuite et le ministère, malgré son attachement au régime antérieur, fut obligé par la pression des circonstances et des nécessités locales d'imposer des droits de douane [1].

C'est pourtant du ministère qu'émanèrent les premières suggestions poussant à la limitation de la franchise. En 1859, en effet, les instructions du tout nouveau chef du Département, Chasseloup-Laubat, au premier commandant supérieur des établissements du golfe de Guinée, Bossé, lui prescrivaient de rechercher s'il ne pourrait pas, pour augmenter les ressources financières de ces postes condamnés à compter sur le soutien exclusif de la métropole, établir « avec modération quelques droits sur les opérations maritimes et commerciales » [2]. Cette première suggestion fut aussi la dernière car le ministère allait, paradoxalement, opposer une longue résistance aux propositions des commandants. Ce fut le cas d'abord au sujet du problème de la « francisation » des produits du Gabon [3] : avant la séparation administrative de Gorée et du Gabon, tous les produits venant de la côte sud bénéficiaient de la francisation, au lieu que celle-ci fût réservée aux seuls produits venant réellement du Gabon et rivières avoisinantes. Les capitaines français tenaient beaucoup à l'obtention de ce certificat d'origine, même et surtout lorsqu'ils avaient fait leur troque et chargé leurs navires ailleurs et ne passaient au Gabon que pour cette formalité : elle leur permettait d'entrer en franchise en France [4]. Ce système avait évidemment de nombreux inconvénients, à commencer par celui de donner une fausse idée du mouvement commercial de la région et d'induire en erreur des négociants de la métropole. Bossé, dans sa volonté d'assainissement général, proposa plus de rigueur et de régularité dans l'attribution du certificat d'origine. Le ministère s'y refusa; en apportant des entraves au système en vigueur, cette mesure irait à l'encontre des résultats recherchés : attirer au Gabon le plus grand nombre de navires et de marchandises. Cet attachement à l'ancien régime commercial fut affirmé avec plus de vigueur encore en 1861, dans les instructions à Didelot :

> « Notre comptoir », écrivait le ministre, « est placé sous un régime de franchise absolue en vue d'y amener le plus grand nombre possible de navires et d'y multiplier les transactions; la concurrence, en maintenant à des prix modérés les marchandises d'importation, est propre à développer, parmi les habitants des pays environnants, le goût du commerce et les stimule à produire les denrées qu'ils peuvent échanger contre celles de l'Europe; un régime de douane qui restreindrait le mouvement commercial, déjà si faible dans notre comptoir, serait contraire au but de sa création : c'est dire qu'il ne saurait être question, d'ici à un temps dont la limite échappe à toutes les prévisions, d'établir des droits, quelque modérés qu'ils soient, sur les opérations maritimes et commerciales » [5].

Aussi, le ministre refusa-t-il logiquement de suivre Didelot qui proposait de ne pas accorder à l'agent commercial des États-Unis, Francis May, le droit de s'établir au Gabon de peur qu'il ne vînt renforcer l'hégémonie commerciale anglo-saxonne et les sentiments anglophiles de certains villages de l'Estuaire [6]; par conséquent, l'arrêté promulgué par ce commandant en 1863, tout en organisant pour la première fois de façon précise la navigation et le commerce dans les eaux du Gabon, se contenta de confirmer le système douanier libéral [7]. On était cependant convaincu sur place au Gabon qu'il faudrait un jour ou l'autre introduire des innovations. Avec quelque subtilité, Laffont de Ladebat, nommé commandant supérieur en août 1863, proposa l'année suivante de maintenir le principe de la franchise mais d'appliquer, sur la valeur du commerce réalisé par les étrangers, une taxe de 3 % qui aurait le double avantage de donner davantage de ressources au poste et de favoriser le commerce français sans gêner considérablement les étrangers [8]. Le ministère refusa encore une fois semble-t-il.

Cependant des initiatives prises en métropole devaient rapidement débloquer la situation. Au début de 1866, le ministère décida de réduire d'un tiers la subvention annuelle de 150 000 francs accordée aux établissements du golfe de Guinée. Il fallait que le commandant supérieur trouvât ailleurs les 50 000 francs qu'on lui enlevait aussi brutalement : or, les amendes et taxes diverses imposées aux commerçants du Gabon ne rapportaient au mieux que 4 000 ou 5 000 francs. Pris au dépourvu et alarmé par cette nouvelle disposition, l'amiral Fleuriot de Langle reprit la proposition d'une taxe de 3 % à frapper aussi bien au Gabon qu'à la Côte d'Or; le ministère refusant d'ouvrir au commerce étranger ces derniers comptoirs, le Gabon devait fournir seul les 50 000 francs [9]. Cela conduisit Fleuriot de Langle à proposer d'abord une taxe plus élevée (4 %) à l'entrée et à la sortie des marchandises, et frappant à la fois les Français et les étrangers; bien perçue elle pouvait rapporter 35 000 francs. Les 15 000 francs restants seraient obtenus grâce à des taxes supplémentaires : un droit d'ancrage d'un franc par tonneau de jauge pour tout navire qui se livrerait aux opérations de chargement et de déchargement dans les eaux du Gabon et de ses dépendances, et des droits annuels de patente et de licence. Le ministère différa sa réponse, subordonnant la solution du problème particulier du Gabon à l'élaboration du nouveau régime commercial du Sénégal. En attendant une décision, Fleuriot de Langle fut autorisé à percevoir un droit annuel de licence de 600 francs sur les traitants, un droit de patente s'élevant à 800 francs pour les négociants et 400 francs pour les marchands détaillants [10]; le commerce local, convaincu lui aussi depuis 1866 de la nécessité d'établir quelques droits, s'alarma pourtant : il acceptait seulement des droits fixes d'ancrage mais refusait les droits de douane qu'il considérait comme vexatoires [11].

Le ministère décida en définitive en septembre 1868 [12]. Il rejeta les propositions de Fleuriot de Langle : les taxes de douane étaient trop élevées; le nouveau système était trop compliqué puisque les droits frappaient à la fois les navires (droit d'ancrage) et les marchandises (droits de douane); leur perception exigerait un personnel nombreux et expérimenté et entraînerait des dépenses trop lourdes. Par conséquent, le ministère résolut d'appliquer au Gabon le régime qui avait été adopté pour Gorée en février 1868 : à dater du 1er janvier 1869, une taxe maximale de 4 % frapperait les marchandises à l'exportation, quelle que fût la nationalité du pavillon. On sait que pour échapper à ces taxes, les maisons commerciales du Gabon avaient pris l'initiative d'installer des succursales à Mondah, Corisco, Elobey et Fernan-Vaz. Au début de 1869, des postes de douane furent établis sur les bords de la Mondah et à Fernan-Vaz. Le commerce apparemment n'en souffrit pas beaucoup : de nouvelles maisons venaient se former au Gabon et une contrebande active s'organisa très rapidement [13].

Ainsi le ministère avait fini par se rallier à l'idée d'une réforme du régime commercial réclamée de plus en plus par les commandants supérieurs. Les mesures qu'il adopta finalement restèrent en deçà de leur exigences : destinées à maintenir les ressources du poste, elles avaient uniquement un caractère fiscal et n'établissaient aucune forme de discrimination entre les Français et leurs puissants concurrents étrangers.

D'autres nouveautés apparurent au cours de la même période : certaines furent moins importantes que la première, d'autres plus lentes à se manifester au point de paraître presque imperceptibles. L'une d'elles modifia le régime des concessions de terrains. Jusqu'en 1864, les concessions avaient été gratuites et les commandants, qui en décidaient, avaient eu tendance à privilégier les ressortissants français. En 1864, sur la demande du ministre intervint une réforme [14] : cette réforme posa, sans le résoudre, le délicat problème des droits de propriété des populations et des chefs locaux à qui l'on reconnut seulement la propriété sur les terres effectivement mises en valeur, à l'exclusion des « terrains vagues » et des terres cédées à la France. De plus, elle substitua le principe de la vente à celui de la gratuité des concessions, le prix variant en fonction de la position du terrain : deux cents francs l'hectare sur les rivages de l'estuaire, cinquante francs à l'intérieur. Enfin elle abolit toute discrimination entre les Français et les étrangers.

En même temps, d'autres nouveautés étaient en train de modifier la pratique du commerce local. La circulation monétaire s'intensifia; le ministère de la Marine en avait fait une de ses préoccupations essentielles; en 1859, les instructions genérales de Chasseloup-Laubat à Bossé lui disaient en effet :

> « Pour arriver peu à peu à ces conditions régulières de commerce et à un échange normal de valeurs, vous vous efforcerez de populariser parmi les indigènes l'usage de la monnaie, en leur montrant qu'au moyen de ce signe commun d'échange ils peuvent se procurer, soit dans nos comptoirs, soit dans les comptoirs étrangers, toute espèce de marchandise : vos moyens de service seront bien plus faciles quand vous aurez pu parvenir à faire reconnaître aux monnaies le caractère qu'elles ont dans les pays policés » [15].

On ignore quelles incitations furent déployées en direction des Mpongwe et de leurs voisins; toujours est-il qu'après 1865 les commandants signalent le développement, parallèlement au maintien des échanges directs, des monnaies françaises et anglaises [16].

Aussi, progressive et lente fut la transformation qui affectait le courtage. « Aujourd'hui », écrivait le marquis de Compiègne en 1873 au sujet des Mpongwe, « la profession de courtier n'existe plus, les Blancs ayant, à leur immense avantage, pénétré fort loin dans l'intérieur des terres et établi des relations directes avec ses habitants » (Raponda-Walker et Reynard 179, p. 257). On a sans doute accordé trop de crédit à ces propos d'un observateur souvent superficiel des réalités sociales de l'Afrique Équatoriale. Car si le courtage s'affaiblissait, la profession constituait encore la principale source de revenus pour les Mpongwe : en se multipliant, les explorations montraient le moyen de tourner le barrage des courtiers mais ceux-ci restaient indispensables. Et plusieurs témoignages montrent que le courtage évoluait mais très lentement : en 1865 par exemple, Laffont de Ladebat signalait que « les indigènes remplissaient les fonctions de courtiers et de sous-traitants, s'y montraient assez habiles, mais que leur mauvaise foi amenait souvent des conflits avec les gens de l'intérieur » [17]. La même année, un capitaine de Nantes, Le Roy, sollicitait l'intervention du ministre et des instructions aux officiers du poste pour l'aider à recouvrer une somme de 5 000 francs que lui devaient divers courtiers du Gabon, dont le chef mpongwe Louis [18]; enfin, deux initiatives du commandant supérieur Duperré en 1870 confirmaient le rôle encore actif des courtiers mpongwe : aux Fang du Rhemboué, il conseillait de venir traiter directement à Glass avec les négociants européens, leur promettant de « faire bonne justice des exactions que commettaient les intermédiaires Gabonnais ou Bakalais »; aux Européens de même il recommandait de choisir avec plus de discernement leurs intermédiaires et, plus encore, de « tenter l'expérience du commerce direct avec les Pahouins » [19].

Ainsi, sauf la modification, d'ailleurs tardive, du régime commercial, les transformations subies par le commerce du Gabon furent très restreintes. C'est dire que, malgré l'expansion territoriale et les explorations, il présentait dans l'ensemble les mêmes caractères et se ressentait des mêmes difficultés.

2. *Les permanences*

On retrouve en effet après 1860 la médiocrité du volume des échanges, la prédominance à l'exportation des produits de luxe et la quasi-impossibilité pour les Français de se hisser au niveau de leurs concurrents étrangers, en particulier les Britanniques.

Le mouvement général des échanges demeura très bas et très irrégulier, sans manifester aucune tendance à la hausse. Pour 1860 et 1861, on sait seulement, en l'absence de données chiffrées, qu'il régna « un état de marasme » [20] que le commandant supérieur de l'époque, Didelot, expliquait par le ralentissement des affaires en Europe et aux États-Unis, et sur le plan local par la chèreté excessive de l'ivoire et du caoutchouc, dont les prix auraient alors dépassé ceux de l'Europe, et par la difficulté pour les négociants de tirer un profit intéressant des autres grands produits du Gabon (l'ébène et le bois rouge). De 1862 à 1864, une reprise s'amorce : la valeur globale des échanges passe de 2 280 000 francs en 1862 à 2 020 000 en 1863 et 3 000 000 en 1864, année où elle approche le record de la décennie précédente (3 100 000 francs en 1854) [21] ; cette reprise restait très limitée, surtout quand on la comparait au volume des affaires réalisées au Sénégal pendant les mêmes années : 19 000 000 de francs en 1862, 22 000 000 en 1863 et 1864 (*Tableau décennal*... 14, pp. 122-123). Elle fut d'ailleurs très passagère, car dès 1865 le mouvement commercial enregistra une baisse très sensible pour stagner longtemps aux alentours de 1 500 000 francs : 1 280 000 en 1865, 1 550 000 en 1866, 1 600 000 en 1867, 2 652 500 en 1869 et 2 142 000 en 1870 [22], pendant que le commerce du Sénégal, pour reprendre un point de repère déjà employé, s'élevait régulièrement de 26 900 000 en 1865 à 28 000 000 en 1867 et 1871 (*Tableau décennal* 14, pp. 116-117). Cette chute brutale résulta en partie de l'épidémie de variole qui, en frappant les villages pendant la seconde moitié de la décennie, réduisit l'ardeur aux affaires; mais le marasme provint surtout de ce que s'accéléra, par suite de l'épuisement de la région de l'Estuaire et des entraves à la liberté commerciale, le mouvement qui poussait les maisons de commerce à s'établir dans la baie de la Mondah ou aux bouches de l'Ogooué. Les chiffres précédents traduisent donc essentiellement l'évolution du commerce de l'Estuaire et non pas de toutes les régions revendiquées par la France [23].

Les données relatives aux importations et aux exportations ne sont pas moins intéressantes à considérer. Pour les années connues, le tableau X rend compte de leur importance (en francs). On constate donc que, sauf pour 1862 et 1864, la balance commerciale est déficitaire. Trois circonstances expliquent cette situation : d'abord, comme on l'a vu, les importations comprennent les marchandises réexportées vers les régions voisines du Gabon dont les exportations ne sont pas comprises dans les statistiques; en outre, on inclut dans ces importations l'entrée de certaines marchandises, surtout des produits alimentaires, destinées aux officiers du poste; enfin la valeur réelle des exportations est sensiblement supérieure aux chiffres indiqués, car ceux-ci donnent seulement les prix en marchandises payées aux courtiers du Gabon.

Si, laissant les chiffres, on passe à l'examen des produits échangés, on constate que dans ce domaine aussi les changements sont pratiquement inexistants. Aux importations, le poste le plus considérable était toujours représenté par les tissus : au cours des quatre années pour lesquelles on dispose de renseignements (1862, 1864, 1865 et 1866), ils s'élevèrent respectivement à 200 000, 350 000, 300 000 et 310 000 francs, soit au moins un tiers de la valeur totale des entrées. De même les vins et les spiritueux se maintenaient

TABLEAU X

Le commerce du Gabon (1862-1870)

	Importations	*Exportations*
1862	650 000	1 630 000
1863	1 060 000	940 000
1864	1 160 000	900 000
1865	930 000	350 000
1866	950 000	600 000
1867	960 000	640 000
1869	1 572 500	1 080 000
1870	1 252 000	890 000

Source : Voir ci-dessous n. 22.

à un niveau élevé, entre 125 000 et 180 000 francs chaque année, soit entre 10 et 20 % des importations. Le fait le plus remarquable est sans doute le développement du commerce des fusils et de la poudre qui passèrent au second rang des importations dès 1864; ce développement est à mettre en rapport avec le rapprochement continu des Fang et la substitution par ces derniers des armes à feu aux armes traditionnelles dans la chasse à l'éléphant. La valeur de ces importations, inférieure à 80 000 francs en 1862, dépassa ensuite 150 000 francs; autre indice révélateur, la poudrière d'État que le gouvernement fit construire en 1865 pour des raisons de sécurité reçut des quantités croissantes de poudre, surtout après l'obligation faite aux traitants en 1870 d'y déposer la plus grande partie de leur poudre : 21 000 kg en 1870, 55 000 en 1871, 60 000 en 1872 et 71 000 en 1873 [24]. Il faut dire que le profit en était intéressant, le baril de quatre kilos acheté 2,80 francs en Europe étant vendu 6,75 francs par les Anglais et 7,70 francs par les Français.

Quant aux populations locales, elles continuaient à tirer un profit de moins en moins régulier et de plus en plus précaire de la traite des esclaves. Les rapports des commandants font en effet régulièrement état de « coups de traite » tentés dans toutes les régions placées sous pavillon français. Dans la région de l'Estuaire, le commandant particulier et l'ordonnateur saisirent au village de Denis, en 1863, douze négriers portugais venus de São-Tomé avec 3 000 francs en espèces, « une grande quantité de marchandises et une trentaine d'esclaves, d'autres en assez grand nombre » ayant été cachés à temps dans les plantations de Denis [25]. La décision prise par le gouvernement portugais de repousser l'émancipation des esclaves à 1882 fit redoubler d'ardeur les habitants de l'île du Prince et de São-Tomé et provoqua une recrudescence de la contrebande négrière sur les côtes du Gabon, notamment à Fernan-Vaz et au Cap Lopez [26] : en 1868, devant la participation active à ce trafic des gens de Petit Nya-Nye, village situé sur la côte entre l'estuaire et le Cap Lopez, le commandant supérieur, Dauriac, fit enlever les pirogues, bombarder le village et imposa une lourde amende aux habitants [27]. Pour éteindre ce trafic, du moins de la part des Mpongwe, Fleuriot de Langle avait demandé en 1867 à tous les propriétaires d'esclaves d'en faire la déclaration à l'administration [28]; ceux-ci s'étaient exécutés par peur des représailles, mais l'administration n'avait pas les moyens de procéder à un recensement même irrégulier, les traitants engagés dans le commerce licite participaient de temps à autre aux expéditions d'esclaves, tel cet Anglais Rirkood de Glass qui installa chez Denis une factorerie réputée suspecte, et des pirogues continuaient d'emmener à des fêtes au Cap Lopez des gens qui n'en revenaient jamais [29].

Cependant la principale source de revenus des intermédiaires du Gabon était désormais le commerce licite. Comme avant 1860, la région du Gabon exportait principalement des produits de luxe : l'ivoire, entre 20 et 50 % de la valeur des exportations selon les années, et les bois (santal, ébène et divers), entre 15 et 25 %. Le caoutchouc ne retrouvait pas le niveau spectaculaire de 1854 et stagnait à 15 ou 20 % des sorties : ce repli tient notamment à la qualité du caoutchouc du Gabon qui contenait un acide très corrosif, détruisant rapidement les vases et les machines qui servaient à le concréter et à le fileter [30]. Cette préférence donnée par les courtiers aux produits traditionnels s'expliquait aussi par leurs prix bien plus élevés; une mercuriale dressée pour les derniers mois de 1868 donnait en effet les prix des principaux produits du Gabon (tableau XI) [31]. Mais cette persistance des produits traditionnels de la chasse et de la cueillette montrait l'ampleur des difficultés qu'on continuait d'éprouver à passer à une économie de production destinée à l'exportation. Ces difficultés étaient plus ou moins graves selon les régions.

Elles étaient sérieuses surtout au Gabon et au Cap Lopez. Au Gabon, Didelot, sans doute peu informé de l'échec des premières tentatives de colonisation, essaya de renouveler l'expérience; en 1862, la guerre de Sécession lui sembla une occasion favorable pour « sortir des essais bornés aux jardins d'acclimation et vider une bonne fois la question vitale de la culture étendue et par les noirs eux-mêmes » et développer la culture du coton et du tabac [32] : des graines furent distribuées aux habitants de Libreville, quelques chefs promirent de suivre l'exemple si l'expérience réussissait, mais il n'en fut rien. La même année, Didelot crut découvrir « un nouvel élément de richesse » dans la pâte de rocou, obtenue au Gabon à partir des capsules parvenues à maturité d'« un arbre de haute futaie »; un échantillon de cette pâte, utile pour la teinturerie, fut envoyé au ministère de la Marine qui le transmit à celui du Commerce et celui-ci au comité consultatif des Arts et manufactures : le rocou fut jugé d'une excellente qualité et susceptible de concurrencer les meilleurs rocous de commerce si on le préparait avec plus de soin de façon à en éliminer toute matière inorganique [33]. Malgré cet avis favorable et à en juger d'après les statistiques commerciales, le rocou ne devint l'objet d'aucune exploitation de la part des populations locales. Ainsi la crise, ou tout au moins le malaise économique, persistait au Gabon. Car les abords de l'estuaire s'épuisaient et il fallait s'enfoncer toujours plus loin à l'intérieur des terres pour trouver des produits d'exportation; inquiet de cette situation, Laffont de Ladebat — entre autres — dressa en 1863 un diagnostic pessimiste :

> « Les indigènes détruisent au lieu de produire : il faut remonter plus haut chaque année dans le Como pour y trouver à grand'peine

TABLEAU XI

Mercuriale de Libreville (1868) [en francs]

Bois rouge	15 *	Huile de palme	375
Ivoire	10 000 **	Noix de palme	100
Ébène	75	Dika	250
Écaille	4 000	Arachides	200
Cire	2 000	Gomme copale	200
Caoutchouc	1 000		

* Les 100 bûches.
** Les 1 000 kg (de même que pour les autres produits du tableau).

Source : Prix moyens présentés par les négociants du Gabon, décembre 1868 (ANSOM Gabon I, 7c et XX, 1c).

> les produits qu'on rencontrait autrefois en abondance sur les rives mêmes du Gabon; en outre la population ne cesse de décroître avec une rapidité inquiétante : l'abus des liqueurs alcooliques et la pratique de l'avortement sont les causes de cette dépopulation qui arrête tout travail utile; je ne vois donc aucune chance pour que le commerce se développe au Gabon » [34].

En outre de la Como, cet épuisement profita aux terres comprises entre le Gabon et l'Ogooué, à la fois régions de production et voie de passage des caravanes venant du Moyen-Ogooué : aussi, malgré la pénurie des produits locaux qui commençait à s'y faire remarquer, le commerce du Rhemboué était-il en 1867 deux à trois fois plus important qu'au cours des années précédentes [35].

Au contraire du Gabon, deux régions s'adaptaient sans difficulté aux nouvelles exigences du commerce. La baie de la Mondah fournissait essentiellement du bois rouge; cette production, qui avait commencé avant 1860, se développa ensuite, conséquence inattendue des nouvelles conditions fiscales en vigueur au Gabon; mais le phénomène d'épuisement qui frappait le Gabon menaçait aussi cette partie de la côte [36]. La situation était différente à Fernan-Vaz : la lagune apparaissait en effet comme la région économique la plus dynamique. Deux facteurs se conjuguaient pour expliquer ce dynamisme. D'abord la lagune servait, plus que le Cap Lopez, à écouler les produits du Moyen-Ogooué, car non seulement les Orungu avaient trop participé à la traite négrière, mais encore ils continuaient de la pratiquer et délaissaient par conséquent le commerce des produits; en outre les chefs de l'intérieur, profitant de l'affaiblissement du roi du Cap Lopez, « ne voulaient plus reconnaître l'autorité que le roi d'Isambe prétendait s'arroger sur toute la rivière » et préféraient établir des rapports d'échange avec les Nkomi de Fernan-Vaz (Griffon du Bellay 64, pp. 296-308). Du Moyen-Ogooué la lagune recevait de l'ivoire transmis de l'intérieur par les courtiers camma du lac Anenge et surtout le caoutchouc et l'huile de palme produite par les villageois eux-mêmes, dans la même région du lac Anenge. Car, et c'est là le second facteur de dynamisme, plus que les Mpongwe et les Orungu, les Nkomi s'étaient vite reconvertis au commerce fondé sur une économie de production : Aymès en 1868, comme Du Chaillu quelques années auparavant, signalait « de magnifiques plaines entièrement plantées de palmiers à huile » et s'étonnait de « ne point trouver chez elle [la population nkomi] les causes d'appauvrissement de la race signalées si fréquemment chez les Mpongwé » [37]. Leur participation à la traite avait été plus tardive et par conséquent plus limitée; on retrouvait chez eux la division de la tribu, déjà signalée chez les Orungu, en deux groupes : celui du rivage *mongi nshuwa* chargé du courtage et celui de l'intérieur *mong' abundje* chargé de la production, mais elle était moins étanche. Les gens de la mer n'avaient donc pas perdu tout contact avec la terre et pouvaient reprendre aisément les tâches productives (Du Chaillu 45, p. 220; Avaro 121, pp. 317-319); ceci fut facilité par l'impulsion relativement précoce qu'ils reçurent des marchands anglo-saxons.

La domination que les marchands anglais et américains exerçaient sur le commerce de toute cette région constituait en effet le dernier trait hérité des décennies précédentes. Le commerce français demeurait médiocre, atteignant à peine 25 % de la valeur totale des échanges en 1862, 1863 et 1865, 30 % en 1866 et 1867, 35 % en 1864 (tabl. XII) : pour cette dernière année l'augmentation vint surtout de l'exportation d'une abondante quantité d'huile de palme, chargée en réalité au Congo. Replacé dans l'ensemble des valeurs réalisées par la France sur la côte occidentale d'Afrique, non compris le Sénégal [38], ce commerce était encore plus insignifiant (*Tableau décennal*... 14, pp. 56-57, 50-51).

Comme on le voit, les produits du Gabon entraient pour une quantité négligeable dans le commerce général de la France avec la côte occidentale d'Afrique. Cette situation inspira par exemple cette note acerbe au *Sémaphore* de Marseille :

> « Quel goufre (*sic*) que ce Gabon. Et quel goufre inutile. Quelle position pour consommer, sans profit pour personne, hommes et argent. Je ne suis jamais allé au Gabon, mais s'il faut en croire tous ceux qui en arrivent, jamais pays fut plus ingrat et moins susceptible de pouvoir jamais s'améliorer. Je ne sais qui a découvert pour le compte de la France le Gabon [...] Mais quel qu'il soit, je ne l'en félicite pas » [39].

On reconnaît là le point de vue plusieurs fois exprimé par les frères Régis. Pourtant quelques maisons de commerce françaises se cramponnaient au Gabon. En 1861, elles étaient quatre (Lalubie de Bordeaux, Vidal du Havre, Masurier du Havre également et Pilastre et fils de Rouen) : ces deux dernières étaient en liquidation [40] et seule la première se déclarait satisfaite du développement de ses affaires au Gabon [41]. En 1864, Catherine Fischer qui avait quitté le Gabon peu de temps auparavant y revint avec un certain Frich pour ouvrir un débit de boisson... [42]. L'année suivante, ces factoreries étaient au nombre de trois (Pilastre, Lalubie et Fischer) [43]; enfin en 1867

TABLEAU XII

Importations par la France du Gabon et de la côte occidentale d'Afrique (1862-1870) [*en francs*]

1862	520 000	20 500 000
1863	530 000	24 000 000
1864	930 000	21 000 000
1865	370 000	23 000 000
1866	491 000	22 500 000
1867	500 000	21 500 000
1868	?	24 000 000
1869	870 000	22 000 000
1870	?	24 000 000

Source : Tableau décennal... 14.

leur nombre s'élevait à cinq [44]. Il faut ajouter à ces établissements permanents la visite fort irrégulière de troqueurs isolés. Ainsi, du point de vue des affaires, le Gabon restait pour la France le domaine privilégié du petit commerce.

Comme par le passé et pour les mêmes raisons, ce que les Français perdaient passait aux mains des Anglais et, secondairement, des Américains et des Allemands. Il suffit pour s'en convaincre de lire par exemple ce qu'écrivait Didelot en 1861 :

> « Quant aux Anglais et aux Américains, appuyés sur des capitaux plus considérables et liant les affaires du Gabon à celles d'autres comptoirs établis sur divers points de la côte, constamment mieux approvisionnés en marchandises et objets de troque, préparant à l'avance, sur une grande échelle, les chargements de leurs navires, ils résistent mieux à toutes les vicissitudes du commerce et semblent ne vouloir pas abandonner la lutte : le retraite de nos négociants leur fait d'ailleurs la partie belle et les laisse sans concurrence » [45].

Toutes les maisons avaient leur centre d'affaires à Glass qui confirmait donc son rôle de principal village commercial de l'Estuaire et même de la région, car c'est de là que partaient les directives vers les succursales de la côte et des rivières voisines. Il y avait ainsi à Glass sept factoreries étrangères en 1865 [46] : une hambourgeoise, Karl Woermann, représentée par Brehmer et Wolber; une américaine; et cinq anglaises, dont les deux plus importantes étaient Hatton and Cookson, établie depuis 1859 et dirigée par l'inlassable Bruce Walker, et John Holt installée seulement en 1864. Cette prédominance britannique et américaine était plus nette encore lorsque, quittant le Gabon, on pénétrait dans la région la plus riche, la lagune de Fernan-Vaz. Elle avait été préparée au cours de la décennie précédente par l'action solitaire de l'Américain Lawlin qui développa le commerce licite, reçut en cadeau l'île de « Brooklyn » et exerça sur les Nkomi une influence culturelle et politique considérable (Reade 94, pp. 170-175) [47]. Lorsque la France fit l'acquisition de la lagune, cinq factoreries anglaises et américaines y faisaient un commerce très prospère [48] : suivant l'exemple de Lawlin, l'inévitable Bruce Walker s'était fait concéder, moyennant 120 dollars, l'île de Dame pour la maison Hatton and Cookson et avait reçu lui-même à titre gracieux l'île d'Ombele du roi des Nkomi en personne; Craston occupait l'île de Brooklyn pour le compte de la maison Kirkwood du Gabon; un autre Anglais, Thomas Barton, y avait sa seule factorerie, qu'il gérait de façon indépendante. L'acquisition de Fernan-Vaz ouvrit à peine la lagune au commerce français : sauf pour Walker qu'il savait loyal à l'égard de l'administration française, Fleuriot de Langle refusa de reconnaître les donations faites par les chefs nkomi, car les Anglais considéraient les îles qu'ils occupaient comme « propriété anglaise ne relevant pas du protectorat de la France » [49]. Seule la maison la plus importante du Gabon, Lalubie, sut profiter de la situation pour établir une succursale dans la lagune.

Ainsi, en dehors du changement du régime commercial, changement de nature seulement fiscale et administrative, la décennie de l'expansion territoriale vit se prolonger et s'aggraver la médiocrité du commerce du Gabon comme la difficulté pour les négociants français d'en tirer un bénéfice compensant les dépenses consenties et justifiant les espoirs mis dans ce poste.

II. Les relations politiques avec les populations locales

Au contraire du commerce, les relations politiques avec les populations locales ne pouvaient pas rester insensibles à l'expansion territoriale de la France et à l'amélioration des conditions administratives et des moyens matériels du poste. Trois grands changements méritent d'être soulignés : la « politique indigène » se transformait, devenant de plus en plus interventionniste; parmi les Mpongwe, l'assimilation culturelle et politique faisait des progrès réguliers; enfin le rapprochement des Fang devint le principal sujet d'inquiétude et la principale source de difficultés.

1. *Les transformations de la « politique indigène »*

Elles furent facilitées, sur le plan local, par l'extension du domaine colonial de la France. Prenons garde cependant de ne pas confondre souveraineté nominale et souveraineté effective. Nominalement en effet, la souveraineté de la France s'étendit jusqu'à couvrir « les trois bassins qui s'ouvrent sur la mer du Gabon » [50] : le « rio d'Angra » et la rivière Mondah au nord, au centre l'estuaire du Gabon, enfin les bouches de l'Ogooué au sud. Ce territoire comprenait avant tout la région côtière du cap Saint-Jean à la pointe Sainte-Catherine. L'incertitude était cependant complète quant à la profondeur des terres intérieures que la France pourrait revendiquer : aux termes des traités signés en 1862 et 1868 avec les rois et chefs du Cap Lopez et de Fernan-Vaz, ceux-ci « concédaient de leur plein gré au Gouvernement français la souveraineté de leurs territoires », mais les officiers de la Marine, souvent pressés de conclure des conventions, se souciaient peu d'en préciser les frontières. En réalité l'acquisition de la côte leur paraissait suffisante pour interdire l'intérieur du continent aux Puissances rivales, et les explorations étaient l'occasion de gagner les chefs des régions parcourues à l'idée que leurs terres étaient désormais françaises; la seule difficulté à cet égard fut le refus prolongé de reconnaître la souveraineté française exprimé par « la tribu Bakalaise la plus puissante » qui détenait le terrain compris entre le Gabon et l'Ogooué : il fallut attendre 1867 pour que le chef principal acceptât le pavillon français [51]. Ce domaine nominal de la France n'était pas seulement plus étendu mais aussi plus peuplé; en 1867, le commandant supérieur Fleuriot de Langle estimait à 120 000 personnes la population avec laquelle l'administration était en rapport plus ou moins régulier : 3 000 Mpongwe, plus leurs 6 000 esclaves; 10 000 Seke ou Bulu; autant d'Akele; 60 000 à 80 000 Pahouins; enfin, à peine 20 000 âmes dans tout le bassin de l'Ogooué en y comprenant le Cap Lopez, la lagune de Fernan-Vaz et le cours du fleuve jusqu'au confluent de la Ngunie [52].

Il est bien évident cependant que la souveraineté effective s'exerçait sur un territoire beaucoup plus restreint. Il y avait d'abord, depuis le traité signé avec le chef mpongwe Louis en 1841, une ambiguïté que les conventions ultérieures se gardèrent bien de résoudre : la concession de la souveraineté impliquait-elle aussi une cession du territoire ? Dans tous les cas, quels étaient les droits de la France sur ces territoires et dans quelle mesure pouvait-elle en disposer librement ? En réalité, comme le soulignait Laffont de Ladebat en 1863, les traités conclus avec les chefs indigènes n'avaient « cédé à la France en toute propriété » que les terrains situés entre « le village du Roi Louis [...] et le village de Glass exclusivement » [53]. Quelle que fût la réponse à cette question juridique, l'administration française du Gabon n'avait pas les moyens matériels et humains d'une grande politique; il n'y eut pas de prise de possession effective à Mondah, au Cap Lopez et à Fernan-Vaz quoique les bâtiments préfabriqués à cet effet fussent prêts à Libreville; il n'y avait pas assez d'hommes, ceux dont on disposait ne semblaient pas à la hauteur de leur tâche : « Les sous-officiers blancs, fort solides et fort brillants au feu, manquent absolument des qualités nécessaires pour commander un poste éloigné et au milieu d'une paix profonde; abandonnés ainsi à eux-mêmes, ils se livreraient à l'ivrognerie, enlèveraient des femmes, mettraient le pays en feu et allumeraient infailliblement la guerre » [54]. Restaient les moyens navals mais, sur ce point également, les demandes des commandants ne furent pas satisfaites [55]. Cette situation, ce paradoxe entre l'étendue du domaine nominal et l'étroitesse du domaine réellement administré, ajoutée à l'impossibilité d'augmenter les moyens du poste, amena Duperré, commandant de la Division en 1870, à recommander au ministre un prudent repli :

> « Nous avons je crois beaucoup trop étendu vers le sud les limites de nos possessions gabonaises : les traités avec les gens de Camma me paraissent avoir été conclus sans une parfaite connaissance des droits des chefs qui les ont contractés avec nous et des frontières exactes des pays acceptant notre autorité, de sorte que le moindre incident peut créer des complications qui, je le crois bien, ne pourraient avoir d'autre solution que l'abandon des territoires contestés » [56].

En définitive, la souveraineté au Cap Lopez et à Fernan-Vaz ne commença à prendre une allure effective que tardivement avec l'établissement de l'impôt à l'exportation; encore faut-il nuancer : la lagune de Fernan-Vaz, par suite de l'important mouvement commercial qui y avait lieu, attira plus fréquemment les officiers français que le Cap Lopez (en 1868, le capitaine de l'*Africain,* Aymès, dut y intervenir pour mettre un terme momentanément aux pillages dont se plaignaient les traitants anglais et américains; l'année suivante le même officier vint apaiser une querelle entre des villages, qui menaçait la régularité et la sécurité du commerce) [57]. Par conséquent, le domaine relevant de la souveraineté effective de la France resta encore la première région occupée par les officiers de la Marine : l'estuaire du Gabon.

La doctrine politique, sur laquelle se fondaient les relations entre les autorités françaises et les populations locales, subissait pour sa part une modification irréversible. Jusque vers 1860 en effet, cette doctrine se ramena essentiellement au principe du partage, élaboré à la suite de l'opposition des gens de Glass, entre la souveraineté extérieure concédée intégralement à la France et la souveraineté intérieure laissée à la discrétion des chefs noirs; on a vu que malgré des empiètements, cette doctrine fut respectée : les autorités du comptoir n'intervinrent dans les affaires intérieures des villages que pour interdire la continuation des « coutumes barbares », telles que le meurtre des esclaves à la mort d'un chef ou d'un notable [58]. Les commandants qui se succédèrent après 1860 ne renoncèrent pas à cette volonté de « civiliser l'Afrique » qui caractérisa tout le XIXe siècle précolonial et libéral. Mais l'essentiel de leur action politique était désormais ailleurs.

Ce n'est pas par hasard que, dans la correspondance des commandants supérieurs et particuliers, le mot « colonie » se substitua progressivement aux expressions « comptoir », « factorerie fortifiée », « établissement français »... du Gabon. Cela témoignait d'une volonté d'intervention directe dans les affaires intérieures des villages et États de la côte [59]. A l'examen des faits, on s'aperçoit cependant que ce terme de « colonie » était lui-même inadéquat et trop fort, et qu'il vaudrait mieux parler de protectorat. La nouvelle doctrine, formulée pour la première fois au Gabon en 1868 par le commandant Fleuriot de Langle, disait en effet que « les chefs indigènes étaient les représentants de l'autorité de l'Empereur dans tous les lieux où il n'y avait pas d'autre résident » [60]. Mais, comme il arriva plusieurs fois dans l'histoire coloniale, la pratique avait précédé la formulation doctrinale. Cela fut le cas avant tout dans l'Estuaire et particulièrement à deux occasions. En 1863, à la mort de Quaben, l'ordonnateur, en l'absence du commandant de la Division, refusa de laisser la population et les notables du clan aguekaza w'Anwondo procéder selon la coutume; non content de leur avoir exceptionnellement distribué des cadeaux « pour les aider à célébrer les funérailles à la mode du pays », il fit mettre sous scellés les effets de Quaben « en attendant qu'on en fît le partage entre les intéressés »; plus encore : « j'ai chargé le roi Louis », poursuit-il, « de veiller au maintien du bon ordre et de la tranquillité dans ce village jusqu'à votre retour, leur faisant savoir qu'à vous seul appartient le droit de nommer le successeur de Quaben » [61]. Il n'est pas sans intérêt de noter que cette intervention ne donna lieu à aucun trouble, quoiqu'elle fût la première du genre, car les autorités du poste avaient jusque-là assisté simplement en spectateurs intéressés à l'élection des nouveaux chefs; ce fut le cas à Glass en 1848 et vers 1857. Cette nouvelle conception se manifesta une seconde fois en 1866 au village de Chinchua, à l'entrée du Rhemboué; ce village par sa position et la volonté de ses habitants dominait le commerce du Rhemboué et de la Bilagone où la poussée des Pahouins provoquait des troubles incessants; ne disposant pas de moyens d'une présence permanente, Fleuriot de Langle, décida de « donner son investiture au chef Ouassango pour maintenir la paix et l'ordre » dans ces deux rivières [62]. En dehors de l'Estuaire, le Cap Lopez et la lagune de Fernan-Vaz, quoique plus récemment acquis et non occupés, subirent cette nouvelle politique interventionniste. C'est ainsi que Fleuriot de Langle s'irrita d'apprendre par hasard, à la suite d'une mission du capitaine Aube au Cap Lopez en 1867, que le roi Ndebulia, principal signataire du traité de 1862, était mort et avait été remplacé par un nouveau chef, Ntshiega, « qui n'avait pas reçu son investiture, comme il était d'usage de le faire » et qui prétendait remettre en cause « le vasselage consenti par son prédécesseur » [63]. L'année suivante ce même Ntshiega vint personnellement se plaindre au Gabon de l'attitude des traitants européens de Libreville et de Glass qui manquaient d'égards à son endroit et le laissaient ignorer leur présence sur son territoire; Fleuriot de Langle décida, pour faire respecter l'autorité des chefs, représentants de l'Empereur, qu'avant d'établir une factorerie dans les régions récemment acquises les traitants auraient à solliciter l'autorisation du chef [64]. Rappelons enfin que c'est dans ce même esprit interventionniste que ce commandant tint à revoir les concessions de terrains faites par le roi et les chefs de Fernan-Vaz à des négociants anglo-américains et à refuser de reconnaître le droit à la propriété à certains d'entre eux.

Cette politique interventionniste fut facilitée surtout au Gabon par les nombreux facteurs qui rapprochaient des autorités françaises les anciennes populations, Seke, Akele et surtout Mpongwe.

2. *Les progrès de l'assimilation au Gabon*

Tous les rapports soulignent en effet la solidité de l'implantation française au Gabon. En 1862, Didelot écrivait au ministre : « Les populations [...] recourent volontiers à nous dans leurs différends, notre autorité ne rencontre pas d'entraves. » [65]. Son successeur, Laffont de Ladebat, renchérissait : « Notre autorité est trop bien établie au Gabon sur les populations et les chefs indigènes pour qu'une réclamation puisse être faite par eux contre les droits qui nous ont été accordés. » [66]. Parmi les facteurs qui accentuèrent le rapprochement et l'assimilation, trois paraissent avoir joué le rôle déterminant : l'évolution économique et démographique, la politique des cadeaux et l'activité des missionnaires.

On a vu comment le commerce de l'Estuaire, loin de prospérer, tendait au contraire à stagner et même à décliner après 1865 au profit de la Mondah et de Fernan-Vaz. Cette évolution appauvrissait de jour en jour les courtiers mpongwe. Ce déclin fut brutalement aggravé par les ravages de l'épidémie de variole importée par le bâtiment militaire la *Somme* en juin 1864 et qui sévit au Gabon jusqu'en 1865 :

> « Au Gabon, la variole a presque disparu mais il règne une grande mortalité parmi les indigènes; tous les chefs ou gens importants des villages succombent les uns après les autres, sans qu'il y ait personne pour les remplacer : de sorte que les populations se désagrègent; il en résulte une tendance à se grouper autour de nous et ce mouvement n'aurait rien de défavorable si l'on pouvait espérer un accroissement de la population » [67].

Cette épidémie frappa surtout les villages de l'Estuaire mais elle atteignit aussi ceux de la Como. Ce déclin, contre lequel ils pouvaient d'autant moins qu'il s'ajoutait à la dégradation des mœurs et au refus de tout travail productif [68], condamna les Mpongwe à compter plus que jamais sur l'aide française et à se plier aux recommandations et aux ordres des commandants.

Cette aide consista en coutumes annuelles distribuées avec de plus en plus de parcimonie [69]. Il n'était plus question désormais de dédommager les chefs noirs des pertes qu'ils éprouvaient du fait de la présence française. Les cadeaux gratifiaient seulement les chefs et les gens de condition plus simple qui, d'une manière ou d'une autre, aidaient l'administration française; le volume des présents varia selon les disponibilités de la trésorerie, comme on peut le voir sur le tableau XIII qui fait état des coutumes annuelles et des cadeaux exceptionnels.

TABLEAU XIII

Cadeaux et coutumes distribués au Gabon (en francs)

	Coutumes annuelles	Cadeaux exceptionnels *	Total
1859-1860	3 772	3 715,40	7 487,40
1860-1861	3 537	4 530	8 067
1861-1862	2 050	4 995,80	7 075,80
1862-1863	3 130	1 714,95	4 844,95
1863-1864			
1864-1865			
1865-1866	2 815	2 153,50	4 968,50
1866-1867	2 700		
1867-1868	2 162	1 275**	2 435
1868-1869	?	?	
1869-1870	?	?	

* Cette colonne comprend les cadeaux faits à des occasions les plus diverses (visites des chefs, habillements d'enfants pahouins), mais l'essentiel était dépensé dans les tournées d'inspection et les explorations car, comme écrivait Bossé en 1861, « on se fait toujours accompagner dans ces tournées par des gens influents du Gabon » (« État justificatif... », 5 avril 1861 : ANSOM Gabon IV, 17).
** Dont 1 080 francs pour la mission d'Aymès à Fernand-Vaz.

Source : Dossier des cadeaux, présents et coutumes (ANSOM Gabon I, 2b).

Comme on le voit, les cadeaux annuels furent légèrement supérieurs à 3 000 francs jusque vers 1865. En une seule année (1861) leur valeur descendit à 2 000 francs, mais ce fut l'année de l'acquisition du Cap Lopez; à cette occasion l'administration dépensa près de 5 000 francs (4 995,80) dont 3 000 francs donnés au seul roi Denis pour sa participation décisive à la négociation du traité, 400 au chef de Sangatanga, 300 au roi du Cap Lopez et le reste aux notables. Après 1865 la valeur des cadeaux s'abaissa progressivement jusqu'à 2 000 francs. Avant comme après 1865 cette somme était nettement insuffisante car au même moment le roi Amatifu d'Assinie recevait 3 000 francs par an. Quant aux chefs mpongwe du Gabon ils devaient partager ces présents avec les chefs seke, akele, fang et avec les femmes de Libreville : le mieux gratifié, Denis Rapontchombo, recevait normalement 600 francs, somme qui pouvait être augmentée (1 000 francs en 1863, 800 en 1871) ou au contraire diminuée (160 francs seulement en 1870 par suite de « divers méfaits »). Aux autres chefs revenait la portion congrue : 400 francs à Glass et autant à Louis, 300 francs à Quaben et à peine 100 à Georges. Il n'est fait nulle part état des protestations des chefs, contrairement à la première décennie du poste, signe évident qu'ils avaient plus encore que par le passé besoin de ces présents, quelle qu'en fût la modicité.

A la stimulation matérielle des cadeaux s'ajoutait enfin l'activité des missionnaires, dont les succès ne cessèrent de se confirmer après 1860, surtout pour les missionnaires français. Faut-il y voir le résultat des sacrifices financiers plus importants consentis par l'administration ? Les commandants étaient certes persuadés de l'utilité pratique (politique dans l'immédiat, économique à terme) du travail des missionnaires; parlant des encouragements nécessaires à donner aux missionnaires, Didelot écrivait au ministre : « Ce sera, j'en ai la conviction, de l'argent bien placé et dont il n'y aura jamais lieu de regretter l'emploi » [70]. Ainsi, à la subvention régulière de 20 000 francs par an (*cf.* chap. IX : II.1) s'ajouta selon les années une somme de quelques centaines de francs, tirée du budget des cadeaux et destinée aux écoles : 1 500 francs en 1861, 900 francs en 1866. Mais il faut tenir également compte de la persévérance des missionnaires, sous l'influence personnelle de l'inépuisable Mgr Bessieux et du R. P. Le Berre, et, plus encore sans doute, du renouvellement de leurs méthodes d'instruction; à l'éducation exclusivement religieuse des premiers temps se substitua le souci de donner une formation professionnelle : les garçons apprenaient la maçonnerie et plus encore les travaux de culture [71], les filles étaient formées au métier de lingère « qui était le plus à désirer dans une colonie naissante » [72]. Par conséquent les parents étaient plus nombreux à envoyer leurs enfants aux écoles catholiques ou protestantes. Si l'on en croit Dauriac, en 1868 « les indigènes, même ceux qui habitaient fort loin du plateau, et entre autres les Pahouins, manifestaient de jour en jour un plus grand désir de faire élever leurs enfants selon les mœurs françaises » [73] : il est certain que, comme pour l'administration quoiqu'à un point de vue différent, l'instruction des enfants était un utile placement au moment où la profession de courtier apparaissait de plus en plus comme irrémédiablement condamnée. Par conséquent, le nombre d'enfants inscrits aux écoles ne cessa d'augmenter : 75 garçons chez les catholiques en 1865; 270 garçons chez les pères du Saint-Esprit et 40 filles chez les sœurs de Castres, 20 garçons auprès du Rév. Walker et 26 filles auprès de Mme Bushnell en 1867; en 1868 enfin, un total de 265 enfants dans les deux écoles catholiques. Pour constituer un noyau moralisateur, les missionnaires catholiques et protestants résolurent non sans naïveté de les marier : il y eut beaucoup de déceptions. Retenons simplement, dans une correspondance trop abondante pour une telle question, ce trait des mœurs locales :

> « Je reçois », écrit Fleuriot de Langle en 1867, « sans cesse des réclamations, surtout des maris, sur la légèreté de leurs épouses qui imitent la cigale, aimant mieux fréquenter les salles de danse que de veiller au bien-être du foyer conjugal; mais toute chose a un commencement, il faut trois ou quatre générations pour faire passer une habitude dans les mœurs publiques et quelques rares couples indemnisent les révérends père des soins qu'ils ont donnés à leur jeune troupeau » [74].

Dans son optimisme modéré, cette citation souligne à la fois les progrès et les limites de l'assimilation dont les Mpongwe et leurs voisins immédiats étaient l'objet.

3. *Les difficultés politiques*

Cette assimilation ne saurait cependant masquer les difficultés politiques qui découlaient des complications et de la complexité croissantes que la poussée pahouine introduisait dans les affaires du Gabon.

De cette poussée on ne tiendra compte ici que de l'étape finale qui seule intéresse les problèmes politiques considérés [75]. Au cours de cette décennie, la pression des Fang était encore loin de se faire sentir dans le voisinage immédiat de l'Estuaire. En 1860, leurs villages étaient déjà très nombreux sur les bords de la haute Como; le Rhemboué au contraire était encore occupé par les Akele, du moins sur la rive gauche, la rive droite se trouvant déjà abandonnée « par suite des attaques auxquelles ils étaient en butte de la part des bandes nomades qui précédaient l'invasion des Pahouins du Como » (Serval 103, p. 20; *cf.* aussi Avetot 122, pp. 382-384). Le mouvement sembla s'accélérer après 1865 environ; le chirurgien de la Marine Roullet, écrivant en 1867, en donnait la description suivante :

> « A chaque instant se bâtissent sous nos yeux de nouveaux villages formés par des bandes nombreuses qui arrivent de l'intérieur, comme d'une contrée inépuisable. Les nouveaux arrivants poussent en avant ceux qui sont devant eux et sont poussés à leur tour par d'autres qui reçoivent une impulsion analogue. Cette émigration se fait avec rapidité. Il y a quatre ans, à peine occupaient-ils le Como supérieur, le Bocquoué, le Remboé. Aujourd'hui ils sont à deux pas du Gabon : ils affluent dans les criques et les cours d'eau de l'estuaire : dans quelque temps ils seront au Gabon » (Roullet 100, pp. 279-280).

De fait à cette date il n'y avait plus sur les bords de la basse Como que trois villages seke; tout le Rhemboué jusqu'aux limites de la navigation était devenu une zone fang, malgré la tenace survivance de cinq villages akele [76].

Cette migration inquiétait les Mpongwe et leurs vieux voisins, comme elle embarrassait l'administration. Pour les premiers le problème était d'abord commercial car le rapprochement des Fang, fournisseurs de l'ivoire, minait insidieusement les bases du courtage. Aussi chaque tribu courtière se mit-elle à devenir très exigeante, utilisant tous les moyens pour en imposer à ses partenaires : la force bien sûr, mais aussi l'intimidation par la sorcellerie; le négociant allemand de Glass, Brehmer, rapporta par exemple en 1864 que « les tribus habitant les rives du Remboé avaient établi la même loi que celle du Como (Pongué, Bokoué) et placé un fétiche pour empêcher les traitants gabonais, qui ne voudraient pas accepter leur intermédiaire forcé, de remonter la rivière » [77]. En outre, Mpongwe, Akele et Seke n'avaient pas les moyens militaires ni les hommes suffisants pour, sinon repousser, du moins contenir et endiguer les infiltrations. Plutôt que de recourir aux armes, chose qui leur eût été facile car ils en recevaient en échange de l'ivoire, ils préféraient « profiter [. . .] des villages existants pour faire à côté de ces villages des établissements à eux » [78], en protestant de leur mieux qu'ils ne voulaient pas ruiner les premiers occupants mais seulement profiter du mouvement commercial : c'est ainsi qu'en 1866, le village de Georges, au demeurant dépeuplé par la variole, se trouva entouré de toutes parts par des Fang. Impuissants à réagir, les Mpongwe en appelaient à l'administration française [79].

Or celle-ci n'avait pas de « politique pahouine ». On a déjà évoqué comment, aux premiers temps du poste, la découverte des premiers villages fang avait fait croire qu'on avait enfin trouvé la main-d'œuvre nécessaire aux futures entreprises de colonisation. Par la suite, cet espoir toujours caressé mit l'administration locale comme le ministère dans de bonnes dispositions à l'égard des Fang. Du ministère, voici un extrait des instructions générales envoyées à Laffont de Ladebat : « On a remarqué avec satisfaction dans ces derniers temps la tendance des Pahouins à se rapprocher de notre comptoir; vous devrez encourager ces bonnes dispositions d'une tribu dont les habitudes agricoles et les dispositions laborieuses pourraient être d'un grand secours pour la colonisation de ce pays » [80]. De l'administration locale voici une prévision optimiste : « Les Pongwé s'éteignent tous les jours dans la paresse et dans la débauche [...]. Il est incalculable quel sera l'avenir du Gabon, sous l'empire de cette race forte, travailleuse, énergique, prolifique, dont les femmes feraient honte à Sarah pour leur fécondité » [81]. Cette bienveillance reposait toujours, on le voit, sur un calcul économique. En réalité, la position de l'administration était à la fois ambiguë et difficile à tenir. Elle était ambiguë parce que les autorités de Libreville voulaient à la fois attirer les Fang et protéger leurs voisins les plus anciens : c'est ainsi qu'elles recherchèrent constamment l'alliance des Akele les plus directement menacés et qui, solidement implantés entre le Rhemboué et les lacs du moyen Ogooué, contrôlaient la plus grande route commerciale de l'Estuaire. Dès 1861, le lieutenant de vaisseau Serval (104, pp. 220-221) recommandait, à la suite d'une exploration minutieuse des rivières du Gabon, de partager le soutien de la France entre les Pahouins et les Akele : « Il serait de notre intérêt », disait son rapport, « de soutenir les Bakalais; tandis que les Pahouins, maîtres du Como et de la rive droite du Gabon, nous mettraient en relation avec les peuples de l'intérieur, à l'Est les Bakalais et les Boulous nous introduiraient chez les populations du Sud par les rivières Rhamboé et Billagoné. » Il semble qu'on soit resté fidèle à cette préoccupation car Fleuriot de Langle se félicita d'avoir enfin conclu le traité tant attendu avec le plus grand chef akele à la suite de longues négociations menées par le capitaine Poudra et par Mamadou Seydou, un jeune Sénégalais exilé au Gabon et qui pour passer le temps s'était fait traitant [82]. Ambiguë, cette politique d'alliance avec tous les partis était aussi difficile à respecter dans la pratique. Les exigences croissantes des courtiers mpongwe et akele, leur fourberie et le désir de réaliser le maximum de bénéfices sur les opérations commerciales, la volonté des Fang de se rapprocher du commerce européen, les réclamations de ce dernier au moindre incident, tout cela provoquait des pillages et des règlements de compte suivis de représailles et de nouveaux pillages. Soucieuse de protéger le commerce et d'assurer la sécurité, l'administration dut bien intervenir dans ce qui était déjà un cercle vicieux. Une fois qu'elle était intervenue, il lui était difficile de sortir du jeu : une circulaire ministérielle de 1865 invita vainement les traitants à se munir des armes nécessaires à leur défense [83]. En 1870, l'amiral Duperré décida de faire arborer des pavillons sur les villages du Rhemboué et de la Como dont on n'avait pas eu à se plaindre depuis quelque temps et de transporter, sur les bâtiments de l'État, les Fang qui « voulaient entrer dans la voie du commerce direct [...] pour éviter les difficultés qui n'avaient pour causes [...] que la mauvaise foi et l'inconduite des traitants » [84] : cela n'empêcha pas le renouvellement des incidents. A beaucoup la seule solution sembla être un engagement plus total des autorités, ce qui supposait des moyens considérables pour quadriller le territoire et mettre en place une administration directe. C'est ce que soulignait intelligemment le commandant particulier des Pallières, débordé par les réclamations des négociants qui lui demandaient sans cesse l'application du code pénal contre les Noirs coupables :

> « Quelles formes légales peut-on observer dans un pays où il n'y a pas de tribunaux et où une seule personne est chargée d'exercer la justice d'une manière exceptionnelle qui la met souvent dans le cas d'assumer sur elle seule une responsabilité énorme, surtout quand elle rend la justice aux indigènes en tenant compte de leurs coutumes souvent barbares qu'on maintient et qu'on est bien obligé de tolérer, tant qu'une loi n'aura pas prononcé leur abolition sur tout le territoire que nous occupons, pour atténuer le plus possible le caractère sanguinaire de ces coutumes ? » [85].

C'était là tout le problème des « expéditions punitives » [86]. Au cours de cette décennie, elles étaient loin cependant d'avoir la fréquence, la gravité et la complexité auxquelles nous les reconnaîtrons après 1870. Contentons-nous d'en indiquer seulement les principales péripéties. En moyenne aucune année ne se passe sans incident. Le premier signalé eut lieu en 1862 dans la Como. L'année suivante, la *Recherche* remplaça l'*Oise* dans le mouillage qu'elle occupait dans la haute Como : ce dernier bâtiment trop délabré échoua sur un banc de roche; aussitôt les Pahouins y mirent le feu « pour prendre le fer dont ils étaient fort avides ». Didelot bloqua le village, mais quelques chefs amenèrent les coupables à composition : le commandant se contenta d'« une admonestation sévère » et considéra que « pour n'avoir pas été sanglante la leçon n'avait pas été moins bonne » [87]. Il n'en fut rien, car en 1864 la Como fut le théâtre d'incidents plus sérieux [88] : un premier accrochage au mois d'août fut suivi en octobre d'une double attaque des Fang contre un bâtiment de l'État, la *Rosée,* criblé de balles, et une embarcation marchande, appartenant à un Anglais de Glass, qui fut pillée et dont les occupants furent faits prisonniers; Laffont de Ladebat dut se déplacer en personne pour détruire le village coupable de Bakue et imposer une forte indemnité à ses habitants. Peine perdue et paix illusoire, car en août 1865 il fallut détruire un autre village. La situation tendit à se calmer ensuite, les commandants ayant pris l'habitude d'enlever des otages dans les villages les plus turbulents; les affaires de pillage d'embarcations signalées en 1866 dans le Rhemboué et la Como [89], en 1867 dans la Como [90] et en 1869 dans les deux rivières à la fois [91] furent résolues à l'amiable, sans effusion de sang : remboursement des marchandises pillées, amende, livraison d'un ou de plusieurs otages [92].

Au total les incidents restèrent limités et, selon leur tempérament, les commandants eurent recours à la force ou à la négociation. Cette question n'était pas encore la préoccupation principale de l'administration locale.

Ainsi, loin de l'atténuer, l'expansion territoriale n'avait fait qu'aggraver la contradiction majeure de l'occupation française entre une présence politique qui allait en se renforçant et la médiocrité des performances commerciales; l'acquisition de nouveaux territoires, par ailleurs dépourvus, faute de moyens, d'infrastructures administratives les plus élémentaires, n'avait pas transformé ni accru dans des proportions significatives le commerce de la région : celui-ci restait en outre aux mains des Anglais et d'autres étrangers. Ainsi la France payait les frais politiques des profits commerciaux réalisés par les négociants d'autres nations. Fallait-il dans ces conditions poursuivre l'occupation ? Cette inévitable question fut plusieurs fois posée au cours de la décennie d'expansion : mais il fallait des circonstances exceptionnelles pour l'amener au premier plan des préoccupations. C'est ce qui se produisit entre 1871 et 1874.

CHAPITRE IX

Les années d'incertitude (1871-1874)

Les quatre années qui vont des lendemains de la guerre de 1870 aux premières explorations de Brazza dans l'Ogooué, couvrent une période d'incertitude quant à l'avenir de l'établissement français au Gabon. Elles furent en effet dominées par une question aux aspects multiples : la France allait-elle maintenir sa présence militaire et politique dans la région du Gabon ? Si oui, quelles formes nouvelles lui donnerait-elle ? Sinon, avait-elle l'intention de préserver ses intérêts commerciaux, de faire valoir ses droits de souveraineté, de réserver l'avenir ou, au contraire, de laisser la place entièrement vide ou enfin de la céder à quelque autre Puissance ? Cette incertitude était évidemment une conséquence de la défaite; mais la rupture n'était pas brutale par rapport à la décennie antérieure : les difficultés militaires, politiques et financières dont la France était le théâtre ne firent qu'amener à leur paroxysme des tendances qui existaient avant 1870. Cependant, ces années d'incertitude devaient, une fois encore, illustrer les divergences entre les calculs prudents et réservés de l'administration métropolitaine et l'expansionnisme de l'administration du Gabon prise dans l'engrenage des affaires locales.

I. Le point de vue métropolitain et la décision de l'occupation restreinte

Les tendances au désengagement, qui devaient provoquer la limitation de la présence française après 1870, ont commencé à se manifester avec une force croissante après 1865, au moment où, assez paradoxalement, le commandement supérieur des « Établissements français de la Côte d'Or et du Gabon » était aux mains de Fleuriot de Langle : celui-ci se révéla en effet comme un partisan résolu de l'expansion territoriale dans la région du Gabon, aux Elobey et à Fernan-Vaz, et comme le principal représentant de cette nouvelle « politique indigène » orientée vers l'intervention directe et permanente dans les affaires intérieures des populations locales. Ce désengagement était dicté par plusieurs considérations et, sans être poussé, prit dès avant 1870 des formes précises et diverses.

1. *Les tendances au désengagement avant 1870*

Les multiples raisons qui poussaient à reconsidérer l'utilité de l'établissement français au Gabon étaient à la fois d'ordre naval, politique et commercial. Sa première raison d'être avait été que l'Estuaire fournissait une excellente base aux opérations de la Division navale chargée de réprimer la traite des esclaves : or, celle-ci se poursuivait certes, mais sur une échelle beaucoup plus réduite et dans des conditions de plus en plus difficiles du fait de la vigilance des croiseurs britanniques. L'établissement connut un regain d'intérêt et une relative prospérité lorsque le Congo devint le principal centre du recrutement de travailleurs pour les Antilles; or celui-ci cessa en 1862 : la France n'envisageait pas de le reprendre dans des délais prévisibles et le Gabon se trouvait être le centre d'une Division navale dont l'importance était disproportionnée avec les intérêts français dans le golfe de Guinée et sur la côte au sud de l'équateur. Car, et c'était là le point essentiel, le commerce français restait désespérément médiocre malgré les encouragements de la Marine : le ministère s'inquiétait précisément de ce que le mouvement des affaires fût si loin de « justifier les sacrifices et même d'atténuer sensiblement les charges » consentis par le département. C'est dans les instructions remises en 1867 à Dauriac, successeur de Fleuriot de Langle à la tête de la Division navale, que le ministre évoqua, pour la première fois et assez longuement, cette question :

> « Notre commerce ne prend au Gabon que des proportions insignifiantes. Nous y dépensons des sommes qui pourraient avoir un meilleur emploi dans d'autres colonies; l'insalubrité du climat fait de nombreuses victimes dans le personnel de l'administration et de la station locale; de plus en admettant, ce qui est contestable, que l'on puisse défendre ce point en temps de guerre, nos forces pourraient être plus utilement employées à la protection d'intérêts moins excentriques et plus importants. Enfin si nous devions reprendre le recrutement au Congo, il ne serait pas absolument nécessaire de nous appuyer sur le Gabon » [1].

Ainsi le ministre se fit l'écho des critiques qu'avaient formulées au cours de la décennie antérieure quelques officiers, plus confiants dans l'avenir commercial du Sénégal et des « rivières du Sud » que dans celui du Gabon, et, plus encore, le négoce colonial de Marseille. Mais allait-il en tirer des conclusions aussi radicales que les Régis et leurs agents qui recommandaient l'abandon pur et simple ?

Il fut plus prudent et se contenta d'abord de réduire les sacrifices financiers qu'il faisait au Gabon. A l'égard de ce poste, le ministère n'avait d'ailleurs jamais été très large sauf en deux occasions brèves et exceptionnelles, en 1845 et en 1859 : même alors, il rappelait aux commandants supérieurs comme « un de leurs devoirs les plus impérieux l'obligation de renfermer leurs dépenses dans les limites [...] assignées et ne rien engager au-delà » [2]. Par conséquent, lorsque le budget de la Marine se trouva réduit en 1866, le ministère décida à son tour de diminuer d'un tiers la subvention qu'il accordait aux établissements du golfe de Guinée : à partir de 1867, elle s'éleva seulement à 100 000 francs, contre 150 000 précédemment [3].

Quelle fut la portée réelle de cette diminution des ressources budgétaires ? Il semble que Fleuriot de Langle, sous le coup peut-être de l'émotion et du désarroi, en ait exagéré la gravité en écrivant au ministère que ces établissements ne supporteraient pas « une diminution aussi considérable » et que, pour sa part, « il déclinait toute responsabilité sur les suites que pourraient entraîner ces mesures d'économie » [4]. D'abord les taxes locales et surtout les droits de douane, établis au Gabon par suite de cette réduction, rapportèrent assez rapidement une somme comparable à la part de la subvention métropolitaine supprimée [5]. En outre, loin de diminuer, les dépenses globales de l'État dans les établissements de la Côte d'Or et du Gabon se maintenaient à un niveau relativement élevé. Il faut se rappeler ici que le budget de ces établissements était divisé, selon le système en vigueur dans tous les établissements coloniaux de la France, en dépenses de l'État qui couvraient le personnel et le matériel et en dépenses du service local; la réduction affecta d'abord tout naturellement ce dernier poste qui était uniquement alimenté par la subvention du ministère réduite dans les proportions indiquées; dans les dépenses de l'État au contraire, le chapitre « Personnel » continua sa progression régulière, par suite notamment de la création de postes d'agents des douanes au Gabon (Libreville et Glass), à la Mondah et à Fernan-Vaz; la diminution ne fut ressentie, et d'une façon brutale, que dans le chapitre « Matériel » [6]. Aussi les conditions matérielles de l'établissement du Gabon se dégradèrent-elles très rapidement : un rapport de février 1870 signalait « l'état de délabrement de presque tous les bâtiments appartenant soit au service militaire soit au service local » et indiquait que « les officiers, 16 personnes, dans ce qu'on appelait la maison modèle, étaient entassés dans un pavillon ouvert à tous les vents et qui tombait en ruines » [7].

Ces économies budgétaires s'accompagnèrent d'instructions très strictes sur le plan politique et territorial : ainsi il fut recommandé à Duperré de « s'abstenir soigneusement de toute mesure ayant pour objet l'extension des possessions françaises ou l'acceptation d'un protectorat quelconque » [8]. Avec son successeur, Bourgois, le ministre alla encore plus loin, envisageant l'abandon :

> « J'attends de vous des appréciations consciencieuses et motivées résultant d'un examen éclairé et impartial de cette question : vous devrez vous préoccuper naturellement des conséquences que pourrait avoir l'abandon de ces établissements tant au point de vue de notre prestige politique et des intérêts commerciaux de la métropole, qu'à l'égard des populations depuis longtemps soumises à notre action et habituées jusqu'à un certain point à se considérer comme françaises; je n'ai pas besoin de vous recommander d'éviter avec soin non seulement toute annexion nouvelle de territoire, mais encore toute intervention pouvant nous conduire à l'acceptation d'une suzeraineté ou d'un protectorat quelconques » [9].

Ces tendances au désengagement étaient aussi encouragées par la perspective de l'échange de la Gambie britannique contre les établissements français du golfe de Guinée (Catala 141; Hargreaves 156, pp. 136-144, 151-165; Schnapper 189, pp. 240-245; Golnhofer, Noël et Sillans 154). Ces négociations, il faut le souligner, n'avaient au départ rien à voir avec le Gabon :

elles découlaient d'abord de la volonté des gouverneurs et du commerce du Sénégal d'acquérir une enclave dont les échanges étaient entièrement aux mains des Français et qui servait de refuge aux ennemis de l'expansion française; par ailleurs on ne parla longtemps que d'échanger la Gambie contre la Côte d'Or et on ne fit intervenir le Gabon que plus tard, deux ou trois années après le début des négociations officielles. Cependant, comme la situation commerciale du Gabon était la réplique inverse de celle de la Gambie, le sort et l'avenir de cet établissement semblèrent dépendre des négociations relatives à la Gambie. Ainsi, dès 1861 (soit quatre ans avant l'ouverture officielle des négociations), Malétra et Pilastre, deux négociants de Rouen qui entretenaient une factorerie au Gabon, s'émurent de lire dans *Le Nouvelliste de Rouen* « un projet assez délicat [. . .] : l'échange de l'île du Gabon (*sic*) [. . .] contre les établissements anglais de Sainte-Marie de Bathurst dans la Gambie »; invité à lever une incertitude qui risquait de détourner du Gabon le commerce français, le ministre démentit ces rumeurs comme n'ayant « aucune espèce de fondement » [10]. L'année suivante la visite au Gabon du major anglais Leveson fut interprétée par les populations locales comme le premier pas du désengagement français et le signe que les négociations entre les deux Puissances étaient assez avancées : on sait que pour mettre un terme à ces rumeurs et renforcer la position de la France, le commandant Didelot mit tout en œuvre pour acquérir le Cap Lopez. Cependant, comme les négociations ouvertes en 1865 traînaient en longueur du fait des réticences britanniques, la France proposa, en 1866 ou 1867 [11], de les reprendre « sur des bases plus radicales » et mit dans la balance le Gabon [12]. Cette nouvelle proposition ne changea rien à la position britannique : le commodore Hornby, commandant de la Division anglaise, vint visiter le Gabon, et l'examen qu'il fit de l'établissement fut défavorable au projet d'échange [13]. De son côté, le gouverneur de Sierra Leone, Sir A. Kennedy, démontra que les postes français situés au sud de cette colonie ne gênaient aucunement les intérêts anglais et que « le Gabon, tout comme les autres établissements français, se révélerait être un fardeau encombrant pour la Grande-Bretagne » [14].

Ainsi l'incertitude était déjà assez grande en 1870; le ministère interdisait tout renforcement de la position française au Gabon et envisageait même l'abandon : l'avenir de l'établissement semblait dépendre de l'intérêt que lui trouvaient les Britanniques. La défaite de 1870 vint renforcer le crédit des partisans du retrait ou, à défaut, d'une occupation très limitée.

2. *Les conséquences de la guerre de 1870*

Elle eut d'abord pour conséquence de diminuer plus sévèrement encore les ressources financières de l'établissement et fit envisager ensuite très sérieusement l'évacuation du Gabon par la France.

De la fin de 1870 au milieu de 1873, le ministère se contenta d'une occupation restreinte en suivant le plan de restrictions très rigoureux proposé par le contre-amiral Bourgois [15]. Celui-ci avait recommandé l'évacuation de la Côte d'Or et une série de mesures d'économies au Gabon, en particulier la suppression du service colonial et la concentration d'importantes attributions administratives à bord du navire de la station locale, la *Cordelière*. L'évacuation de la Côte d'Or et la suppression du service colonial au Gabon devaient entraîner une économie de plus de 460 000 francs; en enlevant de cette somme quelque 150 000 francs représentant les dépenses conservées ou à créer, il restait encore un gain de 310 000 francs.

Ce plan qui fut adopté dans ses grandes lignes amena d'importants changements sur le plan administratif et budgétaire. Sur le plan administratif, la première modification vint de ce qu'au début de 1871 la Division navale des côtes occidentales d'Afrique fusionna avec celle du Brésil et de la Plata en une Division de l'Atlantique sud [16]. Cette concentration bouleversa l'organisation du Gabon, car le commandant de cette Division, qui conservait le commandement supérieur du Gabon, y fut de moins en moins visible. Le pouvoir appartint désormais à une petite équipe d'une cinquantaine d'hommes au maximum [17]. Le commandant de la *Cordelière,* capitaine de frégate, fut promu commandant particulier du Gabon par intérim, appelé à remplacer le chef de la Division pendant ses absences nombreuses et prolongées et à exercer la justice; l'ordonnateur était remplacé par un aide-commissaire portant le titre de secrétaire colonial et entouré d'un personnel administratif de sept commis et écrivains; l'équipage de la *Cordelière* fournissait en outre au service local deux commissaires de police pour le Plateau et pour Glass et treize agents de douanes; enfin la protection militaire de l'établissement était assurée par la compagnie de débarquement de la *Cordelière,* à laquelle on avait adjoint trente laptots recrutés au Sénégal, séjournant à terre et formant la garnison de Libreville. C'était l'effectif administratif et militaire le plus réduit que le Gabon ait connu depuis la fondation de l'établissement français. Il avait surtout le mérite d'assurer des économies substantielles : en 1871, les dépenses de l'État s'y élevaient à 168 000 francs environ, soit 40 % de ce qu'elles étaient en 1870 (Schnapper 189, pp. 255, 257); en 1873, le Gabon n'eut pour subvenir à toutes ses dépenses que 107 050 francs. Depuis la suppression du service colonial en 1872, la contribution de l'État s'était réduite à 50 000 francs, le reste provenant des recettes fiscales et douanières de la colonie [18]; en 1874, le budget du Gabon s'éleva à 112 000 francs, la subvention métropolitaine ayant été augmentée pour atteindre 62 000 francs (Escande 50, p. 804).

Jusqu'en 1873 ces compressions budgétaires n'impliquaient pas une volonté d'abandon. Le contre-amiral Bourgois, qui les avait organisées, considérait en 1871 que « les conséquences de la guerre, malgré leur extrême gravité, n'étaient pas de nature à imposer l'abandon immédiat d'un point important de la côte d'Afrique où des dépenses considérables avaient été faites et où le commerce français pouvait se développer plus tard comme auprès de l'embouchure du Congo » : il recommandait par conséquent d'attendre l'assainissement de la situation pour décider en toute sérénité de l'avenir du Gabon [19]. De la même manière le ministre n'envisageait pas alors de renoncer aux prérogatives des autorités françaises locales, quoique leurs moyens d'action fussent réduits; considérant par exemple la recrudescence des tentatives de traite au Cap Lopez et à Fernan-Vaz, il écrivait à du Quilio en 1872 :

> « Je vous recommande de veiller à ce que de semblables faits ne puissent se reproduire dans les contrées soumises à notre souveraineté ou à notre protectorat : nous pouvons en effet être conduits à demander de nouveau aux populations de la côte d'Afrique les travailleurs

> si instamment réclamés par nos colonies depuis la mise en application de la convention conclue avec l'Angleterre le 1er juillet 1861 » [20].

A cette date tout laissait donc croire que les restrictions administratives et budgétaires étaient seulement provisoires.

Or en octobre 1873 le ministre refusa de ratifier deux traités que du Quilio venait de conclure avec des chefs de l'Ogooué. Les données du problème paraissaient alors simples : le ministère voulait se débarrasser du Gabon. En effet, tout fut de nouveau subordonné à l'accueil que les Anglais allaient faire aux ouvertures françaises concernant la Gambie : ou bien l'accueil était favorable et la France « pourrait faire valoir comme un avantage de plus ces deux conventions qui ajouteraient aux possessions du Gabon une extension importante d'influence et de territoire »; ou bien les Anglais restaient sur leurs réticences et il faudrait alors procéder à une évacuation « conseillée par d'impérieuses nécessités budgétaires » [21]. Pour faire face à toute éventualité, le ministère avait dès juillet 1873 fait étudier les conséquences d'une évacuation immédiate : on se mit à préparer le renvoi au Sénégal du personnel administratif, du matériel et des vivres [22]. Au mois d'août, le ministre, dans un rapport au Président de la République, proposait de « consommer l'abandon du Gabon » qui lui permettrait de réaliser des économies de 52 000 francs sur le budget colonial et de 350 000 francs sur le budget de la Marine : la France conserverait ses droits de souveraineté en continuant à verser des coutumes annuelles aux chefs locaux [23]. En fait, l'évacuation prévue pour le début de 1874 n'eut pas lieu : une note du cabinet du ministre écrite à la fin de 1873 montre bien que le vent avait tourné. Elle disait en effet :

> « Écrire au commandant particulier que les projets relatifs au Gabon sont ajournés mais non pas abandonnés; qu'il serait utile de connaître exactement le nombre des Français établis à Libreville, l'importance de leurs affaires et le genre de commerce qu'ils ont entrepris. Envoyer ces renseignements sans toutefois faire une enquête ouvertement. Quant aux affaires de pillage, être très circonspect et bien se renseigner avant d'employer la force; ne pas oublier que les traitants employés par les différentes maisons de commerce sont en général payés à caution » [24].

Ainsi, après deux ans et demi d'occupation restreinte, on avait pendant six mois été très près de l'abandon: la situation se stabilisa ensuite mais sans que les ressources de l'établissement fussent améliorées, car le ministère resta acquis à l'idée d'une évacuation qui lui semblait relever de « la raison et la bonne politique ». Le projet ne fut abandonné que parce que des pressions contraires, « des influences exercées sur le Maréchal [Mac Mahon] » [25] avaient fini par l'emporter.

II. Les résistances et les difficultés locales

Les résistances à l'abandon provenaient des intérêts mercantiles établis au Gabon, comme des considérations spirituelles et politiques des missionnaires et des autorités locales; ces dernières éprouvèrent par ailleurs des difficultés réelles à suivre les instructions du ministère recommandant la réserve et la non-intervention dans les affaires locales.

1. *Les résistances à l'abandon*

Elles furent d'abord le fait des missionnaires français [26]. Ceux-ci avaient réussi depuis 1860 à attirer, instruire et évangéliser un nombre croissant d'enfants, grâce en particulier aux subventions de l'établissement, à l'amélioration de leurs méthodes et au fait que les officiers leur confiaient systématiquement les enfants pris en otage parmi les Pahouins à la suite des expéditions punitives. Les restrictions budgétaires décidées par le ministère les affectèrent assez sérieusement : dès 1870, Duperré, soucieux de trouver ailleurs les crédits nécessaires aux réparations dont le poste avait besoin, signala au ministre « l'irrégularité du paiement annuel d'une somme de 11 400 francs fait à la mission du Gabon » pour des prêtres et des frères qui devaient aller à Grand-Bassam et Dabou mais qui en réalité n'étaient jamais venus de France [27]. Le ministère refusa de leur enlever cette partie de leur subvention, mais il fallut bien se résoudre à la réduire en 1871 : conséquence immédiate, le nombre total des élèves, garçons et filles, s'abaissa à cinquante [28]. Au cours de ces années d'hésitation, en 1871 et 1872, Mgr Bessieux reçut la visite des commandants de la Division navale de l'Atlantique sud, Bourgois et du Quilio, qui l'informèrent des différents projets du ministère. Mais l'année décisive fut 1873, lorsqu'on envisagea sérieusement l'abandon. En juillet, quand le ministre décida d'évacuer le Gabon, il voulut cependant préserver les droits de la France; le directeur des Colonies, Benoist d'Azy, fut donc chargé de demander à la Congrégation des Pères du Saint-Esprit si le chef de leur mission au Gabon ne pourrait pas accepter de prendre le titre et d'assumer les fonctions de résident de France : cela impliquait la garde du pavillon, l'entretien des installations officielles, le paiement des redevances et la perception des droits de douane, toutes choses qui suffiraient à prévenir l'occupation de ce point par une Puissance rivale. Après consultation des pères du Gabon, le supérieur général de la congrégation refusa ces fonctions officielles qui risquaient de distraire les missionnaires de leur tâche principale, l'évangélisation, dont les résultats commençaient à devenir encourageants. Il réclamait par ailleurs le maintien de la présence française : « Pour nous, plus particulièrement, si cette mesure — l'abandon — se réalise, ce sera un bien rude coup. En effet, les Français partis, plus de protection pour nous et suppression d'une bonne partie de nos ressources. » Il ne fait pas de doute que Mac Mahon, défenseur s'il en fut de l'Ordre Moral, ait été sensible à ces arguments, d'autant plus qu'un naturaliste, Bouvier, mêla la Société de géographie de Paris à cette affaire, menaça de provoquer une interpellation à la Chambre et fit jouer la corde patriotique en déclarant que la place laissée vide par la France serait aussitôt occupée par les Allemands dont le commerce était très actif au Gabon et sur les bords de l'Ogooué (Schnapper 189, p. 255) [29].

Les intérêts commerciaux représentaient en effet le second facteur de résistance aux projets d'abandon. Il est de fait que le commerce du Gabon commençait à donner des signes de reprise, précisément au moment où la France limitait son occupation. Cette reprise est due d'abord à une meilleure connaissance, à une exploitation plus intensive et plus rationnelle des ressources de l'Ogooué et de Fernan-Vaz; elle a été facilitée aussi par le passage régulier, deux fois par mois à partir de 1871, de paquebots anglais descendant et remontant la côte et qui s'ajoutèrent aux fréquents voyages au Gabon et sur la côte sud de l'*Angola,* vapeur de 1 000 tonneaux appartenant à la maison Hatton and Cookson [30]. Ce développement inattendu de moyens de transport modernes eut pour effet, en centralisant le commerce au Gabon et aux bouches de l'Ogooué, de faciliter et de rendre moins coûteuse la perception des droits de douane et assura une certaine expansion du commerce, par le renouvellement rapide des stocks et l'expédition régulière des marchandises africaines : la traite l'emportait peu à peu mais inéluctablement sur la troque [31]. On assista par conséquent à l'établissement de nouvelles factoreries commerciales; en 1871, trois maisons s'installèrent au Gabon (une anglaise, Douglas; une française, Pène, qui venait reprendre les affaires Lalubie; et une américaine); on attendait aussi l'établissement prochain d'une factorerie de Lasnier et Daumas, dont l'aire d'action était située plus au sud, au Congo [32]; en 1873, deux nouveaux négociants anglais vinrent prendre place au Gabon [33].

Comme on le voit, cette reprise commerciale continuait de profiter aux Anglais. Les rumeurs relatives à l'échange et à l'abandon modifièrent l'attitude des négociants anglais, jusqu'alors loyaux à l'égard des autorités françaises; ils estimaient avoir besoin de protection : si la France n'était plus en mesure de l'assurer, pourquoi l'Angleterre n'en prendrait-elle pas la succession ? En décembre 1873, des marchands de Glasgow envoyèrent une pétition au ministre français de la Marine lui demandant de préciser les intentions de la France [34]. De son côté, R. B. N. Walker, l'agent de la maison Hatton and Cookson, faisait le siège du Colonial Office pour obtenir l'occupation du Gabon par son pays, par l'échange ou par tout autre moyen. Il développa ses arguments dans une lettre de 1875 [35]. D'abord la région était riche et les populations, surtout sur les bords de l'Ogooué, « désiraient par dessus tout des relations et des échanges directs avec l'Europe » : ainsi en trois ans (de 1870 à 1872), la seule maison Hatton and Cookson en avait tiré 190 000 livres soit 63 000 à 65 000 livres par an en moyenne. De plus, les Français géraient mal les affaires de ce pays : « Sous un système d'administration sage », écrivait-il, « et avec une protection appropriée, le commerce du Gabon pourrait se développer de façon presque indéfinie. » A l'appui de cette affirmation, il citait la traite des Noirs vers São Tomé et Principe sur laquelle les Français semblaient fermer les yeux, les richesses charbonnières de Corisco dont ils gardaient jalousement le secret, le trafic considérable de la poudre, des fusils et des alcools qu'ils encourageaient; bref l'administration française était « notoirement mauvaise et défavorable au développement des ressources de ce pays et par conséquent à sa prospérité, du point de vue commercial et à tous autres points de vue ». Ces appels n'eurent pas de suite, le gouvernement britannique ayant refusé en définitive l'échange proposé par la France.

Le commerce français pour sa part réclamait avec instance le maintien de l'occupation française : Dubarry et surtout Pilastre essayèrent de démontrer l'utilité et la nécessité pour la France de préserver sinon d'étendre ses possessions au Gabon [36]. Le ministre refusa longtemps de fléchir son attitude [37]; finalement, il accepta d'organiser une enquête sur l'importance du commerce français au Gabon et les résultats obtenus jouèrent, semble-t-il, un rôle déter-

TABLEAU XIV

Le commerce français en Afrique équatoriale en 1873

Nombre par maison des Français résidant dans le comptoir et les contrées environnantes (gérants et agents compris)						*Noms des maisons auxquelles ils sont rattachés*	*Gérants desdites maisons*	*Nature du commerce*	*Importance des affaires de chacune d'elles (en francs)*
Libreville	*Glass*	*Mondah*	*Fernan-Vaz*	*Como*	*Total*				
5		1	2	1	9	E. Pilastre	Roulland	Traite*	300 000
3		1			4	Dubarry frères	Urbain Dubarry	Traite*	250 000
2					2	X. Pène	X. Pène	Traite*	100 000
2					2	Pierre Sajoux	Pierre Sajoux	Commerce alimentaire et vente de boissons	70 000
1					1	Kerno**	Kerno	Traite	50 000
1					1	Pecqueur	Pecqueur	Commerce alimentaire et vente de boissons	36 000
1					1	Avinenc	Avinenc		15 000
TOTAUX GÉNÉRAUX					20	7			821 000

* « La traite ou échange des marchandises métropolitaines contre les produits coloniaux. »
** Originaire du Sénégal.

Source : Le secrétaire colonial du Gabon au commandant supérieur, 31 janvier 1874 (ANSOM Gabon VII, 4b).

minant dans l'ajournement des projets d'abandon : il apparut en effet que ce commerce était plus actif qu'on ne se le représentait (tabl. XIV) [38] et qu'il pouvait encore se développer, à l'instar des Anglais.

Les résistances à l'abandon venaient enfin des autorités françaises du Gabon. Une note du cabinet du ministre montre à quel point les divergences à cet égard étaient profondes entre ces officiers et le Département :

> « Le Ministre est fort mécontent », y lit-on, « de tout ce qui a été fait par du Quilio [commandant de la Division navale de l'Atlantique sud de 1872 à 1874]. Il se peut que les influences exercées sur le maréchal aient le dessus, que l'évacuation du Gabon soit ajournée, mais il faudra bien en arriver à ce que la raison et la bonne politique commandent : donc il ne faut pas nous étendre, nous donner le ridicule de faire des traités à la veille de l'abandon [...] Préparer une dépêche [...] leur disant que les traités ne seront pas ratifiés » [39].

De fait, tandis que le ministre réduisait les dépenses, les autorités locales continuaient d'organiser des travaux comme si rien n'avait changé [40] et, quand on parla d'évacuation, ils « n'y attachèrent aucune importance » [41]. Ces divergences ne découlaient pas seulement d'une appréciation différente de l'utilité actuelle et future du Gabon, mais aussi et davantage encore de la complexité des affaires locales dans lesquelles les officiers se trouvaient inextricablement mêlés.

2. *Les difficultés locales*

Contrairement aux bureaux parisiens et même à leurs homologues du Sénégal toujours prompts à railler l'inutilité des postes du Sud, les officiers du Gabon étaient, dans leur grande majorité, persuadés qu'on était allé trop loin pour pouvoir s'arrêter en chemin et, à plus forte raison, faire marche arrière. Certes, après 1870, leurs rapports insistent sur leurs efforts pour « se désintéresser des incidents particuliers qui se produisaient loin du poste au fond des rivières » et se tenir dans « la plus grande réserve », notamment au point de vue de la protection à accorder aux négociants [42]. Mais ce n'étaient là que des concessions *pro forma* aux instructions ministérielles. Cette conviction était partagée même par les partisans les moins chauds du Gabon, comme Duperré :

> « Aujourd'hui », écrivait-il en 1870 au ministère, « il est impossible de se soustraire à la nécessité de faire dans nos établissements des dépenses importantes, si nous devons les conserver; et, malgré les motifs puissants qui me feraient souhaiter leur abandon, il ne m'est pas permis de le proposer à Votre Excellence : il est trop tard » [43].

Le plus caractéristique, c'est que ces officiers ne se bornèrent pas à conserver les acquisitions déjà faites mais prirent sur eux d'en assurer de nouvelles.

En concluant, contre la lettre même de leurs instructions, de nouveaux traités après 1870, ils avaient surtout à cœur de résoudre les questions pendantes dont ils avaient hérité sur les bords de l'Ogooué et sur la côte au nord du Gabon. Une chose changea cependant, l'esprit dans lequel ils passaient ces alliances et qui porta la marque du temps, le refus d'un engagement financier et politique plus grand : désormais les traités « donnaient tout à la France sans l'engager à rien » [44]. Ce nouvel expansionnisme fut surtout le fait de du Quilio [45]. Il conclut lui-même en 1873 des traités avec des chefs de l'Ogooué et du Cap Lopez : le 30 juillet avec N'Combi (Nkombe), chef galoa du Moyen-Ogooué que les explorateurs Marche et Compiègne avaient bien disposé à l'égard de la France et dont le grand village, *adolinan' ongo* « carrefour des tribus » et des routes commerciales, jouait un rôle commercial décisif surtout depuis que les factoreries Hatton and Cookson et Wolberg y avaient établi le centre de leurs opérations [46]; le 6 août avec le chef Yange Nyonia de l'île Mandji au Cap Lopez. Ce chef, qui n'avait pas signé le traité de 1862, avait refusé à plusieurs reprises de céder aux instances des officiers français et d'aliéner son territoire; le trouvant exceptionnellement bien disposé, du Quilio ne voulut pas laisser passer l'occasion et obtint une croix par laquelle ce chef, sans rien réclamer en échange, cédait à la France les terres lui appartenant et s'engageait à protéger le commerce [47]. Le ministre prit acte de ces deux traités mais en ajourna la ratification pour les raisons que l'on sait.

A Corisco, aux Elobey et sur la côte nord, la situation était complexe du fait des prétentions contradictoires de la France et de l'Espagne. Cette complexité grandit encore lorsque l'action de différents capitaines de la Marine et du R. P. Le Berre laissa supposer que le village de Bunge, au nord de la rivière Danger, et ses parages étaient riches en charbon et en minerai de fer; c'était peut-être, enfin, la richesse qui allait faire du Gabon une colonie rentable. Le 23 août 1873, au cours d'une mission ordonnée par du Quilio, le capitaine du *Marabout* Guisolphe conclut avec le chef de Bunge un traité par lequel celui-ci cédait ses terres à la France et surtout « l'autorisait à exploiter ou faire exploiter les mines qui s'y trouvaient et à établir tel poste, militaire ou autre, qu'il lui conviendrait d'y placer » [48]. L'année suivante, le commandant particulier du Gabon, Panon du Hazier, confia à Le Trocquer, capitaine de la *Cordelière,* une nouvelle mission au cours de laquelle il devait, avec l'aide du R. P. Le Berre, vérifier la richesse de Bunge, ramener la plus grande quantité d'échantillons et renforcer les bonnes dispositions du chef de ce village [49]; cette mission montra encore que la mine de charbon était très riche et, en revanche, que le minerai de fer n'était en réalité que du sulfure de fer. Le 23 août 1874, le chef Niugu de Bunge et tous les autres chefs de villages, soit dix-neuf personnes, confirmèrent le traité de 1873 et les droits de la France : à cette date la frontière nord des possessions françaises s'établissait à la rivière Gombie, à un kilomètre au nord de la pointe Elobey [50]. Ces richesses inattendues pour une colonie réputée pauvre séduisirent le ministère qui, sortant de sa réserve, approuva l'acquisition et recommanda des recherches plus fouillées [51].

Mais le problème des rapports avec l'Espagne restait entier. Comme Fleuriot de Langle, du Quilio tenait à la possession des Elobey qui abritaient plusieurs factoreries, la plupart ayant leur siège au Gabon : elle permettrait à la colonie, en établissant de nouveaux droits à l'importation et un poste de douane dans l'île principale qui compléterait ceux du Gabon et de Fernan-Vaz, de se suffire à elle-même et de se dispenser enfin d'une subvention que la métropole hésitait de plus en plus à verser. En août 1873, on crut sur les dires de Kringer que les Espagnols avaient évacué l'île et on se prépara à en prendre possession [52]. Le bruit était sans fondement : au contraire l'année suivante les Espagnols s'établissaient d'une manière encore plus large et plus solide et essayaient par tous les moyens d'attirer le commerce aux Elobey. Rien ne devait donc être réglé dans ces parages et les commandants continuèrent à craindre, avec plus ou moins de sincérité, pour l'avenir (commercial tout au moins) de l'établissement français au Gabon [53].

Si la réserve ministérielle n'empêcha pas les poussées et les velléités expansionnistes, elle ne réussit pas davantage à contenir les tendances interventionnistes. Celles-ci se nourrissaient d'abord de la persistance et peut-être même d'une certaine intensification à partir de 1871 des activités négrières au Gabon et au Cap Lopez, provoquée comme dans le passé par la demande des colons de São Tomé et de Principe. Dès 1871, on signalait que des mulâtres portugais s'étaient établis au village du chef Utyege, l'un des signataires du traité de 1862 relatif au Cap Lopez, d'où ils expédiaient de jeunes esclaves venus du Haut-Ogooué [54]. Au Gabon même, le trafic était organisé sur une grande échelle, en relation avec le Cap Lopez, les habitants mettant à profit la réduction des moyens de surveillance dont disposait le poste; comme l'écrivait Clément, commandant du Gabon, en 1876 :

> « Quelques-uns [les Cap-Lopez ou Orungu] habitent ici-même en permanence et dont la seule industrie consiste à faire le trafic honteux d'esclaves. Il arrive journellement de la baie de Nazareth de grandes pirogues qui touchent d'abord au village du roi Denis pour y déposer pendant la nuit leurs esclaves, qui sont presque toujours de jeunes enfants; là on leur fait la cérémonie du fétiche pour les empêcher, sous les menaces les plus fortes, de parler; puis on les écoule ici, un par un, bien tranquillement, pour être ensuite expédiés dans toutes les directions. Depuis longtemps je fais surveiller leurs mouvements mais il est bien difficile de les prendre en flagrant délit; les Gabonais, qui en tirent eux-mêmes un bon profit, sont muets à ce sujet » [55].

L'administration, même diminuée, refusait de fermer les yeux. Tous les moyens furent mis en œuvre : saisie de pirogues, explications et persuasion, menaces [56] et plus tard destruction des villages les plus coupables [57] — rien n'y fit. Au contraire, un agent de la maison française la plus importante, José Élias, établi au Cap Lopez pour le compte de Pilastre, se trouvait mêlé à ce trafic. Chose plus grave, le 15 mai 1874 les chefs Ntiega et Will vinrent « au nom de tous les chefs du Cap Lopez » trouver Panon du Hazier à Libreville et « mettre en doute les droits de souveraineté de la France sur leurs pays »; le commandant leur renouvela ses menaces et essaya de leur expliquer qu'« ils pouvaient posséder des captifs, les vendre ou les échanger entre eux dans le pays mais qu'il leur était absolument défendu d'exporter ceux qu'ils possédaient ni d'importer de nouveaux esclaves chez eux pour en faire des captifs » [58]. Cela ne changea rien : le *Marabout* alla croiser plusieurs fois au Cap Lopez, on arrêta des négriers portugais, mais le trafic se poursuivit pendant de longues années encore.

Les difficultés d'intervention au Cap Lopez provenaient surtout de l'éloignement relatif de ce point, qui devenait un réel obstacle avec l'affaiblissement du poste. La situation était différente au Gabon où, même avec des moyens réduits, les autorités pouvaient agir avec une certaine efficacité. Elles y étaient poussées d'ailleurs, provoquées en quelque sorte, par la répétition des pillages. La fréquence de ces derniers et de leur inévitable corollaire, les expéditions punitives, devint telle entre 1870 et 1874 [59] qu'une description détaillée en serait vite fastidieuse et d'une très grande confusion. On se contentera ici de souligner les raisons de cette fréquence et de les ranger en quelques grands types.

Il devint rare, après 1870, qu'une période de plusieurs mois s'écoulât sans que l'ordre fût troublé au Gabon et dans les rivières dépendantes et, dans une bien moindre mesure, au Cap Lopez et à Fernan-Vaz. Les choses s'aggravèrent même après le départ de Garraud et son remplacement, à la tête de la colonie, par Panon du Hazier en juillet 1873 : les incidents devinrent à la fois plus nombreux et plus sérieux, détérioration que le nouveau commandant particulier attribua à l'importation de quantités croissantes de poudre et d'armes à feu, et aux menaces souvent répétées et non suivies d'exécution de la part de ses prédecésseurs [60]. Mais il faut chercher, au-delà de ces facteurs conjoncturels, les raisons profondes de ces actes de violence. A la base il y avait toujours des difficultés commerciales. Le Cap Lopez et la lagune de Fernan-Vaz se singularisaient en ce que les pillages d'embarcations européennes y découlaient des dernières résistances des tribus courtières, irritées de voir s'effondrer peu à peu leur monopole : en 1871, par exemple, les traitants de Fernan-Vaz se plaignirent de ce qu'Oganda, le chef du village nkomi de Ngumbi sur le Rembo, rançonnait les pirogues et bâtiments qui refusaient de payer des droits jugés excessifs [61]; en 1874, Panon du Hazier fut obligé d'aller signifier aux chefs orungu du Bas-Ogooué « le droit absolu des négociants à circuler librement dans le fleuve sans payer aucune redevance » [62]. Mais sur ces deux points les incidents furent assez rares : les commandants invitaient les négociants à préférer la conciliation à la violence [63] et, faisant de nécessité vertu, se tenaient dans la plus grande réserve [64]. Au Gabon le commerce était aussi le facteur déterminant dans les actes de violence; ce rapport a été remarquablement souligné par du Quilio en 1873 :

> « Le commerce épuise les zones de proche en proche, il s'éloigne toujours davantage et les zones dévastées et abandonnées par lui voient passer sans s'arrêter les bateaux chargés de marchandises : les habitants n'ont presque plus rien à vendre, ils restent avec leurs besoins et leurs convoitises et quand ils sont trop dénués, ils sont d'autant plus enclins à piller au passage que les Gabonais ne résistent pas, il n'y a que la peine de prendre. En outre, ils y sont parfois poussés par les Gabonais eux-mêmes pour qui c'est une manière commode de régler leurs comptes avec les maisons qui leur ont fait des avances en partie gaspillées par eux pour leurs plaisirs » [65].

A ces raisons économiques s'ajoutait évidemment le trouble, l'instabilité des populations consécutive à la poussée des Fang; ceux-ci n'avaient aucune raison de reconnaître, d'entrée de jeu, la souveraineté française et de recourir à l'arbitrage des autorités de Libreville : ils préféraient se faire justice eux-mêmes, notamment contre les Mpongwe et par conséquent aux dépens des traitants de Libreville et de Glass qui les employaient.

A ces pillages, les différents commandants voulurent absolument répondre alors même qu'ils pouvaient s'abriter, pour ne pas intervenir, derrière les instructions répétées du ministre ordonnant la plus grande réserve dans ce genre d'affaires. Certains évoquaient le devoir [66]. D'autres, prenant quelque liberté avec leurs instructions, faisaient ressortir l'utilité pratique, politique, de ces interventions, dans le sens d'un renforcement de l'établissement français; c'était la position de Panon du Hazier qui, on l'a vu, multiplia les expéditions punitives [67] :

> « L'autorité en se réservant le droit, qui lui appartient, de juger et de punir est dans l'obligation d'intervenir plus fréquemment. Cette intervention est bien préférable car, toujours juste, elle grandit le prestige du Commandant et empêche d'autre part les luttes de chaque jour tolérées autrefois et qui entretenaient dans les rivières un état de guerre permanent; elle a encore l'avantage d'être en réalité moins fréquente que les répressions partielles des négociants souvent injustes et de détourner d'eux, autant que possible, les représailles des indigènes » [68].

Ce langage n'était pas entièrement nouveau : il prolongeait les tendances poussant à l'administration directe signalées au cours de la décennie antérieure mais, dans sa précision et sa fermeté plus grande, il était déjà celui d'un colonial soucieux avant tout de l'ordre et persuadé d'incarner l'élément d'impartialité et d'équilibre entre les intérêts particuliers et contradictoires des traitants blancs et des populations noires.

Si on essaie maintenant d'examiner en eux-mêmes ces actes de violence et de démêler cet écheveau de pillages, représailles, contre-représailles, etc., ils se laissent aisément ranger en deux grandes catégories.

Mettons dans la première les cas les plus simples où les initiatives et les responsabilités, le début et la fin des opérations sont facilement repérables : les principaux acteurs, les responsables sont toujours les mêmes (Mpongwe, Akele ou Fang); les raisons immédiates des incidents, le vol pur et simple, le non-paiement d'avances reçues ou, signe des temps, la volonté de profiter de l'affaiblissement évident du poste. Le premier cas, le vol caractérisé, était le plus rare et le fait presque exclusif des Mpongwe dont on a déjà indiqué l'appauvrissement croissant au cours des décennies précédentes; en 1871, par exemple, un employé de la maison Wolberg de Glass, Abape, s'entendit avec les habitants de Georges pour piller une embarcation contenant 1 200 livres de marchandises; le délit était nettement caractérisé et sembla d'autant plus grave que Georges recevait une coutume annuelle; mais les Mpongwe n'étaient pas guerriers, Abape fut livré sans difficulté et le butin suivit peu après : l'affaire n'eut pas d'autre suite [69]. Le deuxième cas, conséquence du non-paiement d'avances reçues, était, dans cette catégorie, le plus fréquent : les Mpongwe recevaient souvent des mains des Fang des produits précieux tels que l'ivoire, avec la promesse de les payer à leur prochain voyage; en réalité ils en profitaient presque toujours pour acquérir des biens d'usage ou de prestige personnel, ou même rembourser les dettes qu'ils avaient contractées depuis de longues années à l'égard des traitants; par représailles, les Fang se servaient dans la première pirogue qui venait à passer devant leur village. Ce type d'incident se produisit un nombre incalculable de fois dans le Rhemboué et la Como ou ses affluents. Voici un exemple caractéristique, qui mit en cause le village fang de Bumba sur la Como [70]. En 1872, le capitaine du *Pionnier* avait saisi plusieurs fusils dans ce village à la suite d'une affaire commerciale sans importance, et les habitants attendirent deux ans pour se venger. En août 1874, ils pillèrent une goélette appartenant à Gilliès, négociant établi à Glass, et mirent la main sur 3 000 livres de caoutchouc et 500 bûches de bois rouge. En septembre de la même année, Panon du Hazier confia au capitaine du *Marabout* une importante expédition, deux canots « armés en guerre », deux baleinières, 16 Blancs, 12 laptots et 16 Kroumen : partis le 19, ces hommes débarquèrent le 23 et mirent le feu aux trois villages (200 « belles cases ») dépendant du chef Bumba. En novembre, une nouvelle expédition, aussi importante que la première, se contenta de tirer quelques coups de canon sur ces mêmes villages : les Pahouins ne rendirent jamais le butin. Enfin le troisième cas était celui où les populations locales profitaient de l'affaiblissement du poste pour multiplier les agressions; lorsqu'en novembre 1872 du Quilio fit désarmer le *Pygmée* qui mouillait dans la Como, la réponse des villages fang fut immédiate : en trois jours, quatre embarcations de l'Estuaire furent pillées et le commerce cessa. Ripostant avec la plus grande vigueur, le commandant exigea et obtint en stage quatre jeunes enfants, garantie illusoire de relations plus pacifiques : dans l'immédiat, la rivière s'ouvrit de nouveau au commerce [71].

La seconde catégorie, celle des incidents plus complexes, regroupe les rivalités entre villages ou tribus et les conflits dans lesquels les convoitises matérielles se mêlaient à des rancœurs politiques. Pour le premier cas, il est évident que le puzzle ethnique traditionnel du Gabon était une mine d'antagonismes; l'établissement des Fang dans la région amena de nouvelles complications. En l'absence de toute instruction, les autorités de Libreville se donnaient d'abord pour tâche d'intervenir lorsque les désordres risquaient de ruiner le commerce; plus intéressante était leur volonté de « sauvegarder l'amour-propre des plus faibles, les Bakalais » [72], et d'assurer la sécurité des plus menacés par la poussée pahouine, les Mpongwe. Ainsi, au cours d'une mission en avril 1873 dans le bassin de Nenge-Nenge dans la Como, le capitaine du *Marabout* reçut les instructions suivantes de Garraud : « S'en tenir strictement au rôle d'intermédiaire [...], faire ses efforts pour amener la paix; [sinon] se borner à recommander formellement aux deux partis de s'en tenir à leurs affaires entre eux sans toucher aux Gabonais et sans gêner notre commerce » [73]. Ces instructions étaient renouvelées en juin, quand il chargea le même capitaine de dire aux chefs pahouins que « les Gabonais ne sont pour rien dans cette querelle; tant qu'elle restera limitée entre Pahouins, je les laisse faire sans m'en mêler; mais si les Gabonais sont attaqués par eux, je soutiendrai les Gabonais » [74]. Plus près de Libreville, l'intervention était inévitable; ce fut le cas en 1874, lors d'une affaire opposant un chef sekiani de la Mondah, Mackinde, à un autre Sekiani, Achombo, installé au Gabon [75]; par représailles des violences commises par Achombo, le chef avait en 1872 assassiné un Mpongwe, mais il décida encore, puisque le coupable était devenu chrétien, de s'en prendre à la mission catholique d'où il enleva un otage pahouin, geste qui, tout en bafouant l'autorité du commandant, risquait de lui aliéner les villages fang : en mars 1874, une expédition grosse de vingt-cinq hommes surprit le village endormi, récupéra l'otage et emmena plusieurs femmes comme gages. Le dernier cas, l'affaire Chimie, mêlait commerce et politique. Au départ l'affaire était simple, Chimie, un Pahouin, avait été l'instigateur de nombreux pillages dans la Como en 1872; en décembre de cette année la complicité d'un chef fang permit de l'arrêter. Tout commença dès lors à se compliquer : Garraud décida de le garder prisonnier en attendant une occasion de le déporter, car l'homme devenait dangereux, « ajoutant des sentiments de vengeance à ses instincts pillards » [76]. Cette longue captivité provoqua même un mouvement de solidarité dans la Como : en septembre 1873, le « beau-frère » du détenu organisa des pillages dans la rivière Bangia pour obtenir le retour de Chimie, alors déporté à Grand-Bassam [77]; en octobre, le *Marabout* reçut la soumission passagère des villages les plus agités et trois otages, dont le « beau-frère » de Chimie; cela n'empêcha pas de voir apparaître peu après d'autres instigateurs de pillages qui se disaient à leur tour les « frères » de Chimie [78].

Ainsi la réserve recommandée par le ministère ne fut pas suivie par les officiers chargés des responsabilités locales. Quant ils l'auraient voulu, ils n'auraient pas pu se tenir à l'écart d'incidents qui troublaient la libre pratique du commerce, menaçaient leurs alliés les plus anciens (les Mpongwe) et parfois portaient atteinte à la souveraineté, même limitée, que la France prétendait exercer : la solution la plus radicale eût été assurément l'évacuation. Celle-ci fut ajournée par suite des pressions des missionnaires et du commerce : la situation provisoire ainsi créée devait se prolonger jusqu'à la reprise de l'expansion française, dans un contexte et un climat nouveau, après 1880 [79]. Il est bon, pour terminer, de considérer rapidement ce qu'étaient alors le Gabon et les régions voisines tant au point de vue de la présence française qu'à celui du sort des populations locales.

III. Le Gabon vers 1874 : une situation de transition

Tirant, vers 1870, le bilan de quelque trente années de présence française au Gabon, le contre-amiral Bourgois, commandant de la Division navale des côtes occidentales d'Afrique, se montrait particulièrement réservé et même quelque peu désabusé et pessimiste :

> « Il ne faut pas », écrivait-il au ministre, « leur [aux indigènes] demander un sens politique, dans quelque acception qu'on veuille prendre le mot; tout se résume chez eux dans le sentiment de la force d'abord, de l'intelligence ensuite. Le blanc est pour eux un être supérieur en tout et toute sa puissance est là. En résumé ils n'ont pas pour nous une affection raisonnée : ce serait trop demander à des esprits généralement bornés. Notre influence morale tend chaque jour à s'accroître parmi eux, mais cette influence ne va pas jusqu'à obtenir des résultats de progrès matériel : tous nos efforts pour améliorer la situation des indigènes par le travail ont toujours échoué, à de rares exceptions près. L'indigène est resté, ou guère s'en faut, ce qu'il était aux premiers jours de l'occupation » [80].

Ces propos, inspirés sans doute par le climat d'incertitude qui sévissait alors, traduisent davantage l'état d'esprit et le découragement de certains officiers français que le rapport des forces existant alors au Gabon : ils masquent en effet les transformations irréversibles introduites dans les rapports politiques entre les autorités françaises et les populations locales, et plus encore dans l'organisation des activités commerciales.

L'établissement français jouissait désormais d'une assise territoriale plus vaste : à l'étroite bande côtière, dont le contrôle s'était progressivement affirmé, s'ajoutaient des terres intérieures de mieux en mieux connues, en particulier le bassin de la Como, la plaine entre l'estuaire et l'Ogooué, tous les villages de la région des lacs et même au-delà du confluent de la Ngunie jusqu'à Samkita (Escande 50; Canteloup 34; Compiègne 39; Compiègne et Marche 41; Duboc 43, qui fait le point des connaissances géographiques relatives à l'Ogooué en 1874); par conséquent aux populations côtières, entrées depuis longtemps en contact direct avec les traitants européens, s'ajoutaient des groupes plus variés participant indirectement au commerce côtier (Galoa, Eshira, Enenga, Okanda et Fang). Toutes ces populations acceptaient la présence française : celles de la côte, par la force des choses; celles de l'intérieur, dans l'espoir — que confirmait l'évolution de l'organisation commerciale — de se débarrasser du barrage des tribus courtières et d'entrer en relations directes avec les traitants [81]. Certes, il y avait loin de l'extension déjà grande de ce territoire acquis par la France à l'étendue encore modeste des régions effectivement administrées : ce décalage, constaté à plusieurs reprises pour les décennies antérieures, était même aggravé par les mesures d'économie dictées par les circonstances. Cependant les autorités locales, décidées à maintenir et, éventuellement, étendre les positions françaises, considéraient l'ensemble de ces possessions comme « une pierre d'attente pour l'avenir » [82]. Ce qui était définitivement acquis, c'était la nature nouvelle des relations entre ces autorités et les populations locales : à la coexistence des premières années du comptoir s'étaient progressivement substituées des relations de nature coloniale, fondées sur l'intervention permanente dans les affaires indigènes. Ces attitudes et ces pratiques, développées par Fleuriot de Langle, furent prolongées et renforcées par ses successeurs [83].

Dans le domaine commercial, les changements étaient plus importants et plus décisifs encore [84]. L'évolution amorcée à la fin des années 1850, avec l'implantation de grandes maisons d'origine anglaise et allemande, était arrivée à son terme vers 1870 : entre les maisons établies dans les possessions françaises d'Afrique Équatoriale régnait désormais une hiérarchie rigoureuse, fondée sur les moyens dont elles disposaient et, par conséquent, sur les dimensions de leur aire d'action et l'importance de leurs bénéfices (Compiègne 39, I, pp. 226-227, et 38, p. 128; Escande 50, p. 806). Au premier rang venaient les établissements britanniques de Hatton and Cookson et allemand de Francis Würmer qui avaient aussi des comptoirs en d'autres points de la côte : à eux deux ils exportaient les trois quarts des produits de valeur tirés du Gabon (ivoire, ébène et caoutchouc); l'un et l'autre étaient puissamment soutenus par de grands vapeurs qui, régulièrement, les ravitaillaient en marchandises européennes et emportaient les produits africains; chacun disposait en outre de trois petits vapeurs qui faisaient le service de l'intérieur; le plus important et le mieux connu, celui de Hatton and Cookson, représenté par deux agents anglais, Walker et Jobet, avait son centre à Glass et de multiples dépendances sur les rives de la Como, du Rhemboué, de l'Ogooué, au Cap Lopez, à Fernan-

Vaz et dans l'une des Elobey. Au second rang venaient les maisons possédant ou affrétant des voiliers qui les reliaient à l'Europe et ayant chacune un vapeur pour le service de l'intérieur; elles étaient également britanniques : William Cooper and Co. de Glasgow et John Holt ainsi que Wokey, tous deux de Liverpool. Les maisons de troisième ordre dépendaient pour leur approvisionnement des paquebots de l'African Mail S. S. Company dont les tarifs très élevés affaiblissaient leur capacité de concurrence; certaines faisaient néanmoins de belles affaires : tel était le cas de Pilastre, du Havre, et de deux factoreries tenues par des Africains (un Sénégalais Kerno-Mahmadou Seydou et un Mpongwe, par ailleurs mal connu, Boardman). Enfin une très faible part de l'activité commerciale était contrôlée par une foule de traitants, blancs et noirs, qui allaient eux-mêmes trafiquer dans l'intérieur et vendaient ensuite à Glass aux différentes factoreries, évitant ainsi de payer patente et droits d'exportation.

Dotées de moyens plus importants, les maisons de commerce inaugurèrent des méthodes nouvelles qui firent pratiquement disparaître le courtage. Les résistances opposées jusqu'après 1870 par les Orungu du Cap Lopez et les Nkomi de Fernan-Vaz n'étaient que les derniers sursauts, au demeurant inefficaces, de sociétés bouleversées par la disparition d'un certain mode de vie : sur les deux points, les chefs ne demandaient pas mieux que « la générosité [...] des traitants » et « quelques légers sacrifices d'argent » de leur part pour se résigner définitivement au nouvel état des choses [85]. Plusieurs facteurs avaient fini par avoir raison du barrage des courtiers dans ces deux régions d'acquisition récente : d'abord les canots à vapeur, arrivés pour la première fois en 1871 pour le compte de Walker, qui convenablement armés pouvaient remonter les fleuves et les rivières sans l'appui militaire des autorités de Libreville [86]; en outre le nombreux personnel noir et blanc qui acceptait désormais de résider dans les villages de l'intérieur; enfin l'accueil enthousiaste et la protection qui leur furent partout assurés par les chefs de l'intérieur aussi désireux que les maisons de commerce de se passer de l'intermédiaire onéreux des tribus courtières. Telle fut l'attitude des Galoa du Moyen-Ogooué, les premiers intéressés par ce changement, qui acceptèrent avec empressement l'établissement de factoreries à partir de 1867 environ et dont le chef le plus important, Nkombe (le « Roi-Soleil »), accepta de faire de son principal village, Adolinanongo, le centre de leur commerce tout en s'irritant de leur volonté de pénétrer plus loin dans l'intérieur (Raponda-Walker 178, pp. 65-67) [87]. Par conséquent le cas devenait de plus en plus rare où les courtiers de la côte allaient dans l'intérieur faire des affaires pour traiter ensuite avec les commerçants blancs; au contraire, les producteurs du Moyen-Ogooué apportaient directement leurs marchandises aux petites factoreries tenues par des agents subalternes noirs : ceux-ci les envoyaient aux factoreries plus importantes des confluents d'où les pirogues et les vapeurs venaient les enlever en un mouvement régulier, qui prenait une ampleur exceptionnelle durant la saison des pluies, seule période de l'année où l'Ogooué était accessible aux vapeurs [88]. Cependant si l'économie de traite prenait la place de la troque côtière, elle se fondait encore sur des activités destructrices et primitives : la chasse et la cueillette [89]. En effet, malgré les stimulations des factoreries, l'huile de palme et l'arachide, qui faisaient alors la richesse du Sénégal, du Delta du Niger et du Congo, restaient au Gabon comme dans l'Ogooué des articles destinés exclusivement à la consommation locale. Le commerce portait donc sur les mêmes produits que dans le passé, malgré l'apport de nouvelles régions [90] : le bois rouge; le bois d'ébène, exploité en si grande quantité sur les bords des lacs Zile, Azingo et Ogemve qu'en une seule année (1873) Papa Youssouf, un agent sénégalais de Walker, en acheta 100 000 bûches; le caoutchouc, de nouveau en progrès car la demande en avait crû et les Noirs le vendaient très facilement contre n'importe quelle marchandise; l'ivoire enfin, qui restait l'article le plus recherché mais pour lequel les producteurs étaient intraitables et exigeaient des paquets d'une certaine composition [91].

Le changement que l'acquisition des nouvelles régions provoqua fut un renversement de l'équilibre économique entre les différents débouchés du commerce. Jusque vers 1870 les traitants européens avaient recherché les articles d'exportation au nord du Cap Lopez, dans la baie de la Mondah et l'Estuaire, et, dans une moindre mesure, à Fernan-Vaz. C'est vers cette date que les explorations et la ténacité personnelle de R. B. N. Walker ouvrirent l'Ogooué au commerce européen [92]. En 1874, l'Ogooué était déjà le premier débouché de l'Afrique Équatoriale, écoulant plus de marchandises que la Mondah, l'Estuaire et le Fernan-Vaz réunis. Ce progrès était dû à l'établissement à Adolinanongo de puissantes factoreries dépendant des principales maisons du Gabon et contrôlant un vaste réseau de factoreries plus petites construites sur les bords des lacs et même en amont du confluent de la Ngunie : le lieu avait tous les atouts d'une excellente situation, au centre d'une région riche en elle-même et au carrefour des voies d'eau et des routes terrestres par lesquelles les populations plus éloignées dans l'intérieur écoulaient leurs productions. Ce progrès est dû également à ce que, entrées plus tardivement en contact direct avec les traitants et débarrassées des frais de courtage, les populations y étaient beaucoup moins exigeantes que sur la côte : en 1873, le paquet d'ivoire comportait obligatoirement cent cinquante articles différents chez les Mpongwe et seulement soixante dans l'Ogooué (Compiègne 38, pp. 132-135). Les exportations comprenaient les articles les plus riches : ivoire, caoutchouc et ébène. On retrouvait les mêmes produits dans la lagune de Fernan-Vaz où le développement des échanges était cependant entravé par les dangers de la barre et surtout par une résistance plus acharnée des Nkomi que la présence d'un poste de douane français n'avait pas encore convaincu de la nécessité de laisser entièrement libre le commerce : toutefois, conscientes de ses richesses, cinq factoreries y avaient établi des succursales, les deux grandes (Hatton and Cookson et Francis Würmer) suivies par Cook, Pilastre et Holt. L'instabilité des affaires à Fernan-Vaz tranchait avec la monotonie, la langueur et le marasme qui régnaient dans la baie de la Mondah : le bois rouge, produit exclusif et très abondant qui y avait assuré une relative prospérité au début des années 1850, était devenu en effet un article peu rentable, les frais du transport maritime ayant trop augmenté en comparaison de sa valeur intrinsèque. La situation n'était pas fondamentalement différente au Gabon, les rives de l'estuaire s'étant épuisées, le courtage ayant presque disparu et les prix demandés par les Mpongwe pour l'ivoire venu de l'intérieur et le caoutchouc cueilli sur place étant jugés excessifs. Le Gabon bénéficiait cependant de deux chances : celle d'avoir accueilli l'établissement français et de continuer à abriter sa modeste capitale de Libreville; celle d'avoir connu pendant longtemps un mouvement commercial d'une certaine ampleur. Cette dernière circonstance faisait de Glass le siège des maisons commerciales et la résidence de presque tous les négociants d'Afrique Équatoriale; aussi le déclin économique était-il compensé par la promotion des fonctions administratives et des services.

Ainsi, alors même que les autorités françaises restaient confinées dans l'Estuaire et que les circonstances leur enlevaient une grande partie de leurs moyens d'action, les populations à la souveraineté desquelles elles prétendaient vivaient déjà dans des conditions commerciales qui les préparaient à passer, sans rupture brutale, dans la situation coloniale.

Conclusion

Au terme de cette étude, il apparaît que la présence française au Gabon manifeste une remarquable continuité au cours de la période considérée : du début jusqu'à la fin, elle fut en effet l'œuvre de la Marine. Ce sont des officiers et le ministère qui furent à l'origine de la fondation du comptoir en 1843; c'est encore aux officiers opérant au Gabon que la France dut le maintien d'une présence même limitée après la défaite de 1870; entre ces deux dates extrêmes, ils furent, bien plus que les missionnaires et les traitants, les vrais représentants de la France. Car l'activité missionnaire demeura modeste; quant au commerce français, il bouda le Gabon. Il y avait là un paradoxe; l'action complémentaire de Bouët et de Broquant à bord de la *Malouine* en 1839 semblait préfigurer une étroite et fructueuse collaboration entre le commerce et la politique. En réalité, la politique précéda le commerce, mais celui-ci ne suivit point. Le commerce français au Gabon resta l'affaire de toutes petites entreprises qui furent très loin de tenir tête à la concurrence anglo-saxonne; les grands négociants comme Régis et les visionnaires comme Lecour se heurtèrent à d'insurmontables difficultés.

Ici intervient le deuxième aspect de notre étude : le côté africain. En effet, les initiatives du commerce français butèrent aussi bien sur l'obstacle démographique d'une région faiblement peuplée, et dont les ressources humaines limitées étaient employées ailleurs, que sur la rigidité des structures sociales et des mentalités progressivement élaborées au cours de la période de la traite des hommes. Quant aux dispositions des populations à l'égard des autorités françaises, elles varièrent selon les périodes et les intérêts des communautés en cause. Dans l'Estuaire, certains clans mpongwe résistèrent dans les premières années de l'établissement, puis tous se mirent à collaborer pleinement avec les Français. Au Cap Lopez et à Fernan-Vaz, les populations acceptèrent d'abord leur présence, pour donner ensuite des signes de rébellion. Dans le Moyen-Ogooué, la soif des marchandises européennes déterminait un accueil très favorable vers 1870.

Ainsi en 1874, au moment où l'on allait de nouveau parler des activités françaises en Afrique Équatoriale, on était parvenu à un certain équilibre : d'un côté, une poignée d'officiers français décidés à rester au Gabon et à y exercer une autorité de nature coloniale; de l'autre, des populations très diverses acceptant plus ou moins profondément, par nécessité ou par intérêt, cette présence.

Notes

SIGLES ET ABRÉVIATIONS UTILISÉS

AEF	Archives de l'ancien gouvernement général de l'AEF (Aix-en-Provence)
AN	Archives nationales
ANSOM	Archives nationales, section Outre-Mer (Paris)
AOF	Archives de l'ancien gouvernement général de l'AOF (Dakar; microfilms à Paris)
BB4	Archives du ministère de la Marine, série BB4 (Paris)
DM	Dépêches du ministère de la Marine et des colonies
MD	Archives du Quai d'Orsay, Mémoires et documents : Afrique (Paris)
PP	Parliamentary Papers, Chambre des lords (Londres)
PRO	Public Record Office (Londres)
PRO/Adm.	Archives de l'amirauté déposées au PRO
PRO/FO	Archives du Foreign Office déposées au PRO
PRO/CO	Archives du Colonial Office déposées au PRO
TD	Tableaux décennaux

NOTES DU CHAPITRE PREMIER

1. L'expression est de Sautter (187, p. 143); voir aussi la carte (*ibid.*, pp. 144-145). Les chiffres généralement entre parenthèses après le nom de l'auteur sont ceux des Sources et bibliographie.
2. Traduction imparfaite du mpongwe *inongo* qui signifie plutôt « peuple », « nation » et même « race » (Raponda-Walker 174, p. 203).
3. Pour des origines différentes et une acculturation progressive des autres ethnies aux Mpongwe, voir Gautier (153, pp. 21-24, 43-44) — repris par Raponda-Walker (178) —, Hauser (157) et Sautter (187, p. 741).
4. De leur vrai nom, sans doute, Abuka; on les appela ensuite Mpongwe « à cause de leur manière de parler du gosier (*epongo*) » (Gautier 153, pp. 29-30).
5. Deschamps (149, p. 119, et 150, p. 286) critique et le point de départ et la datation de Gautier et d'Avelot mais sans rien proposer à la place. H. Bucher (« The Settlement of the Mpongwe Clans in the Gabon Estuary : a Historical Synthesis », *Revue française d'Histoire d'Outre-Mer*, LXIV (235), 2e trimestre 1977, pp. 149-175) résume les thèses en présence.
6. Partis du Haut-Ngunie avec leurs frères galoa (Orungu et Galoa sont issus de deux frères ombeke, Mumbe et Edungwi Mumbe), ils auraient sur leur route battu les Eshira et se seraient retrouvés après une première séparation au bord du Fernan-Vaz où eut lieu une nouvelle séparation, cette fois définitive : les Orungu se dirigeant vers le nord, au Cap Lopez, et les Galoa vers le nord-est (Sautter 187, pp. 741-742). Avaro (121, pp. 216-264), citant les recherches inédites de Paul-Vincent Pounah, et Deschamps (149, pp. 106, 109, 114) donnent des traditions différentes.

7. Raponda-Walker (178, p. 71) rapporte aussi les récits légendaires de cette guerre.
8. Sur ces 25 000 personnes, 6 000 auraient été de vrais Mpongwe (Deschamps 150, p. 327).
9. Pour le voyage de Robertson, voir Walckenaer (9, XI, p. 480); les citations sont tirées de Bowdich (29) qui rapporte littéralement les renseignements fournis par les Mpongwe.
10. Les Orungu, originellement appelés Ombeke, reçurent ce surnom, selon une tradition, « à cause de l'habitude qu'ils auraient eue de tenir constamment des conciliabules (*erungu*) » (Raponda-Walker 177, p. 70). Pour le récit de la migration des Orungu sous la conduite de Rendongo, chef du clan des Abulya, voir *ibid.*, pp. 70-71; pour celle des Nkomi, sous la direction du chef Renima, voir *ibid.*, p. 83. Les Orungu seraient venus avec les Galoa du Haut-Ngunie, tandis que la dernière résidence des Nkomi avant d'atteindre la lagune aurait été la région d'Asewe (Deschamps 149, p. 112).
11. La répartition des populations n'est connue avec une précision satisfaisante que pour la période correspondant à l'acquisition de ces territoires par la France : après 1860 (cf. chap. VII : III).
12. *Gabão* « caban », parce que « l'embouchure du fleuve [...] est semblable de forme à ce vêtement » (Pigafetta et Lopes 7, p. 16). Sur les Portugais au Gabon, voir Gautier (153, pp. 31-41) et surtout Reynard (182 et 183).
13. Voir aussi Rinchon (184, pp. 50-51).
14. Ils donnèrent à Ndambe le nom de Coniquet (*Koenig-Eyland* « île du roi »). Voir, entre autres, Raponda-Walker (178, pp. 42, 50) et, pour des aperçus, Bouchaud (128, pp. 79-104).
15. Rapportées par Gautier (153, p. 40), elles ne sont pas confirmées par Isert (4), médecin du comptoir danois de Christianbourg de 1783 à 1787. Peut-être ce comptoir n'était-il que provisoire et postérieur à 1787.
16. Voir aussi Nørregård (170, p. 125).
17. En 1825, lors du passage au Gabon du capitaine de la Marine britannique, W. Owen, le chef de Glass se fit un honneur de lui montrer une cloche donnée en cadeau à son prédécesseur en 1787 par Sydenham and Co., négociants à Bristol (Owen 90, p. 319).
18. C'est la raison pour laquelle le capitaine de Flotte, qui partit de France en 1786, avec notamment l'instruction de « visiter l'île des Perroquets vers le Cap Lopez-Gonsalves (*sic*), ainsi que d'autres îles qui auraient pu se trouver à l'entrée des rivières situées dans la partie du Gabon », résolut de ne pas remplir cette partie de sa mission.
19. Incidents fréquents : vers 1800, un capitaine français, Dandeau, tua au cours d'une dispute le chef Re-Vigne, père de Kringer, qui médita peut-être longtemps une vengeance (Gautier 153, p. 51). Voir aussi chap. II : II.
20. Mettas (167, p. 24) a calculé que pour sept révoltes signalées de 1783 à 1791 à bord des négriers honfleurais, six avaient pour cadre des navires ayant pris leur cargaison au Gabon.
21. Voir aussi Adams (15, p. 155) : « La plus grande partie des nègres achetés sur cette rivière [...] sont peu estimés dans les Indes Occidentales. Cette race misérable a le front court, ovale et déprimé; les yeux presque unis ensemble, le nez à peine de niveau avec les joues, la bouche large et saillante, le menton rentré, les cheveux rares, flexibles et laineux; la poitrine étroite, le corps allongé, le ventre ballonné, les extrémités courtes et grêles, les jambes maigres et les pieds et les bras longs; enfin, elle résiste mal aux premières atteintes de la maladie. »
22. Contrat reproduit dans *Papeles*... (6).
23. Voir aussi carte et diagramme (Mettas 167, p. 13) et la conclusion (*ibid.*, p. 25) : « Les Honfleurais n'y vont pas parce que la traite y est plus facile mais bien au contraire parce qu'elle y est plus difficile et la concurrence moins intense. » D'autres y allaient aussi en réalité : les Danois par exemple chargeant 1 200 esclaves en 1778 (Gautier 153, p. 40).
24. Voir aussi Bean (125).
25. Ils décrivent les cases et le mobilier des Mpongwe. Voir aussi Bowdich (29, p. 305).
26. Pour les guerres nkomi, voir Raponda-Walker (178, pp. 87-88) et Deschamps (149, p. 116).
27. Les Mpongwe, par exemple, ne donnaient de femmes qu'aux Orungu.
28. Voir aussi Méquet (84, p. 68).
29. Compiègne (39, I, pp. 185 *sq.*) rapporte d'autres anecdotes significatives.
30. Le nom de Bulu donné aux Seke viendrait, selon certaines traditions, du mépris de leurs voisins Benga et Mpongwe : *bulu*, mot benga, veut dire « ténèbres » (Raponda-Walker 178, p. 90).

31. Lestrille (81, p. 440), médecin du comptoir, écrit par exemple de façon significative : « On retrouve donc au Gabon [...] la distinction entre l'aristocratie, la bourgeoisie et les prolétaires. » Ces distinctions étaient soulignées par des signes extérieurs : d'un côté, le costume, l'ameublement, les parures traditionnels; de l'autre, les éléments nécessaires et superflus de la vie quotidienne importés d'Europe (cf. la liste, chap.V : I.3.b et tabl. IV). Voir aussi E. M'Bokolo, « Le roi Denis, grandeur et déclin d'un souverain gabonais », *in* C.-A. Julien, *Les Africains,* Paris, « Jeune Afrique », 1977, VI, pp. 69-95.
32. La gamme complète des cultures et des produits de chasse et de pêche est donnée dans Du Chaillu (45, pp. 25-26, 30) : arachides, giromous, noix et fruits sauvages; viande d'antilope, gazelle et sangliers; aux esclaves était réservée celle des chimpanzés, singes, rats, ainsi que les crocodiles.
33. Voir aussi Du Chaillu (45, p. 274) et Méquet (84, p. 60). Le roi Rogombe du Cap Lopez aurait été enterré avec « une centaine au moins » d'esclaves selon Du Chaillu (45, p. 90). Sur l'ensemble de ces croyances, voir Raponda-Walker et Sillans (181, pp. 109-110).
34. « Les Sékianis du littoral ont beaucoup d'esclaves, mais ceux de l'intérieur en ont peu » (Du Chaillu 45, p. 66).
35. « Les Français comptent par francs, les Américains par dollars..., les Africains par esclaves. Si un homme est puni pour quelque offense, il est condamné à une amende de tant d'esclaves; s'il prend une femme, le prix qu'il paie au beau-père est stipulé en esclaves. Peut-être n'a-t-il pas d'esclaves, mais il a l'équivalent en ivoire ou autres denrées c'est-à-dire qu'il donne tant d'ivoire, tant d'ébène, tant de bois rouge, enfin une somme de denrées quelconques suffisante pour acheter le nombre d'esclaves stipulé » (Du Chaillu 45, p. 375).
36. Abondante littérature, notamment Méquet (84, pp. 58-59), Ricard (96, pp. 258-259), Lestrille (81, pp. 433, 437), Wilson (116, pp. 266-269), Du Chaillu (45, pp. 376-378).
37. Très bonne description du travail dans les plantations du roi Denis dans Du Chaillu (45, pp. 27-30).
38. « A la mort d'un homme libre, deux ou trois personnes au moins sont immolées; ces sacrifices n'ont pas lieu à la mort des femmes, des enfants et des esclaves » (Du Chaillu 45, p. 383).
39. Voir aussi Pigeard (92, p. 288) et Owen (90, p. 312).
40. « Il n'y a pas de disproportion entre le nombre des hommes et celui des femmes du pays comme semblerait l'impliquer l'existence de la polygamie. D'abord, la polygamie est limitée dans une grande mesure aux tribus maritimes, qui ont les moyens de multiplier leurs femmes et qui font appel aux tribus des bois (bush tribes) aussi bien qu'aux leurs propres. En second lieu, une très grande proportion de jeunes membres mâles de la société sont dépourvus de femmes, circonstance qui conduit à une immoralité sans bornes » (Wilson 116, p. 266).
41. Suggestions tirées de Balandier (124, pp. 78-80); aspect souligné aussi dans Lestrille (81, pp. 441-446).
42. « L'institution du *Ndâ*, comme celle du *Mwetyi*, est destinée à maintenir les femmes, les enfants et les esclaves dans la dépendance (*subjection*). J'ai entendu une fois un membre de cet ordre reconnaître qu'un tel esprit n'existait pas : ' mais comment, dit-il, pourrons-nous gouverner nos femmes et nos esclaves si nous détruisons l'impression qu'il existe un tel être ' » (Wilson 116, p. 396). Le *Ndâ* serait-il l'*Okukwe* décrit par Raponda-Walker et Sillans (181, pp. 175-177 et 225-237) ?
43. Du Chaillu (45, p. 373) soulignait très justement cette relation : « La population des villages n'est pas nombreuse. Bien peu ont jusqu'à mille habitants, quelques-uns ont plusieurs centaines, et la majorité n'en a pas même cent. Il est donc impossible d'organiser de grandes expéditions pour la guerre et le pillage. Ce qui y met encore plus d'obstacles, c'est la nature du pays, sorte de forêt impénétrable, et le manque absolu de bêtes de somme et de trait. » Voir aussi Sautter (187, pp. 751-755) et, sur un plan plus général, Stevenson (190).
44. « La supériorité du roi de Naango sur les autres paraît généralement reconnue et sa puissance, par comparaison, est respectable » (Bowdich 29, p. 502). Voir aussi chap. II : I.2.
45. Sur l'organisation politique à cette époque, voir Bowdich (29, pp. 501-505), Wilson (116, pp. 273-282), Du Chaillu (45, pp. 21-24, 271-272), Gautier (153, *passim*), Raponda-Walker (178, pp. 21-45) qui donne les portraits des principaux chefs (sauf, très curieusement, ceux de Glass) et Jouin (159, pp. 5-6, 13-15).

46. Sur la frontière entre Denis et Georges, voir Raponda-Walker (178, p. 39) : « Pour passer d'une rive à l'autre [de la rivière Igombine] il fallait une autorisation spéciale du chef du clan voisin. Cette interdiction était si strictement respectée qu'à l'époque fixée pour les sacrifices offerts dans l'Estuaire aux mânes des ancêtres, chaque convoi familial avait défense de s'écarter d'un itinéraire convenu d'avance. »
Sur la guerre entre Glass et Georges, voir Owen (90, p. 314).
47. *Rapontchombo* « ce qui m'a été donné ne m'a pas été prêté mais donné pour de bon ». L'événement remontait à l'époque de Re-Mboko, le père de Denis (Raponda-Walker 178, p. 24; Gautier 153, pp. 44-45).
48. Bucher (139 *bis*) étudie remarquablement les Aguekaza, mais avec une tendance non justifiée à surestimer leur rôle dans l'évolution économique et politique de l'Estuaire au XIXe siècle.
49. Ce système a été aussi celui de l'ancien royaume de Loango (P. M. Martin, *The External Trade of the Loango Coast, 1576-1870,* Oxford, Clarendon Press, 1972, pp. 25-26).
50. Parent, « Mémoire sur le lever à vue des environs du poste du Gabon », 1849 (ANSOM Sénégal IV, 39c).
51. Pour le récit d'une élection à Glass, voir Du Chaillu (45, pp. 21-23).
52. L'avènement de Rapontchombo est décrit dans M'Bokolo, « Le roi Denis... », *art. cit.,* pp. 74-75.
53. Cette évocation, nécessairement brève, repose sur les traditions rassemblées par Raponda-Walker (178, pp. 70-89), Avaro (121, pp. 216-264, 324-338) et F. Gaulme, *L'ancien pays de Cama : société et organisation politique du* XVIe *à la fin du* XIXe *siècle,* thèse de doctorat de 3e cycle, Université de Paris, 1976.
54. Owen (90, pp. 301-309) décrit la puissance de Rogombe Pass-all.
55. Sur leur évolution après 1850, voir chap. VII : III.

Notes du chapitre II

1. « Ce fut par hasard que nous nous établîmes au Gabon » (Ancel 119, p. 79).
2. Bouët au ministre de la Marine, 12 juillet 1843 (MD 51, fos 30-31).
3. Les Britanniques au contraire s'y arrêtaient plus souvent (cf. chap. I : II).
4. Sur toutes ces questions, voir Brunschwig (133, pp. 13-14), Debbasch (147), Daget (145, pp. 3-116).
5. « Mémoire pour servir d'instructions », mars 1815 (BB4 884-388, fos 120, 121).
6. L'ordonnance du 8 janvier 1817 et la loi du 15 avril 1818 condamnent le navire accusé à la confiscation, et son commandant, s'il est français, à l'interdiction de tout commandement. Rigueur apparente car il n'y avait aucun commentaire d'application pour l'ordonnance et aucune sanction pénale dans les deux cas (BB4 404, fo 143; Daget 145, pp. 75 *sq.,* 143).
7. Division Mauduit-Duplessix (BB4, 412, fos 7 *sq.*); Daget (145, pp. 75, 87, 155).
8. On doit cette idée au baron Mackau qui la propose, après sa mission au Sénégal en 1819-1820, comme solution pour lutter avec efficacité contre la traite des Noirs, surtout en Casamance et dans les Bissagots (Daget 145, pp. 150 *sq.*).
9. Rapport de la Direction des ports au ministre, 28 mars 1820 (BB4 412, fo 7); lettre « secrète » à Clémendot et instructions, 6 décembre 1821 (BB4 417, fos 8-29).
10. *Sub scriptum* « de la main du ministre » aux instructions à Clémendot.
11. Dépêche du 27 août 1825 (BB4 474, fos 37 *sq.*).
12. Ce nombre est assez important par rapport aux années antérieures où il n'y avait que deux ou trois navires et devait rarement être dépassé : de cinq en 1822, 1823 et 1824, on descendit à quatre en 1825 pour remonter à cinq en 1826 et 1827 (« Composition de la Station extérieure d'Afrique » : BB4 456, 464, 474, 484).
13. Rapport de La Treyte, commandant de la Station extérieure d'Afrique, au ministre, 1er août 1824 (BB4 456, fos 203 *sq.*).
14. Instructions au commandant de la Station, 21 septembre 1825 (BB4 884-464, fo 77).
15. Massieu de Clairval, commandant de la Station, au ministre, 7 février 1826 (BB4 474).
16. Texte unique car jusqu'ici on a pensé que les négociants du Sénégal n'allaient pas au-delà de Sierra Leone (Schnapper 189, p. 15). On a malheureusement peu de détails sur ces opérations : seule indication, le pillage de la *Rosalie* de Saint-Louis par un bâtiment espagnol « à peu de distance de l'île du Prince ».

17. La *Bressane*, brig à fond plat, pouvait fouiller à fond les rivières, tandis que la *Flore* croisait à l'entrée de façon à interdire une fuite éventuelle (Massieu de Clairval au ministre, 5 septembre 1826 : BB4 884-485, f° 178).
18. On lui doit la saisie d'un nombre assez important de négriers : trois en 1826, huit en 1827 (« Listes des prises faites... » : BB4 884-485, f° 108).
19. Le nommé Simon vivait à l'île du Prince et travaillait, sans doute comme esclave, pour le compte de Trobriant, sur le navire négrier l'*Élise*, à bord duquel il fut arrêté dans le Bonny en janvier 1828. Trobriant, Français d'origine naturalisé hollandais, se livrait à la traite dans le golfe de Guinée (BB4 485, pp. 31-32, 52, 136).
20. Le nombre n'en est pas précisé (Massieu de Clairval, « Instructions pour remplir le service en l'absence de la *Flore* », 20 juillet 1827 : BB4 485, f° 100).
21. Selon les officiers de la Royal Navy et le second de la *Diane* (Massieu au ministre, 12 mai 1827 : BB4 485, f° 69).
22. Villaret de Joyeuse, commandant de la Station, au ministre, 13 juillet et 15 décembre 1828 (BB4 504, f°s 171, 183; BB4 516, f°s 2, 66 *sq.*).
23. Arnous, commandant de la Station, au ministre, 31 mars 1830 (BB4 884-520, f°s 86-87).
24. Composition de la Station et destination des bâtiments au cours de ces années : BB4 562 (1834), 567 (1835), 575 (1836).
25. Arnous au ministre, 31 mars 1820 (BB4 520, f° 87); rapport au ministre, 27 janvier et 8 mars 1834 (BB4 562).
26. « Observations sur les instructions relatives à la mission de Lemarié », 6 octobre 1836 (BB4 575).
27. En 1837 et non pas en 1839 comme l'écrit Gautier (153, p. 53). Sur ces événements, le premier rapport parvenu au ministère est celui du commandant de Péronne : il relate avec beaucoup d'imprécisions le pillage de la *Jeune Émilie* et du *Jeune Frédéric*. Sur la *Jeune Émilie*, on dispose de deux rapports : celui de Balguerie et Cie du 15 octobre 1838 adressé au ministre des Affaires étrangères et celui de Broquant, ancien commandant du navire, qui le rédigea en 1839 au Gabon même, à la demande de Montagniès de La Roque. Sur le *Jeune Frédéric*, voir les rapports de Barbeau, commandant du *Napoléon le Grand*, au consul de France à Pernambouc, 16 mars 1838, et de Renaud, 22 juin 1838. Tous ces rapports sont dans ANSOM Sénégal IV, 37a.
28. Rapport de Lamau, 23 octobre 1839 (*ibid.*, 37a).
29. Baudin au ministre de la Marine, 6 juin 1844 (ANSOM Afrique I, 4b).
30. Darricau au commandant de la Station, 3 septembre 1845 (ANSOM Sénégal IV, 38b).
31. *Ibid.*; Gautier (153, p. 56).
32. *Akawunamenga* veut dire « changement de manière, mais en mieux » et *ongoto*, « pillage » (Gautier 153, pp. 53, 54).
33. Barbeau au consul de France à Pernambouc, 16 mars 1838 (ANSOM Sénégal IV, 37a); cf. aussi chap. I : II.
34. Rapport de Péronne, 18 avril 1838 (ANSOM Sénégal IV, 37a).
35. *Ibid.*
36. La *Jeune Émilie* et non pas la *Terre-Émilie* (Gautier 153, p. 53) ou la *Jeune Amélie* (Deschamps 150, p. 290). Balguerie et Cie était une ancienne maison négrière (Daget 145, pp. 44, 47, 210).
37. Barbeau au consul de France à Pernambouc, 16 mars 1838 (ANSOM Sénégal IV, 37a).
38. Jusqu'au bout, Blanchard a espéré entrer en possession des marchandises promises par Kringer et a tout mis en œuvre pour y parvenir. En même temps, il semblait peu désireux de recevoir l'aide des autres capitaines français présents au Gabon, notamment de Grasse, commandant la *Félicie* de Marseille, à qui il fut répondu qu'« il n'avait besoin de rien » (Péronne au ministre, 18 avril 1838 : *ibid.*, 37a).
39. Rapport de Lamau, 23 octobre 1839 (*ibid.*, 37a).
40. Darricau au commandant de la Station, 3 septembre 1844 (*ibid.*, 38b); Fleuriot de Langle (58, p. 267) et Gautier (153, p. 56).
41. Cette intervention marque le début des relations amicales entre Denis Rapontchombo et les Britanniques. Amouroux, récompensé chaleureusement par les Anglais, allait stigmatiser quelques années plus tard l'« ingratitude anglaise» lors de l'affaire Glass (cf. chap. III : III.3).
42. Cette mission était « une excellente occasion [...] pour obtenir ce remboursement, sans que l'État fût induit en dépenses pour cela » (Balguerie et Cie au ministre des Relations extérieures à Paris, 15 octobre 1838 : ANSOM Sénégal IV, 37a).

43. Victor Calvé aux membres de la chambre de commerce de Bordeaux, 26 septembre 1837 (ANSOM Sénégal III, 5a). Bouët et Calvé intéressèrent à ce projet les frères Victor et Louis Régis de Marseille (Brunschwig 136, p. 58; Deschamps 150, p. 20).
44. « L'Angleterre et particulièrement les États-Unis ne négligent rien pour s'y assurer une prépondérance qui garantisse à leurs intérêts commerciaux les avantages et les inconvénients qu'il importe de réserver à la France » (chambre de commerce de Bordeaux au ministre du commerce, 21 octobre 1837 : ANSOM Sénégal III, 5b). C'est là un thème régulier des rapports des officiers de la Marine : par exemple, « les manufactures anglaises recueillent les bénéfices que jadis plusieurs nations se partageaient. L'abolition de la traite est donc devenue pour elles un bienfait » (Villaret de Joyeuse, « Note relative à l'état des bâtiments étrangers rencontrés sur la côte d'Afrique par la Station », 18 juillet 1828 : BB4 504).
45. Le ministre au commandant de la Station, 3 ou 10 octobre 1837 (BB4 580).
46. Réponse ministérielle et instructions particulières au commandant, 21 août 1838 (ANSOM Sénégal III, 5b). Ainsi le passage souvent cité de la lettre de Montagniès de La Roque à Bouët (« peut-être serez-vous conduit par vos relations avec les principaux chefs de Bony et du Gabon à sentir l'utilité de contracter avec eux des espèces de traités ») ne faisait que reprendre les instructions ministérielles, c'est-à-dire les idées de Bouët lui-même.
47. « Les armateurs de Nantes m'ont déjà prié de prendre leur cause en main » (Bouët au ministre, *ibid.*, 5b); ministre à Lebreton, 2 octobre 1838, et à Balguerie, 2 novembre 1838 (ANSOM Sénégal IV, 37a).
48. Montagniès de La Roque au ministre, 12 novembre 1831, et à Bouët, 31 octobre 1838 (ANSOM Sénégal III, 5b).
49. Convention passée entre le roi Denis, en présence des princes Petit-Denis, fils du roi, et Dolinga d'une part, le lieutenant de vaisseau É. Bouët, capitaine de la *Malouine*, et M. Broquant, capitaine au long cours, délégué de la chambre de commerce de Bordeaux de l'autre. Le contenu est rigoureusement identique à celui de la convention entre Bouët et les deux Blackwell (l'aîné et le jeune), chefs de Garroway, le 14 décembre 1838. Entre autres références, Clercq (11, IV, p. 445) et ANSOM Sénégal III, 5b.
50. « J'ai pris sur moi, sans ordre aucun, sans instruction aucune, de m'en emparer, de le proclamer français, d'y faire arborer le pavillon français » (lettre de Bouët à l'amiral Aube, 15 septembre 1866, citée par Valran 192).
51. L'une des sources principales de Burton est Wilson (116). Par ailleurs, comme tous les anglophones venant au Gabon, il se renseignait surtout auprès des missionnaires protestants.
52. L'habileté et la duplicité de Denis allaient se révéler en maintes autres occasions (cf., par exemple, chap. III : III.2.b). Voir aussi M'Bokolo, « Le Roi Denis... », *art. cit.*
53. Le traité ne fut pas ratifié par le roi étant donné « le peu de consistance des chefs » et « la mobilité des intérêts » en cause (Affaires étrangères à Marine, 6 février 1840 : ANSOM Sénégal IV, 39a), mais par les ministères de la Marine et des Affaires étrangères.
54. Montagniès de La Roque au ministre, 17 mai 1839 (ANSOM Sénégal III, 5b).
55. Bouët, « Esquisse commerciale de la côte occidentale d'Afrique depuis Gallinas jusqu'au Gabon », pp. 46-47; « il serait convenable de faire l'acquisition du *Cap Clara* car de cette manière, on serait maître du fleuve et on n'aurait plus à craindre l'établissement de quelques rivaux » (Broquant, « Esquisse commerciale de la côte occidentale d'Afrique depuis Gallinas jusqu'au Gabon », p. 88). Ces deux gros rapports (51 p. et 112 p.) sont dans *ibid.*, 5a.
56. Le ministre à Montagniès de La Roque, 21 juin 1839 (BB4 589).
57. « Avec Denis et les principaux chefs des deux rives du Gabon, il est d'une sage politique de chercher à entretenir continuellement des relations amicales pour consolider notre commerce sur ce point important du littoral africain » (Montagniès de La Roque au ministre, 13 août 1840 : BB4 602).
58. Le ministre à Montagniès de La Roque, 8 et 11 octobre 1839 (ANSOM Afrique I, 2b).
59. « Je vous l'avais dit : ni paix ni trêve pour ces pillards. *Delenda Carthago*... J'ai réussi, je suis donc justifié. Ah succès, succès! Si j'avais été grec ou romain, je t'aurais élevé un temple et j'aurais fait, comme *Sylla*, ajouter le nom de *Faustus* au mien » (Bouët à Mestro, directeur des Colonies, 24 avril 1840 : ANSOM Sénégal IV, 37a).
60. Traité entre Montagniès de La Roque [...] et Denis [...], 6 mars 1840 (*ibid.*, 37a).
61. Lettre du ministre, 24 juillet 1840; précédentes lettres de Montagniès de La Roque sur cette question, 30 août et 26 novembre 1839 (Afrique I, 2a et 2b).

62. Lebreton, armateur du *Jeune Frédéric*, au ministre, 25 août 1840; Montagniès de La Roque au ministre, 6 septembre 1840 (ANSOM Sénégal IV, 37a).
63. Tredern, « Rapport sur la mission de la *Fine* au Gabon », 14 septembre 1840 (*ibid.*, 37a).
64. Sur ces guerres, voir chap. I : III.2.
65. Bouët, « Mémoire sur le service de la Station des côtes occidentales d'Afrique... » (ANSOM Afrique I, 3d).
66. Legrand, capitaine du *Brave*, « Rapport sur un voyage de troque à Corisco », [13?] août 1841 (ANSOM Sénégal IV, 37a).
67. Plainte du capitaine E. Colster empêché par la *Fine*, la *Malouine* et le *Nisus* de trafiquer dans l'estuaire et inquiétude de la diplomatie britannique (Bulwer, ambassadeur britannique, à Guizot, 27 juillet 1841; correspondance échangée à ce sujet entre la Marine et les Affaires étrangères : ANSOM Afrique VI, 3b).

Notes du chapitre III

1. DM au ministre, citée par Bouët, 10 février 1842 (ANSOM Afrique I, 3b).
2. Bouët au ministre, « Sur l'établissement des factoreries fortifiées à la côte occidentale d'Afrique », 15 février 1842 (ANSOM Sénégal IV, 29a).
3. Thomas Fowell Buxton, *The African Slave Trade and its Remedy*, Londres, John Murray, 1839 (trad. fr. Paris, A. Bertrand, 1840, cité assez longuement par Bouët).
4. Bouët au ministre, 16 juin 1842 (BB4 616).
5. L'ambassadeur de France à Londres, P. de Rohan-Chabot, à Guizot, 30 octobre 1843 (MD 51, f° 49).
6. « Le sauvetage des hommes comme des moindres agrès du bâtiment fut opéré par ce chef nègre et sa population avec un esprit d'hospitalité et un ordre si parfaits que je me suis pris à douter depuis qu'en Europe on eût pu mieux faire : la conduite des habitants du Gabon a été d'autant plus admirable qu'ils ne me savaient pas dans leur voisinage et qu'elle a été toute d'inspiration de leur part » (Bouët au ministre, 16 juin 1842 : BB4 616).
7. Traité avec Louis (ANSOM, Traité 437); Clercq (11, IV, pp. 616-617).
8. Lamoisse, armateur du Havre, au ministre de la Marine, 5 novembre 1843 (ANSOM Sénégal IV, 38a). C'est pour cet armateur que travaillaient Cousin et Amouroux, deux habitués du commerce de troque au Gabon : ils avaient en commun l'habitude de prendre des initiatives politiques.
9. Traité avec le roi Koako, avril 1842 (ANSOM, Traité 439). Nombreuses références aux services rendus à la France par Cousin dans les lettres de Lamoisse au ministre de la Marine (ANSOM Sénégal IV, 38a).
10. Bouët au ministre, 16 juin et 27 juillet 1842 (BB4 614).
11. Le capitaine de l'*Éclair* au commodore Jones, commandant les bâtiments de S. M. B. sur la côte d'Afrique, 13 janvier 1845 (ANSOM Afrique VI, 3b).
12. Le ministre de l'Agriculture au ministre de la Marine, 14 septembre 1842 (ANSOM Sénégal IV, 29a). Voir aussi Schnapper (189, p. 28) et, pour le contexte et des extraits du rapport, Newbury (168, pp. 507-508).
13. Marine au Commerce, 28 octobre 1842; Commerce à Marine, 14 septembre et 12 novembre 1842 (ANSOM Sénégal IV, 29a).
14. Le poste revenait d'habitude à un capitaine de vaisseau. Bouët, chargé d'une mission particulière à Alger, n'entra en fonction que le 5 février (Schefer 12, pp. 105-107).
15. Instructions au commandant de la Division navale, 23 novembre 1842 (ANSOM Afrique I, 4a).
16. Régis au ministre de la Marine, 19 avril 1843 (ANSOM Sénégal XIII, 13b).
17. Bouët au ministre de la Marine, 12 juillet 1843 (MD 51, f°s 30-31).
18. Le ministre à Bouët, 27 janvier et 17 février 1843 (Schefer 12, pp. 130 *sq.*, 133 *sq.*).
19. Bouët au ministre, 28 mars 1843 (ANSOM Sénégal IV, 29b).
20. Denis, « tout chamarré d'or [...] accompagné de plusieurs noirs revêtus de divers uniformes qui présentent l'aspect le plus original [...] Il est émerveillé et rejette souvent la même exclamation : Ô Français... Après plusieurs heures passées à bord, on est obligé de les congédier, au grand regret de Denis qui volontiers se serait installé à bord » (Lahalle à Baudin, avril 1843 : ANSOM Sénégal III, 15b). Sur cette visite, voir Joinville au ministre, novembre 1843 (*ibid.*, 15b).

21. « Le prince Louis m'exprima vivement le désir de voir le roi Quaben prendre part au traité [...] et il me pria de l'aider à le décider » (Baudin au ministre, 29 mai 1843 : ANSOM Sénégal IV, 29b).
22. 27 avril et non pas 27 août 1843 comme l'écrit Deschamps (150, p. 299).
23. Monléon au gouverneur du Sénégal, 15 juillet 1843 (ANSOM Sénégal IV, 38a).
24. Note sur l'occupation des comptoirs d'Assinie et du Gabon, 8 novembre 1843 (MD 51, fº 58). « Des acquisitions successives pourraient [...] seules nous faire arriver dans ce pays à un droit général de possession qui nous permît de prétendre à la souveraineté extérieure. Jusque-là nous ne serions pas fondés à exclure les navires étrangers de la rivière, ni même à empêcher l'établissement d'une factorerie en concurrence avec la nôtre » (Marine à Guizot, 23 octobre 1843 : ANSOM Sénégal IV, 29b).
25. Le prince de Joinville à l'amiral ministre de la Marine, novembre 1843 (ANSOM Sénégal III, 15b, et IV, 29b).
26. Guizot à Marine, 19 décembre 1843 (ANSOM Sénégal IV, 29b).
27. Ministre de la Marine au gouverneur du Sénégal, 22 décembre 1843 (*ibid.*, 29b); extraits dans Schefer (12, pp. 148 *sq.*).
28. Jance au ministre, 21 décembre 1843 (ANSOM Sénégal IV, 38a).
29. Traité général avec les chefs du Gabon, 1er avril 1844 (ANSOM, Traités 442). Voir aussi Clercq (11, IV, p. 163).
30. Pour les traités, voir ANSOM, Traités 443 et 444.
31. Monléon à Bouët, 15 juillet 1843 (ANSOM Sénégal IV, 38a).
32. Rapport de Joinville, novembre 1843 (ANSOM Sénégal III, 15b, et IV, 29b).
33. « Mgr le Prince de Joinville a rapporté [...] de son récent voyage aux côtes d'Afrique l'opinion la plus prononcée » (Marine à Bouët, 22 décembre 1843); « ce sont ces idées qui ont présidé à la création des comptoirs » (ministre des Affaires étrangères à Marine, 19 décembre 1843 : ANSOM Sénégal IV, 29b).
34. Pour plus de détails, voir la correspondance relative à l'origine de la mission dans les archives de la congrégation du Saint-Esprit (boîtes 15 et 23) et Mboumba-Bouasso (164, pp. 66 *sq.*).
35. Voir les onze articles et les pièces annexes dans les archives de la congrégation du Saint-Esprit (boîte 15).
36. Le directeur des Colonies au ministre, 10 novembre 1843 (*ibid.*).
37. Un seul de ces frères devait rester au Gabon, l'autre, malade, étant rapatrié en France (Deschamps 150, p. 304).
38. Article extrait du *Constitutionnel*, 12 août 1844 (ANSOM Sénégal IV, 38b).
39. Lord Aberdeen aurait dit : « Je ne pourrais que voir des garanties et des gages nouveaux pour la paix du monde dans ces établissements dispendieux éloignés du centre de votre puissance » (Rohan-Chabot à Guizot, 30 octobre 1843 : MD 51, fº 49).
40. L'usage du mot et de son corollaire « collaboration » est discuté par Brunschwig (138). Le terme « résistance » est employé sans discussion par Bucher (139).
41. Louis-Édouard Bouët (1808-1871) ajouta à son nom celui de Willaumez en 1844, après avoir été adopté par son oncle l'amiral Willaumez, dont il hérita aussi le titre de comte en 1845. Voir notice nécrologique du vice-amiral Bouët-Willaumez dans *Revue maritime et coloniale*, mars 1872, pp. 682-701, et ANSOM, dossier personnel de Bouët-Willaumez.
42. Bouët au ministre, 1er mai 1844 (ANSOM Sénégal IV, 38b); Mackau au gouverneur p.i. du Sénégal, 28 novembre 1844 (*ibid.*, 38b).
43. « Un petit incident assez curieux » (Schefer 12, p. 156); « cette année [1845] est marquée par les *incidents de Glass* » (Deschamps 150, p. 305).
44. Darricau à Bouët, 29 mai 1844, et à Baudin, commandant de la Station navale, 3 septembre 1844 (ANSOM Sénégal IV, 38b); Brisset au ministre, 11 mai 1845, et Fournier au ministre, 10 juillet 1845 (*ibid.*, 38c).
45. Darricau à Bouët, 29 mai 1844, et Brisset au ministre, 11 mai 1845 (*ibid.*, 38b et 38c).
46. Monléon au ministre, 12 novembre 1844, et La Hardrouyère au ministre, 15 août 1845 (*ibid.*, 38c).
47. Brisset au ministre, 11 mai 1845, et Fournier au commandant de la Division navale, 10 juillet 1845 (*ibid.*, 38c).
48. Darricau au gouverneur du Sénégal, 29 mai 1844, et au directeur des Colonies, 16 avril 1844 (*ibid.*, 38b).
49. Elle a pourtant été reprise sans preuve supplémentaire par Deschamps (150, pp. 301-302).
50. Fournier au commandant de la Division navale, 10 juillet 1845 (ANSOM Sénégal IV, 38c).

51. Baudin au ministre, 3 septembre 1844 (ANSOM Afrique I, 4b) et 3 avril 1845 : « Les Français sont détestés et craints *peut-être* à l'instigation des missionnaires » (ANSOM Sénégal IV, 38c).
52. Marine à Affaires étrangères, août 1844 (ANSOM Sénégal IV, 38b), et Marine au commandant de la Station, 10 octobre 1845 : « M. Fournier exprime l'opinion déjà manifestée avant lui que les missionnaires américains établis au Gabon sont les secrets promoteurs des dispositions défavorables de Glass [...] A quelque degré que cette opinion puisse être fondée, elle n'est étayée sur aucune preuve matérielle contre ces étrangers, dont les menées secrètes, en les supposant aussi réelles et aussi actives que l'on avance, ne semblent pas très dangereuses » (ANSOM Afrique I, 4c).
53. Darricau au directeur des Colonies, 16 avril 1844 (ANSOM Sénégal IV, 38b).
54. Le commissaire général, chef du service de la Marine à Nantes, au ministre, 11 septembre 1844 (*ibid.*, 38b).
55. Citée dans le rapport de Fournier, 10 juillet 1845 (*ibid.*, 38c).
56. Extrait du *Journal des Missions évangéliques*, juillet 1845 (*ibid.*, 38b).
57. La Hardrouyère au ministre, 15 août 1845 (*ibid.*, 38c).
58. « Il y a presque toujours des navires anglais chez le Roi Glass [...] Ils ne viennent pas commercer avec les villages qui portent le pavillon français » (Baudin au ministre, 10 mars 1844 : ANSOM Afrique I, 4b).
59. L'expression est de Monléon (Monléon au gouverneur du Sénégal, 10 juillet 1843 : ANSOM Sénégal IV, 38a).
60. Jance, capitaine de l'*Églantine*, au ministre, 21 décembre 1843 (*ibid.*, 38a).
61. Guizot à Mackau, 22 juillet 1844 (*ibid.*, 38b); *cf.* aussi chap. I : III.3.
62. Le capitaine du sloop à vapeur de S.M.B., l'*Éclair*, au commodore Jones, commandant les bâtiments de S.M.B. sur la côte d'Afrique, 13 janvier 1845 (ANSOM Afrique VI, 3b).
63. Même Brisset, commandant du Fort d'Aumale, écrivait après six mois de séjour : « Les habitants de ce village nous sont tous hostiles » (Brisset au ministre, 10 février 1845 : ANSOM Sénégal IV, 38c). Sur les partis, voir chap. III : III.3.c.
64. Jance, capitaine de l'*Églantine*, au ministre, 21 décembre 1843 (ANSOM Sénégal IV, 38a).
65. L'expression est de Brunschwig (138).
66. Dans sa lettre datée du 27 juin, Walker dit que la réunion s'est tenue la veille (Walker à Sir Thomas F. Buxton, lettre du 27 juin 1843 reproduite dans la revue mensuelle *The Friend of the African* de janvier 1844 : ANSOM Sénégal IV, 38a).
67. *Ibid.*
68. Le négociant du Havre, Lamoisse, pour le compte duquel travaillaient Cousin et Amouroux, prétend que Monléon a demandé sans succès un de ses fils à Louis : ce chef aurait donc accordé à un marchand ce qu'il refusait à un officier de la Marine. Lamoisse tenait à faire valoir les services rendus à la nation par ses employés. Ses demandes pressantes de récompense valurent à Cousin et Amouroux d'être faits chevaliers de la Légion d'honneur le 8 janvier 1845 pour services rendus à la France au Gabon. Sur le fils de Louis, voir Lamoisse au ministre, 5 et 15 novembre 1843, et réponse du ministre, 11 novembre 1843 (*ibid.*, 38a).
69. Baudin au ministre, 10 mars 1844 (ANSOM Afrique I, 4b). Le rapport décrit la situation du Gabon au 1er janvier 1844 et fait état d'événements qui ont eu lieu avant cette date. Ces manifestations d'hostilité ne se sont produites qu'en décembre ou à la fin de novembre, car il n'en est pas question dans les rapports antérieurs au 15 novembre 1843.
70. Glass à Darricau (écrite de la main de Dyer), 24 mai 1844 (ANSOM Sénégal IV, 38b).
71. A d'autres on promit des uniformes, des fusils, de la poudre (Jance au ministre, 21 décembre 1843 : *ibid.*, 38a). Jance était persuadé qu'« avec 2 ou 3 000 francs de cadeaux, [il] ferait, quand on voudrait, signer tous les traités du monde ». La somme répartie entre plusieurs bénéficiaires représentait peu de chose par rapport aux bénéfices que les notables réalisaient dans le commerce (*cf.* chap. V : I.3.c).
72. Parlant des prétendues propositions anglaises aux chefs de Glass et de leur refus, Jance écrit au ministre : « Toko, Sungue et Prince Glass, *soupçonneux et craintifs comme vous le savez* » [souligné par nous] (Jance au ministre, 21 décembre 1843 : ANSOM Sénégal IV, 38b).
73. « Le traité a été librement et loyalement consenti » (Darricau au gouverneur [...], 29 mai 1844 : *ibid.*, 38b); Deschamps (150, p. 301).
74. Voir en particulier pétitions à Victoria, 31 mars 1844 (MD 51, fos 86 *sq.*), et la lettre de Glass à Darricau [...], 24 mai 1844 (ANSOM Sénégal IV, 38b).

75. Le capitaine de l'*Éclair* au commodore Jones, commandant les bâtiments de S.M.B. sur la côte d'Afrique, 13 janvier 1845 (copie de l'original en anglais dans MD 58, f°s 91-105; trad. fr. dans ANSOM Afrique VI, 3b).
76. *Ibid.* : version confirmée par Petit-Denis, interrogé personnellement et directement par le capitaine.
77. Glass à Darricau [...], 24 mai 1844 (ANSOM Sénégal IV, 38b).
78. Copies insérées dans la pétition à Victoria (MD 51, f°s 86 *sq.*).
79. *Ibid.* : l'original ayant été détruit, on n'a pas la liste de ces notables.
80. Bouët au ministre de la Marine, 23 mai 1844 (MD 58, f°s 35-37).
81. Darricau au gouverneur du Sénégal, 29 mai 1844 (ANSOM Sénégal IV, 38b).
82. Glass à Darricau (écrit de la main de Dyer), 24 mai 1844 (*ibid.*, 38b).
83. « Jusqu'à de nouveaux ordres de mon gouvernement je ferai observer [le traité] par tous les moyens en mon pouvoir, dussé-je y employer la force : faisant peser toute la responsabilité des malheurs qui en pourraient résulter sur les hommes qui ont sacrifié l'intérêt du pays au leur » (Darricau au gouverneur [...] : *ibid.*, 38b). Les ordres mirent longtemps à venir, Bouët ayant quitté le Sénégal dès le 24 mai 1844 (Schefer 12, p. 154); le ministre ne répondit qu'en novembre.
84. « The only means, as it seems to me, by which you can win the affections of this people and attach them to the interest of the French will be to restore to them the paper precedently obtained » (lettre sans date au gouverneur du Sénégal, citée par Darricau : ANSOM Sénégal IV, 38b).
85. Bouët à Mackau, 23 mai 1844 (MD 58, f° 35 verso).
86. « Je ne suis pas tellement rassasié de bonne compagnie que je puisse désirer l'absence de bâtiments français, dont j'ai toujours eu à me louer et dont les capitaines sont des gentlemen. Mais vous, Monsieur, vous paraissez au fond du cœur nourrir un sentiment de haine contre les Anglais » (Samuel Dyer à Darricau, 22 mai 1844, trad. de Darricau dans son rapport du 29 mai 1844 : ANSOM Sénégal IV, 38b).
87. « Quant à ce que vous dites que je pourrais craindre de voir diminuer mon commerce au Gabon, je vous dirai seulement et cela très volontiers que le petit navire sous mes ordres introduit dans un seul voyage plus de marchandises que les dix navires français qui ont visité cette place pendant l'année 1844 » (*ibid.*, 38b).
88. Bouët au ministre, 23 mai 1844 (MD 58, f° 36).
89. Millet à Darricau, s. d. (ANSOM Sénégal IV, 38b). « Cet homme est réellement dangereux pour nos établissements du Gabon et il importe qu'il en reste éloigné pour longtemps [...] On l'a chassé de presque tous les villages, il était à peine toléré chez Louis » (Baudin au ministre, 6 juin 1844 : ANSOM Afrique I, 4b).
90. « Le commerce de la rivière [Como] était très actif à mon passage. J'ai rencontré les courtiers des villages de Denis, Louis et Glass [...] Tous se faisaient une rude concurrence pour se procurer de l'ivoire » (Darricau au commandant de la Station des côtes occidentales d'Afrique, 3 septembre 1844 : ANSOM Sénégal IV, 38b).
91. Instructions à Millet, 1er juin 1844 (Darricau au commandant [...] : *ibid.*, 38b).
92. Anonyme, « Affaire du *Cupidon* », 8 juillet 1844 (*ibid.*, 38b).
93. Plainte déposée par Louis devant le commandant du Fort d'Aumale (*ibid.*, 38b).
94. Darricau au commandant de la Station, 3 septembre 1844 (*ibid.*, 38b).
95. Instructions du 28 novembre 1844.
96. « It would be a great satisfaction to H.M. Government to be assured that the negociations which have been passed with the natives of the Gabon, a people long connected with Great Britain by friendly commercial intercourse, have been conducted throughout by officers of trust and responsibility and that no unauthorized or interested agents have interfered to mislead or coerce them » (Aberdeen à Jarnac, 3 septembre 1844 : MD 51, f°s 83 *sq.*).
97. Jarnac à Guizot, 9 septembre 1844 (*ibid.*, f° 90). Le texte comporte une allusion aux pressions de l'opinion publique britannique. Une maison de Bristol, sans doute King (*cf.* chap. V : II.1.b), déclara que l'administration des douanes considérait le Gabon comme une possession britannique. Aux Communes, le 7 août 1844, Lord Ebrington demanda des explications sur la création du comptoir français au Gabon et prétendit que le Royaume-Uni avait des droits sur ce pays parce que les marchands anglais y avaient fait flotter plusieurs fois le pavillon de leur nation. Robert Peel répondit négativement à ces diverses prétentions (*Le Constitutionnel* des 12 et 21 août 1844 : extrait dans ANSOM Sénégal IV, 38b; Jarnac à Guizot, 13 septembre 1844 : ANSOM Afrique VI, 3b; « Correspondance with foreign powers relative to the slave trade », 1844 : PP, f°s 68-114).

98. Brisset au ministre, 10 février 1845 (ANSOM Sénégal IV, 38c), et le capitaine de l'*Éclair* au commodore Jones, 13 janvier 1845 (ANSOM Afrique VI, 3b). C'est ce dernier rapport très circonstancié qui est cité dans le paragraphe suivant.
99. La version de Bouët est évidemment différente (*cf.* I.1).
100. Baudin, « Aperçu sur l'état des comptoirs... », 3 avril 1845; Lecour (citant Amouroux) au ministre de la Marine, 4 ou 7 juillet 1845; Brisset au ministre, 11 mai 1845; Fournier au ministre, 10 juillet 1845; La Hardrouyère au ministre, 15 août 1845 (ANSOM Sénégal IV, 38c). Le ministre à Baudin, 25 juillet 1845 (ANSOM Afrique I, 4c).
101. Fournier au ministre, 10 juillet 1845 (ANSOM Sénégal IV, 38c).
102. *Ibid.* Le ministre de la Marine était loin d'approuver cette façon de faire : « Le gouvernement n'aurait pu voir qu'avec un extrême déplaisir se réaliser la pensée que paraît avoir eue un moment M. le Capitaine de l'*Alsacienne* d'expulser ces étrangers dont les menées secrètes, en les supposant aussi réelles et aussi actives qu'on l'avance, peuvent être efficacement combattues sans recourir à une extrémité pareille » (au commandant de la Station navale, 10 octobre 1845 : ANSOM Afrique I, 4c).
103. Fournier au ministre, 10 juillet 1845 (*ibid.*, 4c).
104. Gourde ou piastre-gourde : monnaie de compte, dont le nom est dérivé de l'espagnol *gordo*, « gros », très répandue sur cette côte, elle valait au XVIIIe siècle un écu; ces droits auraient été très élevés, car dans les comptoirs portugais, les plus protectionnistes sur cette côte, ils variaient entre 90 à 100 piastres, plus de 8 à 10 piastres par jour (MD 51, f° 32).
105. Lecour au ministre (citant une lettre d'Amouroux), 4 ou 7 juillet 1845 (ANSOM Sénégal IV, 38c).
106. « Le village de Glass s'est de nouveau mis en pleine insurrection » (Fournier au ministre, 10 juillet 1845 : *ibid.*, 38c).
107. Procès-verbal de la séance tenue le 2 juillet 1845 à bord de l'*Alsacienne* (*ibid.*, 38c).
108. Saint-Aulaire à Guizot, 24 décembre 1844 (MD 58, f° 84).
109. Cowley à Guizot, 15 juillet 1845 (*ibid.*, f°s 88 *sq.*).
110. Daniele à Jones, 11 août 1844 (PRO/FO 84/608, f°s 44-48), et Jones à Admiralty, 3 décembre 1844 (*ibid.*, f°s 42-43).
111. Cowley à Aberdeen, 18 juillet 1845 (PRO/FO 84/586, f°s 207-210).

NOTES DU CHAPITRE IV

1. « Une colonie naissante », A. Bouët à Gorée, 28 décembre 1855 (AEF 2B2, f° 67 verso).
2. « Sur l'établissement des factoreries fortifiées à la côte occidentale d'Afrique », Bouët au ministre, 15 février 1842 (ANSOM Sénégal IV, 29a). Sur son importance, voir chap. III : I et II, et Schnapper (189, pp. 26-27).
3. « Le système a été conçu de manière que cet établissement, centre d'action et de protection de notre commerce, pût au besoin se défendre des attaques soudaines et imprévues de la part des naturels. L'expérience acquise par d'autres nations avait démontré cette nécessité » (note du *Constitutionnel* du 24 septembre 1843 : ANSOM Afrique I, 4d).
4. On avait en effet pris pour modèle les forts construits en Algérie.
5. Méquet estimait qu'on pouvait ramener cette somme au-dessous de 30 000 francs, notamment en réduisant la dimension du blockhaus (« Devis estimatif d'une factorerie fortifiée... », s. d., légèrement postérieur au rapport de Bouët du 15 février 1842 : ANSOM Sénégal IV, 29c).
6. Il prévoyait la présence, dans un dépôt établi à Gorée, d'un personnel de 50 soldats et officiers à la seule disposition des trois comptoirs du golfe de Guinée.
7. Baudin au ministre, 12 novembre 1844 (ANSOM Afrique I, 4b).
8. « Notre comptoir du Gabon particulièrement devient tellement indispensable pour la Station que, sans lui, il est inutile de songer à l'exécution des nouveaux traités remplaçant les traités de visite » (Montagniès de La Roque au ministre, 24 juillet 1846 : ANSOM Sénégal IV, 30b).
9. La côte était découpée en six portions, confiées à la surveillance de petites divisions de 3 à 5 bâtiments : la division n° 3 « golfes de Bénin et Biaffra » opérant jusqu'au Cap Lopez et la division n° 4 « Congo » opérant du Cap Lopez au cap de Loanda, avec respectivement 5 et 4 navires, devaient normalement avoir comme base de ravitaillement le Gabon. Il faut y ajouter le stationnaire de l'Estuaire et les 3 navires de la division

nº 5 opérant au-delà de Saint-Paul de Loanda (« Extrait des divisions et stations de l'escadre française employées à la côte occidentale... » par Montagniès de La Roque, 5 mars 1846 : ANSOM Afrique I, 5a).

10. Il prévoyait la construction d'un fort deux fois plus étendu, la construction en maçonnerie de logements et magasins plus spacieux et plus confortables, des ateliers, un débarcadère (Schnapper 189, p. 81; Deschamps 150, p. 15).
11. « Plan de campagne des travaux à exécuter... » en 1846 (daté du 28 novembre 1845), 1847 (7 juillet 1847), 1848 et 1849 (14 février 1848) : ANSOM Sénégal IV, 30b.
12. Commande de 200 000 briques évoquée par Parent, directeur du Génie au Sénégal, 14 février 1848; du même Parent à Mme veuve Barthélémy à Paris, 16 juin 1846, commande d'un autel, un confessionnal, une chaire à prêches, etc. (*ibid.*, 30b).
13. Construction pour les missionnaires d'un logement, une chapelle et plusieurs dépendances. Réparation des bâtiments militaires. Sur le Plateau, défrichement, construction de deux fours et un barracon. « Tout en ce moment est aussi bien que possible » (Montagniès de La Roque au ministre, 19 juillet 1847 : ANSOM Afrique I, 5a).
14. Par exemple, le directeur du Génie (au gouverneur du Sénégal, 25 février 1847 : ANSOM Sénégal IV, 30b) se plaint qu'on n'ait pas suivi ses directives.
15. Circonstance relevée par H. Galos, pour qui d'ailleurs elle « expliquait mais ne justifiait point [... la] situation à beaucoup d'égards affligeante » du comptoir du Gabon (Galos au ministre, 16 avril 1847 : *ibid.*, 30b). Sur la mort du gouverneur Ollivier, voir Schefer (12, pp. 175-176).
16. « Les travaux reviennent très cher parce que les ouvriers sont souvent malades et que l'on est forcé de renvoyer la plupart d'entre eux pour cette raison qu'ils ne rendraient pas de service par suite de leur état maladif. L'aller et le retour des ouvriers prend (*sic*) ainsi trois mois pendant lesquels ils sont payés sans rien faire pour les travaux » (note de Parent, 7 juillet 1847). Indications chiffrées dans Parent, « Plan de campagne des travaux... pour 1848 et 1849 », 17 septembre 1847 (ANSOM Sénégal IV, 30b).
17. Parent, directeur du Génie, au gouverneur du Sénégal, 14 février 1848 (*ibid.*, 30b).
18. « La réduction des effectifs de la croisière lui a enlevé sous ce rapport une partie de son utilité; mais cette utilité est loin cependant de pouvoir dès à présent être comptée pour rien : d'ailleurs tous les avantages naturels dont cet établissement est doté comme position maritime subsistent. Maintenant que nous en sommes en possession, que nous y avons fait nos premiers frais d'installation, il serait extrêmement regrettable, à ce point de vue d'abord, de renoncer à en tirer parti : et à ce titre seul, il mériterait d'être conservé (« Rapport de la commission des comptoirs », s. d. : *ibid.*, 40a). Sur cette commission, voir Schnapper (189, pp. 149-151).
19. « L'emplacement du poste qui se trouve entre deux marigots très rapprochés est [...] peut-être le plus malsain de la rivière. Sous le point de vue militaire, il laisse aussi beaucoup à désirer. Un autre plateau plus rapproché du village de Glass conviendrait beaucoup mieux : l'eau qui s'y trouve est de meilleure qualité, la position est plus forte et l'endroit plus sain » (Brisset au ministre, 11 mai 1845 : ANSOM Sénégal IV, 38c).
20. Traité du 1er août 1846 : Quaben cède à Bouët ses terres comprises « entre le Fort d'Aumale et le village de Glass jusqu'à une profondeur de 8 km dans l'intérieur pour y bâtir et développer le second établissement militaire et agricole que veut créer ci-dessous » (ANSOM, Traités 451).
21. Baudin à Montagniès de La Roque, 22 octobre 1847, et Méquet au même, 1er décembre 1847 (ANSOM Sénégal IV, 39a).
22. Bouët au ministre, 24 août 1849 (ANSOM Afrique I, 7a).
23. Sur les conditions géographiques du Plateau, voir Lasserre (160, p. 68).
24. Ordre du jour du 16 août 1849 (AEF 2B1, fº 23).
25. Penaud au ministre, 22 février 1851 (ANSOM Afrique I, 8b). Voir aussi du même, rapport d'inspection, 21 janvier 1851 (ANSOM Sénégal IV, 31a).
26. « Il restera encore de cet ancien fort toute l'enceinte palissadée, crénelée et entourée d'un fossé, plus les quatre bastions qui sont d'une solidité incontestable et qui résisteront longtemps encore aux intempéries des hivernages [...] Je dirai même que quant à présent ce serait le seul refuge du personnel du comptoir s'il avait à repousser une attaque sérieuse » (Martin, 24 septembre 1850, inclus dans « Rapports des commandants des comptoirs du Golfe de Guinée pendant les années 1850 et 1851 » : ANSOM Sénégal IV, 31a).
27. Auguste Bouët au directeur des Colonies, 1er septembre 1851 (*ibid.*, 40a).

28. « C'est ainsi que vous avec vos soldats à peine récompensés d'un peu d'eau-de-vie, moi avec des laptots distraits du service du bord nous avons été obligés de construire des routes, des jetées, des canaux, des ponts, des aiguades [...] tandis qu'après *neuf années* d'énormes dépenses, le Génie auquel devraient incomber des travaux si urgents n'est parvenu à construire et ne construit encore que d'ignobles baraques qui déshonorent le comptoir ou des édifices en maçonnerie qui, faute d'entretien, menacent déjà de s'écrouler » (réponse de Bouët à une lettre de Vignon, citée par A. Bouët à Mestro, 6 octobre 1852 : *ibid.,* 40b).
29. Monléon au ministre, 20 septembre 1854 (ANSOM Gorée I, 1).
30. Guillet au commandant de Gorée, 5 avril 1854 (ANSOM Sénégal IV, 40d).
31. Le commandant supérieur des établissements français du Gabon et de la Côte d'Or au ministre, 22 juin 1860 (AEF 2B21, n° 41, f°s 13-14).
32. Le commandant du Gabon au commandant de Gorée, 10 janvier 1859 (AEF 2B3, n° 3, f°s 79-80). Incendie d'autant plus facile que les bâtiments étaient en bambou : destructions estimées à 7 240 francs.
33. Voir dans Scheffer (12) le détail des instructions à Bouët, en particulier celles du 23 novembre 1842 (« la longue expérience que vous avez de ce service [la Station de la côte occidentale d'Afrique] et la part importante que vous avez prise aux études, aux travaux et aux missions qu'il s'agit de continuer, me détermine à étendre à l'ensemble des mouvements de la Station les pouvoirs que les instructions avaient pour objet de vous attribuer, comme gouverneur de la Colonie »; pp. 108-109) et celles du 27 janvier 1843 (« les trois comptoirs relèveront directement de votre autorité. Les officiers qui dirigent ces établissements recevront de vous des instructions sur leurs relations avec les indigènes »; p. 132).
34. « On ne s'aperçoit déjà que trop à Gorée combien est fâcheuse, pour la promptitude du service, la dépendance administrative où ce point se trouve de Saint-Louis, son chef-lieu situé à 30 lieues plus au nord et séparé de la mer par une barre souvent infranchissable : que sera-ce alors quand une distance de 800 lieues, comme celle qui existe entre Gorée et le Gabon, exigera des décisions du Gouvernement du Sénégal ? » (Montagniès de La Roque au ministre, 22 juillet 1845 : ANSOM Sénégal VII, 10d).
35. Le ministre à Montagniès de La Roque, 12 octobre 1845 (*ibid.,* 10d).
36. Le ministre au gouverneur du Sénégal, 8 décembre 1845 (*ibid.,* 10d), et au commandant de la Station navale [...], même date (Schefer 12, pp. 173-175).
37. DM du 8 juin 1847 et lettre confidentielle de Montagniès de La Roque à Mestro, directeur des Colonies, du 1er août 1847 : « Le service d'inspecteur général, sans la séparation [de Gorée et du Sénégal], est illusoire, impossible pour obtenir de bons résultats [...] Le mal vient de ce qui (*sic*) les concerne [les comptoirs] ne se trouve pas réuni dans une seule et même main » (ANSOM Sénégal VII, 10d).
38. DM au gouverneur du Sénégal, 10 décembre 1847 (ANSOM Sénégal VI, 10d).
39. DM au gouverneur du Sénégal, 13 janvier 1851 (ANSOM Sénégal IV, 31a), et gouverneur du Sénégal au commandant du Fort d'Aumale, 24 octobre 1851 (AEF 2B1, f° 58 recto).
40. Le ministre « a autre chose à faire que de s'arrêter à d'aussi minces détails [...] En général, pour correspondre avec le ministre, il faut que la chose en vaille la peine » (le commandant particulier de Gorée au Gabon, 3 janvier 1849 : AEF 2B1, f° 9 verso).
41. Penaud au ministre, 22 février 1851 (ANSOM Afrique I, 8b); Auguste Bouët à Mestro, 6 octobre 1852, signale que Baudin reste « quatre à cinq jours à peine » (ANSOM Sénégal IV, 40b).
42. Le ministre au gouverneur du Sénégal et au commandant de la Station, 18 décembre 1852 (ANSOM Sénégal VII, 11d).
43. Auguste Bouët avait déjà été pressenti en 1851 pour assumer la direction d'une nouvelle colonie, formée de Gorée et des comptoirs du Sud. L'opposition de Protet fit avorter le projet (Schnapper 189, p. 47). A. Bouët entretenait des relations personnelles excellentes avec Mestro, directeur des Colonies, comme le prouve une abondante correspondance confidentielle (*cf.* II.2.*b*).
44. C'est du moins ce qui ressort d'une lettre de Gorée au « commandant de la rade du Gabon » du 30 juin 1858 : « Il me semble naturel que le commandant de la rade supplée le comptoir, qui manque de moyens de transport par eau, pour exécuter les ordres de M. le chef de la Division navale » (AEF 2B3, n° 122, f° 65).
45. Guizot à Lord Cowley, ambassadeur britannique, 25 octobre 1845 (MD 58, f° 120 recto-verso).
46. Montagniès de La Roque au ministre, janvier 1846 (ANSOM Sénégal IV, 38d).

47. Le ministre de la Marine aux Affaires étrangères, 24 avril 1846; en marge au crayon : « Il y aurait plus d'inconvénients que d'avantages à provoquer ces explications [...] sur notre souveraineté au Gabon » (MD 58, f° 127 recto-verso).
48. Montagniès de La Roque au ministre, 16 mai 1846 (ANSOM Afrique I, 5a).
49. Lettres de Brisset et Méquet à Bispham et réponse, 20, 21 et 22 mai 1846 (MD 58, f°s 131 recto-134 verso).
50. « Le Commodore américain avait enjoint aux croiseurs de sa Division de ne se mêler en rien des questions de droit, au sujet de l'occupation de plusieurs points de la côte d'Afrique par la France, de n'y voir que des occupations de fait et de les respecter comme telles » (cité par Montagniès de La Roque au ministre, 4 août 1846 : *ibid.*, f° 135 recto-verso).
51. Le canot de Wilson, pris pendant le blocus de Glass, lui fut rendu mais sans la compensation en argent qu'il souhaitait (lettres de Montagniès de La Roque à G. O. Read et réponses, 4, 7 et 8 août 1846 : ANSOM Sénégal IV, 38d).
52. Le 14 octobre 1851, tous les missionnaires américains (Wilson, Bushnell, Ford, Porter et Best) écrivirent au commandant C. Penaud pour le féliciter pour les mesures efficaces décidées contre le trafic des esclaves, le remercier pour l'intérêt qu'il portait à leur œuvre et l'assurer que « le seul but de leur présence au Gabon était de promouvoir la civilisation matérielle et spirituelle des naturels » (ANSOM Sénégal XIV, 4).
53. Divergences de Bessieux et des officiers du poste (Brisset et Parent) évoquées par Deschamps (150, pp. 318, 102). Pour les rapports avec les traitants, voir chap. V : II.3.
54. La présence du stationnaire était subordonnée à l'importance des effectifs de la Division navale et aux besoins en bâtiments sur la partie nord de la côte. D'où des absences dangereuses sur le plan politique (*cf.* chap. III : III.3.c) ou regrettables sur le plan du prestige. Ainsi cet incident évoqué par Mailhetard au commandant supérieur de Gorée, 19 avril 1859 : « Dernièrement, il n'y avait pas de navire français sur rade : une corvette de guerre américaine mouilla devant le plateau, le commandant de la corvette vint faire visite au commandant du poste; celui-ci — M. Vignon — pour rendre la visite fut obligé de s'adresser à une maison de commerce pour avoir une embarcation. Est-ce convenable ? » (AEF 2B3, n° 17, f° 87).
55. Sur la rive droite, la pointe Clara, le mont Bouët, la pointe Bleben à l'entrée de la baie d'Ovindo, les pointes N.O., N.E., S.O. et S.E. de Coniquet, la moitié occidentale de l'île des Perroquets; sur la rive gauche, la pointe Pongara et un bois à l'entrée du village de Georges Rasondji (Parent, « Croquis à l'appui du rapport sur les fortifications du Gabon... », 8 septembre 1849 : ANSOM Sénégal IV, 39c).
56. Brisset au commandant de la Division navale, 7 mars 1847 (*ibid.*, 39a); Montagniès de La Roque au ministre, 26 octobre 1846 (Afrique I, 7a); A. Bouët au commandant de Gorée, 18 mars 1856 (AEF 2B2, n° 113).
57. Faisant le bilan de l'évolution du poste, Bossé, commandant supérieur des établissements du Gabon [...], écrivait au ministre, le 20 août 1859 : « Jusqu'à ce jour la plus grande partie des fonds accordés pour les comptoirs a été souvent absorbée par le port de Gorée, aux besoins duquel étaient sacrifiées les dépendances » (AEF 2B21, f° 5).
58. Montagniès de La Roque au ministre, 7 juin 1846 (ANSOM Sénégal IV, 30b).
59. Le gouverneur au ministre, 24 juillet 1846 (*ibid.*, 30b).
60. « Le pays ne produit aucune ressource alimentaire propre à la nourriture des Européens : quelques poules et de rares cabrits sont les seuls aliments qui nous soient vendus par les naturels; ainsi un corps de troupe, quel qu'il soit, ne pourrait s'alimenter ici sans le secours de la Métropole » (Martin sur la situation du comptoir, 24 septembre 1850 : *ibid.*, 31a).
61. « Voilà une année qu'on n'a pas envoyé une graine de légumes au Gabon : c'est la seconde année que la chose se renouvelle; du reste tout manque ici et la pénurie des outils de jardinage les plus nécessaires est extrême : il n'y a ni pelles, ni pioches, ni rateaux, ni brouettes, ni arrosoirs, ni haches » (A. Bouët au commandant de Gorée, 18 mars 1856 : AEF 2B2, n° 113, f°s 73 verso, 74 recto). Ruine du jardin de Kerelle signalée par Mailhetard à Gorée, 19 avril 1859 (AEF 2B3, n° 17, f° 87).
62. Note du chef de service administratif du Sénégal sur la situation du Gabon, 27 février 1847 (ANSOM Sénégal IV, 30b).
63. Brisset à Montagniès de La Roque, 7 mars 1847 (*ibid.*, 30b).
64. Note du chef du service administratif du Sénégal [...], 27 février 1847 (*ibid.*, 30b).
65. Vignon à Penaud, 7 septembre 1851 (*ibid.*, 31a). On diminuait de temps à autre cette ration : ainsi en 1851 on supprima pendant de longs mois les légumes secs pour les Européens et l'eau-de-vie pour les soldats noirs.

66. « Le commencement de la saison sèche est l'époque des maladies les plus graves, et les seules peut-être qui paraissent propres au pays; je veux parler des fièvres pernicieuses bilieuses, qui ne se montrent ou que du moins je n'ai guère observées qu'à cette époque. Il y a bien des maladies pendant l'hivernage, mais elles revêtent de préférence le type pléthorique » (Lestrille 81, p. 427).
67. État excellemment décrit par Lestrille (81, p. 428).
68. Le commandant du Gabon à Gorée, 18 août 1854 (AEF 2B2, f° 22 recto-verso).
69. Commandant du Gabon à Gorée, 6 mars 1854 (*ibid.*, f°s 8 verso, 9 recto).
70. Monléon au ministre, 11 août 1843 (ANSOM Sénégal IV, 38a).
71. Commandant du Gabon à Gorée, 15 mai et 23 juin 1854 (AEF 2B2, f° 15 recto-verso).
72. Commandant du Gabon à Gorée, 6 et 14 mai, 1er et 2 juillet 1855 (*ibid.*, f°s 51-56).
73. Rapatrié en février 1857, il devait mourir l'année suivante.
74. Monléon au ministre, 11 août 1843 (ANSOM Sénégal IV, 38a).
75. Le directeur du Génie du Sénégal au gouverneur, sur le personnel envoyé au Gabon sur l'*Aube* (mars 1846), la *Souris* (août), l'*Élan* (octobre), l'*Apollon* et l'*Indienne* (novembre), la *Recherche* (décembre) : *ibid.*, 30b.
76. Le chiffre de 195 donné par Deschamps (150, p. 93) ne tient pas compte des retours au Sénégal.
77. Les Kroumen étaient payés de douze à quinze francs (marchandises) par mois (Brisset au commandant Montagniès de La Roque, 7 mars 1847 : ANSOM Sénégal IV, 39a).
78. Guillet à Gorée, 1er juillet 1854 (*ibid.*, 40d).
79. C'est en 1851 que Penaud, inquiet de cette situation, organisa l'emploi du temps des soldats noirs : travaux civils les lundi, mardi, jeudi et vendredi de 6 à 10 heures et de 14 à 16 heures; instruction militaire en tenue les mercredi et samedi; inspection militaire le dimanche — spectacle étonnant pour les Mpongwe (commandant du Gabon au commandant de l'infanterie de Marine à Saint-Louis, 22 décembre 1854 : AEF 2B2, f° 31). « De simples canonniers, qui non seulement n'ont pas toutes les connaissances nécessaires pour l'emploi, mais qui la plupart du temps sont illettrés, sont chargés de pourvoir à toutes les nécessités du service sous la surveillance du commandant du poste lequel est obligé d'intervenir dans tous les détails des travaux aussi bien que dans les règlements de comptabilité » (Bossé au ministre, 20 juin 1860 : AEF 2B21, f° 10).
80. Entre autres réponses, le gouverneur du Sénégal exprime le 2 août 1852 ses « regrets de ne pouvoir satisfaire à vos besoins en personnel, faute de soldats noirs : j'espère que cet état de choses ne durera pas longtemps et je compte en attendant sur votre zèle pour suppléer par plus de vigilance encore au nombre insuffisant des soldats noirs qui composent votre garnison. D'ailleurs vous avez toujours en présence le commandant et l'équipage de l'*Adour* qui vous donneront assistance si besoin était » (AEF 2B1, f° 69 verso).
81. Expression du capitaine de frégate Saint-Preux Gabet, « Observations sur divers points de la côte visités... » du 23 janvier au 31 mai 1849 (ANSOM Sénégal IV, 39c).
82. Brisset au ministre, 1er août 1846 (*ibid.*, 38d).
83. Penaud au commandant du Gabon, 10 juin 1851 (AEF 2B1, f° 47 recto).
84. « Malgré tout mon désir de les voir remplacer et même d'en avoir plus, je préfère n'en pas recevoir du tout que d'avoir une lèpre pareille dans le détachement. Pour favoriser le développement d'une colonie naissante, il ne faut pas en faire un bagne » (A. Bouët au commandant de l'Infanterie à Gorée, 28 décembre 1855 : AEF 2B2, f° 67 verso).
85. Ces condamnés n'étaient pas tous des condamnés de droit commun; il y eut en particulier dans les premières années du poste des condamnés politiques comme le prince maure Moctar Sidy (*cf.* chap. III : III.3.c).
86. Auguste Bouët à Mestro, 6 octobre 1851 (ANSOM Sénégal IV, 40b).
87. Voici quelques faits signalés par la correspondance des commandants du Gabon : en 1855, le piqueur Calvet rentre à Gorée en emportant les économies — 200 francs — d'un ouvrier du Génie, Seni Diouf (au commandant de Gorée : AEF 2B2, f° 56 verso); l'année suivante, le canonnier Verlange se rend coupable d'un délit comparable (*ibid.*, f° 70 verso); les Noirs n'étaient pas moins actifs, ainsi ces « voleurs dangereux », Guimba et Malik-Ndiaye, qui en 1858 entrent avec effraction dans les magasins du comptoir et emmènent 100 kg de lard salé, pour lequel du reste ils trouvent très facilement acheteurs parmi la population de Libreville et les traitants (au commandant de Gorée, 15 octobre 1858 : AEF 2B3, n° 142, f° 75).

88. « Ils espéraient, comme on leur avait dit, avoir à faire à une population guerrière mais, ils sont désabusés... » (le commandant du Gabon à Gorée, 3 janvier 1854 : AEF 2B2 f° 5 verso).
89. Le 7 mars 1847, Brisset fait fermer la maison Dorval « fréquentée journellement par les militaires, les ouvriers du poste et par les militaires et les matelots de l'*Aube* qui s'y livraient à l'ivrognerie » (à Montagniès de La Roque, 7 mars 1847 : ANSOM Sénégal IV, 39a). D'autres débits de boisson ouvrirent peu après.
90. Ainsi en 1851 le commandant Penaud est obligé de « recommander de maintenir une discipline sévère parmi tous ces hommes trop disposés à commettre envers les naturels des exactions que vous devez rigoureusement punir : nous nous devons avant tout à donner ici l'exemple de la justice » (instructions du 19 octobre 1851 : AEF 2B1, f° 50 recto).
91. Penaud au ministre, 22 février 1851 (ANSOM Afrique I, 8b).
92. Le gouverneur du Sénégal au ministre, 14 novembre 1852 (ANSOM Sénégal IV, 31b); *cf.* aussi chap. VI : III.
93. Pétition des chefs du Gabon au ministre de la Marine du 29 août 1849 : « Les rois Quaben, Louis et King Glass ainsi que les chefs Manuel, Govène [Govern] et toute la population du Gabon s'adresse (*sic*) à vous pour vous prier de faire revenir le capitaine Deschanel comme commandant du poste. C'est le seul commandant qui ait réellement travaillé ici, car il a fait des ponts, des fontaines, une aiguade : il a séché un marigot immense et cela sans argent et sans ouvriers, en outre il a toujours été pour nous un bon père et un chef très juste. Nous avons tous protesté de son renvoi auprès de M. Bouët qui n'a pas voulu nous écouter, maintenant nous nous réunissons pour vous adresser la même demande » (les différents chefs signent d'une croix). Une autre pétition, rédigée à peu près dans les mêmes termes en anglais, avait été envoyée le 26 août (ANSOM Sénégal IV, 39c). Voir aussi Schnapper (189, p. 41) et Deschamps (150, p. 315).
94. Les conflits de compétence entre Guillet, commandant du poste, et Bouët se sont accumulés de mars à décembre 1853. Il fallut l'intervention du commandant de la Division, Baudin, pour ramener un semblant d'harmonie (Guillet à Baudin, 6 novembre 1853 : ANSOM Sénégal IV, 40c).
95. Les lettres de Bouët à Monléon sont particulièrement nombreuses entre décembre 1855 et mars 1856 (AEF 2B2, f°s 65-74 recto-verso). Il ne cesse de s'y plaindre de tout et de tous, à commencer par Monléon : « Je n'ouvre qu'en tremblant chaque paquet venant de Gorée car peu me parviennent sans un blâme dont j'ai le malheur le plus souvent de ne pouvoir m'expliquer le motif » (*ibid.*, f° 73 recto).

Notes du chapitre V

1. Sur la problématique de la transition au commerce licite, voir Meillassoux (165, pp. 3-16, 91-141), Hopkins (158, pp. 125-135) et C. Coquery-Vidrovitch et H. Moniot, *L'Afrique noire de 1800 à nos jours*, Paris, PUF, 1974, pp. 297-311.
2. Expression empruntée à Allan McPhee, *The Economic Revolution in British West Africa*, 2e éd., Londres, Cass, 1971.
3. Voir G. Hardy, *La mise en valeur du Sénégal*, Paris, Larose, 1921, et, plus récemment, B. Barry, « Le royaume du Waalo depuis le traité de Ngio en 1819 jusqu'à la conquête en 1855 », *Bulletin de l'IFAN*, série B, XXXI, avril 1969, pp. 339-444, et *Le Royaume du Waalo*, Paris, Maspero, 1972.
4. Il s'agit probablement du commerce fait par les seuls Anglais et portant sur l'ébène (1 000 livres), l'ivoire (2 400 livres) et surtout le bois de teinture (15 000 livres). Ce chiffre plaçait le Gabon en assez bon rang derrière Old Calabar (56 400 livres sterling), les établissements britanniques et hollandais (28 000 livres sterling) et danois du golfe de Guinée et enfin « Cameroons » (18 500 livres sterling).
5. « The trade of this river principally consists in slaves and ivory, the former on a grand scale with the French, Spaniards and Portuguese; the latter with the English » (Owen 90, p. 320); « il y a au Gabon quatre rois et quatre autres chefs habitués à gagner des quarante et cinquante mille francs à l'aide du commerce licite et trois à quatre fois cette somme en se livrant au trafic des noirs » (Montagniès de La Roque au ministre, 23 mai 1846 : ANSOM Sénégal IV, 38d).
6. Walker à T. F. Buxton, 27 juin 1843, in *The Friend of the African*, janvier 1844 (ANSOM Sénégal IV, 38a); Wilson (116, p. 246).

7. Dans le même temps il y en avait quatre fois plus entre le Cap Lopez et le Zaïre (« Slave Vessels... » 105, p. 593).
8. Rapport du lieutenant A. M. Milward, 28 mars 1835 (Campbell à Amirauté, 27 juillet 1835 : PRO/Adm. 1/79).
9. Bossanguet, capitaine de l'*Alert*, au commodore Jones, 15 novembre 1845, et à Brisset, [12 ?] novembre 1845 (ANSOM Sénégal XIV, 4).
10. Griswold in *Missionary Herald*, XXXIX, 12 décembre 1843, p. 447. Walker à T. F. Buxton, 27 juin 1843 (ANSOM Sénégal IV, 38a); J. L. Wilson, « Statement in relation to the slave trade [...] in the Gaboon river...», 23 décembre 1844 (PRO/FO 84/609, f°s 220-221). Méquet au ministre, « Commerce et agriculture du Gabon », 1er juin 1848 (ANSOM Sénégal II, 3).
11. Sur l'escadre française, voir chap. II : I.2. L'escadre américaine, forte de deux à quatre bâtiments, fut établie après le traité conclu en 1842 entre l'ambassadeur britannique Ashburton et le secrétaire d'État américain Webster et relatif à la répression du trafic négrier (Lloyd 162, pp. 50, 55-57; Bucher 139, p. 378).
12. Voir aussi « Statement in relation to the slave trade » (PRO/FO 84/609, f° 220).
13. Il y maintenait des échanges clandestins avec la collaboration active de Don Pablo Frexas, célèbre négrier établi à Brass (Dike 151, pp. 47 *sq.*). Pereira (ou Fereira) assez habilement s'était fait l'ami des Britanniques (Campbell à l'Amirauté, 13 avril 1838 : PRO/Adm. 1/82).
14. « Cet homme excellent, sans être connu comme agent consulaire de France, n'en a pas moins jusqu'à ce moment rempli pour ainsi dire les fonctions » (Baudin au ministre, 1er avril 1845 : ANSOM Afrique IV, 26b). Cependant son exil volontaire au Gabon, consécutif à sa rivalité avec les Pereira et long de dix-huit mois (avril 1845-octobre 1846), inquiéta le gouverneur du Sénégal et le ministre : des instructions à Baudin lui recommandèrent de ne pas fermer les yeux sur la conduite de Carneiro au Gabon (DM du 17 juin 1845 : ANSOM, *ibid.*, 26b).
15. Ainsi en 1851, Britto, négociant portugais de San Antonio, demandait au commandant du comptoir le renvoi à l'île du Prince de trois de ses esclaves, sans doute achetés au Gabon puisque après leur fuite ils allèrent se réfugier à Glass (lettre du 22 avril 1851 : AEF 2B1, f° 45 recto).
16. Pour 1817, voir Bowdich (29, p. 518). Pour 1827 et 1830, voir chap. II : III.2 et 3. Pour les autres années, voir Daget (145) : en 1820, sur vingt-quatre négriers venant de France métropolitaine, un au moins se dirigea vers le Gabon et le Cap Lopez (p. 181, n. 5); la même année, un brick (le *Cérès*) traita 72 Noirs sur la côte « près de São Thomé » et fut pillé puis dépouillé de sa cargaison humaine par le chef du pays (pp. 205-206); enfin en 1828, les Britanniques accusèrent l'*Émilie* de s'être livrée à la traite des Noirs dans l'Estuaire (pp. 300-301).
17. Après un déclin accusé aux XVIIe et XVIIIe siècles, l'île du Prince se releva au XIXe siècle (surtout après 1820-1830) grâce aux efforts de Carneiro et Pereira qui y développèrent des plantations de cacaoyers et de caféiers. Hecquart (71, p. 32) donne aussi une excellente description de l'île, de ses productions, de sa structure sociale.
18. Thomas, gouverneur du Sénégal p. i., au ministre, 13 mars 1845 : « Les naturels des villages de la rive droite qui sont sous notre domination ne la font plus ostensiblement chez eux, il est vrai; mais ils participent aux opérations de cette nature qui se font encore sur la rive gauche et particulièrement chez Denis : ce dernier est un grand traficant d'esclaves : il a chez lui deux ou trois dépôts » (ANSOM Sénégal I, 27a). De même Baudin, « Aperçu sur l'état des comptoirs », 3 avril 1845 (ANSOM Afrique I, 4b).
19. Sur cette question, voir Bucher (139).
20. « A l'époque de la traite des Noirs, divers bâtiments négriers remontèrent fréquemment à plusieurs lieues la rivière Como où les guerres continuelles des peuples riverains avec ceux de l'intérieur leur assuraient de faciles chargements d'esclaves » (Pigeard 92, p. 265). On trouve aussi des anciens esclaves seke et akele parmi les anciens captifs installés en Sierra Leone avant 1840 (Curtin et Vansina 143, pp. 185-208).
21. C'est ce qui ressort nettement des récits d'esclaves et de courtiers interrogés par Bowidch au village de Georges (Bowdich 29, pp. 492 *sq.*; Avelot 122, pp. 369-370).
22. « Après un court trajet par terre, ces malheureux sont jetés à bord des négriers qui les attendent en dehors de la rivière [au sud de la pointe Sandie]. Ils échappent à la surveillance du croiseur anglais qui est obligé de se tenir à une assez grande distance, vu que la côte n'est pas saine » (Fournier, commandant du stationnaire, à Baudin, juillet-août 1845 : ANSOM Sénégal XIV, 4).

23. A Georges et à Ducking, où il en existait un en 1848 (journal de Walker, cité par Bucher 139, p. 378).
24. Baudin au ministre, 16 décembre 1845 (ANSOM Sénégal XIV, 4).
25. Cet établissement était moins imposant que celui de Sangatanga décrit par Du Chaillu (45, pp. 44-50).
26. Après la visite du brick britannique le *Rapid,* qui ne vit rien (les esclaves ayant été cachés dans la forêt), deux à trois cents d'entre eux réussirent à s'enfuir, pour peu de temps. Or, il s'agissait uniquement d'hommes; on obtient un total de 500 à 600, en ajoutant à ce nombre les femmes et les enfants de moins de 15 ans, nombreux dans l'enclos selon Wilson et qui ne participèrent pas à la tentative d'évasion.
27. DM au gouverneur du Sénégal et au commandant de la Division navale, 28 novembre 1844 (ANSOM Sénégal XIV, 4).
28. « Ils ont beaucoup de difficulté à comprendre la nécessité formelle de cesser immédiatement le trafic des esclaves et à vouloir l'admettre comme suite des droits de souveraineté qu'ils ont concédés à S.M. le Roi des Français » (Baudin au ministre, le 16 décembre 1845 : *ibid.,* 4).
29. « Dans l'état où sont les choses au Gabon, il faut à ceux qui exercent le commandement une grande prudence pour éviter d'augmenter encore l'inimitié des populations » (Baudin, « Aperçu sur l'état des comptoirs », 3 avril 1845 : ANSOM Afrique I, 4b).
30. « Les chefs de la rivière eux-mêmes m'ont déclaré qu'ils ne renonceraient jamais à ce commerce tant qu'ils [les traitants brésiliens et ibériques] seraient établis dans le pays et qu'ils auraient la facilité d'échanger avec eux des esclaves contre les produits apportés par les bâtiments brésiliens à ces factoreries » (Baudin au ministre, 16 décembre 1845 : ANSOM Sénégal XIV, 4).
31. « Denis a refusé tout dernièrement de signer un engagement avec les Anglais pour renoncer à ce trafic illicite » (Fournier à Baudin, [juillet ou août] 1845 : *ibid.,* 4).
32. « Ce ne sera que la force qui le [Denis] réduira à s'abstenir de ce commerce coupable et nous aurons dès lors en lui un ennemi acharné. Nous serons, je n'en doute pas, obligé de sévir et la garnison du comptoir est trop faible dans ce cas pour lutter contre toutes les populations du fleuve : le bâtiment de guerre en station obligé de surveiller les abords du fleuve ne sera pas toujours à même de prêter main-forte. Je vais donc augmenter la garnison de quelques soldats européens » (Thomas, gouverneur p. i. du Sénégal, au ministre, 13 mars 1845 : ANSOM Sénégal I, 27a). Il n'en fit rien, faute de moyens et de temps.
33. Baudin au ministre, 16 décembre 1845 (ANSOM Sénégal XIV, 4).
34. DM au gouverneur du Sénégal et au commandant de la Division navale, 28 novembre 1844 (*ibid.,* 4).
35. Baudin au ministre, 16 décembre 1845 (*ibid.,* 4).
36. Bossanguet à Brisset, [12 ?] novembre 1845 : « Prendre simplement possession des papiers de ces navires ne peut les empêcher en aucune manière de faire voile avec des esclaves puisque généralement les négriers brésiliens détruisent leurs propres papiers avant d'être capturés par des croiseurs anglais. » Note du ministre en marge : « observations très fondées » (*ibid.,* 4).
37. L'article 3 en est : « Les officiers (Français et Britanniques) [...] se concerteront [...] en confiant ces postes [de surveillance] aux croiseurs des deux nations agissant ensemble ou séparément selon qu'il sera jugé convenable *de telle sorte néanmoins que, dans le cas où l'un de ces postes serait spécialement confié aux croiseurs de l'une des deux nations, les croiseurs de l'autre nation puissent en tout temps y venir exercer les droits qui leur appartiennent pour la suppression de la traite des Noirs.* » Mais cet article ne s'appliquait qu'aux portions de la côte qui ne relevaient pas de la souveraineté de l'une ou l'autre nation. Le capitaine Bossanguet prétendit ignorer que la France avait acquis la souveraineté des deux rives du Gabon. Texte du traité in Colliard et Manin, *Droit international et histoire diplomatique,* Paris, Éditions Montchrétien, 1971, I, pp. 7-9.
38. L'affaire de la *Boa Sorte* fut à l'origine d'une longue correspondance diplomatique entre Paris et Londres (ANSOM Sénégal XIV, 4).
39. Baudin, « Déclaration faite aux chefs du Gabon dans le but de leur faire connaître que la traite des esclaves pour l'exportation doit complètement cesser dans ladite rivière, comme sur toutes les terres, îles, presqu'îles ou caps qu'elle baigne » (*ibid.,* 4).
40. Le ministre au gouverneur du Sénégal et au commandant de la Division navale, 20 mars 1846 (*ibid.,* 4). Arguments comparables dans la réponse de Bouët au ministre sur les accusations anglaises (lettre du 26 janvier 1850 : *ibid.,* 4).

41. Disposition empruntée au Sénégal (*cf.* F. Zuccarelli, « Le régime des engagés à temps au Sénégal, 1817-1848 », *Cahiers d'Études africaines*, 7, II(3), 1962, pp. 420-461).
42. Le ministre au gouverneur du Sénégal, 29 janvier 1847 (ANSOM Sénégal I, 30c).
43. « Vous devez faire connaître le plus tôt au commandant de ce poste que la loi sur l'émancipation ne saurait être appliquée dans ce pays où nous pouvons empêcher la traite des Noirs mais non pas nous emparer, sous prétexte qu'ils réclament notre protection, des esclaves appartenant aux habitants du pays » (le commandant particulier de Gorée, citant le gouverneur du Sénégal, à Deschanel, 10 octobre 1849 : AEF 2B1, f° 14 recto).
44. « Cette mesure a mécontenté les indigènes sans cependant provoquer de résistance de leur part; je n'ai même pas cessé depuis d'être dans des rapports satisfaisants avec le chef Denis. Je ne vous cache pas toutefois, Monsieur le Ministre, qu'elle a produit une impression assez forte et qui nous commande d'agir avec quelques ménagements à leur égard » (Brisset au ministre, 30 janvier 1846 : ANSOM Sénégal IV, 38d).
45. Baudin, rapport d'inspection, 6 septembre 1852 (*ibid.*, 40b).
46. Des circonstances particulières à l'île du Prince jouaient aussi pour encourager la spéculation négrière vers le Gabon : la mort à Brass de Don Pablo Frexas, l'accentuation de la surveillance anglaise (Dike 151, pp. 97 *sq.*) et plus encore la pauvreté et l'état d'abandon dans lequel les Portugais laissaient l'île, ne payant pas les officiers et n'y envoyant pas même des bâtiments de commerce (Hecquart 71, p. 33, n. 1 et 2).
47. Bouët-Willaumez au ministre, 26 janvier 1850 (ANSOM Sénégal XIV, 4).
48. Deschanel au commandant de la Division navale, 10 août 1849 (cité par Martin au commandant, 20 mai 1850 : *ibid.*, 4).
49. Ces rapts assez fréquents sont signalés par le gouverneur du Sénégal au ministre qui cite l'exemple d'un garçon de 18 ans trouvé enchaîné dans une pirogue qui l'amenait à un brig brésilien, chassé peu de temps auparavant du mouillage de Denis : ce garçon fut conduit au Sénégal (lettre du 26 janvier 1846 : *ibid.*, 4).
50. Cité par Normanby, ambassadeur britannique, à Tocqueville, 27 octobre 1849 (*ibid.*, 4).
51. Il concluait : « Ce n'est pas la répression qui manque aux coupables mais bien les coupables à la répression » (Martin à Penaud, 20 mai 1850 : *ibid.*, 4).
52. Rapport du 23 septembre 1851 (*ibid.*, 4).
53. L'incident est signalé par A. Bouët au commandant de Gorée en 1856 : il le fait remonter à cinq années auparavant. En 1856, ces hommes, libérés, se trouvaient en Sierra Leone (lettre du 23 janvier 1856 : AEF 2B2, pièce 106, f° 70 recto).
54. Le commandant du Gabon à Gorée, 23 juillet, 16 août et 1er septembre 1854 (*ibid.*, f°s 18 verso, 22-23).
55. Sur l'origine de ces opérations, voir chap. VII : II.1.
56. Déclin très bien mis en valeur dans Du Chaillu (45, pp. 44-50).
57. C'était moins que les 500 Noirs prévus : la cargaison fut complétée à Corisco et au Cap Lopez (le commandant du Gabon à Gorée, 23 avril et 5 juillet 1858, et à l'agent du gouvernement pour l'immigration africaine, 5 juillet 1858 : AEF 2B3, pièce 104, f°s 57-58; pièce 124, f° 66; pièce 125, f° 66).
58. Le commandant du Gabon à Gorée, du 28 février (arrivée du *Phoenix*) au 18 mai 1859 (date de son départ) : *ibid.*, pièce 8, f° 82; pièce 10, f° 83; pièce 11, f° 89; pièce 17, f° 91; pièce 26, f° 99.
59. Le ministre à Lamoisse, 6 octobre 1847 (ANSOM Sénégal XV, 8).
60. Baudin au ministre, 22 octobre 1847 (ANSOM Sénégal IV, 39a).
61. Pigeard (92, pp. 289-290) et Pigeard au ministre, 24 septembre 1847 (ANSOM Sénégal XV, 8).
62. Nous développons ici, grâce aux archives (ANSOM et AEF), les indications rapides que Schnapper (189, p. 92) a tirées des brochures publiées par Lecour (79 et 80).
63. Lecour au ministre, 14 mars 1846 (ANSOM Sénégal XV, 7) et Lecour (80, p. 5).
64. « Chaque jour, nous voyons non sans inquiétude pour l'avenir notre marine marchande repoussée des marchés étrangers par la concurrence des Anglais et des Américains; chaque jour les documents officiels nous montrent notre pavillon céder au pavillon étranger la place que seul il devrait occuper à l'importation en France; chaque jour nous voyons notre navigation nationale resserrée, limitée et se bornant à quelques transports insignifiants avec nos quelques colonies » (Lecour 80, p. 4).

65. La recherche du coton avait déjà joué un rôle important dans le projet de colonisation du Waalo (Schefer 12, pp. 282-288; G. Hardy, *La mise en valeur du Sénégal,* Paris, Larose, 1921). Quant aux Anglais, c'est aussi au milieu du siècle que les agents de la Church Missionary Society et Campbell se mirent à pousser les chefs d'Abeokuta à la culture du coton (S. Biobaku, *The Egba and their Neighbours,* Oxford, Clarendon Press, 1957, pp. 27-37, 52-63).
66. L'expression est, on le sait, de Jules Ferry (Brunschwig 133, p. 80).
67. « Nulle part la terre n'est plus fertile qu'au Gabon; d'immenses forêts bordant un fleuve large et profond peuvent nourrir d'immenses troupeaux; des forêts, d'une étendue non encore sondée, renferment des arbres de toutes espèces [etc.] » (Lecour 79, pp. 7, 8). « La terre se donnera à vil prix, les bras ne se paieront qu'au moyen d'une faible rétribution, non en espèces, mais en marchandises manufacturées françaises ou bien en produits du sol : bénéfice immense déjà acquis à l'exploitation agricole et dont sont privés nos établissements dans les colonies » (*ibid.,* p. 6).
68. Sur le chiffre de la population, voir chap. VI : II.2.*a*. Sur le marché, voir Lecour (79, p. 8).
69. Lecour (79, p. 4) voulait établir à la fois un commerce de traite, des plantations et une industrie agricole. Il projetait en même temps l'exploration du Niger et, en accord avec le Saint-Siège dont il aurait obtenu le soutien, une grande action de christianisation (lettre au ministre, 14 mars 1846 : ANSOM Sénégal XV, 7).
70. Grâce à l'appui de Bignon, député de la Loire-Inférieure et ami du directeur des Colonies, H. Galos (Bignon à Galos, 23 août et 19 septembre 1844, et ministre à Lecour, 16 août 1844 : *ibid.,* 7).
71. Traité du 4 avril 1844 (Lecour 80, p. 13).
72. Ces échantillons reçurent un avis favorable des courtiers du Havre et du comité des Arts et manufactures (Lecour 80, pp. 6, 7).
73. Lecour et Amouroux à H. Galos, juillet 1844 (ANSOM Sénégal XV, 7).
74. Marine à Lecour, 29 novembre 1844, et Lecour à Marine, 10 décembre 1845 (*ibid.,* 7).
75. Marine à Lecour, 24 octobre 1844 (*ibid.,* 7); Schnapper (189, p. 105).
76. Amouroux et Lecour au ministre, juillet 1845 (ANSOM Sénégal, 7).
77. « Le deuxième gérant prit la direction, mais seul, sans surveillance du gouvernement [. . .], se mêlant à toutes les intrigues des chefs et souvent agissant contre les véritables intérêts de la France » (Lecour 80, p. 9).
78. Montagniès de La Roque à Marine signale de vastes défrichements, les ouvriers étant payés avec du rhum fabriqué à partir de la canne à sucre locale (16 juin 1846 : ANSOM Sénégal XV, 7).
79. Lecour à Marine, 14 mars 1846, et réponse, 21 avril 1846 (*ibid.,* 7).
80. Le préfet du Morbihan à Marine, 13 janvier 1848, signale Chopard, spéculateur ruiné, détenteur d'un capital de 30 000 francs et désireux de reprendre à son compte le projet Lecour (lettres de Lecour à divers ministères, Marine, Commerce et Affaires étrangères : *ibid.,* 7, et AN, fonds des Affaires étrangères B III, 438).
81. Lamoisse au ministre de la Marine, 18 juillet 1847 (ANSOM Sénégal XV, 8).
82. Il avait obtenu aussi une concession de 200 hectares du chef Malingoa de Corisco, qui ne fut jamais exploitée (Montagniès de La Roque à Marine, 16 juin 1846 : *ibid.,* 8).
83. « Mon département suivrait avec un intérêt tout particulier le cours de l'expérience qui serait tentée au moyen de cet élément et je ne puis trop vous inviter à concourir, autant qu'il dépendra de vous, à sa réalisation » (DM du 6 septembre 1847 : *ibid.,* 8).
84. « Quant au produit il est entièrement nul car il se compose de quelques plants de manioc et de bananiers sans valeur et de cannes grosses comme le doigt, dont le jus exprimé ne fournirait pas, j'en suis convaincu, une livre de sucre » (Montagniès de La Roque à Marine, 7 février 1848 : *ibid.,* 8).
85. Traités du 6 décembre 1844 avec François et du 10 décembre 1844 avec Old Peter (*ibid.,* 8).
86. Les missionnaires américains avaient déjà poussé Glass à demander une délimitation de ses frontières (Thomas à Marine : ANSOM Sénégal I, 27a). En faisant insérer dans le traité que « l'île de Coniquet était indépendante des états du Roi Glass et de tous ceux des autres rois de la rivière du Gabon » (art. 6), François ne voulait-il pas dire que les engagements qui les liaient à la France ne le concernaient en aucune manière ?
87. Marine au commissaire, chef du service de la Marine à Nantes, 12 mars 1849 (ANSOM Sénégal XV, 8).
88. A l'exception de Brisset et des missionnaires (protestants et catholiques) qui avaient déjà formé non sans succès des jardins (*cf.* I.1.c et chap. VI : II.3).

89. Le « Rapport des travaux de la commission convoquée au Gabon en vertu de l'ordre du gouverneur du Sénégal... » par Lehir, secrétaire, rapporteur (18 octobre 1849), comporte en marge de nombreuses « observations du Cap. de V^{au} Bouët-Willaumez, président de la Commission » (ANSOM Sénégal IV, 39d). Bouët se proposait de « mettre le Gouvernement à même de tirer parti de cette possession, surtout s'il entrait dans ses vues d'en faire plus tard un lieu de déportation et, dans tous les cas, comme localité admirablement propre à recevoir les esclaves arrachés aux mains des négriers ».
90. Sur Chastenet par exemple qui exerça quelque temps la présidence par intérim en l'absence de Bouët, celui-ci écrit : « Il paraît que Mr de Chastenet ignore les conditions de notre prise de possession du Gabon » (Lehir, « Rapport des travaux... », p. 1).
91. « A ces deux grands principes de fécondité, l'abondance des eaux et le mélange des matières terreuses, si on joint la chaleur des régions équatoriales, personne ne contestera l'aptitude du sol du Gabon à produire tout ce qu'on voudra lui confier avec la même facilité que les autres régions placées sous la même latitude et qui ont été déjà expérimentées » (Lehir, « Rapport des travaux... », p. 5).
92. Elle est signalée surtout comme contre-poison (*cf.* notamment Lestrille 81, p. 445; Hecquart 71, p. 22; Raponda-Walker 176).
93. Aubry-Lecomte, « Note sur le Gabon », rapport à la séance du 29 septembre 1849 (ANSOM Sénégal IV, 39d).
94. Thème constant de tous les exposés (Lehir, « Rapport des travaux... », pp. 14 *sq.;* Pigeard 92, p. 293).
95. Sur la place occupée dans les systèmes de cultures par les produits qui ont permis la « révolution économique » de l'Afrique de l'Ouest, voir Hopkins (158, p. 128); pour les exemples concrets sur le coton, voir Biobaku (*op. cit.,* pp. 57-63), et sur l'huile de palme, voir Coquery-Vidrovitch, in Meillassoux (165, pp. 117-119). Ce fait nous paraît fondamental : il rend compte de l'élévation rapide de l'indice de la productivité agricole jusqu'au point où il fut possible, une fois satisfaits les besoins du marché intérieur, de dégager d'importants surplus commercialisables. Pour la gamme des produits de culture au Gabon, voir Ricard (96, pp. 253-256) et Raponda-Walker (176).
96. « Ce n'est pas d'aujourd'hui que je songe à cette émancipation; mais malheureusement les esclaves ou boys sont presque toujours dans les habitations de l'intérieur à cultiver pour les M'Pongos leurs maîtres; nous n'en pouvons même guerre (*sic*) connaître le nombre, établis comme ils sont au milieu des forêts, où notre action ne s'est pas encore fait sentir, où nous n'avons pas encore pénétré : ce serait comme si, par un arrêté, nous décidions que tous les Noirs du Congo sont déclarés libres » (note de Bouët-Willaumez dans « Rapport des travaux... », p. 13 : ANSOM Sénégal IV, 39d).
97. Aubry-Lecomte, « Note sur le Gabon », 29 septembre 1849; « Compte rendu, par séance, des travaux... » (*ibid.,* 39d).
98. Belloni à Marine, 1er mars 1852 (ANSOM Sénégal XV, 10).
99. Ricard au ministre, 13 février 1854 (ANSOM Gorée XV, 1).
100. Ricard au directeur des Colonies, 13 février 1855 (*ibid.,* 1).
101. Le directeur des Colonies au ministre, 6 mars 1854, et Protet au ministre, 24 janvier 1857 (*ibid.,* 1). On doit à Ricard d'excellentes « Notes sur le Gabon » (96), surtout pour la vie quotidienne, l'agriculture et les pratiques médicales des Mpongwe.
102. Fischer était alors, après vingt-quatre ans de service, « maître-clairon des équipages de ligne de Toulon »; il fut détaché au Gabon (Ricard à Godefroi, chef de bureau à la direction des Colonies, 9 octobre 1855, et DM au commandant supérieur de Gorée, 10 juin 1856 : *ibid.,* 1).
103. « Instructions au ministre... », 13 juillet 1855, et de Monléon [...] à Ricard, 15 janvier 1856 (*ibid.,* 1).
104. « L'encombrement du Gabon par les eaux-de-vie m'a engagé à remettre mes essais de distillation à une époque où je serai en mesure pour une production économique » (Ricard à Marine, 29 novembre 1856 : *ibid.,* 1).
105. La présence de Ricard chez les Fischer nourrissait les ragots et les cancans, seule occupation plaisante dans la vie monotone du poste (Protet à Marine, 24 janvier 1857, et réponse, 3 mars 1857 : *ibid.,* 1).
106. Auguste Bouët, homme difficile et sévère s'il en fut, loue l'« abnégation » d'Aubry-Lecomte : « Ses dépenses *personnelles* et pécuniaires ont été grandes; ses soins et ses travaux ont été constants et parfois *dangereux* » (au ministre, 20 janvier 1856 : ANSOM Gorée XIII, 1b).

107. Protet à Marine, 5 février 1858 (*ibid.*, 1b).
108. Ces arbres étaient plantés dans le jardin de la Station, sur les routes de Libreville, de Glass et de Kerelle, et sur le chemin dit de la Fontaine (« État nominatif des arbres fruitiers plantés » par M. Auguste Bouët, commandant du Gabon, existant lors de son départ pour la France le 1er février 1857 : *ibid.*, 1b).
109. Protet au commandant du Gabon, 24 octobre 1851 (AEF 2B1, f° 58 recto).
110. D'une manière générale, les archives du poste après le départ d'Auguste Bouët et pour la période 1857-1859 sont extrêmement mal tenues : il s'agit des registres AEF 2B3 et 2B4.
111. Ministre Marine à ministre Agriculture et commerce, 23 octobre 1855 (ANSOM Gorée XIII, 1a).
112. La saison sèche, de mai à septembre, était choisie de préférence par les navires français pour charger le bois (*Établissements français*... 51, p. 62).
113. Les grands retours des maisons américaines et anglaises avaient lieu à la fin de l'année (Aubry-Lecomte, « Note sur le Gabon », 29 septembre 1849 : ANSOM Sénégal IV, 39d).
114. « Les guerres qui règnent entre les diverses tribus du haut du fleuve sont cause que je n'ai pu avoir autant d'ivoire qu'elles auraient eu l'intention de m'en livrer, étant extrêmement rare dans ce moment et par conséquent fort cher » (rapport de Cousin, capitaine du *Rolland :* ANSOM Sénégal XIII, 16a).
115. Darricau au commandant de la Station, 3 septembre 1844 (ANSOM Sénégal IV, 38b); en 1850, Vignon évoquait « la richesse et l'activité qu'on avait trouvées chez les habitants » en 1843 (au commandant de la Station, 24 septembre 1850 : *ibid.*, 31a). Cette contradiction, prospérité d'ensemble et faiblesse, nourrissait les divergences entre Saint-Louis et Paris; ainsi Thomas au ministre, 14 novembre 1845 : « Quant au Fort d'Aumale, il est appelé à devenir par la suite plus un point où nos bâtiments pourront se ravitailler qu'un comptoir commercial », et la note de Mestro en marge : « En attendant, il s'y fait cinq ou six fois plus d'affaires qu'à la Côte d'Or » (ANSOM Sénégal XIII, 14a).
116. Voir à ce propos Newbury (169, p. 82), Hopkins (158, pp. 125-135); TD de 1837-1846 et 1847-1856.
117. « Comme ils [l'ivoire et l'ébène] se rattachent essentiellement à des fabrications d'objets de luxe, il n'est pas étonnant que les événements politiques et la stagnation qui en a été la conséquence dans les fabriques françaises ait (*sic*) eu un contre-coup dans cette rivière » (Bouët-Willaumez au ministre, 24 août 1849 : ANSOM Afrique I, 7a).
118. Ivoire : « c'est malheureusement un produit de luxe que depuis deux ans l'on ne consomme plus en France car nulle demande ne s'en fait à nos factoreries ». Bois : « il en est de ces bois comme de l'ivoire; ils ne sont plus demandés en France par suite de la paralysie qui semble avoir frappé les manufactures depuis deux ans » (note de Bouët-Willaumez dans le « Rapport des travaux... », 18 octobre 1849 : ANSOM Sénégal IV, 39d).
119. Le *commerce général* à l'importation désigne l'ensemble des marchandises, sans tenir compte de leur destination ultérieure. Jusqu'en 1847, les prix sont exprimés en *valeurs officielles* : fixées en 1826, elles n'ont pas varié. Après 1847, les prix sont donnés en *valeurs actuelles* déterminées chaque année avec le concours des chambres de commerce; pour ces prix, voir tabl. V.
120. Deschanel, « Observations sur le commerce du Gabon envoyées au citoyen ministre », 15 janvier 1850 (ANSOM Sénégal IV, 39c).
121. Penaud au ministre, 17 décembre 1850 (ANSOM Afrique I, 8b); Vignon au commandant de la Division navale, 24 septembre 1851 (ANSOM Sénégal IV, 31a).
122. Vignon au commandant de la Division navale, 7 septembre 1851 (ANSOM Sénégal IV, 31a).
123. Sur les travaux de cette commission, voir Schnapper (189, pp. 149-151). La conclusion relative au Gabon souligne la bonne tenue des Anglo-Saxons : « Ce ne sont point les affaires qui y manquent mais bien notre commerce qui y manque aux affaires [...] Les mêmes [raisons] géographiques qui avaient fait de la rivière du Gabon un des foyers les plus actifs de la traite des Noirs peuvent en faire l'entrepôt des opérations licites de toute cette partie de la côte. Ces opérations sont déjà en voie de progrès; elles prendront naturellement plus de développement au fur et à mesure qu'on y verra décroître la possibilité et le bénéfice du trafic des esclaves » (« Rapport de la commission des comptoirs » : ANSOM Sénégal IV, 40a).
124. On peut extrapoler à partir des TD de 1847-1856 et de 1857-1866, mais comme ces données concernent seulement la France, il est difficile d'en tirer des conclusions certaines pour le Gabon, où le commerce précisément était de plus en plus aux mains des étrangers.

125. Très bonne description dans le rapport de Méquet (annexe IV).
126. Les craintes relatives à l'épuisement de ces richesses sont exprimées par Darricau à Baudin, 3 septembre 1844 (ANSOM Sénégal IV, 38b). Voir aussi Méquet (annexe IV), Du Chaillu (45, p. 19) et Guillet à Monléon, 5 avril 1854 (ANSOM Sénégal IV, 40d).
127. « Camwood was also in great demand during the later war, for the purpose of dying army clothing but since the peace this trade has almost ceased so that at present it is often purchased for fire-wood » (Owen 90, p. 320). Sur les prix, voir Newbury, in Meillassoux (165, p. 93).
128. En Angleterre, ce prix avait triplé depuis la fin du XVIIIe siècle (Newbury, in Meillassoux 165, p. 93). Pour les prix en France, voir tabl. V.
129. Broquant, « Esquisse commerciale... », p. 89 (ANSOM Sénégal III, 5); Bouët-Willaumez (25, p. 154). « Le Gabon était jadis l'échelle principale des troqueurs européens; c'est sur ce point que l'on traitait la plus belle ivoire de l'Afrique » (rapport de Peuchgaric à Régis, 31 mars 1846 : ANSOM Sénégal XIII, 15a).
130. Ministre de l'Agriculture et du commerce à Marine, 30 juin 1851, lui transmettant les observations de la chambre de commerce de Marseille : le santal « n'a pas plus de valeur que du bois à brûler » et l'ébène arrive coupé en bûches trop petites (*ibid.*, 14c).
131. « Je suis certain que le *ficus elastica* que l'on voit en petite quantité au Cap Vert où j'ai moi-même fait plusieurs objets en caoutchouc est abondant au Gabon. Le roi Louis en a en quantité sur son habitation du côté du Cap Esterias et quoique ses enfants se fassent de vraies balles de gomme élastique dont ils jouent souvent, ce nègre très intelligent et actif pour toute opération commerciale ne pouvait pas croire qu'à peu de frais, il pouvait retirer du suc laiteux de ses arbres un produit qui se vend bien en Europe » (Dispan à Mestro, directeur des Colonies, 28 janvier 1852 : *ibid.*, 47).
132. « Le prix du caoutchouc a considérablement baissé [...] Aussi les indigènes ont-ils abandonné ce produit pour ne s'occuper que de la traite du bois rouge qui se vend encore très bien dans nos ports de mer » (Guillet, commandant du Gabon, au ministre, 19 mai 1855 : ANSOM Gorée XIII, 1b).
133. On n'insiste ici que sur les aspects locaux. Pour les généralités, voir Brunschwig (136, pp. 98 *sq.*) et Schnapper (189, pp. 113-118).
134. Aubry (16, p. 470) en donne une liste complète. Voir aussi Adams (15, pp. 253, 258, 259) et Broquant, « Esquisse commerciale... », p. 89.
135. « A heavy piece of goods; the colours are blue and white, and red and white; the patterns various and generally large » (Adams 15, p. 258).
136. « Les coffres sont un signe de richesse au Gabon. Plus un homme en possède et plus il est censé riche bien que, le plus souvent, la plupart de ces meubles soient vides et ne servent que de parade » (Lestrille 81, p. 435). Lestrille (81) contient d'autres descriptions, excellentes, de la vie quotidienne des Mpongwe.
137. La méthode employée ici s'inspire de Newbury, in Meillassoux (165, pp. 91-105).
138. On connaissait aussi les « manilles », anneaux de cuivre utilisés ailleurs comme monnaies; elles ne servaient ici, semble-t-il, que d'objets d'usage.
139. Les rois [...] au gouverneur du Sénégal et dépendances, 21 mars 1850 (AOF 6G7).
140. Seule exception : Protet au ministre, 19 décembre 1856 (ANSOM Gorée I, 2a).
141. Guillet, commandant du poste à Gorée, 1er juillet 1854 (ANSOM Sénégal IV, 40d).
142. La comparaison des prix au Gabon et en France ne donne pas une idée des bénéfices, car l'ivoire du Gabon était sans aucun doute, en raison de sa qualité, vendu au-dessus du prix moyen.
143. Le commandant du Gabon au ministre, 2 juillet 1855 (AEF 2B2, f° 53 verso); Aubry (16, p. 169).
144. Broquant, « Esquisse commerciale... », p. 90; Bouët-Willaumez (26, p. 154).
145. Rapport de Montrellé, capitaine du *Joinville* (Nantes), 25 janvier 1847 (ANSOM Sénégal IV, 38d); Broquant, « Esquisse commerciale... »; Aubry (16).
146. Guillet au commandant de Gorée, 1er juillet 1854 (ANSOM Sénégal IV, 40d); Gabon à Gorée, 2 juillet 1855 (AEF 2B2, f° 53 verso).
147. Vers 1840, les coutumes se composent ainsi : pour le chef principal (roi), deux et parfois trois grandes pièces de tissu, deux petites, un barbaçon (soit deux dames-jeannes d'eau-de-vie) et vingt-cinq têtes de tabac; pour le notable le plus important après lui, la moitié (Broquant, « Esquisse commerciale... », pp. 88-89). Les chiffres de Bouët-Willaumez (26, p. 153), publiés en 1848, se rapportent en réalité à 1839.

148. Rapport de Montrellé, 25 janvier 1847 (ANSOM Sénégal IV, 38d); Broquant, « Esquisse commerciale... », pp. 89-90; Owen (90, p. 320), Bouët-Willaumez (26, p. 154).
149. Sur toute cette question, voir l'excellente mise au point de Schnapper (188).
150. Voir la longue correspondance entre Lord Cowley, ambassadeur de S. M. B., et Guizot (MD 51 et 54); *cf.* chap. III : III.3.a.
151. La DM du [?] novembre 1844 interdisant les établissements étrangers visait les établissements permanents et politiques; au contraire, les instructions de Baudin en octobre 1845, relatives à la traite négrière, et la DM qui y répondit autorisaient expressément des factoreries commerciales (*cf.* I.1.b).
152. « Je ne puis vous accorder l'autorisation de déposer aucune marchandise à bord; vous êtes libre seulement de troquer à votre bord » (le commandant du Gabon à Dyer, dans Dyer à Chamberlain, commandant de l'escadre britannique, 24 décembre 1848, et pièces annexes : ANSOM Sénégal XIII, 15c).
153. Baudin au commandant du Gabon, 10 février 1848 (*ibid.*, 15c).
154. Allusion sans doute à l'attitude du missionnaire Wilson se plaçant sous l'autorité du roi Glass (*cf.* chap. III : III.3.c).
155. « La vaste baie du Gabon est on ne peut plus triste : la corvette l'*Adour*, à la fois hôpital et magasin, est pendant les trois quarts de l'année, le seul navire français sur rade » (*Hebdomadaire de la Marine*, 10 août 1851 : ANSOM Sénégal IV, 40a). Voir aussi « Mouvement des navires sur la rade... du 1er janvier au 19 septembre 1850 » (*ibid.*, 39d) et les rapports cités en note au tableau III.
156. Ces données ont été obtenues grâce au dépouillement de PRO/Adm. 1 et FO 84, qui donnent la liste des navires rencontrés par les bâtiments de l'escadre britannique et leur zone de troque. Voir aussi Aubry-Lecomte, « Relevé des mouvements de la navigation... », 1er janvier 1853 (AOF 6G10), et le texte de Méquet (annexe IV). Liste complète dans J. L. Wilson, « Statement in relation to the slave trade... », 23 décembre 1844 (PRO/FO 84/609, fos 220-221).
157. Régis aîné à Marine, 14 août 1862 (MD 51, fo 254).
158. Commandant de Gorée à Marine, 10 juin 1847 (ANSOM Sénégal XIII, 14c).
159. Gouverneur du Sénégal au Gabon, 24 mai 1850 (AEF 2B1, fo 28), et Gabon à Gorée, 6 mars 1854 (AEF 2B2, fo 9).
160. Marine à Mazurier, 3 novembre 1852 (ANSOM Gorée XV, 1).
161. Corrélation excellemment mise en lumière par Broquant, « Esquisse commerciale... », pp. 90-96.
162. Commandant du Gabon au Sénégal, 14 février 1852 (AOF 6G9); Brisset à Gorée, 1er août 1846 (ANSOM Sénégal IV, 38d).
163. Trotter, capitaine du *Curlew*, au commodore R. L. Waren, 27 août 1833 (PRO/Adm. 1/77); Guillet à Gorée, 1er octobre 1854 (ANSOM Gorée IV, 3b).
164. D'après les rapports trimestriels cités en note au tableau III. Voir aussi chambre de commerce de Marseille, « Observations sur le commerce du Gabon », 30 juin 1851 : « C'est là [l'ivoire] tout le secret de leur [Anglais] persévérance dans un commerce qui nous échappe par le manque de la consommation et qui reprendrait de l'activité si l'ivoire vert trouvait encore les mêmes emplois » (ANSOM Sénégal XIII, 14c).
165. Cité par Gabon au Sénégal, 14 février 1852 (AOF 6G9).
166. Régis à Marine, 14 août 1862 (MD 51, fo 254); Régis à Marine, 8 avril 1847, et rapport de Peuchgaric (31 mars [1846 ?]) publié dans un journal de Marseille avant d'être transmis au ministre (ANSOM Sénégal XIII, 15a).
167. Par exemple, pendant une absence de Scribanis, le commandant occupe sa factorerie, met les marchandises dehors et refuse de la remettre à Scribanis (lettre du 8 avril 1847). Même chose en 1853, Auguste Bouët occupant la concession d'Audibert (Guillet au commandant de la Division navale, 6 novembre 1853 : ANSOM Sénégal IV, 40c).
168. Chambre de commerce de Marseille, « Observations sur le commerce du Gabon », 30 juin 1851 (ANSOM Sénégal XIII, 14c); Auguste Bouët au directeur des Colonies, 1er septembre 1851, et rapport du capitaine Ytier, 10 décembre 1851 (ANSOM Sénégal IV, 40a et 40d).
169. Résumé des rapports trimestriels cités en note au tableau III.
170. Par exemple, Régis envoie Scribanis au Gabon en lui disant qu'il y trouvera tout ce qui lui est nécessaire; Brisset est obligé de lui prêter des rations alimentaires, un lit, etc. (gouverneur Thomas à Marine, 24 octobre 1845 : ANSOM Sénégal XIII, 14a; Brisset à Marine, 30 janvier 1846 : ANSOM Sénégal IV, 38d).

171. « Rapport des travaux de la commission... » (ANSOM Sénégal IV, 39d).
172. D'après les rapports trimestriels cités en note au tableau III.
173. *Ibid.*
174. Marine à Mazurier, 3 juillet 1855 (ANSOM Gorée I, 1a), et dossier « Maisons Lalubie et Tandonnet, 1857-1858 » (ANSOM Gorée XIII, 1a).
175. Voir rapports trimestriels cités en note au tableau III et rapport d'inspection de Protet, 19 décembre 1856 (ANSOM Gorée I, 2).
176. En 1862, Mme Fischer aurait déjà mis de côté 65 000 francs (Burton 32, I, p. 7).
177. Guillet à Marine, 30 mars 1855 (ANSOM Sénégal XIII, 1c); Gabon à Gorée, 22 janvier 1856 (AEF 2B2, f° 71).
178. Gabon à Gorée pour Pilastre, 1er juillet 1855 (AEF 2B2, f° 55); Vignon au ministre pour Marteau, 13 février 1858 (ANSOM Gorée XV, 2).
179. Il fut, à la commission agricole de 1849, le seul représentant du commerce avec Cousin et y fit des interventions très remarquées sur les bois (*cf.* I.2.b).
180. « Mr Audibert, comme vous le savez, n'est guère aimé des Noirs », « connu dans le pays pour un homme de mauvaise foi : [il] a, lors de son dernier voyage, vendu aux indigènes des pièces de tissu réduites par lui à son bord de 5 brasses (qui est la mesure du pays) à 4 brasses et, de plus, a mis au moins les deux tiers d'eau dans son eau-de-vie [...] Ces fraudes sont de nature à ruiner notre commerce aux yeux des populations » (Gabon à Gorée, 15 avril 1855 : AEF 2B2, f°s 48-50).
181. Guillet, rapports trimestriels, 3 juillet, 1er octobre 1853 et 12 janvier 1854 (ANSOM Sénégal IV, 40c).
182. Gabon à Gorée, 17 juillet 1857 (AEF 2B3, f°s 24-26).
183. « Gaboon is French with a purely English trade [as] Gambia is English with a purely French trade » (Burton 32, I, p. 15).
184. D'où les inspections par les bâtiments de la Navy et les plaintes du commerce et des officiers français : ainsi en 1857 les plaintes de Simonot, capitaine du *Palanquier,* et de Labeguerie, armateur du *Merle* et du *Vicomte de Chateaubriand* (« Correspondance entre Grey, commodore anglais, et Protet : dossier des vexations françaises, 1857-1858 » : PRO/Adm. 123/163).
185. Les archives pour cette période semblent perdues. Sur les débuts de cette maison dans la région, vers 1845, au Congo, voir Anstey (120, p. 15).
186. La zone commerciale mpongwe allait de Corisco aux environs de Sangatanga, où le courtage passait aux mains des Orungu (Aubry 16, p. 468; Du Chaillu 45, p. 18).
187. « Le trait caractéristique des Mpongwé, que j'ai retrouvé d'ailleurs dans toutes les tribus nègres, c'est leur ardeur passionnée pour le commerce » (Du Chaillu 45, p. 11).
188. Expliquant à Gouin pourquoi les Mpongwe et les Seke refusaient de laisser les Européens aller traiter directement dans les régions intérieures, un chef seke lui dit : « Si la mer est pour les Blancs, il faut laisser aux Noirs les plaines et les forêts » (Gouin 63, p. 280).
189. Le commandant du Gabon signale à Gorée l'envoi d'un « état nominatif des Anglais, Américains et indigènes qui se livrent au commerce dans les villages du Gabon » (11 août 1857 : AEF 2B3, f° 40).
190. « Devenir *un grand monde* est l'ambition suprême de tous. Un grand monde est celui qui a beaucoup de femmes, beaucoup de rhum, un chapeau haute forme et du crédit chez un négociant blanc » (Compiègne 39, I, p. 188).
191. « Ses prodigalités et en même temps son habileté comme commerçant avaient fait taire à son égard le préjugé de la naissance et on le considérait comme l'égal des autres fils du roi Denis » (Compiègne 39, I, p. 152).
192. Comme, par exemple, chez les Egba (*cf.* Biobaku, *op. cit.*, pp. 1-15).
193. « Il n'est permis à aucun membre d'une tribu d'accaparer plus d'affaires que sa part ne le comporte » (Du Chaillu 45, p. 13).
194. Compiègne (39, I, pp. 188-189) signale à cette époque encore le recours aux empoisonnements : « Le pauvre *grand monde* sait du reste à quoi s'en tenir, et jamais il ne prend un aliment qui n'a pas été préparé par sa première femme et goûté quelque temps à l'avance par ses autres femmes. Dans les derniers temps que nous avons passés au Gabon, cette précaution même n'avait pas pu sauver plusieurs des plus riches traitants : les empoisonneurs avaient eu l'idée diabolique de ficher en terre, devant la porte de leurs victimes, de petits morceaux de bois de la taille d'une allumette, aiguisés et trempés dans un poison mortel. »
195. Lecour au ministre de la Marine, 22 juillet 1845 (ANSOM Sénégal XIII, 16a).

196. « Rapports des commandants des comptoirs du golfe de Guinée, 1850-1851 » (Vignon, 7 septembre 1851 : ANSOM Sénégal IV, 31a).
197. En 1862, Serval (103, p. 315) rencontre à proximité des villages de l'Ogooué une caravane dirigée par un courtier de rang moyen du village de Georges et qui ne comptait pas moins de vingt-cinq personnes, « des femmes pour la majeure partie ».
198. Sur les dimensions parfois considérables de ces canots dont certains tenaient bien la mer, voir Hecquart (71, p. 25) et Du Chaillu (45, p. 18).
199. Vignon au commandant de la Station, 17 août 1851 (ANSOM Sénégal IV, 40a).
200. D'où l'usage de pancartes clouées sur leurs portes et presque toujours rédigées par les matelots : « Jacques lui bon courtier, lui cousin à roi Denis », mais aussi « Rengoua, courtier voleur et ivrogne », etc. (Compiègne 39, I, p. 189).
201. Vignon au commandant de la Station, 17 août 1851 (ANSOM Sénégal IV, 40a).
202. Auguste Bouët au directeur des Colonies : « Il y a matériellement, on ne peut le nier, deux parties distinctes dans le Gabon », « la partie française » et « le village anglais ou américain ». Bouët parle aussi de la « jalousie extrême des chefs des villages français contre Glass » (1er septembre 1851 : *ibid.,* 40a).
203. Du Chaillu (45, pp. 27-30 notamment) souligne à plusieurs reprises la contradiction entre la misère et la pauvreté croissante des villages de l'Estuaire et la prospérité des campagnes riantes, exploitées par les femmes et les esclaves des courtiers mpongwe.
204. La seule exception concernait les gens pris en cas de guerre et expédiés directement par leurs possesseurs à la côte (Du Chaillu 45, p. 13).
205. « Chaque tribu fraude de son mieux le voisin d'au-dessus et calomnie de son mieux le voisin d'au-dessous. Le talent de calomnier est en affaires le talent le plus précieux et plus on peut dire du mal du voisin d'au-dessous plus on fait des bénéfices aux dépens du voisin d'au-dessus » (Du Chaillu 45, pp. 12-13).
206. Tous les témoignages de l'époque soulignent la promptitude des caravanes à se disperser et à faire feu à l'approche de tout inconnu qui ne répondait pas au cri de reconnaissance (Braouezec 30, p. 347; Gouin 63, pp. 285, 293; Du Chaillu 45, chap. IV et V).
207. En 1862, Serval (103, p. 314) rencontra ainsi une femme de la Como laissée par son mari dans un village du Moyen-Ogooué pour une dent d'éléphant.
208. PRO/Adm. 1/86.
209. Darricau au commandant de la Station, 3 septembre 1844 (ANSOM Sénégal IV, 38b). « Cabangoï est le dernier village boulou de la rivière et [...] les courtiers noirs s'accordent à le regarder comme un palladium infranchissable [...] En nul autre endroit depuis notre départ nous n'avions rencontré autant d'aisance et d'apparence de bien-être que dans ce village » (Pigeard 92, pp. 274, 275).
210. Dans le premier cas, les fusils et les neptunes; dans le second, les perles, miroirs... (extrait du *Courrier du Havre,* 25 novembre 1853, publiant le rapport d'un officier de Marine : ANSOM Sénégal IV, 40c).
211. Roullet (98, pp. 276-277) décrit l'activité des mines de sel, apparemment très importantes, de la crique Eloa, « dont les Pahouins tirent tout ce qui est consommé dans le haut fleuve ». Il y a rencontré « des Pahouins qui venaient de très loin ».
212. « Il se passe souvent des années avant qu'un homme puisse acheter et épouser sa femme. Si le commerce avec le littoral allait mieux, l'affaire serait moins difficile à conclure; mais le commerce, " étant pour eux ce qu'il y a de plus précieux au monde ", ce sont toujours les denrées commerciales que l'on attend pour " acheter les femmes " » (Du Chaillu 45, p. 163). Voir aussi Balandier (123, pp. 120 *sq.*).
213. En effet, si la chair était partagée au sein du village, l'ivoire appartenait exclusivement à ceux qui avaient tué l'éléphant (Du Chaillu 45, p. 163).
214. Commandant du Gabon, rapport sur le 4e trimestre 1854 (AEF 2B2, fos 33-37) où est décrit en détail le commerce de l'Ikoï.
215. Rivière très importante pour le commerce et dont les Mpongwe réussirent à cacher l'existence aux officiers du poste pendant près de vingt ans : « Les Gabonais qui se trouvaient à Assimba ont jeté les hauts cris lorsque j'ai parlé d'entrer avec le *Pionnier* dans la rivière N'Cogwé. D'une voix commune ils m'ont affirmé que je ne pourrais pas y faire une demi-lieue. Un homme que j'ai engagé pour m'y piloter s'est échappé avant l'appareillage » (Serval 102, p. 154).
216. En 1855, les Benga de Corisco essayèrent de fermer la rivière d'Angra aux Mpongwe (commandant du Gabon au ministre, 20 février 1855 : AEF 2B2, fo 38).
217. « The credit system was a West African phenomenon » (Dike 151, p. 153).

218. Pour le Gabon dans le premier tiers du siècle, voir Owen (90, p. 312).
219. Dans une note sur le rapport du capitaine de Nantes Bardon (2 janvier 1845), le directeur des Colonies parle de « la petite conspiration des capitaines contre les comptoirs » (ANSOM Sénégal XIII, 16a).
220. « Ceux que nous avons la simplicité d'appeler nos amis, à qui nous envoyons des uniformes complets de maréchaux de France sans compter les subventions » (rapport d'Oheix, 26 août 1844, et complément, 14 septembre 1844 : *ibid.*, 16a).
221. Rapports de Bardon, 2 janvier 1845, Cousin, 9 octobre 1844, Lecour, 2 juillet 1845, et Legrand, 17 novembre 1845 (*ibid.*, 16a).
222. Régis au ministre, 11 octobre 1844 (*ibid.*, 16a).
223. Régis au ministre, 28 août 1844, et annexes (lettres de Régis au commandant du Fort d'Aumale : *ibid.*, 16a).
224. Régis au ministre, 11 octobre 1844 (*ibid.*, 16a).
225. « L'effet moral produit par la trop grande tolérance des autorités françaises est de nature à paralyser le commerce français dans la rivière du Gabon. Les nègres savent aujourd'hui qu'ils peuvent impunément contracter avec les capitaines et qu'ils en sont quittes à l'échéance pour mettre leur X sur un petit papier » (le commissaire général à Marine, 21 octobre 1844 : *ibid.*, 16a).
226. Marine à Régis (29 novembre 1844) parle des instructions récentes « dont l'effet sera sans doute de donner satisfaction aux réclamations dont il s'agit, dans ce qu'elles ont de légitime, tant pour le passé que pour l'avenir » (*ibid.*, 16a).
227. « Si tout le commerce avec ces malheureux se fait dans les mêmes proportions (une bougie de 2 francs vendue 20 francs), il leur suffit de payer un quart de leurs dettes pour que nos capitaines trouvent encore à faire des bénéfices et on sentira également que, malgré les instructions que nous venons de recevoir de V. E., notre conscience s'effraie à l'idée de contraindre ces populations au paiement de dettes aussi exagérées. La mauvaise foi n'est pas toujours du côté des noirs, que l'on peut tromper sans difficulté : ce sont de grands enfants » (Baudin au ministre, 3 avril 1845 : ANSOM Sénégal IV, 30a).
228. Brisset au ministre, 30 janvier 1846 (*ibid.*, 38d).
229. Montagniès de La Roque au ministre, 26 octobre 1846 (réponse à une DM du 9 juin 1846 demandant l'exécution de ses instructions de novembre 1844) : ANSOM Sénégal XIII, 16a.
230. Montagniès de La Roque au ministre, 25 mars 1848 (*ibid.*, 16a). Le même officier écrit : « Le commerce métropolitain de France ne peut marcher que flanqué de tribunaux à la côte d'Afrique où cependant on ne s'en sert guère, pas même à Saint-Louis » (lettre du 26 octobre 1846 : *ibid.*, 16a).
231. Commandant du Gabon au ministre, 29 octobre 1854 (AEF 2B2, f° 28 recto).
232. Commandant du Gabon à Gorée, 3 décembre 1854 (*ibid.*, f° 29 recto).
233. *Ibid.*
234. « Le roi Denis et les autres principaux chefs ont compris qu'ils avaient eu tort de vouloir augmenter les prix [...] et je suis heureux de pouvoir annoncer à V. E. qu'aujourd'hui chacun traite librement » (commandant du Gabon au ministre, 19 mai 1855 : ANSOM Gorée XIII, 1b).
235. Sauf en 1851 : plaintes de Cousin contre Onimo, frère du prince Glass, et de Chevalier contre Manuel (« Rapports du commandant du Gabon », 26 novembre et 14 décembre 1851 : AEF 2B1, f°s 51, 53).
236. Réclamations d'Audibert, Labeguerie, Du Chaillu, Dulout (commandant du Gabon à Gorée), avril à novembre 1855 (AEF 2B2, f°s 48-50, 60, 62, 63).
237. Commandant du Gabon, rapport sur le 2e trimestre 1855 (*ibid.*, f° 55).
238. Commandant du Gabon au juge de paix (Gaillard, commis de Marine), 8 novembre 1855 (*ibid.*, f° 63 recto). Les dettes étaient celles de Louis et de son fils Mesani.
239. Il s'agissait surtout de Pilastre, poursuivi entre autres par Denis (commandant du Gabon au ministre, 10 décembre 1855, et à Gorée, 23 janvier 1856 : *ibid.*, f°s 64, 70).
240. Commandant du Gabon, 21 avril 1856 (*ibid.*, f° 75).
241. Commandant du Gabon à Gorée, 20 septembre 1857 (AEF 2B3, n° 46, f°s 29-31).
242. Commandant du Gabon au ministre, 13 février 1858 (*ibid.*, n° 91, f° 50).
243. Protet au ministre, 15 octobre 1857 (ANSOM Gorée I, 2).

NOTES DU CHAPITRE VI

1. La motivation économique est la principale thèse de Schnapper (189, pp. 97-101) dont l'exposé sur les origines de Libreville reste le plus complet. Voir aussi Lasserre (160, pp. 67-68) et Bouche (129, pp. 48-53).
2. L'*Elisa* des Britanniques fait aussi la traite entre Loango, Cabinda et le Brésil et transporte un nombre comparable d'esclaves (*cf.* « Slave Vessels... » 105, navires nos 97, 184 et 903).
3. Sur les 272 esclaves saisis, 261 seulement arrivèrent à Gorée : 40 hommes de vingt à vingt-cinq ans, 49 de dix-huit à vingt ans, 50 jeunes Noirs de dix à quatorze ans, 49 enfants de huit à dix ans, 26 femmes de quatorze à seize ans et 47 jeunes filles de huit à douze ans, « tous [...] couverts de gale » (Montagniès de La Roque au ministre, 7 juillet 1846, et Petit, commandant particulier de Gorée, au gouverneur du Sénégal et au ministre, 13 juillet et 1er septembre 1846 : ANSOM Sénégal XIV, 4).
4. Le terme « Loango » est impropre car ces esclaves embarqués à Loango n'étaient certainement pas des Vili mais provenaient de régions plus reculées dans l'intérieur. Toutefois il a été consacré par l'usage.
5. Le gouverneur du Sénégal au ministre, 1er août 1846 (ANSOM Sénégal XIV, 4).
6. DM du 4 septembre 1846 au gouverneur du Sénégal et au commandant de la Division navale (*ibid.,* 4).
7. Au 1er décembre 1846, il ne restait plus que 134 Loango (88 hommes et 46 femmes) : vingt-huit étaient toujours hospitalisés (Montagniès de La Roque au ministre, 22 décembre 1846 : *ibid.,* 4).
8. « Les travaux du nouvel établissement sont tels que ces nouveaux bras y seront grandement utilisés au service de l'administration; de plus l'atelier d'outillage du Gabon et hôpital flottant réclament 5 ou 6 émigrants chacun; le service de la lingerie 8 ou 10 négresses, de sorte que sans qu'il y ait même lieu de les mettre à la disposition des colons du Gabon, ces noirs trouveront tous de l'emploi dans l'établissement nouveau où les femmes même peuvent, comme à Gorée, participer à la besogne des ouvriers-manœuvres » (Montagniès de La Roque au ministre, 22 décembre 1846 : *ibid.,* 4).
9. Il demandait cependant de limiter les dépenses de construction et d'approvisionnement au nombre des Loango disponibles, quitte à prendre d'autres mesures si le village avait à accueillir de nouveaux esclaves (DM, 27 avril 1846 : *ibid.,* 4).
10. Le gouverneur du Sénégal au ministre, 22 décembre 1846 (*ibid.,* 4).
11. Montagniès de La Roque au ministre, 22 décembre 1846 (*ibid.,* 4).
12. Baudin au ministre, 19 février 1848 (*ibid.,* 4).
13. Bouët au ministre, 18 juillet 1849 (ANSOM Afrique I, 7a).
14. DM, 28 septembre 1849 (*ibid.,* 7b).
15. « Il eût été à désirer que l'administration supérieure de Gorée interrogeât ces jeunes noirs avant de les embarquer et qu'elle fît droit aux réclamations de ceux qui, refusant de partir pour le Gabon, auraient donné la preuve d'une vie honnête et de moyens légitimes d'existence » (DM, minutes, avril 1850 : ANSOM Sénégal IV, 39d).
16. Aubry-Lecomte à Bouët-Willaumez, 30 juillet 1851 (*ibid.,* 40a).
17. « Sungué [notable de Glass, obligé par Martin de lui servir de guide] me répondit que les cases qui composaient le village des noirs déserteurs étaient au nombre de dix et qu'eux seuls l'habitaient. Il me dit en outre que ces malfaiteurs n'avaient aucune relation d'amitié avec les gens du pays, qu'au contraire ils en étaient la terreur, qu'ils ne permettaient jamais l'entrée de leur village qu'à une personne à la fois et qu'ils en éloignaient toutes celles qui paraissaient à leur portée par la menace de leurs fusils » (« Attaque des déserteurs de l'*Élizia* », annexe au rapport du gouverneur du Sénégal au ministre, 3 janvier 1850 : *ibid.,* 39d).
18. « Un fait qui n'est rien en lui-même mais qui servira à prouver combien la haine de ces noirs déserteurs est invétérée contre nous [...] Après avoir traversé la plaine qui conduit au village, sur la lisière du bois et près du sentier, se trouve fichée perpendiculairement en terre une perche de 7 à 8 mètres environ : l'ayant remarquée, nous nous demandions à quel usage elle pouvait servir, lorsqu'un noir de la prise de l'*Élizia* et habitant de Libreville, qui avait eu précédemment des relations avec les déserteurs de l'*Adour,* s'approcha de nous et nous dit que cette perche avait été plantée pour recevoir à son extrémité la tête du premier blanc qui tenterait de s'introduire dans le village » (*ibid.,* 39d).
19. Aubry-Lecomte à Bouët-Willaumez, 30 juillet 1851 (*ibid.,* 40a).

20. « États pour servir à la décomposition de la population de Libreville », s. d. : 59 habitants en 1849, 53 en 1850 (*ibid.*, 39d).
21. Aubry-Lecomte à Bouët-Willaumez, 30 juillet 1851; Penaud, « Rapport sur le village de Libreville », s. d. [1851] (*ibid.*, 40a).
22. Entre autres « le chef [Moutier], ainsi que tous les autres colons, avait reçu en concession une case et un terrain; cette concession lui était assurée par un acte en règle signé du Commandant Martin, après autorisation du Gouverneur du Sénégal. Pour un léger motif de mécontentement, l'acte de propriété fut annulé : Moutier fut dépossédé de son bien. Plusieurs colons en outre, pour sujets peu graves, furent emprisonnés à différentes reprises [...] Lorsque de pareils actes émanent d'une autorité régulièrement constituée, cette autorité doit s'attendre à être méconnue ou à demeurer seule. C'est ce qui est arrivé » (Aubry-Lecomte à Bouët-Willaumez, 30 juillet 1851 : *ibid.*, 40a).
23. Rapport de Martin, 24 septembre 1850, et de Vignon, 7 septembre 1851 (« Rapports des commandants des comptoirs du golfe de Guinée, 1850-1851 » : *ibid.*, 31a).
24. Aubry-Lecomte à Bouët-Willaumez, 30 juillet 1851 (*ibid.*, 40a).
25. « Le Gabon inspire ici un certain effroi et ce n'est qu'avec beaucoup de peine que nous parvenons à trouver des ouvriers pour former les ateliers que nous avons à envoyer au Gabon, encore n'en trouvons-nous que parce que ces ouvriers ont la certitude de retourner à Saint-Louis après cinq ou six mois. D'ailleurs quant à des terres cultivables, nous en sommes entourés et bien que le cultivateur soit exposé à l'heure qu'il est à bien des chances, ces chances n'existeraient pas qu'il faudrait encore plusieurs années pour faire prendre ici le goût des plantations » (Protet au ministre, 8 novembre 1851 : *ibid.*, 31a).
26. Penaud au ministre, 20 novembre 1851 (ANSOM, Sénégal XIV, 4).
27. Voir notamment arrestation de Moncoussou en 1850 (Parent au commandant du Gabon, 22 janvier 1851 : AEF 2B1, f° 17), de Samba-Namoulek et Chikou (commandant du Gabon à Gorée, 31 décembre 1855 : AEF 2B2, f° 68).
28. « Conventions passées avec les chefs Imalay, Achouka et Hontaga des villages de Banoko ou Batanga par le capitaine de frégate A. Baudin, agissant au nom de S. M. le Roi des Français », le 8 septembre 1845 (ANSOM, Traités).
29. Toutes les deux conclues par Baudin, la première le 4 septembre 1845 avec les chefs de la pointe Ovinia, la seconde avec Koako, « roi de la rivière Danger », le 8 septembre (*ibid.*).
30. Celles de Darricau (42) en 1844; les encouragements deviennent plus nombreux à partir de 1850.
31. Exploration de Gouin au sud de l'Estuaire en 1844 (Gouin 63, en particulier p. 277).
32. Un exemple entre autres : « L'intérêt du commerce et de notre politique nous commandait aussi d'explorer en détail les lieux baignés par des eaux désormais françaises, dont l'immense embouchure et les ports nombreux semblaient indiquer un cours magnifique » (Pigeard 92, p. 264). « J'avais pensé dès le commencement qu'il fallait supplanter cette race parasite et fainéante et attirer à nous les populations actives et laborieuses de l'intérieur. C'est pour y réussir que j'ai fait en 1846 et 1847 des explorations dans le haut du fleuve » (lettre accompagnant le rapport de Méquet « Commerce et agriculture du Gabon, 1848 » : ANSOM Sénégal II, 3).
33. Exemple de renversement de situation grâce aux cadeaux : « Bientôt les dispositions changèrent et la situation se calma comme par enchantement. Je trouvai Pendagoï affectueux et doux; il fut enchanté de mes cadeaux et, pour preuve de ses bonnes dispositions vis-à-vis de tous les Blancs, il me demanda un papier certifiant qu'il avait été visité par moi » (Pigeard 92, p. 282).
34. Traité de 1846, § 1 (ANSOM, Traités).
35. Pour leur intérêt stratégique, le mont Bouët, les pointes Clara et Esterias, les quatre pointes de Coniquet, les pointes Owendo, Pongara, etc.; en outre, le « plateau » pour le nouvel établissement et un terrain à Coniquet pour un établissement missionnaire (traité de 1846, § 3 à 7).
36. Il confirma comme Darricau, ruinant le « leurre de l'Estuaire » (Lasserre 160, p. 87), que le Gabon n'était qu'un cul-de-sac, un simple bras de mer et non ce grand fleuve dont Bouët avait répandu la réputation et qui aurait conduit facilement aux riches régions de l'intérieur.
37. Baudin, commandant de la Station des côtes occidentales d'Afrique, au ministre, 16 juin 1853 (ANSOM Afrique I, 9a).
38. Ce traité, dont la trace n'existe pas dans les archives, est signalé par Raponda-Walker (178, p. 17).

39. Sourdeaux au gouverneur du Sénégal, 21 mai 1848 (ANSOM Sénégal IV, 39b).
40. Baudin, commandant en chef de la Station, au commandant du Gabon, 26 août 1852 (AEF 2B1, f° 72 verso).
41. Baudin, commandant en chef de la Station, au ministre, 6 septembre et 10 octobre 1852 (ANSOM Afrique I, 9a).
42. « Je ne serais pas étonné que les États-Unis profitassent de cette occasion pour chercher au moyen de quelques sacrifices d'argent à avoir la souveraineté de l'île Corisco » (le commandant du Gabon à Gorée, 19 avril 1854 : AEF 2B2, f° 12 verso).
43. « Il serait d'autant plus important pour nous d'avoir la souveraineté de cette île qu'elle est la clef des rivières Mondah et Danger dans lesquelles nos capitaines font un très grand commerce de caoutchouc et de bois rouge » (le commandant du Gabon à Gorée, 1er septembre 1854 : *ibid.*, f° 22 verso).
44. Rapport sur le 4e trimestre 1854, 1er janvier 1855 (*ibid.*, f° 37 recto).
45. Ne sont abordés ici que les aspects de cette question qui intéressent les rapports entre Français et population locale; l'étude géographique a été épuisée, après Lasserre (160, pp. 96-98 : « Un pays presque vide d'hommes »), par la thèse monumentale de Sautter (187, en particulier pp. 715-755). Voir aussi K. David Patterson, « The Vanishing Mpongwe : European Contact and Demographic Change, in the Gabon River », *Journal of African History,* XVI (2), 1975, pp. 217-238.
46. « Notes sur le Gabon, 1844 et 1845 », annexées à une carte de l'Estuaire, rédigées par Amouroux et présentées au ministre par Lecour le 17 mai 1848 (« Dossier Lecour » : ANSOM Sénégal XV, 7).
47. « Il serait très difficile d'apprécier même approximativement, dans un rayon donné, le chiffre des populations de l'intérieur. Après quelques villages de chétive apparence qui sont fixés sur certains points, il existe çà et là quelques cases disséminées qui sont construites sur les lieux de culture et transportées sur un autre point lorsque la terre épuisée ne peut plus rendre les denrées nécessaires à ses habitants » (rapport de Vignon, 7 septembre 1851, in « Rapports des commandants des comptoirs du Golfe de Guinée, 1850-1851 » : ANSOM Sénégal IV, 31a).
48. Méquet estime la population mpongwe à 4 000 ou 5 000 personnes (*cf.* annexe IV).
49. Les chiffres donnés pour les divers villages ne comprennent pas toujours la population de nouveaux villages fondés après segmentation des anciens. Ainsi vers 1854, un fils de Louis, Nkolo, qui s'était longtemps établi chez les Akele, revint dans l'Estuaire et fonda un village indépendant, à la population bigarrée et qui connut une croissance assez forte (le commandant du Gabon à Gorée, 28 décembre 1855 : AEF 2B2, f° 68 verso).
50. « Tous les noirs du Gabon, Mpongwé, Ashekiani, Bakélé, ont des points de ressemblance; ils forment des villages peu nombreux [. . .] on dirait des débris de peuples » (Ricard 96, p. 257).
51. Parmi de très nombreux témoignages, les plus sereins sont dans Lestrille (81, pp. 425, 437-438), Ricard (96, pp. 258-259), Touchard (107, p. 13).
52. « Leur [Seke] population tend continuellement à décroître à cause de leur passion effrénée pour les femmes. Un des villages voisins de notre mouillage en est un exemple : il contient quatre hommes et trente femmes sur lesquelles dix-neuf sont le partage du chef nommé Bou » (Braouezec 30, p. 348). Et aussi : « Les femmes [chez les Mpongwe] sont aux hommes dans la proportion de cinq à deux » (Ricard 96, p. 259).
53. « La maternité, loin de devenir entre les époux un nouveau lien, loin d'être un gage d'union et d'attachement plus vif encore qu'auparavant, ôte à la femme une partie de son prestige et en fait, pour ainsi dire, un meuble inutile. Doit-on après cela s'étonner des efforts qu'elle fait pour détruire ses enfants et la fréquence des avortements provoqués ne devient-elle pas une conséquence naturelle et forcée des mœurs du pays ? » (Lestrille 81, p. 439). Pour la mortalité infantile, voir *ibid.*, p. 440. Lestrille est l'ancien chirurgien du poste.
54. Sur cette question controversée, voir pour plus de détails Balandier (123), Alexandre (117 et 118), Sautter (187).
55. « Mr Wilson's description of the country near the mouth of the Gaboon », *The Missionary Herald,* juin 1843, p. 238.
56. Darricau au commandant de la Station des côtes occidentales d'Afrique, 3 septembre 1844 (ANSOM Sénégal IV, 38b).
57. « Diam'gani insista avec chaleur pour me dissuader de pousser plus loin, en me disant qu'après son village je ne rencontrerais que des Pahouins; que ceux-ci avaient déjà plusieurs fois fait irruption sur Gango et Pendangoï et qu'il échangeait journellement des coups de fusils avec eux » (Pigeard 92, p. 283).

58. Baudin au ministre, 16 juin 1853 (ANSOM Afrique I, 9a).
59. Rapport sur le 4e trimestre 1854, 1er janvier 1855 (AEF 2B2, fo 34).
60. Notamment, Tandonnet frères au ministre (s. d.) et la chambre de commerce de Bordeaux au ministre (23 juin 1857) demandant l'occupation de Danger : « On nous représente les naturels du pays comme opprimés et rançonnés par les gens de Corisco qui se sont institués nos intermédiaires : ils ne demanderaient rien tant que d'être délivrés de ce joug » (ANSOM Gorée XIII, 1a).
61. Instructions de Lecour à Amouroux, 1845, extraits transmis au ministre (ANSOM Sénégal XIII, 14a).
62. « Les Gabonnais n'exercent aucune autre industrie que celle de courtiers de commerce [...] Il n'est donc pas nécessaire d'ajouter que si le commerce français ne fait aucune affaire au Gabon, notre influence devient nulle de ce côté et semble profiter aux Anglais et Américains qui ont des rapports constants de commerce avec les indigènes » (rapport de Martin à Penaud, 24 septembre 1850, in « Rapports des commandants des comptoirs du Golfe de Guinée, 1850-1851 » : ANSOM Sénégal IV, 31a).
63. « Les missionnaires catholiques ou protestants, français ou américains, sont les seuls blancs intéressés à s'identifier avec le Gabon » (Ricard 96, p. 262).
64. Monléon au ministre, 20 septembre 1854 (ANSOM Sénégal IV, 31c).
65. Bonne description des méthodes américaines dans Du Chaillu (45, pp. 5-7). Éloges nombreux des officiers français, par exemple : « Ces hommes dévoués ont bien su tirer parti de ce beau lieu [...] car au 1er avril [...] ils avaient 7 grandes cases construites et planchéiées, y compris celle de l'église qui sert en même temps d'école — ayant bien compris qu'ils devaient en commençant s'attacher à instruire en même temps qu'ils habituent ces habitants aux cérémonies de la religion; plus 3 grandes cases qui allaient être achevées. Ils élèvent de la volaille, des moutons et quelques bœufs. Dans un établissement où il n'y a que 3 missionnaires avec leurs femmes, on y (*sic*) trouve une petite bibliothèque, une petite imprimerie de laquelle ils se servent pour imprimer dans la langue du Gabon 3 petits cahiers qu'ils distribuent à leurs écoliers. Ils ont trouvé le temps de faire effectuer ces travaux, d'apprendre la langue du Gabon, d'aller prêcher dans tous les villages environnants et jusqu'à 20 lieues dans l'intérieur de la rivière. Tout cela prouve en leur faveur : aussi doit-on désirer voir venir nos missionnaires rivaliser avec ces hommes vertueux » (Parent, « Mémoire à l'appui du plan du Fort et renseignements divers », s. d. [1850] : *ibid.*, 39d).
66. Monléon au ministre, 20 septembre 1854 (*ibid.*, 31c).
67. Guillet, rapport sur le 3e trimestre 1853, 1er octobre 1853 (*ibid.*, 40c).
68. Protet au ministre, 15 octobre 1857 (ANSOM Gorée I, 2a).
69. Vignon au commandant de la Division navale, 17 août 1851 (ANSOM Sénégal IV, 40a).
70. Rappeler à Denis qu'« il est bien reconnu que les Blancs ne peuvent pas être responsables des palabres que les Noirs ont entre eux » (le commandant du Gabon au commandant de l'*Oise*, 18 juin 1855 : AEF 2B2, fo 53).
71. « Je crains bien qu'il n'y ait eu calcul en faisant un présent aussi riche et que les Anglais n'aient cherché par ce moyen à gagner Denis afin de faire mieux prospérer leur nouvelle possession du Cap Lopez où ils s'établiront aussitôt que le traité aura été ratifié » (Guillet, rapport sur le 3e trimestre 1853, 1er octobre 1853 : ANSOM Sénégal IV, 40c). Il s'agissait en réalité d'un traité pour la suppression de la traite illicite (*cf.* chap. VII : III.1).
72. Méquet, « Agriculture et commerce du Gabon, 1848 » (ANSOM Sénégal II, 3).
73. Vignon au commandant de la Division navale, 17 août 1851 (ANSOM Sénégal IV, 40a).
74. Ainsi, plusieurs esclaves à la mort de Toko en 1858 (le commandant du Gabon à Gorée, 7 décembre 1858 : AEF 2B3, fo 77).
75. Rapports de Martin, 24 septembre 1850, et de Vignon, 7 septembre 1851 (« Rapports des commandants des comptoirs du Golfe de Guinée, 1850-1851 » : ANSOM Sénégal IV, 31a).
76. Rapport de H. Galos au ministre, 9 avril 1847 (*ibid.*, 39a).
77. Correspondance citée sans précision par Montagniès de La Roque au ministre, 23 mai 1846 (*ibid.*, 38d).
78. Rapport de Montagniès de La Roque du 23 mai 1846 et notes non signées du 21 juillet [1846] à ce rapport (*ibid.*, 38d).
79. Montagniès de La Roque au ministre, 30 novembre 1846 (ANSOM Afrique I, 5a).
80. Rapport de H. Galos au ministre, 9 avril 1847 (ANSOM Sénégal IV, 39a).
81. Le ministre au commandant de la Division navale, 6 juin 1848 (ANSOM Afrique I, 6b).

82. « J'ai la conviction que loin de nuire aux intérêts de ces indigènes, notre présence leur est en général très avantageuse; les nombreux bâtiments de guerre et de commerce ainsi que les employés de la colonie, ouvriers, etc., aussi très nombreux à l'établissement jettent des sommes considérables dans cette rivière; d'un autre côté j'ai la conviction que, malgré tous nos efforts, Denis et les chefs qui habitent la même rive que lui ne restent pas étrangers au trafic des esclaves qui se fait toujours activement au Cap Lopez » (Baudin au ministre, 27 juillet 1848 : *ibid.,* 6a).
83. « Les chefs ont trouvé étonnant que leurs cadeaux eussent été diminués de moitié et il ne m'a pas fallu peu de peine pour leur faire comprendre que c'était une conséquence forcée de l'état politique et financier de la France » (Bouët-Willaumez au ministre, 24 août 1849 : *ibid.,* 7a).
84. Penaud au ministre, 21 janvier 1851 (*ibid.,* 8b).
85. Le commandant du Gabon à Gorée, 18 février et 16 août 1858 (AEF 2B3, f°s 52-54, 70).
86. Montagniès de La Roque au ministre, 21 février 1848, donne la répartition en marchandises (ANSOM Afrique I, 5a).
87. Penaud au ministre, 27 juin 1850 (*ibid.,* 8b).
88. Brisset à Montagniès de La Roque, 7 mars 1847 (ANSOM Sénégal IV, 39a).
89. Méquet à Montagniès de La Roque, « Au sujet d'un établissement fixe sur l'île d'Orléans », 1er décembre 1847 (*ibid.,* 39a).
90. Le commandant du Gabon au ministre, 3 janvier 1848 (*ibid.,* 39b).
91. « Au lieu de chercher à gagner l'affection de ces gens-là, l'autorité locale ne tendait à rien moins qu'à consacrer cette espèce de schisme politique. C'est dans l'espoir de les rallier que j'ai fait comprendre le Roi Glass et les chefs secondaires dans la répartition des 20 000 francs de cadeaux [...] Cette mesure conciliatrice a été d'un bon effet [...] en particulier sur les gens de Glass » (Méquet, « Commerce et agriculture du Gabon », 1848 : ANSOM Sénégal II, 3). Voir aussi Montagniès de La Roque au ministre, 21 février 1848 (ANSOM Afrique I, 5a).
92. Sourdeaux au ministre, 25 avril 1848 (ANSOM Sénégal IV, 39b).
93. Sourdeaux au gouverneur du Sénégal, 21 mai et 15 juin 1848 (*ibid.,* 39b).
94. Pétition des rois du Gabon, 29 août 1849 (texte au contenu identique en anglais du 26 août 1849) : *ibid.,* 39c.
95. Rapport sur les établissements du golfe de Guinée pour 1851 et 1852 (*ibid.,* 31b).
96. Rapport sur le 4e trimestre 1854, 1er janvier 1855 (AEF 2B2, f° 34).
97. Le commandant du Gabon à Gorée, 22 mai 1857 (AEF 2B3, n° 25, f°s 17-18).
98. Le commandant du Gabon à Gorée, 20 septembre 1857 (*ibid.,* n° 46, f°s 29-31).
99. Le commandant du Gabon au capitaine de l'*Oise,* 4 février 1858 (*ibid.,* n° 88, f° 49).
100. Le commandant du Gabon à Gorée, 18 mai 1859 (*ibid.,* n° 26, f° 99).
101. Le commandant du Gabon à Gorée, 7 décembre 1857 (*ibid.,* n° 150, f° 77).

Notes du chapitre VII

1. Instructions ministérielles à Bossé, 7 mars 1859 (Schefer 12, pp. 448-461).
2. Bossé à Marine, 17 mai 1859 (ANSOM Gabon I, 1b).
3. Bossé à Marine, 19 mars 1861 (*ibid.,* 1b).
4. Fleuriot de Langle à Marine, 23 janvier 1868 (ANSOM Gabon VII, 2b, et décret du 11 septembre 1869, cité par Schefer (12, p. 529).
5. Instructions ministérielles à Bossé, 7 mars 1859 (Schefer 12, pp. 452 *sq.*).
6. DM du 18 juin 1867, citée par Schefer (12, pp. 521-522).
7. Didelot à Marine, 31 mars 1862 (ANSOM Gabon I, 2b); Fleuriot de Langle à Marine, 8 septembre 1867 (ANSOM Gabon VII, 2b).
8. Instructions ministérielles à Bossé, 7 mars 1859 (Schefer 12, p. 452).
9. Instructions ministérielles à Didelot, 10 octobre 1861 (Schefer 12, pp. 478-479).
10. Le commandant supérieur au ministre, 23 juin 1860 (AEF 2B22, n° 43 *bis,* f° 114 recto); voir aussi « Établissements français... » (51, p. 55). Et au moins cinq bâtiments en 1866 et en 1867 (annexe au rapport de Fleuriot de Langle à Marine, 8 juin 1867 : ANSOM Gabon-Congo I, 6b).
11. Bossé au ministre, 20 août 1859 (AEF 2B22, n° 16, f°s 5-11).
12. Laffont de Ladebat à Marine, 22 mars 1864 (ANSOM Gabon-Congo VII, 2a).

13. Fleuriot de Langle à Marine, 13 juillet 1867, et discussion du projet par les bureaux ministériels (*ibid.*, 2b).
14. Bossé au ministre, 23 juin 1860 (AEF 2B22, nº 57, f°s 28 recto-30 verso).
15. Le ministre à Bossé, 7 mars 1859 (Schefer 12, p. 458), et Bossé à Marine, 24 juillet 1859 (AEF 2B22, nº 4 *bis*, f°s 98 verso-100 recto).
16. DM du 20 mai 1859, citée par Bossé à Marine, 24 juillet 1859 (*ibid.*, nº 4 *bis*, f°s 98 verso-100 recto). L'effectif des rationnaires s'élevait à 1 500 personnes, soit 1 234 pour la Division navale basée au Gabon, plus 180 Noirs et 96 Européens pour l'ensemble des comptoirs.
17. Bossé, « Nomenclature des denrées... », 23 juin 1860 (*ibid.*, nº 43 *bis*, f°s 114-115).
18. « La misère chasse vers nos établissements une quantité notable de vagabonds, qui trouvent plus doux d'être soumis au régime du travail de la prison et d'être assurés de leur logement et de leur nourriture que d'errer à l'aventure dans les bois, en sorte qu'ils se font prendre bien souvent volontairement par les agents de la police, en flagrant délit de maraudage, pour s'assurer les avantages de la geôle qu'ils convoitent » (Fleuriot de Langle à Marine, 21 mai 1867 : ANSOM Gabon-Congo I, 6b).
19. Fleuriot de Langle à Marine, statistiques pour 1866, 21 février 1867 (*ibid.*, 6b).
20. Les commandants supérieurs à Marine, 21 mars 1862, 21 avril 1864, 3 octobre 1866 (*ibid.*, 2a, 3a, 6b).
21. Fleuriot de Langle à Marine, 3 octobre 1866 (*ibid.*, 6b).
22. Instructions ministérielles à Bossé, 7 mars 1859 (Schefer 12, pp. 450-452).
23. Note pour la direction des Colonies, 26 janvier 1863 (ANSOM Gabon-Congo VII, 1b).
24. Le ministre à Bossé, 5 juillet 1860 (ANSOM Gabon-Congo I, 1c).
25. Instructions ministérielles à Didelot, 10 octobre 1861 (Schefer 12, pp. 479, 481-482).
26. Le ministre à Bossé, 5 juillet 1860 (ANSOM Gabon-Congo I, 1c).
27. Rapport de Decous au ministre de la Marine, 16 mars 1844, et correspondance entre le ministre et Wustemberg, député et membre de la chambre de commerce de Bordeaux, décembre 1844 (ANSOM Afrique II, 2).
28. D'après les données statistiques de *Parliamentary Papers* (105).
29. Lettres et notes de Mestro..., décembre 1844-mars 1845 (ANSOM Afrique II, 2).
30. « Note sur l'utilité de la création d'un établissement français à la côte sud-ouest d'Afrique et instamment (*sic*) à Cabinda », 18 avril 1845, et pièces annexes (*ibid.*, 2).
31. Note anonyme du 26 octobre 1846 (*ibid.*, 2).
32. « Note du capitaine du *Pourvoyeur* sur divers cadeaux faits à Loango dans le but de supprimer la traite des esclaves », 6 novembre 1849 (ANSOM Sénégal IV, 32b).
33. Victor et Louis Régis à Marine, 14 novembre 1846 (ANSOM Afrique II, 2).
34. Régis frères à Marine, 30 octobre 1855 (ANSOM Afrique VI, 4).
35. Régis, « Liste des marchandises perdues », 30 octobre 1855 (*ibid.*, 4); Latour da Veiga Pinto (161, pp. 108-112).
36. Note (rétrospective) sur les établissements de MM. Régis, 1er octobre 1861 (ANSOM Gabon-Congo XV, 2); Schnapper (189, p. 159).
37. Sur les opérations britanniques, excellente mise au point de J. Asiegbu, *Slavery and the Politics of Liberation*, Londres, Longman, 1969. Voir aussi Dérou (148).
38. Dont une partie remboursable par le travailleur, respectivement 200, 100 et 50 francs (Duval 152, p. 376).
39. Voir notamment Bouët-Willaumez (26, pp. 207 *sq.*, 589-605). Burton (32, II, pp. 89-127) qualifie par exemple Porto da Lenha de « Whydah of the river ».
40. Note sur les établissements de MM. Régis, 1er octobre 1861 (ANSOM Gabon-Congo XV, 2); Souzy (106, pp. 91-92).
41. Description de la factorerie française de Saint-Victor, notamment dans le rapport de Charles Wise à l'Amirauté, 9 septembre 1858 (PRO/Adm. 123/163).
42. Protet à Marine, 1er mars 1858 (ANSOM Gorée I, 2a).
43. Notes de Régis, « Factoreries françaises du Congo et de Loango », 20 mai 1860, et rapport du capitaine Gaude, s. d. [1861] (ANSOM Gabon-Congo XV, 2).
44. Par exemple, instructions à Didelot, 10 octobre 1861 (Schefer 12, pp. 483-491).
45. Il y eut au moins quatre délégués : Huard, Gillet, Vallon et Souzy qui en souligne l'action (Souzy 106).
46. Nombre de Noirs débarqués aux Antilles : de 1857 à 1861, données statistiques par Souzy (106, *passim*); pour 1859, 1860 et surtout 1862, renseignements tirés de la correspondance de Lawless, consul britannique en Martinique, avec le Foreign Office (PRO/FO 84/1089, 1118, 1178).

47. Le ministre des Affaires étrangères à la Marine, citant Sá da Bandeira, ministre portugais de la Marine et des Colonies, 26 mars 1858 (ANSOM Afrique VI, 4). Correspondance à ce sujet in Afrique VI, 13d.
48. Sur l'incident du *Charles-Georges*, voir Duval (152, p. 374), Latour da Veiga Pinto (161, pp. 115-121).
49. Didelot à Marine, 24 décembre 1861, qui ajoute : « Nous seuls pouvons aller partout et sommes partout bien accueillis » (ANSOM Gabon-Congo I, 2b).
50. Foreign Office à Lord Cowley, 25 juillet 1859 (PRO/FO 84/1089, f°s 73-74).
51. Rapport du capitaine Gaude, s. d. [1861] (ANSOM Gabon-Congo XV, 2).
52. Convention franco-anglaise et lettre de Napoléon III au ministre de la Marine et des colonies, toutes deux du 1er juillet 1861 (Clercq 11, VIII, pp. 296-303).
53. DM du 18 juin 1860 à Marine, citée par Bossé, 30 août 1860 (ANSOM Gabon-Congo I, 1b), et instructions à Didelot, 10 octobre 1861 : « Il paraît à peu près certain que le Congo est aujourd'hui le seul point de la Côte d'Afrique où nous pourrions un jour reprendre des recrutements pour rachats sur une grande échelle. Dans cette prévision vous voudrez bien étudier quelles seraient les mesures que nous aurions à adopter pour ménager l'avenir » (Schefer 12, p. 489).
54. Victor Régis, citant Daumas, à Marine, 20 et 22 mai 1860 (ANSOM Gabon-Congo XV, 2).
55. Bossé à Marine, 30 août 1860 (ANSOM Gabon-Congo I, 1b).
56. Notes de Daumas à Marine, citées par V. Régis, 20 mai 1860 (ANSOM Gabon-Congo XV, 2).
57. « Les avantages [du Gabon] sont tels [...] qu'en supposant même que nous fussions déjà établis militairement au Congo, il y aurait encore avantage pour la France à occuper le Gabon » (Bossé à Marine, 24 septembre 1860 : *ibid.*, 2).
58. Chasseloup-Laubat au ministre des Affaires étrangères, 28 septembre 1861 (ANSOM Afrique VI, 13b).
59. Estimés à quelque 120 000 francs (note sur les établissements de M. Régis, 1er octobre 1861 : ANSOM Gabon-Congo XV, 2).
60. Rapport du directeur des Colonies au ministre, 6 mars 1862 (*ibid.*, 2).
61. Commission du Congo, séances des 25 et 27 mars 1862 (ANSOM Gabon XIV, 1a); Marine à Didelot, 24 avril 1862 (ANSOM Gabon I, 2a).
62. Marine à Régis, 12 mai 1862, et réponse, 18 mai 1862 : « Je ne me fais point d'illusions sur les difficultés que je rencontrerai pour établir le commerce de la troque. J'ai besoin d'une protection efficace pour garantir mes agents et mes intérêts contre les rapines et la jalousie des trafiquants d'esclaves. Quoi qu'il en soit je sais qu'il vous est agréable que je maintienne les factoreries françaises dans ces localités, cela suffit pour me déterminer à braver les obstacles et à y maintenir notre pavillon » (ANSOM Gabon XV, 2).
63. En novembre 1862, un schooner américain réussit à prendre la mer avec 1 500 esclaves à bord, malgré la surveillance de six croiseurs britanniques (Didelot à Marine, 4 décembre 1862 : ANSOM Gabon I, 2b).
64. Didelot à Marine, 4 octobre 1862 (*ibid.*, 2b).
65. *Ibid.*
66. *Ibid.*
67. Didelot à Marine, 23 octobre et 4 décembre 1862 (*ibid.*, 2b).
68. Régis à Marine, 11 et 25 juin 1863 (ANSOM Gabon XV, 2).
69. Il prétendit notamment que les quinze laptots cédés peu de temps avant par Didelot lui revenaient 1 000 francs chacun par an, quand pour le poste du Gabon le budget prévoyait seulement 720 francs par an pour l'ensemble des vingt laptots employés par le service local (Bossé à Marine, 20 août 1859 : AEF 2B22, f°s 5-11).
70. Le directeur des Colonies au ministre, juin 1863, et Marine à Régis, 3 juillet 1863 (ANSOM Gabon XV, 2).
71. Régis à Marine, 11 juin 1863, et rapport de Souzy, 30 juin 1862 (*ibid.*, 2); Didelot à Marine, 27 septembre 1863 (ANSOM Gabon I, 2b).
72. Fleuriot de Langle à Marine, « Statistique détaillée des maisons commerciales dans la région du Congo », 30 juin 1867 (MD 52, f°s 221 *sq.*).
73. Dauriac à Marine, 23 janvier 1869 (ANSOM Gabon I, 7c).
74. Description du Cap Lopez dans Raponda-Walker (178, pp. 70-81), Avaro (121, pp. 211-276), Deschamps (149, pp. 106-114). Les Orungu occupaient alors l'île Mandji, la rive droite de l'Ogooué jusqu'à Ashuka; au nord, leur territoire touchait celui de Denis. La population de l'époque est encore inconnue.

75. On trouvait aussi sur le territoire orungu des campements de Pygmées et des villages seke (Du Chaillu 45, pp. 32-33). Du Chaillu (45, pp. 56-69) décrit le village « sékiani » d'Ogula Limbai.
76. Les *Parliamentary Papers* (105), sur lesquels se fonde Curtin (142, pp. 260-262) pour donner au Cap Lopez un total de 500 esclaves exportés entre 1817 et 1843, sont évidemment très incomplets.
77. Notamment la correspondance des officiers britanniques, par exemple le rapport de Warren, 3 décembre 1833 (PRO/Adm. 1/77). Voir aussi Bouët-Willaumez (26, p. 206), Du Chaillu (45, p. 39 : « Ce district, dans toute son étendue, est consacré à la traite »).
78. R. A. Warren à l'amirauté, 3 décembre 1833 (PRO/Adm. 1/77) et 12 mai 1834 (PRO/ Adm. 1/78).
79. Une copie de ce traité, 2 février 1853, in ANSOM Afrique IV, 13.
80. Baudin à Marine, 16 juin 1853 (*ibid.*, 13); Marine à Affaires étrangères, 17 octobre 1862 (MD 52, f° 168).
81. « [Les chefs] ont résisté jusqu'à présent à toutes les démarches faites à différentes époques [..] Ils craignent surtout d'être obligés de renoncer à la traite qui se fait encore sur ce point [...] Et cette crainte, j'ai lieu de le croire, est entretenue par certains chefs du Gabon qui profitent de ce débouché et de temps en temps dirigent par l'intérieur des captifs sur le marché de Sangatanga » (Didelot à Marine, 23 avril 1862 : ANSOM Gabon I, 2b).
82. Wilmot à l'amirauté (copie), 15 février 1853 (ANSOM Afrique IV, 13).
83. Affaires étrangères à Marine, 25 octobre 1862 (MD 58, f°s 211-212).
84. DM du 6 novembre 1862 (ANSOM Gabon IV, 9).
85. Le directeur des Colonies au directeur du Personnel, 31 décembre 1862 (*ibid.*, 9).
86. Laffont de Ladebat à Marine, 17 février 1865 (ANSOM Gabon I, 3b); note anonyme sur les postes du Gabon, avril 1867 (ANSOM Gabon IV, 9).
87. Didelot à Marine, 28 août 1862 (ANSOM Gabon I, 2b).
88. Le même Serval (104) avait réalisé en 1860 une exploration fouillée du Rhemboué et de ses populations.
89. Annonçant la publication des deux rapports, il écrit : « Je ne puis que louer l'esprit d'initiative qui vous a inspiré l'idée de cette exploration et vous laisser le soin de tirer, dans l'intérêt de notre influence, tout le parti possible des informations recueillies ou de celles que vous serez conduit à vous procurer ultérieurement. Une délimitation plus précise de nos possessions du Gabon et un développement nouveau de notre commerce dans cette contrée, tels sont les avantages dont vous devez poursuivre la réalisation » (Marine à Didelot, 16 avril 1863 : ANSOM Gabon III, 1).
90. Laffont de Ladebat à Marine, 29 août 1864 (ANSOM Gabon I, 3b).
91. Fleuriot de Langle à Marine, 15 février 1868 (ANSOM Gabon IV, 9).
92. Instructions de Fleuriot de Langle, 1er avril 1867, et rapports d'Aymès, 26 mai et 9 juin 1867 (ANSOM Gabon III, 1).
93. Didelot à Marine, 30 janvier 1863 (*ibid.*, 1).
94. Le territoire des Nkomi couvrait alors, sur la rive gauche de l'Ogooué, les terres comprises entre, à l'ouest, le rivage jusqu'à la pointe Sainte-Catherine et, à l'est, une ligne mouvante reliant le village d'Ashuka sur le moyen Ogooué au cours supérieur du Rembo Nkomi : la population estimée par Du Chaillu à 3 000 âmes pour la lagune vers 1830 était évaluée par l'administrateur Forêt à 30 000 personnes en 1898, en y incluant il est vrai le territoire des Orungu. Sur tout ceci, voir Du Chaillu (45, pp. 220-236, 280-286 et 46, pp. 20-81), Forêt (60), Raponda-Walker (178, pp. 83-93), Avaro (121, pp. 306-361).
95. Le grand *oga* (*ogompolo*), le chef du pays (*oga wi nshi*), le chef de l'ethnie (*oga w'inongo*).
96. Extrait du rapport du capitaine de l'*Arabe*, 13 septembre 1867 (ANSOM Gabon I, 6d).
97. Traité du 14 janvier 1868 (Clercq 11, X, pp. 21-23).
98. Dauriac à Marine, 19 septembre 1868 (ANSOM Gabon I, 7c).
99. Marine à Affaires étrangères, 18 avril 1868 (ANSOM Gabon IV, 9).
100. Carpentier à Bossé, 20 mai 1861, et Marine à l'ambassadeur de France à Madrid (annoté par Fleuriot de Langle), 19 mai 1863 (*ibid.*, 8).
101. Instructions à Didelot, 10 octobre 1861 (Schefer 12, pp. 479-481).
102. Fleuriot de Langle à Marine, 11 septembre 1867 (ANSOM Gabon I, 6b). Voir aussi Dauriac à Marine, 24 avril 1868 (*ibid.*, 7c).
103. Dauriac à Marine, 21 novembre 1868 (*ibid.*, 7c).
104. Fleuriot de Langle à Bourgeois, 1er février 1868 (*ibid.*, 7b).

105. Affaires étrangères à Marine, 4 avril 1867 (ANSOM Afrique VI, 13c). « Si j'enlevais au Gabon la moitié de sa garnison, je ne pourrais plus agir nulle part; et d'ailleurs, il n'y a pas assez, des sous-officiers blancs aux tirailleurs sénégalais, pour qu'on puisse y choisir des commandants de postes » (note du commandant supérieur, avril 1867 : ANSOM Gabon IV, 9).
106. Dauriac à Marine, 22 décembre 1868 (ANSOM Gabon I, 7c).

Notes du chapitre VIII

1. Pour le contexte général, voir Schnapper (189, pp. 192-200).
2. Instructions générales, 7 mars 1859 (Schefer 12, pp. 452-453).
3. Bossé à Marine, 13 août 1860 et 1er janvier 1861 (ANSOM Gabon I, 1b); réponse (DM du 14 novembre 1860 : *ibid.,* 1c).
4. Par exemple Labeguerie, traitant du Gabon, demande avec plusieurs mois de retard l'acte de francisation de la cargaison du *Merle* (l'ordonnateur à Mazurié, 23 août 1862 : AEF 2B31, nº 78).
5. Instructions générales, 10 octobre 1861 (Schefer 12, p. 474).
6. Didelot à Marine, 4 décembre 1862, et réponse, 26 mai 1863 (ANSOM Gabon I, 2b).
7. Arrêté du 31 décembre 1862, promulgué le 31 juillet 1863 (*ibid.,* 2b).
8. Laffont de Ladebat, 24 mai 1864 (AEF 2B23, nº 82, fº 70).
9. Fleuriot de Langle à Marine, 22 septembre 1866 (AEF 2B25, fºs 14 verso-16 verso).
10. Le commandant particulier du Gabon, Aube, à Fleuriot de Langle, 21 décembre 1866 (ANSOM Gabon I, 6d).
11. Fleuriot de Langle à Marine, 2 janvier 1867 (*ibid.,* 6b).
12. DM du 14 septembre 1868 et pièces annexes (décret du 12 septembre 1868) : ANSOM Gabon I, 7d.
13. Dauriac à Marine, 22 mars 1869 (*ibid.,* 7c).
14. Laffont de Ladebat à Marine, 20 novembre 1864, et annexes dont l'arrêté local de la même date (ANSOM Gabon XV, 1a).
15. Instructions générales, 7 mars 1859 (Schefer 12, p. 455).
16. Fleuriot de Langle à Marine, 21 février 1867 (ANSOM Gabon I, 6b).
17. Laffont de Ladebat à Marine, 17 février 1865 (*ibid.,* 3b).
18. Le Roy à Marine, 16 septembre 1865, et réponse, 9 octobre 1866 (ANSOM Gabon XIII, 2a); Laffont de Ladebat à Marine, 25 janvier 1866 (ANSOM Gabon I, 5b).
19. Duperré à Marine, 28 février 1870 (ANSOM Gabon I, 8b).
20. Didelot à Marine, 24 décembre 1861 (*ibid.,* 2b).
21. Pour 1862 et 1863, le commandant au ministre, 7 juillet 1863 et 24 mai 1864 (AEF 2B23, fºs 25-26, 70); pour 1864, voir « Gabon... » (62).
22. Pour ces quatre années, voir respectivement « Tableau du commerce », 21 décembre 1866 (ANSOM Gabon XIII, 2a); « Commerce et navigation en 1866 » (ANSOM Gabon I, 7e); le commandant à Marine, 30 septembre 1868 (*ibid.,* 7c); note sur le Gabon, juillet 1871 (ANSOM Gabon VII, 4a).
23. « Dans ce mouvement commercial du Gabon n'est pas compris, en très grande partie du moins, celui qui s'opère en rivière Moondah et Dangra, au Cap Lopez et surtout au Fernan-Vaz [...] Les maisons de Glass ont des succursales à Moondah et Dangra, qu'elles alimentent en marchandises du Gabon sans que nous sachions, à beaucoup près, ce qu'elles exportent. Il est certain d'ailleurs que, même au Gabon, nous n'avons sur le commerce qui s'y fait que des données très incomplètes, le service de la douane n'existant que d'une façon à peu près nominale » (le commandant supérieur à Marine, 30 septembre 1868 : ANSOM Gabon I, 7c).
24. « Relevé des poudres mises en dépôt... » et pièce annexe, s. d. [1873] (ANSOM Gabon XIII, 5b).
25. L'ordonnateur au commandant supérieur, 23 septembre 1863 (AEF 2B31, fºs 48-49).
26. Fleuriot de Langle à Marine, 4 octobre 1866 et 11 septembre 1867 (ANSOM Gabon I, 6b).
27. Dauriac à Marine, 22 décembre 1868 (*ibid.,* 7c).
28. Fleuriot de Langle à Marine, 6 juillet 1867 (*ibid.,* 6b).
29. Rapport d'Aube, commandant particulier du Gabon, 21 décembre 1866 (*ibid.,* 6d).
30. Fleuriot de Langle à Marine, 4-6 mai 1867 (*ibid.,* 6b).

31. « Prix moyens présentés par les négociants du Gabon... », décembre 1868 (*ibid.*, 7c, et ANSOM Gabon XX, 1c).
32. Didelot à Marine, 28 août 1862 (ANSOM Gabon I, 2b).
33. Dossier « Pâte de rocou » : correspondance entre Didelot, les ministères de la Marine et du Commerce, 1862-1863 (ANSOM Gabon XIII, 6c).
34. Rapport du 17 février 1865 (ANSOM Gabon I, 3b).
35. Fleuriot de Langle à Marine, 4-6 mai et 7 septembre 1867 (*ibid.*, 6b).
36. Laffont de Ladebat à Marine, 24 mai 1864 (*ibid.*, 3b); Raponda-Walker et Reynard (179, p. 265).
37. Résumé du rapport d'Aymès, 15 février 1868 (ANSOM Gabon IV, 9); Du Chaillu (45, pp. 220-236; 46, pp. 20-81 *passim*).
38. « Côte occidentale d'Afrique » désignait toute la côte sauf le Sénégal.
39. A. Barlatier dans le numéro du 18 novembre 1865 du *Sémaphore* (extrait dans ANSOM Gabon I, 4c).
40. Note d'Aubry-Lecomte, 2 juin 1861 (ANSOM Gabon XIII, 1b); Didelot à Marine, 24 décembre 1861 (ANSOM Gabon I, 2b).
41. En août 1864, Lalubie parlait de « l'extension que prenait au Gabon le développement de sa factorerie » et Laffont de Ladebat le signalait comme « un négociant qui avait depuis plusieurs années un établissement assez considérable [...] et méritait l'intérêt et la bienveillance du Gouvernement » (Dossier « Lalubie » : ANSOM Gabon XV, 3).
42. Correspondance entre Madame Fischer et l'ordonnateur, novembre-décembre 1864 (AEF 2B30, f°s 21 *sq.*).
43. Laffont de Ladebat à Marine, 17 février 1865 (ANSOM Gabon I, 3b).
44. Fleuriot de Langle à Marine, 21 février 1867 (*ibid.*, 6b).
45. Didelot à Marine, 24 décembre 1861 (*ibid.*, 2b).
46. Laffont de Ladebat à Marine, 17 février 1865 (*ibid.*, 3b); correspondance diverse de l'ordonnateur avec les négociants du Gabon (AEF 2B18, *passim*); Walker et Reynard (179, pp. 264 *sq.*). Pour 1868, voir pétition des négociants du Gabon, 5 janvier 1868 (ANSOM Gabon XIII, 2a).
47. Lawlin fut nommé *makaga*, privilège extraordinaire qui lui permettait d'assister et de participer aux délibérations du conseil des anciens et des notables.
48. Rapport de Fleuriot de Langle, « A propos de la souveraineté complète de Cama... », 14 janvier 1868, et pièces annexes (ANSOM Gabon IV, 9).
49. Tom Craston à Aymès, 13 janvier 1868 (*ibid.*, 9).
50. Rapport annuel de Fleuriot de Langle, 4-6 mai 1867 (ANSOM Gabon I, n° 133, 6b).
51. Rapport de Poudra, commandant particulier du Gabon, cité par Fleuriot de Langle, 9 juin 1867 (dossier « Le *Pionnier* » : ANSOM Gabon III, 1).
52. Fleuriot de Langle à Marine, 11 septembre 1867 (ANSOM Gabon I, 6b).
53. Laffont de Ladebat à Marine, 23 septembre [1863 ?] (AEF 2B23, f° 37).
54. Laffont de Ladebat à Marine, 15 février 1865 (ANSOM Gabon I, 3b).
55. Par exemple Dauriac : « Notre autorité n'est pas franchement acceptée : il nous faudrait des ressources plus importantes et des moyens d'action plus complets — des avisos — nous permettant de nous mettre en contact beaucoup plus fréquent avec les populations de manière qu'elles arrivent à apprécier nettement notre puissance » (rapport au ministre, 22 juillet 1868 : *ibid.*, 7c).
56. Duperré à Marine, 22 avril 1870 (*ibid.*, 8b).
57. Dauriac à Marine, 19 septembre 1868 et 22 mars 1869 (*ibid.*, 7c).
58. Didelot signale en 1862 l'interdiction de ces massacres à la mort d'un chef bulu : « Il faut absolument mettre un terme à ces coutumes barbares que nous ne pouvons tolérer à l'abri de notre pavillon, à portée de nos canons. J'espère y parvenir avec de la vigilance; mais s'il le fallait, je n'hésiterais pas à recourir à la force » (rapport au ministre, 28 août 1862 : *ibid.*, 2b).
59. Sur le contexte général, voir Schnapper (189, pp. 223-226).
60. Fleuriot de Langle à Marine, 15 février 1868 (ANSOM Gabon IV, 9); Griffon du Bellay (67, pp. 286-287).
61. L'ordonnateur au commandant supérieur, 23 septembre 1863 (AEF 2B31, f°s 48-49).
62. Rapport au ministre, 2 octobre 1866 (ANSOM Gabon I, 6c).
63. Rapport au ministre, 12 février 1867 (*ibid.*, 6c).
64. Rapport au ministre, 15 février 1868 (*ibid.*, 6c).
65. Rapport au ministre, 4 décembre 1862 (*ibid.*, 2b).

66. Rapport au ministre, 23 septembre [1863 ?] (AEF 2B23, f° 37). Du même : « Les indigènes arrivent souvent de bien loin pour rendre le commandant particulier arbitre de leurs différends » (rapport du 17 février 1865 : ANSOM Gabon I, 3b).
67. Laffont de Ladebat à Marine, 23 juillet 1865 (*ibid.*, 5a).
68. Fleuriot de Langle signale notamment que les gens de Georges étaient en 1866 « réduits [...] à une poignée d'hommes » (rapport du 2 octobre 1866 : *ibid.*, 6b).
69. Dossier des cadeaux, présents et coutumes (ANSOM Gabon IV, 17).
70. Rapport au ministre, 24 décembre 1861 (ANSOM Gabon I, 2b).
71. Laffont de Ladebat à Marine, 17 février 1865 (*ibid.*, 3b).
72. Fleuriot de Langle à Marine, 5 mai 1867 (*ibid.*, 6b).
73. Rapport au ministre, 30 septembre 1868 (*ibid.*, 7c).
74. Rapport au ministre, 5 mai 1867 (*ibid.*, 6b).
75. Pour le reste, voir Sautter (187, pp. 745-747, 828-831), Alexandre et Binet (117, pp. 13-17),
76. Rapport de Fleuriot de Langle, 5-6 mai 1867 (ANSOM Gabon I, 6b); rapport de Duperré, 28 février 1870 (*ibid.*, 8b).
77. Commandant particulier p. i. des Pallières à l'amiral commandant de la Division, 4 novembre 1864 (AEF 2B18, p. 3).
78. Fleuriot de Langle à Marine, 2 octobre 1866 (ANSOM Gabon I, 6b).
79. « Les Pahouins dominent aujourd'hui tellement les trois autres populations (Mpongwe, Seke et Akele) dans les eaux du haut fleuve (Rhemboué et Maga) que les chefs Pongwé de leur côté m'ont prié d'intervenir en personne auprès des chefs Pahouins qui se sont établis dans leur quartier afin d'assurer la tranquillité » (Fleuriot de Langle à Marine, 2 juillet 1866 : *ibid.*, 6b).
80. Instructions du 26 septembre 1863 (Schefer 12, p. 500). Elles reprenaient, entre autres, un rapport de Didelot du 24 septembre 1861 : « Il paraît s'opérer un mouvement de déplacement dans ces diverses races et je pense qu'il y aurait avantage pour nous à le favoriser : les Pahouins, race énergique et travailleuse de ces contrées, commencent à se rapprocher des bords du fleuve [...] Si nous pouvons arriver à les fixer près de nous, nous obtiendrons la suppression de ces intermédiaires coûteux que les Bakalais et surtout les Boulous et les Gabonais nous ont imposés jusqu'ici » (ANSOM Gabon I, 2b).
81. Fleuriot de Langle à Marine, 16 juillet 1866 (*ibid.*, 6b).
82. Fleuriot de Langle à Marine, 6 juillet 1867 (*ibid.*, 6b).
83. Circulaire de Chasseloup-Laubat aux chambres de commerce des villes maritimes, 1er décembre 1865 (*ibid.*, 4c).
84. Rapport du 28 février 1870 (*ibid.*, 8b).
85. Rapport à Laffont de Ladebat, 11 avril 1865 (AEF 2B18, fos 23-25).
86. Pour une étude plus systématique, voir Brunschwig (136, pp. 109-124).
87. Rapport du 27 mars 1863 (ANSOM Gabon I, 2b).
88. Laffont de Ladebat à Marine, 1er novembre, 25 novembre 1864, 15 février 1865 (*ibid.*, 3b).
89. Rapports de Fleuriot de Langle, 24 février et 31 mai 1866 (*ibid.*, 6b).
90. Rapport de Poudra, commandant particulier du Gabon, à Fleuriot de Langle, 4 juin 1867 (*ibid.*, 6b).
91. Dauriac à Marine, 22 mars et 22 juillet 1869 (*ibid.*, 7c).
92. Bourgois, « Bulletin politique, agricole, commercial et industriel », 16 février 1869 (ANSOM Gabon XX, 1c).

Notes du chapitre IX

1. Instructions générales, 19 décembre 1867 (Schefer 12, p. 519).
2. Instructions à Bossé, 7 mars 1859 (Schefer 12, p. 452).
3. DM du 15 janvier 1866 et réponses de Fleuriot de Langle, 10 mars, 8 mai et 27 septembre 1866 (ANSOM Gabon I, 6b).
4. Fleuriot de Langle à Marine, 12 janvier 1867 (*ibid.*, 6b).
5. Le commandant du Gabon à Marine, 27 juin 1873 (ANSOM Gabon VII, 4c).
6. Pour les deux établissements de la Côte d'Or et du Gabon, les dépenses pour le personnel passèrent de 200 000 francs environ en 1860 à 267 000 en 1865 et plus de 300 000 en 1867, et celles pour le matériel de 55 000 en 1861 à 59 000 en 1860, 18 500 en 1869 et 26 000 en 1870 d'après Schapper (189, p. 257); pour l'organisation financière, voir Schefer (12, p. 452).

7. Duperré à Marine, 19 février 1870 (ANSOM Gabon I, 8b).
8. Instructions à Duperré, septembre 1869 (Schefer 12, p. 531).
9. Instructions à Bourgois, mars 1870 (ANSOM Gabon I, 9a).
10. Malétra et Pilastre à Marine, 19 août 1861, et réponse, 6 septembre 1861 (ANSOM Gabon XV, 3).
11. La date de 1867 est donnée dans les instructions à Dauriac, 19 décembre 1867 (Schefer 12, p. 517); celle de 1866 dans un mémorandum du gouvernement britannique (PRO/CO 879/7, f°s 8-11).
12. Outre les intérêts commerciaux, le ministre ajoutait : « Le Gouvernement anglais [...] voit peut-être dans l'établissement que nous y avons formé [au Gabon] une menace permanente d'un retour vers le recrutement des engagés libres et, s'il en est ainsi, il est permis de penser que pour la faire disparaître, nous le trouverons mieux disposé que par le passé à se prêter à la transaction qu'il s'agit de conclure » (instructions à Dauriac, 19 décembre 1867 : Schefer 12, pp. 519-520).
13. Fleuriot de Langle à Bourgois, 1er février 1868 (ANSOM Gabon I, 7b).
14. Cité dans « Correspondence respecting... the proposed exchange of possessions... » (PRO/CO, 879/7, pièce nº 3, f°s 9-11).
15. Ce plan et sa discussion dans « Note sur le Gabon, juillet 1871 », rédigée par le 2e Bureau des Colonies (ANSOM Gabon VII, 4a).
16. DM du 24 mars 1871 (ANSOM Gabon I, 9b).
17. Instructions générales à du Quilio, 24 juin 1872 (*ibid.*, 10a); Escande (50, pp. 802-803).
18. Instructions à Du Quilio, 24 juin 1872 (ANSOM Gabon I, 10a). De nouveaux impôts locaux avaient été créés par l'arrêté du 11 juillet 1871 : impôt foncier et mobilier, et droits sanitaires.
19. Bourgois à Marine, 24 avril 1871 (*ibid.*, 9b).
20. Instructions à Du Quilio, 24 juin 1872 (*ibid.*, 10a).
21. DM du 18 octobre 1873 (*ibid.*, 10c).
22. Le directeur des Colonies aux 2e et 4e bureaux, 21 juillet 1873, et réponse, 25 juillet 1873 (ANSOM Gabon VII, 4b).
23. Rapport au Président de la République, août 1873 (*ibid.*, 4b).
24. Note du cabinet du ministre, s. d.; la réponse du commandant particulier est du 31 janvier 1874 (*ibid.*, 4b).
25. Note du cabinet du ministre, 3 octobre [1873] (*ibid.*, 4b).
26. Sur cette question, voir R. P. Leperdriel, *Étude sur le projet d'abandon du Gabon (1869-1874)*, 1950, 16 p. dact. (Arch. du Saint-Esprit, 146-6), et Golnhofer, Noël et Sillans (154).
27. Duperré à Marine, 19 février et 19 mars 1870 (ANSOM Gabon I, 8b).
28. Bourgois à Marine, 18 juillet 1871 (*ibid.*, 9b).
29. Ce même Bouvier devait concevoir, quelque temps après, et organiser l'exploration que Compiègne et Marche entreprirent dans l'Ogooué en 1873-1874.
30. Bourgois à Marine, 18 juillet 1871 (ANSOM Gabon I, 9b).
31. Sur ces méthodes commerciales, voir Brunschwig (134).
32. Bourgois à Marine, 18 juillet 1871 (ANSOM Gabon I, 9b).
33. Du Quilio à Marine, 27 juin 1873 (*ibid.*, 10b).
34. Pétition du 10 décembre 1873 (*ibid.*, 10d).
35. R. B. N. Walker au Colonial Office, 11 décembre 1875 (PRO/CO 879/8, f°s 82 *sq.*).
36. Lettres de Dubarry, septembre [1872 ?], et de Pilastre, 18 et 20 novembre 1873 (ANSOM Gabon XIII, 2a).
37. « Il ne saurait être question d'augmenter, de quelque manière que ce soit, les dépenses résultant de notre occupation » (Marine à Dubarry, 16 novembre 1872 : *ibid.*, 2a).
38. Tableau tiré d'une lettre du secrétaire colonial du Gabon au commandant supérieur, 31 janvier 1874 (ANSOM Gabon VII, 4b).
39. Note du 3 octobre [1873] (*ibid.*, 4b).
40. Correspondance diverse entre le commandant particulier, l'amiral et l'administration du Sénégal : le premier réclame des hommes, signale la poursuite des travaux, route de Glass, « grand pont de Pyra », etc., 1873-1874 (AEF 2B28, *passim*).
41. Rapport au ministre, 4 septembre 1874 (*ibid.*, f°s 105-109).
42. Rapport de Du Quilio, 14 novembre 1872 (ANSOM Gabon I, 10b).
43. Rapport du 19 février 1870 (*ibid.*, 8b).

44. Du Quilio à Marine, 16 août 1873, où on lit encore : « V. E. verra que ce roi nous donne en toute propriété les territoires qui lui appartiennent sur les deux rives du fleuve [l'Ogooué] et dans l'intérieur et qu'il s'engage à favoriser le commerce et à protéger les Européens sans que nous lui devions rien en échange » (*ibid.*, 10b).
45. Appréciation du ministère : « Du Quilio [...] décidément veut marcher sur les traces de Fleuriot de Langle et annexer quand même. Cette affaire des Elobey et de Corisco est très difficile à comprendre : je l'ai bien étudiée et je crois avoir fait connaître mon opinion qui est que nous nous engagerions avec l'Espagne dans des discussions sans fin. Le ministre décide que vous fassiez une dépêche catégorique à du Quilio pour lui dire que le moment n'est pas opportun pour revenir sur cette question et que nous sommes toujours disposés à évacuer au premier jour, ce qui exclut tout agrandissement. Si vous saviez ce que sont les chefs avec lesquels on a la prétention de traiter !! » (le directeur du Cabinet du ministre au directeur des Colonies, dossier « Le *Marabout* », s. d. [1873] : ANSOM Gabon IV, 8).
46. Du Quilio à Marine, 16 août 1873 (ANSOM Gabon I, 10b); Quilio (93, pp. 17-18); Raponda-Walker (178, pp. 65-69).
47. Du Quilio à Marine, 16 août 1873 (ANSOM Gabon I, 10b); traité du 6 août 1873 (ANSOM Gabon IV, 9).
48. Rapport de Guisolphe, 23 août 1873 (ANSOM Gabon IV, 8).
49. Instructions au *Marabout*, 16 août 1874 (AEF 2B28, f°s 103-105).
50. Rapport de Le Trocquer, 29 août 1874, qui contient les traités de 1873 et 1874 (ANSOM Gabon XIII, 8b).
51. DM du 10 novembre [1874] (AEF 2B28, f°s 132-134).
52. Du Quilio à Marine, dossier « Le *Marabout* », 24 août 1873 (ANSOM Gabon IV, 8).
53. « Il est de la plus grande importance que notre frontière soit nettement tracée dans la baie de Corisco. Il n'est pas trop tôt d'arrêter les empiètements de nos voisins qui finiront, si nous ne combattons pas sérieusement leurs prétentions, par ruiner complètement notre colonie » (rapport de Panon du Hazier à Marine, 21 avril 1874 : AEF 2B28, f°s 85-88).
54. Bourgois à Marine, 25 juillet 1871 (ANSOM Gabon I, 9b).
55. Clément à Marine, 2 septembre 1876 (AEF 2B28, f°s 377-378).
56. Bourgois à Marine, 25 juillet et 10 août 1871 (ANSOM Gabon I, 9b).
57. Panon du Hazier à Marine, « Destruction de deux villages du Cap Lopez », 6 juin 1875 (AEF 2B28, f°s 154-156).
58. Rapport au ministre, 6 janvier 1875 (*ibid.*, f°s 150-154).
59. Pour la période postérieure, voir Brunschwig (135 et 136, pp. 109 *sq.*).
60. Rapport au ministre, 14 mars 1874 (AEF 2B28, f°s 76-78).
61. Bourgois à Marine, 25 juillet 1871 (ANSOM I, 9b).
62. Rapport au ministre, 15 janvier 1874 (AEF 2B28, f° 62).
63. « Les indigènes détiennent quelquefois mais ne maltraitent pas les Blancs et leur intervention en armes, au lieu de résoudre les questions, ne font que les compliquer : ils s'emparent ainsi d'un rôle qui ne leur revient pas et dans lequel notre protection n'est pas obligée de les suivre » (instruction de Panons du Hazier au capitaine du *Marabout*, 11 mars 1874 : *ibid.*, f°s 79-80).
64. « En somme, notre possession de la lagune doit être considérée surtout comme une pierre d'attente pour l'avenir et ce n'est pas au moment où la France réduit considérablement son occupation au Gabon qu'elle peut songer à des expéditions lointaines dans les rivières » (Bourgois à Marine, 25 juillet 1871 : ANSOM Gabon I, 9b).
65. Rapport au ministre, 27 juin 1873 (*ibid.*, 10b).
66. « Quel mobile peut me pousser à faire ces excursions armées, sans éclat, sans danger pour ainsi dire, si ce n'est un climat malsain, véritables corvées que le devoir seul peut imposer » (Panon du Hazier au ministre, 4 janvier 1875, réponse à une DM du 10 novembre 1874 qui lui reprochait ses interventions trop fréquentes : AEF 2B28, f° 133).
67. Panon du Hazier était mal vu, semble-t-il, des traitants anglais : l'agent de Hatton and Cookson, R. B. N. Walker, parle de son commandement (juillet 1873 à juillet 1875) comme d'un « reign of terror » (lettre au Colonial Office, 11 décembre 1875 : PRO/CO 879/8, f°s 82 *sq.*).
68. Rapport au ministre, 12 octobre 1874 (AEF 2B28, f°s 112-115).
69. Bourgois à Marine, 25 juillet 1871 (ANSOM Gabon I, 9b).
70. Panon du Hazier à Marine, 4 septembre et 8 décembre 1874, et annexes (AEF 2B28, f°s 105-110, 128-129).

71. Du Quilio à Marine, 24 décembre 1872 (ANSOM Gabon I, 10b).
72. Garraud, commandant particulier, à du Quilio, 7 avril 1873 (AEF 2B28, f° 19).
73. Garraud à du Quilio, 28 avril 1873 (*ibid.*, f° 23).
74. Instructions au capitaine du *Marabout,* 17 juin 1873 (*ibid.*, f°s 33-34).
75. Panon du Hazier à Marine, 14 mars 1874 (*ibid.*, f°s 76-78).
76. Du Quilio à Marine, 14 février 1873 (ANSOM Gabon I, 10b).
77. Panon du Hazier à Marine, 19 septembre 1873 (*ibid.*, 10b).
78. Panon du Hazier à Marine, 14 novembre 1873 (AEF 2B28, f°s 44-47).
79. Pour la période postérieure à 1874, voir Brunschwig (133 ; 136, pp. 133 *sq.* ; 137) et C. Coquery-Vidrovitch, *Brazza et la prise de possession,* Paris, Mouton, 1969.
80. Bourgois, « Bulletin politique, agricole, commercial et industriel », 16 février 1869 (ANSOM Gabon XX, 1c).
81. Bon exemple de ces excellentes dispositions des populations intérieures (ici les Galoa) : « Je reçois un excellent accueil et j'accepte les cases qu'on m'offre pour la nuit. Le chef réunit son peuple et lui adresse une allocution pour l'engager à se réjouir de l'honneur inespéré que procure au village la visite du grand chef des Blancs : il veut que des réjouissances aient lieu en l'honneur de son hôte. Il vient ensuite me présenter ses devoirs et je lui remets quelques cadeaux. Les danses ne tardent pas à commencer; le tam-tam bat à force et les décharges de mousqueterie se succèdent sans interruption, la fête se prolonge jusqu'à minuit » (Quilio 93, p. 20).
82. Bourgois à Marine, 25 juillet 1871 (ANSOM Gabon I, 9b).
83. Voir, par exemple, instructions du commandant au capitaine du *Marabout :* « Tous les Pahouins sont les enfants du Commandant comme les Gabonais eux-mêmes : [ils] n'ont qu'à se soumettre et seront traités avec bonté » (septembre 1874 : AEF 2B28, f° 110).
84. Nous compléterons, avec d'autres sources, le bel article de Raponda-Walker et Reynard (179), fondé exclusivement sur Compiègne (39, I, pp. 223-243).
85. Correspondance du commandant du Gabon, 1er janvier et 7 février 1874 (AEF 2B28, f°s 61-62, 68-72).
86. Bourgois à Marine, 25 juillet 1871 (ANSOM Gabon I, 9b); Compiègne (38, pp. 127-128).
87. « De ces grandes factoreries du confluent, qui sont tenues chacune par un ou deux agents blancs, dépend une quantité considérable de factoreries plus petites, tenues par des Gabonais ou des Sénégalais, assez loin dans l'intérieur, et surtout au bord des lacs » (Compiègne 38, p. 130, parlant du Moyen-Ogooué).
88. Le mouvement incessant des pirogues est bien décrit par Quilio (93, *passim*) et Compiègne (38, p. 130).
89. A propos du caoutchouc dont il signale l'« abondance tout à fait exceptionnelle », Compiègne (38, pp. 131-132) écrit qu'il « semble inépuisable, malgré les procédés destructeurs des Pahouins, qui coupent entièrement les lianes, au lieu de se contenter d'y pratiquer des incisions pour en extraire le suc ».
90. Aucun chiffre pour cette période, conséquence de la diminution des effectifs. Les sources sont Compiègne (38, pp. 131-134) et Walker (au Colonial Office, 11 décembre 1875) qui donne, malheureusement en volume, les exportations réalisées pour le compte de Hatton and Cookson en 1870, 1871 et 1872 : 70 tonnes d'ivoire, 1 100 de caoutchouc, 250 d'ébène, 2 500 de bois de teinture, 50 de noix de palmiste, le tout représentant une valeur de 190 000 livres sterling (PRO/CO 879/8, f° 82).
91. D'où une relative mévente : « Il y avait, au moment de notre séjour dans l'Afrique Équatoriale (1873-1874) plus de 6 000 livres d'ivoire appartenant à des propriétaires différents, qui se promenaient dans toutes les factoreries : elles allaient du Gabon à l'Ogooué et de l'Ogooué au Fernan-Vaz, sans qu'on pût s'entendre sur les conditions de la vente; le prix qu'en demandent les Noirs est impossible » (Compiègne 38, p. 132). L'ivoire, produit rentable et peu encombrant, donnait lieu encore aux méthodes traditionnelles du courtage.
92. Sur Walker, voir Brunschwig (137, p. 95).

Sources et bibliographie

I. Archives

Pour les archives publiques françaises, Conseil international des archives, *Guides des sources de l'histoire de l'Afrique. Sources de l'histoire de l'Afrique au Sud du Sahara dans les archives et bibliothèques françaises*. I : *Archives*, Paris, Unesco, Inter Documentation Company, 1971. Pour les archives britanniques, N. Matthews and M. D. Wainwright, *A Guide to Manuscripts and Documents in the British Isles relating to Africa*, Londres, Oxford University Press, 1971, et N. Matthews, *Materials for West African History into Archives of the United Kingdom*, Londres, The Athlone Press, 1973.

A. *Archives nationales*

1. *Fonds de la Marine, série BB4*

Correspondance des commandants de la Division navale opérant sur la côte occidentale d'Afrique, de 1815 à 1874. Source exclusive sur les activités françaises jusqu'en 1837 (dossier n° 580). Après cette date, les rapports des commandants se retrouvent aux ANSOM, dont les renseignements deviennent beaucoup plus riches.

Dossiers 388; 412, 417, 421, 456, 464, 471, 474, 476, 484-485; 504, 520, 539, 541, 556, 575, 580, 588; 602, 610, 614, 635, 639, 648, 650, 653, 655, 661, 667, 669, 672, 674; 709, 724, 726, 737, 739, 745; 802, 833, 855, 889; 902-903, 916, 950, 961, 974, 985; 1059-1060, 1073-1074.

2. *Microfilms des archives de l'ancien gouvernement général de l'AOF (Dakar)*

5G31. — Rapports concernant les comptoirs fortifiés (1844-1860).
5G1 à 11. — Dossiers du Gabon (1843-1858).
6G13 et 14. — Maupoil, histoire de l'origine du Gabon.

B. *Archives nationales, section Outre-mer*

1. *Afrique*

I, 2 à 9. — Correspondance du commandant de la Division navale (arrivée et départ) de 1838 à 1854.
II, 2. — Projet d'établissement à Cabinda (1845).
3. — Note sur l'Ogooué (1862).
IV, 13. — Relations de l'Angleterre avec les indigènes du Congo (1850-1862).
26b. — Île du Prince et São Tomé (1838-1847).
VI, 3, 4, 13, 14. — Affaires diplomatiques, relations avec l'Angleterre, le Portugal, l'Espagne et les États-Unis (1846-1868).

2. *Sénégal*

I, 25 à 40. — Contient des rapports du gouverneur sur le comptoir du Gabon (1843-1854).
II, 3. — Méquet (1848).
6. — Bessieux (1847).
III, 5b. — Mission de la *Malouine* (1837-1841).
7. — Pigeard (1846) et Méquet (1847).
IV, 29 à 31. — Dossiers communs des comptoirs (1844-1854).
32. — Coutumes (1845-1854).
38 à 40. — Dossiers du Gabon (1845-1854).
VI, 4d. — Relations avec l'Angleterre (1840-1860).
7a et 10a. — Projet d'échange avec la Gambie (1861-1880).
XII, 15a. — Travaux publics au Gabon.
XIII, 13 à 16. — Commerce et problèmes économiques des comptoirs.
22b. — Jardins d'essai du Gabon.
47. — Produits divers du Gabon.
XIV, 4. — Traite des Noirs au Gabon.
7 à 10. — Relations avec les Anglais et traité du 22 mai 1845.
23-24. — Opérations d'émigration libre.
XV, 7, 8, 10. — Entreprises particulières de Lecour, Lamoisse et Chevalier, Belloni (1844-1852).

3. *Gorée et dépendances*

I, 1-2. — Correspondance générale du commandant, arrivée et départ (1854-1859).
IV, 3b. — Dossier du Gabon (1854-1859).
XI, 2b. — Service médical du Gabon.
XIII, 1. — Commerce du Gabon.
XV, 1-2. — Entreprises particulières de Masurier, Ricard, Lalubie et Tandonnet.

4. *Gabon-Congo*

I, 1 à 11. — Correspondance générale, arrivée et départ (1859-1875).
II, 4. — Notice sur le Gabon (1867).
III, 1-3. — Explorations du Gabon (1862-1874).

IV, 8-10, 12, 16. — Affaires politiques, Elobey, Gabon, Cap Lopez et Fernan-Vaz.
17. — Coutumes.
VII, 1-2. — Administration et projets de réformes.
4. — Évacuation du Gabon (1871-1873).
IX, 3a, 3b. — Régime douanier (1866-1868).
XIII, 1-3. — Commerce des comptoirs.
8b. — Mines de Boungé.
9b. — Naufrages au Gabon (1839-1842).
XV, 3-4. — Entreprises particulières de Pilastre, Lalubie, Fischer, Lasnier, Daumas et Lartigues.
XVI, 1-3. — Personnel et tirailleurs.
XX, 1c. — Bulletin commercial, industriel et agricole du Gabon (1869-1870).

C. *Dépôt des archives d'Outre-mer à Aix-en-Provence*

Archives de l'ancien gouvernement général de l'AEF : série B, correspondance générale; sous-série 2B, correspondance ancienne.
2B1. — Correspondance reçue par le commandant du Gabon (1848-1854).
2B2-5. — Correspondance au départ (1854-1875).
2B18-26. — Dossiers administratifs (1859-1870).
2B27-28. — Correspondance du commandant particulier p. i. (1870-1876).
2B30-32. — Correspondance de l'ordonnateur avec divers services et des particuliers du Gabon (1862-1869).

D. *Archives du Quai d'Orsay : mémoires et documents, Afrique*

51-54. — Établissements français du golfe de Guinée (1838-1874).
58. — Gabon-Congo (1839-1881).
74. — Correspondance relative aux comptoirs fortifiés (1843).

E. *Archives de la congrégation des Pères du Saint-Esprit*

Deux-Guinées : affaires diverses.
Boîtes 167-168. — 1843-1891.

F. *Public Record Office, London*

1. *Admiralty*

Correspondance de l'amirauté avec la West African Station et la Cape of Good Hope Station.
Class 1. — Correspondance générale.
77-80 : 1834-1836.
82-86 : 1838-1839.
Class 123. — Station records, Africa.
66, 69, 160, 163, 167, 182 : 1853-1865.

2. *Foreign Office*

Class 84. — Slave trade.

528, 550, 586, 608-609, 636, 655, 657 : Correspondance entre Lord Aberdeen, Lord Cowley et Guizot (1844-1846).

769, 810, 823, 828 : Faits de traite illicite au Gabon (1849-1850).

1089, 1118, 1143, 1178 : Émigration libre (1859-1862).

1199, 1336 : Commerce et politique britanniques en Afrique Équatoriale.

3. *Colonial Office*

Class 879. — Correspondance relative au projet d'échange de la Gambie avec les possessions françaises du golfe de Guinée.

2, 7, 8 : 1869-1875.

II. Sources imprimées

Sigles des périodiques consultés :

AA *Annales apostoliques.*
AG *Annales de Géographie.*
AH *Annales hydrographiques.*
AMC *Annales maritimes et coloniales.*
AMN *Archives de Médecine navale.*
APF *Annales de la Propagation de la Foi.*
AR *The Anthropological Review.*
AV *Annales des Voyages.*
BSG *Bulletin de la Société de Géographie.*
BSGL *Bulletin de la Société de Géographie de Lyon.*
BSGR *Bulletin de la Société de Géographie de Rochefort.*
LC *Le Correspondant.*
MH *The Missionary Herald.*
NAMC *Nouvelles Annales de la Marine et des Colonies.*
NAV *Nouvelles Annales des Voyages.*
PP *Parliamentary Papers.*
RC *Revue coloniale.*
RMC *Revue maritime et coloniale.*
ROAC *Revue de l'Orient, de l'Algérie et des Colonies.*
TM *Le Tour du Monde.*

A. *Sources antérieures au* XIXe *siècle*

1. Bosman, W., *A New and Accurate Description of the Coast of Guinea.* 2e éd., Londres, 1721, VIII-457 p.
2. Dapper, O., *Description de l'Afrique*, Amsterdam, 1686, VI-534 p.
3. Degrandpré, L., *Voyage à la côte occidentale d'Afrique fait dans les années 1786 et 1787.* 2 vol., Paris, an IX [1801], XXV-226 p. et 320 p.
4. Isert, P. E., *Voyages en Guinée et dans les Caraïbes.* Paris, 1793, 228 p.
5. Mendoça Corte-Real, Diego de, *Traduction de la démonstration de la Compagnie [hollandaise] des Indes occidentales, contenant les raisons pourquoi les*

Portugais ne sont point en droit de naviguer vers les côtes de la Haute et Basse Guinée, et examen et réfutation de toutes ces raisons. S. l., 1727, 34 p.
6. *Papeles historicos de Portugal : Pedro 2, João 5*. Ms. British Museum Add. 20 953, pp. 161-164.
7. Pigafetta, P., et D. Lopes, *Description du Royaume du Congo et des contrées environnantes*, traduction et notes par W. Bal. Paris-Louvain, Nauwelaerts, 1965, XXXVII-253 p. (1re éd., 1591).
8. Prévost, Abbé A.-F., *Histoire générale des voyages depuis le commencement du* XVe *siècle*, IV. Paris, 1747.
9. Walckenaer, C. A., *Histoire générale des voyages ou Nouvelle collection des relations de voyages par mer et terre...*, IX-XII. Paris, 1826-1831.

B. *Recueils de textes officiels*

10. *Bulletin officiel administratif du Gabon-Congo (1849-1897)*. I : *1849-1879*. Paris, 1889, 232 p.
11. Clercq, de, *Recueil des traités de la France*, IV-X. Paris, 1831-1872.
12. Schefer, C., *Instructions générales données de 1763 à 1870 aux gouverneurs et ordonnateurs des établissements français en Afrique occidentale*. II : *1831-1870*. Paris, Société de l'Histoire des Colonies françaises, 1927, XI-687 p.
13. *Souvenirs sur le Gabon : quelques pages de l'histoire du Gabon, d'après les documents conservés aux archives du gouvernement général de l'Afrique Équatoriale française*. Brazzaville, 1950, non paginé.
14. *Tableau décennal du commerce de la France avec ses colonies et avec l'étranger*. 8 vol., Paris, 1837-1846, 1847-1856, 1857-1866, 1867-1876.

C. *Relations de voyage et ouvrages de l'époque*

15. Adams, Cap. J., *Remarks on the Country extending from Cape Palmas to the River Congo*. Londres, 1823, 265 p.
16. Aubry, S., « Note sur le commerce du Gabon et de ses dépendances », *RC*, 2e sér., t. 13, 1854, pp. 468-473.
17. Aymès, A. M. A., « Communication au sujet du voyage du *Pionnier* », *BSG*, 5e sér., t. 16, 1868, pp. 104-105.
18. Aymès, A. M. A., « Résumé du voyage d'exploration de l'Ogôoué entrepris par le *Pionnier* en 1867 et 1868 », *BSG*, 5e sér., t. 17, janv.-juin 1869, pp. 417-433.
19. Aymès, A. M. A., « Exploration de l'Ogoway », *RMC*, t. 28, 1870, pp. 532-561; t. 29, 1870, pp. 54-73 (cartes).
20. Barbedor, « Note sur la faune et la flore du Gabon », *BSG*, 5e sér., t. 18, juil.-déc. 1869, pp. 5-14.
21. Benedetti (Consul de France), « Les îles espagnoles du Golfe de Guinée : Fernando-Poo, Corisco, Annobon », *BSG*, 5e sér., t. 17, janv.-juin 1869, pp. 66-81.
22. Bert, « Note sur les tribus qui habitent le Gabon », *BSG*, 5e sér., t. 5, janv.-juin 1863, pp. 185-188.
23. Bestion (Dr), « Étude sur le Gabon : son sol, son climat, ses habitants et ses maladies », *AMN*, t. 36, juil.-déc. 1881, pp. 241-278, pp. 401-421.

24. Boteler, T., *Narrative of a Voyage of Discovery to Africa and Arabia, performed from 1821 to 1826*, II. Londres, 1835, 410 p.
25. Bouët-Willaumez, É., *Esquisse commerciale de la côte occidentale d'Afrique depuis Gallinas jusqu'au Gabon*. Paris, 1843.
26. Bouët-Willaumez, É., *Commerce et traite des noirs aux côtes occidentales*. Paris, 1848, 230 p.
27. Bouët-Willaumez, É., *Description nautique des côtes occidentales d'Afrique*. 2e éd., Paris, 1849, xvi-323 p.
28. Bouët-Willaumez, É., « Campagnes aux côtes occidentales d'Afrique », *NAMC*, 1850, tiré à part 44 p.
29. Bowdich, E. T., *Voyage dans le pays d'Achantie*. Paris, 1819, 523 p. (« Esquisse du Gabon », pp. 485-519).
30. Braouezec, « Note sur les peuplades riveraines du Gabon, de ses affluents et du fleuve Ogo-Uwai », *BSG*, 5e sér., t. 1, janv.-juin 1861, pp. 345-359 (3 cartes).
31. Burton, R., « A Day amongst the Fans », *AR*, t. 1, 1863, pp. 43-54.
32. Burton, R., *Two Trips to Gorilla Land and the Cataracts of the Congo*. 2 vol., Londres, 1876.
33. Carpentier, « Note sur Fernan-Vaz », *AH*, t. 22, 1862, pp. 155-157.
34. Cateloup, « Notes sur le Gabon », *RMC*, t. 43, oct.-déc. 1874, pp. 970-978.
35. Compiègne (Marquis de), « Les missions catholiques dans le Gabon », *LC*, t. 57, 1873, pp. 150-165.
36. Compiègne (Marquis de), « Lettre sur les explorations dans le Bas-Ogowé », *BSG*, t. 7, 1874, pp. 532-534.
37. Compiègne (Marquis de), « Voyage d'exploration dans l'Afrique Équatoriale », *LC*, 1874, pp. 1344-1377.
38. Compiègne (Marquis de), « Le commerce de l'Afrique Équatoriale », *BSGL* I, 1875, pp. 127-137.
39. Compiègne (Marquis de), *L'Afrique équatoriale*. I : *Gabonais, Pahouins, Gallois*. II : *Okanda, Bangouens, Osyeba*. 3e éd., Paris, 1885, 359 p. et 360 p.
40. Compiègne (Marquis de) et A. Marche, « Escales de deux voyageurs français à la Côte occidentale d'Afrique », *BSG*, 6e sér., t. 6, 1873, pp. 404-422.
41. Compiègne (Marquis de) et A. Marche, « Voyage dans le haut Ogooué, de la Pointe Fétiche à la rivière Ivindo », *BSG*, 6e sér., t. 8, juil.-déc. 1874, pp. 225-240.
42. Darricau, « Le Gabon : extrait d'un rapport adressé le 3 septembre 1844 au Cdt. de la Station française des Côtes occidentales d'Afrique », *RC*, t. 4, sept.-déc. 1844, pp. 267-277.
43. Duboc, É., « Note sur un croquis levé en 1874 dans l'Ogowé », *BSG*, t. 5, 1884, pp. 110-126 (1 carte).
44. Du Chaillu, P. B., « Résumé des voyages effectués de 1858 à 1859 dans l'Afrique Équatoriale », *BSG*, 5e sér., t. 3., janv.-juin 1862, pp. 133-147.
45. Du Chaillu, P. B., *Voyages et aventures dans l'Afrique Équatoriale*. Paris, 1863, viii-547 p.
46. Du Chaillu, P. B., *L'Afrique sauvage : nouvelles excursions au pays des Ashangos*. Paris, 1868, 412 p.

47. Du Chaillu, P. B., « Géographie physique et climat de l'Afrique équatoriale occidentale », *AV,* t. 1, 1868, pp. 95-111.
48. Du Chaillu, P. B., « Ethnologie de l'Afrique équatoriale occidentale », *AV,* t. I, 1868, pp. 316-326.
49. Du Chaillu, P. B., *L'Afrique occidentale : nouvelles aventures de chasse et de voyage chez les sauvages.* Paris, 1875, 311 p.
50. Escande, A., « Notre établissement du Gabon en 1874 », *RMC,* t. 44, janv.-mars 1875, pp. 802-808.
51. « Établissements français de la Côte d'Or et du Gabon : Gabon », *RMC,* t. 9, sept.-déc. 1863, pp. 44-67.
52. « Établissements français à la côte occidentale d'Afrique : Gabon », *RC,* 2e sér., t. 12, 1854, pp. 126-128.
53. « Extrait d'un rapport sur la situation des comptoirs français du Golfe de Guinée », *RC,* 2e sér., t. 7, 1851, pp. 45-48.
54. Fleuriot de Langle (Vice-amiral), « Renseignements sur le commerce et les intérêts français entre la Côte de l'Or et le Congo », *RMC,* t. 20, 1867, pp. 588-602.
55. Fleuriot de Langle (Vice-amiral), « Aperçu historique sur les reconnaissances faites par les officiers de la Marine française au Gabon et dans les pays voisins de 1843 à 1868 », *NAV,* t. 3, 1868, pp. 257-270.
56. Fleuriot de Langle (Vice-amiral), « Note sur le Gabon », *BSG,* 5e sér., t. 17, 1869, pp. 462-465.
57. Fleuriot de Langle (Vice-amiral), « Exploration de l'Ogoway : recherches géographiques et ethnographiques sur le bassin du Gabon », *RMC,* t. 17, 1870, pp. 525-532.
58. Fleuriot de Langle (Vice-amiral), « Croisières à la côte d'Afrique », *TM,* 1872, pp. 305-352; 1873, pp. 353-400; 1876, pp. 241-304.
59. Fleuriot de Langle (Vice-amiral), « Migrations africaines », *BSG,*1879, pp. 340-373, 438-465.
60. Forêt, A., « Le lac Fernand-Vaz », *BSG,* 7e sér., t. 19, 1898, pp. 308-327.
61. « Gabon : commerce et navigation en 1863 », *RMC,* t. 16, 1863, pp. 189-190.
62. « Gabon : commerce et navigation en 1864 », *RMC,* t. 19, 1867, pp. 189-190.
63. Gouin, « Rapport adressé au commandant du cutter l'*Éperlan* », *RC,* t. 4, sept.-déc. 1844, pp. 277-296.
64. Griffon du Bellay (Dr), « Exploration de l'Ogoway : juillet-août 1862 », *RMC,* t. 9, 1863, pp. 66-89, 296-308 (2 cartes).
65. Griffon du Bellay (Dr), « Rapport médical sur le service de l'hôpital flottant la *Caravane,* mouillé en rade du Gabon », *AMN,* t. 1, 1864, pp. 14-80.
66. Griffon du Bellay (Dr), « Lettre du 19 mai 1864 », *BSG,* t. 7, 1864, pp. 462-465.
67. Griffon du Bellay (Dr), « Le Gabon : 1861-1864 », *TM,* 1865, pp. 273-320 (2 cartes, ill.).
68. Griswold (Rev.), « Visit to Corisco Island », *MH* XXXIX(12), 1843, pp. 445-449.
69. Griswold (Rev.) and J. L. Wilson, « Western Africa : Letters from... », *MH* XXXVIII(12), 1842, pp. 497-500.

70. Haug, E., « Le bas Ogooué : notice géographique et ethnographique », *AG* XII, 1903, pp. 159-171 (1 carte).
71. Hecquard, H., *Voyage sur la côte et dans l'intérieur de l'Afrique occidentale.* Paris, 1853, 409 p. (4 cartes, ill.).
72. Hedde (Lieutenant de vaisseau), « Note sur les populations du Gabon et de l'Ogoway », *BSG,* 6e sér., t. 7, janv.-juin 1874, pp. 193-198 (1 carte).
73. Hutchinson, T. J., *Impressions of Western Africa.* Londres, 1858, 313 p.
74. Kergantuy, de, « Note sur les éléments qui ont servi à dresser la carte du Gabon au 1/1 060 000 », *BSG,* 5e sér., t. 17, 1869, pp. 434-444.
75. Labarthe, P., *Voyage à la côte de Guinée ou description des côtes d'Afrique depuis le cap Tagrin jusqu'au cap Lopez-Gonsalves.* Paris, an XI (1803), x-310 p.
76. Lartigues (Dr), « La lagune de Fernand-Vaz et le delta de l'Ogo-Wé », *AMN,* t. 14, juil.-déc. 1870, pp. 161-191.
77. Le Berre (Mgr), « Situation du vicariat des Deux-Guinées », *APF,* 1869, pp. 100-114.
78. Le Berre (Mgr), « Lettre du 1er mars 1873 », *APF,* 1873, pp. 219-232.
79. Lecour, A., *Projet d'un établissement à créer au Gabon avec le concours des négociants, manufacturiers et capitalistes.* Nantes, 1844, 20 p.
80. Lecour, A., *Rapport sur la colonisation du Gabon et de l'Afrique centrale.* Nantes, 1848, 16 p.
81. Lestrille (Dr), « Note sur le comptoir du Gabon », *RC,* t. 16, 1856, pp. 424-449.
82. Lestrille (Dr), *Essai médical sur le comptoir du Gabon.* Paris, 1859, 78 p.
83. Marche, A., *Trois voyages dans l'Afrique occidentale : Sénégal, Gambie, Casamance, Gabon, Ogooué.* Paris, 1882, 376 p.
84. Méquet (Lieutenant de vaisseau), « Nouvelle excursion dans le haut de la rivière Gabon : nov.-déc. 1846 », *RC,* t. 13, 1847, pp. 55-70.
85. « Missions catholiques françaises de la côte occidentale d'Afrique et, en particulier, du Gabon », *RC,* t. 12, 1847, pp. 443-451.
86. Nassau, R. H., *Tales out of School.* Philadelphie, 1911.
87. Nassau, R. H., *My Ogowé.* New York, 1914, 708 p.
88. Nassau, R. H., *Bantu Sociology.* Philadelphie, 1914.
89. Neu, R. P., « Études gabonaises : le pays et ses habitants », *AA,* 1886, pp. 125-141; 1887, pp. 86-102, 139-152.
90. Owen, Cap. W. F., *Narrative of Voyages to explore the Shores of Africa, Arabia and Madagascar,* II. Londres, 1833, pp. 310-331.
91. Peuchgaric, « Côte de Guinée. Exploration d'une partie de la côte du Gabon sous le rapport commercial », *ROAC,* 3e sér., t. 1, janv.-juin 1855, pp. 297-301.
92. Pigeard (Lieutenant de vaisseau), « Exploration du Gabon », *RC,* 1847, pp. 263-295 (1 carte).
93. Quilio, Du, « Voyage dans l'Ogoway », *RMC,* t. 41, 1874, pp. 5-26.
94. Reade, W. W., *Savage Africa, being a Narrative of a Tour in Equatorial, Southwestern and Northwestern Africa.* Londres, 1863, xv-588 p.
95. « Renseignements sur le commerce du Gabon », *RC,* 2e sér., t. 11, 1853, pp. 382-384.
96. Ricard (Dr), « Notes sur le Gabon », *RC,* t. 14, 1855, pp. 245-265.

97. Robertson, G. A., *Notes on Africa, particularly those Parts which are situated between Cap Verde and the River Congo.* Londres, 1819, xvi-460 p.
98. Roullet, Dr. G., « La rivière Como au Gabon et les populations riveraines», *AV,* t. 4, 1866, pp. 273-283.
99. Roullet, Dr. G., « Les Pahouins : leur origine, leurs mœurs, leurs coutumes », *AV,* t. 3, 1867, pp. 145-155.
100. Roullet, Dr. G., « Les Pahouins, les Bakalais, les Boulous et les Gabonais », *AV,* t. 4, 1867, pp. 279-286.
101. Roullet, Dr. G., « Origine des Pahouins », *BSG,* t. 15, 1868, pp. 97-98, 521-522.
102. Serval (Lieutenant de vaisseau), « Notice sur la rivière Mondah », *AH,* t. 22, 1862, pp. 150-155.
103. Serval (Lieutenant de vaisseau), « Reconnaissance des routes qui mènent du Rhamboé à l'Ogo-Wai », *RMC,* t. 9, 1863, pp. 309-315.
104. Serval (Lieutenant de vaisseau), « Description de la rivière Rhamboé, de ses affluents et des criques Assango, Rogolay, Bangia et Tchimbié au Gabon », *BSG,* 1865, pp. 218-225 (1 carte).
105. « Slave Vessels arrived in the Transatlantic States since 1814 », *PP* xlix(73), 1845, pp. 593-633.
106. Souzy, « Rapport du capitaine de frégate Souzy, préposé à la surveillance des opérations d'émigration du Congo », *RMC,* 1863, pp. 90-100.
107. Touchard, F., « Notice sur le Gabon », *RMC,* 1861, pp. 1-17 (3 cartes).
108. Trivier, É., « Le Gabon, le Komo et l'Ogooué-Mandji », *BSGR,* t. 7, 1885-1886, pp. 262-308.
109. Vignon, « Le comptoir français du Gabon sur la côte occidentale d'Afrique », *NAV,* t. 4, 1856, pp. 281-302.
110. Walker, R. B. N., « Relation d'une tentative d'exploration en 1866 de la rivière Ogooué et de la recherche d'un grand lac devant se trouver dans l'Afrique centrale », *AV,* t. 1, 1870, pp. 59-80, 120-144.
111. Wilson, J. L., « Lettre du 31 mars 1842 », *MH* xxxviii(9), 1842, p. 381.
112. Wilson, J. L., « Description of the Country near the Mouth of the Gaboon », *MH* xxxix, 1843, pp. 329-340.
113. Wilson, J. L., « Traite des noirs au Gabon », *RC,* t. 4, 1844, pp. 84-87.
114. Wilson, J. L., « Annual report of the Mission (1844) », *MH* xli(7), 1845, pp. 217-218.
115. Wilson, J. L., « Lettres du 28 septembre et du 9 novembre 1845 », *MH* xlii(3), 1846, pp. 157-158.
116. Wilson, J. L., *Western Africa : its History, Condition and Prospects.* Londres, 1856, xii-527 p.

III. Études

Sigles des périodiques consultés :

AA *Annales africaines.*
AN *Annales de Normandie.*
BCAF *Bulletin du Comité de l'Afrique française : renseignements coloniaux.*
BGHD *Bulletin de Géographie historique et descriptive.*

BIEC *Bulletin de l'Institut d'Études centrafricaines.*
BIFAN *Bulletin de l'Institut français d'Afrique noire.*
BSG *Bulletin de la Société de Géographie.*
BSRC *Bulletin de la Société de Recherches congolaises.*
CEA *Cahiers d'Études africaines.*
IJAHS *International Journal of African Historical Studies.*
JAH *Journal of African History.*
RBA *Revue de Botanique appliquée et d'Agriculture coloniale.*
RFHOM *Revue française d'Histoire d'Outre-mer.*
RHC *Revue d'Histoire des Colonies.*
RM *Revue maritime.*

117. Alexandre, P., « Protohistoire du groupe beti-bulu-fang : essai de synthèse provisoire », *CEA* 20, v(4), 1965, pp. 503-560.
118. Alexandre, P., et J. Binet, *Le groupe dit Pahouin (Fang, Boulou, Beti)*. Paris, PUF, 1958, VIII-152 p.
119. Ancel, J., « La formation de la colonie du Congo français », *BCAF,* 1902, pp. 79-94, 99-120, 132-134.
120. Anstey, R., *Britain and the Congo in the Nineteenth Century*. Londres, Clarendon Press, 1962, XIII-260 p.
121. Avaro, A. J., *Le Bas-Ogooué au* XIXe *siècle*. Thèse de doctorat de 3e cycle, Faculté des Lettres et Sciences humaines de Paris, 1969, 518 f[os] (ill.).
122. Avelot, R., « Recherches sur l'histoire des migrations dans le bassin de l'Ogooué et la région du littoral adjacente », *BGHD,* 1905, pp. 357-412 (cartes).
123. Balandier, G., *Sociologie actuelle de l'Afrique noire*. 2e éd., Paris, PUF, 1963, VI-532 p.
124. Balandier, G., *Anthropologie politique*. 2e éd., Paris, PUF, 1969, XI-240 p.
125. Bean, R., « A Note on the Relative Importance of Slaves and Gold in West Africa Exports », *JAH* XV(3), 1974, pp. 351-356.
126. Bénard, J.-C., « L'armement honfleurais et le commerce des esclaves à la fin du XVIIIe siècle », *AN,* 1960, pp. 249-264.
127. Bennett, N. R., and G. E. Brooks, *New England Merchants in Africa : a History through Documents (1802-1865)*. Boston, Boston University Press, 1965, XIX-307 p.
128. Bouchaud, J., *La côte du Cameroun dans l'histoire et la cartographie*. Yaoundé, IFAN, mémoire 5, 1953, 227 p.
129. Bouche, D., *Les villages de liberté en Afrique noire française (1887-1910)*. Paris-La Haye, Mouton, 1968, 278 p.
130. Bruel, G., *Bibliographie de l'Afrique Équatoriale française*. Paris, Larose, 1914, IV-326 p.
131. Bruel, G., *Tableau sommaire de l'exploration et de la reconnaissance de l'Afrique Équatoriale française*. Marseille, Société de Géographie, 1926, 26 p.
132. Bruel, G., *La France équatoriale africaine : le pays, les habitants, la colonisation, les pouvoirs publics*. Paris, Larose, 1935, 559 p.
133. Brunschwig, H., *Mythes et réalités de l'impérialisme colonial français*. Paris, Armand Colin, 1960, 205 p.

134. Brunschwig, H., « La troque et la traite », *CEA* 7, II(3), 1961, pp. 339-346.
135. Brunschwig, H., « Expéditions punitives au Gabon (1875-1877) », *CEA* 7, II(3), 1961, pp. 347-361.
136. Brunschwig, H., *L'avènement de l'Afrique noire du XIX*e *siècle à nos jours*. Paris, Armand Colin, 1963, 248 p.
137. Brunschwig, H., *Brazza explorateur : l'Ogooué (1875-1879)*. Paris-La Haye, Mouton, 1966, 217 p.
138. Brunschwig, H., « De la résistance africaine à l'impérialisme européen », *JAH* xv(1), 1974, pp. 47-64.
139. Bucher (Jr.), H., « The Village of Glass and Western Intrusion : a Mpongwe Response to the American and French Presence in the Gabon Estuary (1842-1845) », *IJAHS* VI(3), 1973, pp. 363-400.
139*bis*. Bucher (Jr.), H., *The Mpongwe of the Gabon Estuary : a History to 1860*. Ph. D. Thesis, The University of Wisconsin-Madison, 1977, XIV-455 p.
140. Capperon, L., « Bouët-Willaumez en Afrique occidentale et au Gabon (1836-1850) », *RM*, 1953, pp. 1085-1103.
141. Catala, R., « La question de l'échange de la Gambie britannique contre les comptoirs français du golfe de Guinée de 1866 à 1876 », *RHC* 35, 1948, pp. 114-137.
142. Curtin, P., *The Atlantic Slave-Trade : a Census*. Madison-Londres, The University of Wisconsin Press, 1969, XIX-338 p.
143. Curtin, P., and J. Vansina, « Sources of the Nineteenth Century Atlantic Slave-Trade », *JAH* v(2), 1964, pp. 185-208.
144. Daget, M., *La carrière africaine de Bouët-Willaumez*. Mémoire de maîtrise, Université de Paris I, 1969, v-157 p.
145. Daget, S., *La France et l'abolition de la traite des noirs de 1814 à 1831 : introduction à l'étude de la répression française de la traite des noirs au XIX*e *siècle*. Thèse de doctorat de 3e cycle, Université de Paris I, 1969, 358 p. multigr.
146. Daget, S., « L'abolition de la traite des Noirs en France de 1814 à 1831 », *CEA* 41, XI(1), 1971, pp. 14-58.
147. Debbasch, Y., « Poésie et traite : l'opinion française sur le commerce négrier au début du XIXe siècle », *RFHOM* XLVIII(172-173), 1961, pp. 311-352.
148. Dérou, J., *L'émigration africaine aux Antilles au* XIXe *siècle (1848-1862)*. Mémoire de maîtrise, Université de Paris VII, 1974, 147 p.
149. Deschamps, H., *Traditions orales et archives au Gabon : contribution à l'ethnohistoire*. Paris, Berger-Levrault, 1962, 172 p.
150. Deschamps, H., *Quinze ans de Gabon : les débuts de l'établissement français (1839-1853)*. Paris, Société française d'Histoire d'Outre-Mer, 1965, paginé 283-345, puis 92-126.
151. Dike, O. K., *Trade and Politics in the Niger Delta : 1830-1885*. 2e éd., Oxford, Clarendon Press, 1959, 250 p.
152. Duval, J., *Histoire de l'émigration européenne, asiatique et africaine au XIX*e *siècle*. Paris, 1862, 496 p.
152*bis*. Gaulme, F., *L'ancien pays de Camma : société et organisation politique du XVI*e *à la fin du XIX*e *siècle*. Thèse de doctorat de 3e cycle, Université de Paris I, 1976.

153. Gautier (R. P.), *Étude historique sur les Mpongwé et tribus avoisinantes.* Montpellier, Institut d'Études centrafricaines, mémoire 3, 1950, 71 p.
154. Golnhofer, O., B. Noël et R. Sillans, « L'historicité des paroles attribuées au premier évêque du Gabon, à propos du maintien du comptoir entre 1871 et 1873 », *RFHOM* LIX(217), 1972, pp. 611-643.
155. Groves (R. P.), *The Planting of Christianity in Africa.* II : *1840-1878.* Londres, Lutterworth Press, 1965, 354 p.
156. Hargreaves, J. D., *Prelude to the Partition of West Africa.* Londres, Macmillan, 1963, XI-385 p.
157. Hauser, A., « Note sur les Omyéné du Bas-Gabon », *BIFAN,* série B, 16(3-4), 1954, pp. 402-415.
158. Hopkins, A. G., *An Economic History of West Africa.* Londres, Longman, 1973, x-337 p.
159. Jouin, M., *La terminologie de la parenté mpongwé.* Libreville, ORSTOM, 1973, 187 p. dact.
160. Lasserre, G., *Libreville, la ville et sa région : étude de géographie humaine.* Paris, Armand Colin, 1958, 347 p.
161. Latour da Veiga Pinto, F., *Le Portugal et le Congo au XIX*e *siècle.* Paris, PUF, 1972, 343 p.
162. Lloyd, C., *The Navy and the Slave Trade : the Suppression of the African Slave Trade in the XIXth Century.* Londres, Cass, 1949, 314 p.
163. Masson, P., *Marseille et la colonisation française : essai d'histoire coloniale.* Marseille, Barlatier, 1906, 592 p.
164. Mboumba-Bouassa, F., *Genèse de l'Église du Gabon : étude historique et canonique.* Thèse pour le doctorat d'Université, Institut de Droit canonique, Université de Strasbourg, 1972, XVI-317 p.
165. Meillassoux (ed.), C., *The Development of Indigenous Trade and Markets in West Africa.* Londres, Oxford University Press, 1971, x-444 p.
166. Métégué N'Nah, N., *Le Gabon de 1854 à 1886 : « présence » française et peuples autochtones.* Thèse de doctorat de 3e cycle, Université de Paris I, 1974, 404 p.
167. Mettas, J., « Honfleur et la traite des Noirs au *XVIII*e siècle », *RFHOM* LX(218), 1973, pp. 5-26.
168. Newbury, C. W., *British Policy towards West Africa : Selected Documents, 1786-1874.* Oxford, Clarendon Press, 1965, XXVIII-656 p.
169. Newbury, C. W., « Trade and Authority in West Africa from 1850 to 1880 », in L. H. Gann and P. Duignan, *Colonialism in Africa,* I. Cambridge, Cambridge University Press, 1969, pp. 66-99.
170. Nørregård, G., *Danish Settlements in West Africa : 1658-1850.* Boston, Boston University Press, 1966, 287 p.
171. Patterson, D. K., « Early Knowledge of the Ogowe River and the American Exploration of 1854 », *IJAHS* v(1), 1972, pp. 75-90.
171*bis*. Patterson, D. K., *The Northern Gabon Coast to 1875.* Oxford, Clarendon Press, 1975, XII-167 p.
172. Perrot, C., *Le Gabon : répertoire bibliographique relatif aux sciences humaines.* Paris, Bureau de Documentation pour l'Afrique, 1962, 40 p. ronéo.
173. Raponda-Walker, A., « Les tribus du Gabon », *BSRC,* 1926, pp. 24-60.

174. Raponda-Walker, A., *Dictionnaire mpongwé-français*. Metz, La libre Lorraine, 1934, v-640 p.
175. Raponda-Walker, A., « Initiation à l'ebongwe, langue des négrilles », *BSRC*, 1937, pp. 129-156.
176. Raponda-Walker, A., « Enquête sur l'agriculture noire au Gabon », *RBA*, 1940, pp. 725-745.
177. Raponda-Walker, A., « Note sur la situation de l'agriculture indigène au Gabon », *RBA*, 1945, pp. 116-119.
178. Raponda-Walker, A., *Notes d'histoire du Gabon*. Montpellier, Institut d'Études centrafricaines, mémoire 9, 1960, 158 p.
179. Raponda-Walker, A., et R. Reynard, « Anglais, Espagnols et Nord-Américains au Gabon au XIXe siècle », *BIEC*, 1956, pp. 253-279.
180. Raponda-Walker, A., et R. Sillans, *Les plantes utiles du Gabon*, in *Encyclopédie biologique*, LVI. Paris, Paul Chevalier, 1961, 614 p.
181. Raponda-Walker, A., et R. Sillans, *Rites et croyances des peuples du Gabon : essai sur les pratiques religieuses d'autrefois et d'aujourd'hui*. Paris, Présence africaine, 1962, xx-377 p.
182. Reynard, R., « Recherches sur la présence des Portugais au Gabon (XVe-XIXe siècles) », *BIEC*, 1955, pp. 15-66.
183. Reynard, R., « Nouvelles recherches sur l'influence portugaise au Gabon », *BIEC*, 1956, pp. 21-25.
184. Rinchon (R. P.), *La traite et l'esclavage des Congolais par les Européens*. Bruxelles, Imprimerie nouvelle, 1926, 307 p.
185. Rodney, W., « African Slavery and Other Forms of Social Oppression », *JAH* VII(3), 1966, pp. 431-444.
186. Roques (R. P.), *Le pionnier du Gabon : Jean-Rémi Bessieux*. Paris, Spes, 1957, 251 p.
187. Sautter, G., *De l'Atlantique au fleuve Congo : une géographie du sous-peuplement*. Paris, Imprimerie nationale, 1966, 1 102 p.
188. Schnapper, B., « La fin de l'Exclusif : le commerce étranger dans les possessions françaises d'Afrique tropicale, 1817-1870 », *AA*, 1959, pp. 149-200.
189. Schnapper, B., *La politique et le commerce français dans le Golfe de Guinée de 1838 à 1871*. Paris-La Haye, Mouton, 1961, 286 p.
190. Stevenson, R. F., *Population and Political Systems in Tropical Africa*. New York-Londres, Columbia University Press, 1968, XII-306 p.
191. Trilles (R. P.), *Les Pygmées de la forêt équatoriale*. Paris, Bloud et Gay, 1932, 530 p.
192. Valran, G., « Contribution à l'histoire du Gabon », *BSG*, 1er trimestre 1922, pp. 143-147.

Annexes

ANNEXE I

TRAITÉS CONCLUS ENTRE LA FRANCE ET LES CHEFS DU GABON
(ANSOM, Traités, carton 4. N. B. : l'orthographe originale des textes a été respectée)

1. *Avec le Roi Denis*

Convention passée entre le roi Denis, en présence des princes Petit-Denis, fils du Roi, et Dolingua, d'une part; le Lieutenant de vaisseau Édouard Bouët, capitaine de la *Malouine* et M. Broquant, capitaine au long cours, délégué de la Chambre de commerce de Bordeaux, de l'autre :

Article premier

Le Roi Denis s'engage à céder à perpétuité à la France deux lieues de terrain en partant de la pointe Sandy, se dirigeant vers le village du Roi et dans toute la largeur de la rive gauche, moyennant les marchandises de traite ci-dessous dénommées :
vingt pièces d'étoffes assorties
dix barils de poudre de 25 livres
deux sacs de tabac
un baril d'eau-de-vie
dix chapeaux blancs

Art. 2

La France y élèvera toutes les bâtisses, fortifications ou maisons qu'elle jugera convenable.

Art. 3

Le susdit Roi s'engage à une alliance offensive et défensive avec la France qui d'un autre côté lui garantit sa protection.

Art. 4

La présente convention une fois ratifiée en France, la prise de possession pourra avoir lieu immédiatement.

Fait triple le 9 février 1839
Signé : Éd. Bouët
Roi Denis
Petit-Denis
Dolingua

2. *Avec le Roi Louis*

Louis, un des chefs de la rive droite du Gabon, reconnaissant des marques de bienveillance et de générosité du Roi des Français, passe traité suivant avec M. Éd. Bouët, capitaine de corvette, commandant la station navale française des côtes occidentales d'Afrique et le brig le *Nisus,* agissant au nom de S. M. Louis-Philippe Ier, Roi des Français.

Article premier

La souveraineté du territoire du Roi Louis, situé entre le village du Roi Glass et celui du Roi Quaben, est concédée pleine et entière au Roi des Français.

Les Français auront donc seuls le droit d'y arborer leur pavillon et le Roi Louis se range dorénavant sous la protection et la souveraineté de la France.

Art. 2

Le Roi Louis cède en toute propriété aux Français le terrain de l'ancien village de son père pour y élever telle bâtisse ou fortification qu'il leur plaira, et, s'ils changent d'idée plus tard, il s'entendra avec eux pour un autre emplacement favorable.

Art. 3

Tous les bâtiments des autres nations, quels qu'ils soient, pourront venir traiter à l'ancre devant le village.

Art. 4

En cas de naufrage, le tiers des objets sauvés sera concédé aux sauveteurs.

Art. 5

Le Roi Louis ne stipule aucune condition de cadeaux d'échange et s'en rapporte tout à fait à la générosité du gouvernement français.

Signé : Éd. Bouët
Le Roi Louis ne sachant signer a fait sa marque
Le capitaine au long cours commandant le trois-mâts français le *Diligent,* P. Cousin
E. Jamin

Le 18 mars 1842

3. *Avec le Roi Quaben*

Article pour être ajouté, sauf l'approbation de M. le commandant Bouët, à son traité passé avec Louis, un des chefs de la rive droite du Gabon, le 18 mars 1842.

Le Roi Quaben et son peuple ayant reconnu depuis le traité passé par Mr. le commandant Bouët avec Louis tout l'avantage qu'il y aurait pour eux à être placés sous la protection d'une nation aussi forte et puissante que loyale et généreuse, viennent réclamer aujourd'hui le même avantage que le village de Louis, c'est-à-dire d'être français et de reconnaître la souveraineté de sa majesté Louis-Philippe Ier leur roi. Le Roi Quaben et son peuple souscrivent à tout ce que renferme le traité cité ci-dessus et réclament comme Louis l'autorisation de faire flotter chez eux le pavillon français, qu'ils s'engagent à faire respecter en toute circonstance et de tous leurs moyens.

Si plus tard sa majesté le roi des Français jugeait utile de former un établissement sur une partie des terres du Roi Quaben, il y donne d'avance son consentement et cèdera sans condition le terrain que les Français jugeront nécessaire pour cela.

Fait au village de Quaben, le vingt-sept avril 1843
Le capitaine de corvette commandant la station des côtes occidentales d'Afrique : A. Baudin
Le Roi du village de Quaben
L'officier du brig le *Nisus :* Jules Liais
Louis, un des chefs de la rive droite de la rivière du Gabon
Approuvé, le gouverneur de Sénégal et dépendance :
Éd. Bouët

4. *Avec les chefs du Gabon*

Nous Gouverneur du Sénégal et dépendances
Fort d'Aumale, rive droite du Gabon, le 1er avril 1844

Les Rois et chefs du Gabon, signataires du traité antécédent avec la France, viennent, réunis aux chefs non signataires, conclure un traité général avec le commandant Éd. Bouët, Gouverneur du Sénégal et dépendances, afin de constater leur unanimité à reconnaître la souveraineté de la France.

Par devant tous il a été statué ce qui suit :

Article premier

La souveraineté de la rivière du Gabon, comme de toutes les terres, îles et presqu'îles ou caps que baigne cette rivière, est concédée pleine et entière sur les deux rives à S. M. le Roi des Français.

Art. 2

Les habitants du Gabon auront donc droit dorénavant à la protection du Gouvernement français.

Art. 3

Les Rois et les chefs dont les noms suivent recevront chacun un cadeau annuel, comme témoignage de satisfaction du Gouvernement français, savoir :

Denis, Roi de la rive gauche,
Quaben, Roi de la rive droite,
Georges, Roi de la rive gauche,
Louis, chef de la rive droite,
François, Roi de l'île Konickey,
Cringer, chef de la rive droite,
Dolingha, chef de la rive gauche,
Petit-Denis, chef de la rive gauche,
Quavene, chef de la rive droite.

Art. 4

Le Roi Glass et les chefs de son village qui ont, par suite de 28 mars dernier, concédé les mêmes droits de souveraineté territoriale à la France, mais avec certaines restrictions, ne recevront jusqu'à nouvel ordre aucune marque de sa générosité.

Art. 5

En cas de naufrage, le tiers des objets sauvés appartiendra aux sauveteurs.

Fait au Fort d'Aumale, le 1er avril 1844, par devant toute la population du Gabon accourue pour y fêter la réunion de son territoire à la France.

Signé : Le Gouverneur du Sénégal et dépendances, É. Bouët
Croix du roi Denis
Id. Quaben
Id. François
Id. du chef Dolingha
Id. Quoaven
Id. Louis
Id. Cringer
Id. Petit-Denis
Aujourd'hui 2 avril, le Roi Georges, arrivé à bord du *Nisus* au Fort d'Aumale, a demandé à signer le traité
Croix du roi Georges

ANNEXE II

PÉTITION DES CHEFS ET NOTABLES DE GLASS À LOUIS-PHILIPPE, ROI DES FRANÇAIS (transmise par le ministre des Affaires étrangères au ministre de la Marine, le 22 juillet 1844 : ANSOM Sénégal IV, 38b. L'original en anglais se trouve dans MD 58, pp. 28-33)

Nous soussignés, de la nation Mpongwe, sur le territoire du Roi Glass, sur la rivière de Gaboon, dans l'Afrique occidentale, demandons la permission de présenter à V. M. notre pétition dans ce jour de calamité et de malheur. Et pour que V. M. puisse mieux comprendre la portée de notre pétition et la justice de notre cause, nous indiquerons en peu de mots la nature de notre gouvernement. Nous avons un Roi avec des pouvoirs limités. Il a ses conseillers, dont l'un préside au département de l'intérieur, et un autre à celui de l'extérieur : le chef de l'intérieur dirige les affaires avec les peuples qui nous entourent, des Africains comme nous; celui de l'extérieur dirige les relations avec les étrangers. Mais la décision du Roi et de son Conseil dans quelque affaire d'un intérêt général n'est pas considérée valable et obligatoire sans l'approbation presqu'unanime des personnes principales de notre territoire, exprimée en Conseil général. Nous n'avons pas de livres, et nos coutumes et lois ne sont pas écrites. Mais elles sont comprises par nous aussi clairement et distinctement que si elles étaient gravées dans nos rochers. Il est probablement bien connu à V. M. que le gouvernement français a des possessions dans cette rivière, légalement acquises. Ces possessions sont contiguës à notre territoire. Le Roi Glass et les principaux personnages de sa nation ont été priés souvent par les officiers et représentants de V. M. de céder la juridiction du territoire au gouvernement français, et de recevoir en revanche sa protection. Ces nombreuses solicitations et promesses ont été toujours respectueusement et promptement déclinées. Mais dans la nuit du 27 mars 1844, Mr Amouroux, capitaine du vaisseau-marchand français « Ossian », à l'ancre devant la ville de Prince William, se présenta chez le Roi Glass avec un pot d'eau-de-vie, et (nous le disons à notre honte) ne trouva pas de difficulté à persuader le Roi et un autre individu de boire jusqu'à ce qu'ils fussent ivres. Il fit alors entrer Dove, fils du Roi Glass, et leur persuada de signer un papier qui selon lui, n'était qu'une lettre adressée à V. M. et n'exprimant que des sentiments d'amitié; mais qui était en réalité une cession de territoire et de juridiction faite au gouvernement français. M. Amouroux se rendit alors à bord du bâtiment de guerre français « l'Éperlan » qui se trouvait à l'établissement français et communiqua au commandant, M. le Baron Darricau, les résultats de ses négociations. M. le Baron Darricau arriva ici avec son navire, se rendit à terre le matin de bonne heure, et lut le papier au Roi et aux autres individus qui l'avaient signé. Ce n'est que rendre justice aux autorités françaises en disant que sans nul doute le Baron Darricau a lu très correctement la pièce à ces individus, mais comme il avait le même interprète que Mr. Amouroux avait eu la veille, le même malentendu relativement au sens de la pièce continua à subsister. Nous ignorons si les circonstances dans lesquelles cet instrument a été obtenu et la manière dont il l'a été porteront quelque atteinte à sa validité : chez nous cela suffirait pour le rendre absolument nul et sans valeur.

Nous pouvons également faire observer que le Roi Glass, son fils Dove et Goveron (les noms des personnes apposées à ce papier) *n'avaient aucun droit de transférer la juridiction de notre territoire à une puissance étrangère,* quand même ils n'auraient pas été trompés. Nous ignorons si les souverains de l'Europe ont ce pouvoir. Chez nous ils ne l'ont pas. Quand nous avons des affaires d'importance à régler, il est d'usage d'assembler tous les notables, des hommes âgés et probes, en conseil général; et aucune affaire d'importance ne peut être conclue sans un assentiment presque général. Toco est effectivement notre ministre des Affaires étrangères. Dans cette affaire il a été consulté par les officiers de V. M. dans toutes les occasions précédentes. Sans sa présence et son approbation l'affaire ne pouvait pas même être portée devant le peuple d'une manière convenable. Bien qu'il fût en ville il n'eut connaissance de la transaction que lorsqu'elle fut accomplie. Will Glass, qui est le premier après Toco pour les Affaires étrangères, resta également dans l'ignorance de ce qui se passait. Nous ignorons si un traité signé dans de pareilles circonstances aurait été ratifié par un gouvernement européen. Mais nous savons que les individus qui ont signé l'instrument en vertu duquel les officiers de V. M. veulent exercer la juridiction sur notre territoire, ont beaucoup dépassé leurs pouvoirs, quand même ils auraient parfaitement compris la nature de l'instrument auquel ils ont apposé leurs marques.

Les affaires étaient dans cet état lorsque S. E. Mr Bouët, gouverneur du Sénégal et dépendances, arriva dans cette rivière. Les faits et circonstances ci-dessus indiqués lui furent exposés à la première occasion, dans l'espoir que nos plaintes seraient écoutées. Cette pièce fut signée par tout homme de quelque importance dans les états du Roi Glass. Une autre pièce y était jointe signée par le Roi Glass et les autres individus qui avaient apposé leurs marques au traité. Dans cette pièce ils exprimaient leur surprise et chagrin après avoir appris le contenu de l'instrument auquel ils avaient apposé leurs noms. Ils disent qu'ils ont été absolument trompés. Qu'aucune partie de cet instrument relative à la cession du territoire leur a été connue. Que c'était une expression non officielle d'amitié envers V. M. Que le Roi et d'autres individus avaient respectueusement et promptement décliné beaucoup de précédentes sollicitations pressantes pour céder leur territoire. Que celle dont il s'agit aurait été déclinée aussi promptement s'ils avaient connu la nature de l'instrument. Ils continuent à déclarer : si cette affaire ne nous regardait que seuls, nous ne nous sentirions pas si profondément blessés. Mais être devenus, malgré nous et sans le savoir, les instruments par lesquels s'est opérée la trahison envers notre pays, cela nous fait un chagrin que nous ne saurions exprimer.

Nous en appelons donc à votre honneur comme Cavalier. A votre justice comme gouverneur pour nous restituer l'instrument qui a été obtenu d'une manière si injuste.

C'est ainsi que nous avons protesté et réclamé. Nos communications avec S. E., sans avoir été lues, ont été jetées aux vents et aux flots. Notre messager a été chassé et sa présence et nos espérances ont été de nouveau déçues. Et pourquoi en est-il ainsi ? Nous avons trafiqué avec toutes les nations de la manière la plus amicale. Nous n'entendons de plaintes nulle part. Les personnes et les propriétés des sujets de V. M. ont toujours été respectées par nous. Nous ne leur devons pas une livre d'ivoire, pas une bûche de bois, pas un gâteau de cire. Il n'y a pas une ombre de prétexte aux prétentions des officiers de V. M. à la juridiction sur notre territoire, excepté la pièce dont nous avons déjà parlé. Nous n'avons jamais reçu un dollar en compensation pour notre pays et son indépendance. Nous avons scrupuleusement refusé tout présent qui pouvait être considéré comme nous imposant la plus légère obligation de céder un pouce de notre territoire. Mais on nous dit que nous sommes faibles et avons besoin de protection. Il est vrai que nous sommes faibles, pauvres et sans défense. Nous sentons maintenant notre faiblesse et le besoin que nous avons de protection. Nous n'avons pas de marine pour garder nos rivages, pas de forteresses pour résister à nos ennemis, pas d'alliés puissants qui réclament justice pour nous. Nous avons supposé que la justice nous protégerait, qu'une bonne réputation serait un rempart pour nous. Mais nous avons été trompés. Nos efforts ont été impuissants. Il ne nous reste rien que la conscience d'avoir fait ce que nous pouvions. Nous en appelons maintenant instamment au nom de notre pays, de nos femmes et de nos enfants, au nom de l'honneur, de la justice et de l'humanité à V. M. pour intervenir en notre faveur.

L'acquisition de notre pauvre territoire par un droit même douteux ne peut rien ajouter à l'opulence et à l'honneur d'une nation aussi grande que la nation française. Notre pays est tout ce que nous avons. Nous ne pouvons fermer nos yeux en paix, ou reposer tranquillement au tombeau si nous ne laissons notre pays à nos enfants aussi libre que nous l'avons reçu des mains de nos pères. Ne devons-nous pas espérer, et nous espérons en effet, que V. M. donnera des ordres afin que l'instrument qui a été obtenu d'une manière si injuste nous soit immédiatement restitué, et qu'on nous laisse en possession paisible de la liberté que nous estimons tant et dont nous avons joui pendant si longtemps.

Si nos espérances se réalisaient V. M. sera à jamais chérie par des cœurs reconnaissants.

A la maison du Roi Glass le 5 avril 1844

Suivent les signatures

ANNEXE III

Le comptoir français du Gabon au milieu du XIXe siècle

(extrait d'observations sur différents points de la Côte d'Afrique visités par le *Mercure* du 23 janvier au 31 mai 1849, rédigé par M. le capitaine de frégate Gabet : ANSOM Sénégal IV, 39c)

Il est difficile qu'un homme probe et consciencieux comme l'est Mr. D... commandant du comptoir du Gabon puisse résister longtemps aux tiraillements et aux tracasseries dont il est l'objet de la part de la majeure partie de la population de cet établissement. D'un côté les employés plus ou moins concessionnaires, de l'autre tout ce qui n'en fait pas point partie, enfin jusqu'aux missionnaires, qui par état devraient être des anges de paix qui disent hautement : le Commandant est fou, il fait des excuses aux gens qu'il a accusés de dilapidation, etc., etc. Je ne sais ce que tout cela deviendra, mais il est difficile de présager quelque chose de bien dans l'intérêt de l'État, but que nous devons tous nous proposer d'atteindre.

Cet établissement, créé par la France, et qui lui a tant coûté est de fort peu et même pas de rapport, en raison des sacrifices faits et à faire par la mère patrie. Non loin du blockhaus se trouve une petite colonie dirigée par un missionnaire américain laquelle fait à elle seule plus d'affaires en 2 mois que nos traitants en une année, proportion affaiblie.

La présence de nos missionnaires sur ce point a peu profité à la morale; ils sont impuissants à régénérer le village le plus voisin de nos Établissements, le village Louis, et la prostitution est une chose si naturelle que les pères, mères, maris, etc., exercent cette industrie de laquelle résultent des maladies affreuses pour qui a le malheur de succomber à la tentation. Les habitants d'un naturel doux mais enclin à tous les vices prennent des Européens tous leurs travers et défauts, n'exercent à peu près aucune industrie et ne cultivent la terre que pour en obtenir les objets qui leur sont utiles et faire quelques échanges pour se procurer les moyens de s'abrutir par l'abus des boissons empoisonnées que la civilisation leur porte comme moyen d'arriver à une prompte moralisation.

Une église a été mise en projet pour être élevée sur ce comptoir de la France catholique. Les pièces principales ont été portées là-bas et viennent d'en être enlevées dernièrement hors de service. Cette église a figuré sur un des derniers budgets pour 2 000 francs et n'est jamais sortie des cartons où elle dort pour la plus grande édification du monde chrétien. Plus heureux que cet édifice un autre s'est élevé jusqu'au 1er étage, en je ne sais combien d'années, et sera bon à habiter, si jamais cela doit avoir lieu, lorsque la base mal calculée et le plan mal exécuté deviendront une ruine. C'est un pavillon pour les officiers et employés qui devront un jour habiter et peupler le blockauss en projet dans un carton qui doit remplacer celui qui existe depuis la fondation de l'établissement. Les projets fourmillent, les gens qui en profitent et les exploitent sont nombreux et ne peuvent qu'y gagner, mais le Trésor... mais l'État... c'est le moindre des soucis de chacun. Moins de dépenses, du commerce, voilà ce à quoi il faudrait arriver. Des soldats blancs y végètent, y périssent; pourquoi n'aurait-on pas des soldats noirs comme le font les autres puissances maritimes ? La protection du commerce n'en serait pas moins efficace, les dépenses moindres et la question d'humanité cesserait d'être foulée aux pieds, ce que déplorent tant de familles en France n'ayant que des larmes à verser pour toute consolation.

Le mot coloniser et le fait surtout sont peu connus dans notre beau pays, qui cependant est riche en talents, en moyens, en ressources et en hommes, en tout ce qui peut garantir la réussite des grandes et belles choses. Il est cruel d'écrire de pareilles vérités. L'église est restée dans la cale de l'*Aube* qui l'avait portée de France et l'a remportée telle qu'elle avait été livrée.

De l'autre côté de l'espèce de fleuve du Gabon, sur la rive en face, se trouve un village dont le Roi a fait avec la France un traité aux termes duquel il est tenu non seulement de ne pas faire la traite, mais aussi de s'opposer à ce qu'on la fasse sur les terres de sa domination; il reçoit même des cadeaux ou coutumes tous les ans. Mais il n'en continue pas moins ce commerce lucratif en prenant des mesures qui pourtant ne laissent pas les gens qui veulent voir dans le doute sur la foi gardée. La différence d'aujourd'hui à autrefois gît dans l'adresse, et repose sur la confiance que nous avons. Sangaton, foyer très actif de ce commerce, est un voisinage très approprié à ce genre de spéculation qu'alimentent Corisco et les affluents du Gabon. En outre le Cap Lopez et le roi de Nazareth qui règne sur cette partie de la côte sont autant de facilités offertes aux négriers. Les croiseurs anglais surveillent constamment ces divers points et font souvent des captures.

Le roi Denis est un homme d'une grande intelligence exerçant dans tous les abords du fleuve une grande influence. Dans presque toutes les contestations entre les peuples ou les rois de ces hideux pays, il est pris pour arbitre et ses décisions sont pour ainsi dire souveraines et sans appel. C'est vraiment un homme supérieur de toute façon et surtout d'une adresse et d'une finesse peu communes.

En mettant en parallèle le Gabon et le village Louis avec celui de Glass très rapprochés du blockhaus, je n'ai pas prétendu élever l'un en abaissant l'autre, encore moins voulu blâmer d'une manière absolue la marche suivie par les nationaux; mais il y a une chose qui frappe et qu'on ne peut nier pourvu qu'on se pique de bonne foi, c'est que la direction donnée a été meilleure et les résultats le prouvent. Les vices, les relâchements de mœurs et une foule d'autres rapports existent entre ces populations et leur sont communs, mais chez nous dévergondage, paresse, etc., etc.; à Glass activité, commerce, bien-être, mœurs améliorées du moins en apparence et, suivant certains observateurs, infiniment moins relâchées. Le travail, le confortable acquis par lui, l'ambition et beaucoup d'autres passions dirigées avec intelligence, loin d'être préjudiciables en fait, comme elles tendent à le devenir abandonnées à elles-mêmes, sont des moyens puissants qui conduisent, si ce n'est à la moralisation, à la civilisation, par voie directe, empêchent du moins la contagion. Détruire le mal est rarement possible, mais en atténuer les effets c'est presqu'un progrès.

Écrivains brillants, hommes de mérite en tout genre, hommes d'État, s'il s'en trouve parmi vous, prêchez moins, réduisez vos théories, vraies utopies en général, à leur valeur réelle; comprenez ce qu'a de noble et de généreux la tâche que vous vous êtes donnée sans qu'on vous y forçât; ne rougissez pas d'imiter, car le bien et le bien faire n'ont pas de nationalité. La vraie application n'est pas facile, direz-vous, vérité que nul ne conteste, mais si vous voulez régler, régulariser, prouvez que vous êtes dignes de cette mission toute divine.

Ce comptoir très petit, mais très coûteux d'établissement et d'entretien, rapportant peu ou point, moralement et matériellement, a pour population une quantité fort restreinte d'Européens dont voici le nombre à peu près et les emplois ou semblant de position sociale.

Une administration ayant peu à administrer en fait, mais trouvant les moyens de ne pas perdre son temps dans le propre intérêt de chacun des siens bien entendu.

Le Génie représenté par un garde qui s'occupe, comme il dit, que ses chefs le lui prescrivent, gaspille de l'argent pour arriver à ne rien produire, mais prétend à l'indépendance la plus complète; un magasin dans lequel tout se perd grâce à la personne chargée du soin de ce qu'il renferme, quand il n'arrive pas pris. Il est bien rétribué et a dans son service un atelier d'outillage qui a peu ou pas servi faute d'ouvriers et de besoins réels pour la station. Une garnison de blancs, artilleurs et soldats d'infanterie qui consume sa santé en pure perte et dont la majeure partie serait avantageusement remplacée par des soldats noirs Ioloffs par exemple commandés par des blancs. Un médecin qui est une des plus grandes nécessités du pays, ce dont on a chaque jour de déplorables preuves. Des missionnaires, ayant un semblant d'école, s'occupant peu de moraliser ou d'instruire, fort employés pour se maintenir en santé car déjà ils comptent dans leurs rangs peu serrés des décès; en revanche ils sont très au courant des commérages du pays prenant parti pour l'un ou pour l'autre suivant leurs inspirations sans doute mais de paix se mêlant peu.

Un mandataire d'une maison de Marseille ayant en partie le monopole du commerce de la côte de Guinée Nord, se tient en dehors de tout, et fait ses petites affaires sans bruit mais non sans profits. Non loin de lui, un ex-cuisinier ou domestique marié à une femme qui dut être bien jadis, et patronné en haut lieu tient un magasin dans lequel les exilés croiseurs éloignés de la mère patrie (Gorée) pour des mois une année, autrefois plus de temps, vont, à grand renfort d'argent, puiser les produits envoyés de France, les objets empruntés aux réserves de l'Établissement militaire, ainsi qu'aux magasins de la station devenus propriétés particulières; et tel vin de ration se transforme comme aux nôces de Cana en un délicieux et vieux Bordeaux que dit être ne répondant pas du contenu des bouteilles. L'État fait des avances non remboursables ce qui profite à tous excepté au trésor.

Un autre négociant ou traitant, car c'est leur titre officiel et réel, facteur si l'on veut, est aussi établi à peu de distance du blockhaus, du côté opposé où habitent les précédents. Aidé d'un commis ou associé il fait des affaires avec les tribus éloignées et tout dernièrement ces deux honorables, pour des causes à eux connues, se sont renvoyé par écrit des accusations capitales se menaçant de s'envoyer aux assises, etc., mais une demande de poursuite pour calomniations ayant été adressée par l'un d'eux, plus particulièrement Mr C., au petit tribunal improvisé dans ce pays, les 2 adversaires se sont empressés de retirer leur plainte et tout a paru rentrer dans l'harmonie passée. La maison dont ils dépendent venait, disait-on et c'est certain, de faire de mauvaises affaires : on est malheureux (les créanciers bien entendu) et sans doute ces Messieurs éprouvaient le besoin de s'entendre pour l'avenir à eux réservé. L'honorable Mr. C. est marié; je le crois, on me l'a dit; sa dame est agréable et ne fut pas toujours dame.

Dans ce milieu si extraordinairement composé, et à la tête du service, se trouve un Commandant de comptoir tantôt jeune et du grade de lieutenant, tantôt plus rassis du grade de Capitaine (en 18 mois 3 se sont succédé).

L'un d'eux, tête sans cervelle mais tranchant du grand chef et se laissant le plus souvent diriger par de perfides conseils, gaspille force argent pour n'arriver à aucun résultat raisonnable et occupe cette position trop longtemps dans l'intérêt de l'État. Le 2e jeune homme occupé de plaisirs, fort rares au surplus, de table, etc., etc., ne fait rien mais par compensation n'empêche personne de faire ce qu'il veut bien ou mal et Dieu sait lequel des deux est mis en pratique, cherchant querelle à des tribus voisines, est l'agresseur pour des motifs très futiles et couronne le tout par une expédition contre cette peuplade dont il brûle le village et qu'il rend ennemie des Français. Plus tard on a beaucoup de peine à raccommoder les choses, et bien entendu ce n'est pas lui mais son successeur qui y parvient, obligé pour y arriver d'indemniser et de s'excuser presque, car c'est le plus souvent à tort et à travers que les hostilités ont lieu pour la plus grande moralisation et effective régénération des populations africaines. Ce dernier, le chef de comptoir, qui a le malheur d'être d'une probité trop rigide (l'excès en tout est un défaut) ne croit pas de son devoir, chargé de mettre l'ordre dans le service, de tolérer les exactions, détournements, etc., qui ont lieu au profit des amis et à celui des dirigeants, heurte de front les abus, veut les arrêter, les détruire, rencontre de l'opposition et se trouve naturellement en butte à la haine que peuvent engendrer et produire le vice et les gens coupables. Il est fou dit l'un et Dieu sait où s'arrête la calomnie si ce n'est qu'elle échoue devant l'honneur dont ce digne officier pratique les lois, route de laquelle il ne dévia jamais. Ce fou, cet homme abominable, avec moins de moyens que ses prédécesseurs, en bras, et excessivement peu de fonds, parvient à réparer et mettre en état le blockhaus, l'entretien, soigne le matériel de la flotte dont le dépôt lui est confié, aide à construire un débarcadère, jette plusieurs ponceaux sur les cours d'eau gênants, dessèche un marais qui se trouve au pied du blockhaus dans l'Est, commence un travail pareil d'un autre côté, finit les routes de communication avec les villages de Coaben et de Glass, l'un à l'est l'autre au N.O., plante les abords du blockhaus, déboise la partie N.E. de cette fortification qui pourrait servir à couvrir des ennemis voulant y arriver, construit une fontaine à l'Est, fait un puits à l'Ouest du poste militaire, débite du bois abattu par ses soins pour des réparations, installe les servitudes et casernes des noirs et blancs servant le Gouvernement et, pour exécuter ces minutieux travaux, n'a employé que quelques soldats blancs dirigeant un petit nombre de noirs et quelques journaliers autorisés. Ce qui ne l'a pas empêché de s'occuper constamment des intérêts de l'État. Allant à Denis voir notre dépôt de charbon de terre et trouvant les hangards presqu'en entier découverts, il a passé un marché avec le Roi Denis pour la mise en état de leurs couvertures et a obtenu ce travail bien fait à un prix si peu élevé qu'on serait tenté de croire qu'on a voulu nous obliger. Eh bien ! la modique somme de 650 francs au prix de laquelle cela a été fait lui est reprochée et menace lui est faite de la laisser à son compte. Que fera-t-on pour le premier des 3 Commandants en cause qui a dépensé 8 ou 10 mille francs sans ordre et sans pouvoir justifier de l'utilité des travaux ridicules qu'il a fait exécuter ? Rien ! Qu'en conclure ? C'est qu'il y a avantage à mal faire et surtout à gaspiller. Ce malheureux et maladroit honnête homme qui a contribué au renvoi de leurs places des gens qui exploitent l'État et ses deniers pour leur compte est, grâce à ses méfaits, remplacé, rappelé comme un brouillon, un fou, etc., laissant tout en règle et de l'ordre établi partout, des inventaires d'où ressortent des détournements de tout genre, et un état réel de ce qui se trouve dans les magasins, car un recensement a été fait avec méthode par ses soins.

Peut-on être probe impunément dans certains pays ? Cet homme n'est pas à la hauteur de l'époque ni des personnes, il sera conspué à son retour dans la capitale.

Des sœurs de St Joseph, des familles noires et sans doute d'autres moyens de colonisation non moins utiles pour arriver à ce but au Gabon, si on le voulait consciencieusement partent pour cette destination sous l'égide d'un nouveau Commandant : Mon Dieu éclairez-les si toutefois ils veulent de la lumière !

ANNEXE IV

Le commerce du Gabon en 1848

(rapport de Méquet, sous le titre « Commerce et agriculture du Gabon », au ministre de la Marine, 1er juin 1848 : ANSOM Sénégal II, 3)

Monsieur le Ministre,
J'ai l'honneur de vous adresser le résultat de mes observations sur le commerce et l'agriculture du Gabon où je viens de passer deux ans, comme capitaine de la corvette de charge *Aube*, qui sert de centre de ravitaillement aux 3e, 4e, 5e subdivisions de la Station navale des Côtes Occidentales d'Afrique [...]

Traite des esclaves

La traite des nègres s'est faite activement, au Gabon, jusqu'en 1831 lorsque la loi concernant la répression de ce trafic dut y mettre un terme de la part des Français.

Environ 1 800 esclaves pourraient s'exporter annuellement.

Les hommes faits se payaient deux paquets (40 gourdes) et les enfants, de 10 à 15 ans, un paquet seulement.

Après 1831, les Portugais continuèrent seuls ce genre de commerce, sur la rive gauche, dans le village de St Thomé et ce n'est qu'en 1846 que la traite fut supprimée, de fait comme de droit, par suite des mesures prises, en vertu de la convention du 29 mai 1845. Depuis lors, elle n'a pu se faire que sur une bien petite échelle par le Roi Denis qu'on soupçonne d'expédier, tantôt par terre, tantôt par le moyen de ses pirogues, quelques esclaves sur la factorerie portugaise de Sangatang.

Ici, comme sur tous les points de la Côte d'Afrique, les esclaves étant des prisonniers de guerre, ou des enfants vendus par leurs propres parents, cet abominable trafic a pour résultat d'armer constamment les populations les unes contre les autres, d'étouffer dans le cœur des parents les sentiments de la nature, enfin de tenir cette grande portion du genre humain plongée dans les ténèbres de la plus profonde barbarie. Sa suppression est donc le premier pas vers la regéneration de la race nègre : malheureusement, tous les efforts, tentés jusqu'à présent dans ce but, ont été infructueux. On ne peut bloquer hermétiquement 1 200 lieues de côte et les esclaves se vendront tant qu'il y aura des acheteurs.

Au Gabon l'abolition de la traite est encore trop récente pour que les conséquences morales en soient appréciables. Le pays est dans un état de transition et il faudra beaucoup de temps, peut-être une génération, avant que l'abolition de la traite porte ses fruits. Nous devons faire tous nos efforts pour hâter ce moment désiré, et si jusqu'à présent les nègres n'ont gagné, dans la fréquentation des Blancs, que quelques vices de plus, il est temps que ceux-ci apportent enfin le bien, en leur enseignant la morale du Christ, qui leur donnera et l'amour du travail et le sentiment de leur dignité. Mais on ne peut se le dissimuler, les hommes faits regretteront toute leur vie le bon temps, le temps de la traite, cette source commode de richesses à laquelle ils s'adonnaient entièrement.

L'ivoire n'était alors pour eux qu'un simple accessoire, bien que le transport de cette denrée se fît plus facilement, à dos d'esclaves, de l'intérieur au littoral. Dans ce temps-là, le commerce de l'ivoire était exploité par les Anglais qui, libres de toute concurrence, réalisèrent de gros bénéfices. Le capitaine King, de Bristol, père du riche armateur, maire actuel de cette ville, y fit sa fortune.

La traite des nègres une fois supprimée, les indigènes furent bien obligés de sortir un peu de leur apathie naturelle, pour subvenir aux besoins que la fréquentation des Européens leur avait créés et ils se firent courtiers d'ivoire et de bois, comme ils s'étaient faits courtiers de chair humaine.

Quelques capitaines français, en renonçant à la traite des esclaves, continuèrent de venir au Gabon, pour y faire le commerce licite. Grâce à leur influence dans le pays, ils parvenaient à glaner un peu d'ivoire et s'en retournaient avec un chargement de bois de santal, qui ne leur donnait que de très médiocres bénéfices, à cause du temps nécessaire pour compléter leur cargaison. D'autres capitaines, étrangers au pays, y ont fait de mauvaises affaires. Poussant à la vente, ils ont amené aux indigènes beaucoup de marchandises peu convenables pour la troque. Ils n'ont pu recouvrer qu'une partie de leurs créances et, comme il y avait de leur faute, le gouvernement a fait sagement de ne pas intervenir. Chez les Anglais au contraire, les traditions se sont succédé, de père en fils, dans ce commerce non interrompu. Les marchandises de troque se fabriquent dans les ports mêmes d'armement et des navires bien appropriés à ce genre de commerce transportent, à peu de frais, de riches cargaisons, tandis que nos armateurs se saignent aux quatre membres pour mettre en valeur 40 000 f. sur un navire de 3 ou 400 tx; de sorte que les dépenses d'armement absorbent la majeure partie des bénéfices.

Tel était l'état des choses lorsque le capitaine Scribanis, de la maison Régis, vint faire en 1846 une concurrence sérieuse aux Anglais. Il avait étudié, pendant plus d'un an, le caractère et les goûts des indigènes et la manière de faire des Anglais. De retour en France, avec des échantillons de leurs marchandises, il décida MM. Régis à lui confier une opération qui, comme on va le voir, a pleinement réussi.

Commerce de troque

Donnons d'abord quelques détails sur le commerce de troque, ainsi nommé parce que avec des produits manufacturés ou autres exportés d'Europe, on se procure ceux du pays, qui consistent principalement en ivoire et en bois de santal.

1. *Ivoire*

Occupons-nous d'abord de l'ivoire.

L'ivoire du Gabon est le plus estimé du Globe. Il est gris-perle et blanchit en vieillissant, au lieu de jaunir comme les autres. Les meilleures dents sont recouvertes d'une peau noire et plus cette couleur est foncée, plus l'ivoire est blanc. Au reste une courte expérience suffira au marchand pour le mettre au courant des diverses classes et qualités de l'ivoire.

La quantité qui s'en exporte, bon an mal an, ne saurait être évaluée exactement, puisque le Gabon est un port franc; mais d'après les renseignements puisés à bord des navires marchands qui sont venus au Gabon dans l'espace de deux ans, je crois pouvoir l'évaluer à environ 80 000 livres, dont le tiers provient de la rivière même et le reste de Cama et de Banoko, où il se traite soit directement par les bâtiments, soit par l'intermédiaire des courtiers du Gabon.

Avant d'arriver aux navires, l'ivoire passe par bien des mains : des Shéleus aux M'pâwins, des M'pâwins aux Bakalais et aux Chéquianys, de ces derniers aux M'Ponguays ou riverains qui le vendent aux Européens.

Toutes ces peuplades se touchent sans se mêler et diffèrent entre elles par la conformation physique aussi bien que par les mœurs et le langage. Il n'est donc pas facile d'avoir des renseignements exacts sur le pays en général et la chasse des éléphants; mais à en juger par la quantité des défenses, qui s'exportent annuellement de la côte d'Afrique Occidentale, les forêts vierges de ce continent doivent être peuplées d'innombrables troupeaux de ces pachydermes. Quoi qu'il en soit, la guerre acharnée que leur font les nègres ne peut qu'en diminuer le nombre et par suite la quantité d'ivoire qui se vend au rivage.

Au dessus de dix livres l'ivoire est dit en laye et escrivilles au dessous. Les petites dents s'obtiennent à meilleur compte et pour des marchandises de moins de valeur. Autrefois on appelait escrivilles, et l'on payait comme telles, les dents au dessous de 20 livres seulement, mais à mesure que la concurrence s'est établie, les Européens ont bien rabattu de leurs prétentions.

Voici maintenant un abrégé de la manière dont se fait la traite de l'ivoire : on appelle *paquet* tout ce qu'on donne en échange du produit que l'on traite. Il en résulte que, connaissant le poids et la valeur de ce produit, ainsi que la valeur de toutes les marchandises qui forment le paquet, le commerce est réduit à sa plus simple expression.

Exemple d'un paquet de cent livres d'ivoire payé par le capitaine Scribanis en 1847. Les dents pesant, l'une portant l'autre, une dixaine de livres, ce qu'on appelle une raie de dix livres. Au prix de facture, la valeur approximative de ce paquet est de 450 f. Le paquet se donne en avances aux courtiers M'Ponguays, qui ne vont en traite, chez les Chéquianys et les Bakalais, qu'après avoir prélevé un bénéfice considérable. Il faut donc compter sur une perte de temps et encore peut-il arriver que la rentrée des avances ne soit pas complète, si le troqueur ne s'est pas adressé à un bon courtier. On comprend de prime abord toutes les entraves que met au commerce cet intermédiaire obligé de courtiers avides et astucieux, et tout l'avantage qu'il y aurait à traiter directement avec les peuplades de l'intérieur.

Nous mettrons en regard du paquet de 1847 celui de 1839, recueilli par le Capitaine Bouët, qui a donné, d'une manière très détaillée, les marchandises qui sont, sur la côte occidentale d'Afrique, une vraie monnaie courante. Quelque complets que soient ces renseignements, je ne conseillerai à personne de se lancer dans ce genre de commerce avant de l'avoir étudié sur les lieux mêmes.

La valeur approximative du paquet de 1839 étant de 600 f., on pourrait être surpris, en le comparant à celui de 1847, coté 450 seulement, on pourrait être surpris, disons-nous, que ce dernier contînt plus d'articles que l'autre et à meilleur marché. Cela s'explique par la qualité très inférieure des articles du paquet de 1847. En effet, à mesure que les indigènes sont devenus plus exigeants et que le chiffre de l'ivoire laye s'est abaissé de 20 à 10 livres, la qualité des marchandises de traite s'abaissait en proportion, de sorte qu'à l'arrivée du Cap. Scribanis, le prix de l'ivoire s'était sensiblement maintenu le même qu'en 1839.

Quand la dent dépasse 50 livres, il n'y a plus de prix absolument fixe. On débat longtemps et il faut beaucoup de patience, offrir au vendeur tout ce qui peut le tenter, pour lui arracher sa dent. Les dents de 70 livres ne sont pas rares, mais il y en a peu s'élevant jusqu'à 100 livres. A bord du *John Cabot,* j'en ai vu une qui pesait 126 livres.

Nomenclature des marchandises formant le paquet		*1839*	*1847*
Cuivreries	Neptunes	8	10
	Chaudrons	8	10
	Bassins	8	10
	Barrettes de cuivre	20	24
Tissus	Chiloes (pièces)	10	13
	Romals (*id.*)	4	13
	Satinstreap ou liménéas	1	
	Drap écarlate (mètre)	2	2
	Bajalapots (pièces)	4	
Effets divers	Chapeaux feutre non préparé		2
	Chapeaux de soie	2	
	Chapeaux cirés	2	
	Bonnets de laine rouge	4	4
	Bonnets de coton		
	Veste	1	1
	Chemise rouge (laine)	1	
	Chemises de siamoises	2	6
Armes	Fusils tower (grand calibre avec 4 grandes capucines)	4	3
	Fusils de chasse	2	
	Fusils français		3
Munitions de guerre	Barrils de poudre de :		
	— 25 livres	1	
	— 10 livres		2
	Pierres à fusil	20	20
	Sacs de plomb		2
	Pains de plomb	2	
	Sacs de grenaille	2	
Fer	Barres de fer	22	24
	Marmites	4	4
Bagatelles	Couteaux flamands	4	6
	Manchettes	4	6
	Rasoirs		4
	Ciseaux	6	4
	Petits couteaux	8	
	Tabatières en carton	4	4
	Briquets	6	4
	Miroirs	4	4
	Miroirs à fourreau	4	
	Limes	4	4
	Grandes sonnettes	4	2
	Petites sonnettes		4
	Cadenas	2	
Vaisselle	Assiettes	8	6
	Cuvettes	2	2
	Moques		2
	Bols		6
Marchandises diverses	Parapluies en coton	2	2
	Têtes de tabac	30	20
	Potiches de rum ou eau de vie	4	4
	Coffres en bois	2	2
	Demi-masses verroterie	16	6
	Pipes	20	20

L'ivoire en était magnifique. Elle formait un arc très recourbé, dont la corde avait 2 mètres de longueur. Le Capitaine Wengstuff la paya au prix fort, environ le prix de 300 livres d'ivoire ordinaire. Comment laisser échapper un objet qui ferait l'ornement d'un Musée ? Pour que l'ivoire soit marchand, il faut qu'il ne soit pas au dessous de dix livres en raie. Il convient alors aux tablettiers qui le paient de 7 à 8 f. la livre.

On fait précéder la traite par de petits cadeaux d'eau de vie et de tabac, qui sont un stimulant pour activer les opérations commerciales. Les Capitaines Anglais connaissent à merveille la manière d'amadouer les traitants, en flattant leur vanité et leur goût pour les liqueurs fortes. Ils les saluent à coups de canon, les gorgent de rum et les rendent ainsi plus coulants dans les marchés. Depuis que le Gabon appartient à la France, nos capitaines pourraient à la rigueur se soustraire à l'obligation de payer des coutumes aux chefs et aux principaux personnages du village avec lequel ils traitent; mais ce serait, selon moi, très maladroit, attendu que c'est surtout sur la Côte d'Afrique qu'il est bon de semer pour recueillir.

On vient de voir que les produits manufacturés, apportés au Gabon par les Européens, sont: les cuivreries, les tissus, la poudre, les fusils, la chinquaillerie commune, la vaisselle, la verroterie, sans parler du tabac, des spiritueux et du fer. Tous ces articles se fabriquent et se trouvent à Bristol même, où les onze navires de la maison King peuvent trouver les marchandises dont ils ont besoin. Malheureusement pour notre commerce et pour notre industrie, les marchandises demandées sur la Côte d'Afrique et qui lui sont toutes spéciales n'ont pu jusqu'à présent être fabriquées en France au même prix qu'en Angleterre, où il existe des débouchés assurés.

Nous tirons la poudre et les fers d'Angleterre, les fusils de Liège, les tissus de Suisse, les cuivreries d'Allemagne. Il n'est pas jusqu'aux spiritueux que nous ne demandions à l'Amérique, depuis le renchérissement des eaux de vie françaises. Un peu de cuinquaillerie et de vaisselle communes, voilà le lot de la France. Il faut dire aussi que telles sont chez nous les conséquences du monopole, que la poudre anglaise, augmentée du fret jusqu'à Marseille et des frais d'emmagasinage au Lazaret de cette ville, revient à 6 f. les cinq kilogrammes, c.-à-d. à meilleur marché que la poudre française.

A force de persévérance, MM. Régis sont parvenus à faire fabriquer leurs marchandises au même prix que les Anglais, mais la qualité en est inférieure. Les nègres ne s'y trompent pas et ont leurs moyens à eux pour apprécier la qualité des produits qu'on leur offre. Pour les étoffes, c'est le poids, la couleur. Pour que les fusils leur conviennent, il faut qu'ils puissent les soulever par le bassinet sans l'ouvrir, il faut qu'après avoir fait feu plusieurs fois, la feuille du bassinet reste parfaitement lisse. Les fusils de Liège sont très inférieurs aux fusils anglais, en ce que les batteries sont beaucoup moins solides; mais tout mauvais qu'ils sont, il faut croire qu'ils éclatent rarement, car les noirs seraient bientôt dégoûtés de l'usage d'armes dangereuses. Les fusils Anglais reviennent en fabrique à 12 f. au plus et c'est un tour de force de bonne fabrication à bon marché.

Quand bien même nos négociants parviendraient à tirer des différentes parties du monde des marchandises égales, pour le prix et la qualité, à celles des Anglais, ils n'en seraient pas moins exposés à manquer précisément des marchandises que la consommation réclame en plus grande quantité, dans une année que dans l'autre.

La lutte entre les Anglais et Mr. Scribanis serait donc par trop inégale, si celui-ci ne rachetait l'infériorité de ses marchandises par une présence continuelle, avantage inappréciable dans un pays où les marchandises se donnent, comme nous l'avons déjà dit, en avances. Dans un pays où le Nègre, vivant au jour le jour, n'amassant aucun produit en réserve, dès qu'il s'est procuré une dent, court la vendre à notre facteur, en oubliant les dettes qu'il a antérieurement contractées avec d'autres. Aussi accapare-t-il, au moyen de ses trois factoreries flottantes, une bonne partie de l'ivoire du Gabon, de Cama et de Banoko, dont les habitants se montrent plus difficiles que les M'Ponguays sur la qualité des marchandises.

Aussi les Anglais, habitués jusqu'à présent à ne rencontrer aucune concurrence sérieuse, commencent à crier misère; mais d'après la ligne de conduite adoptée dernièrement par les capitaines Dyer et Harris, de la Maison King, il ne paraît pas que cet armateur soit disposé à ruiner notre concurrence, comme aurait pu le faire croire la manière d'agir du Cap. Wengstuff au commencement de 1847. Seulement ils parlent d'abandonner le commerce de l'ivoire, pour se livrer exclusivement, sur d'autres rivages, à celui de l'or et de l'huile de palme qui leur offre, disent-ils, beaucoup plus d'avantage. Quoiqu'il arrive, si la traite de l'ivoire offre présentement quelque bénéfice à des armateurs possédant beaucoup de navires sur la côte et embrassant à la fois, au moyen de leurs factoreries, tous les genres de produits qu'on y trouve, il ne reste plus absolument rien à faire, au Gabon, pour les anciens habitués qui ne sont pas munis des marchandises convenables. Le Capitaine Legrand, de l'*Antilope*, a déjà abandonné la partie et si M. Cousin est venu s'installer dans ce pays, c'est sans doute pour y faire un commerce de détail qui cessera d'être lucratif, avec la concurrence du débitant Drouval.

Dans la première année, M. Scribanis a recueilli 25 000 livres d'ivoire, à un prix modéré; mais la seconde année, de 1847 à 1848, était loin de s'annoncer aussi bonne, sous le rapport du prix et de la qualité.

L'argent monnayé, répandu dans le pays par les équipages de l'Escadre et les ouvriers employés au nouveau fort, satisfait aux besoins des courtiers d'ivoire et les rend plus exigeants à l'égard des troqueurs, qui doivent s'attendre d'ailleurs à voir diminuer leurs bénéfices par l'effet d'une concurrence prolongée.

Il nous reste maintenant à parler des bois de santal et de l'ébène.

2. *Bois de teinture*

Le Bois de santal, Hoïngo des indigènes, de dimension convenable, ne se trouve plus aujourd'hui sur les rives du Gabon, où l'exploitation a dû naturellement commencer. Cependant on en voit encore trois magnifiques qui couronnent le village du Roi Georges. C'est un long et rude travail que l'abattage et le débittage d'un bois aussi dur, d'autant plus que les Chéquianys n'ont, pour outils, que de fort petites haches, dont il leur faut multiplier les coups. Ces infatigables bûcherons ne sauraient être taxés de paresse et leurs efforts, bien dirigés vers la culture du sol, auraient bientôt changé la face du pays. Les arbres de santal sont débités en bûches aplaties d'un mètre de long et de 13 à 14 kilog. poids. Le transport en est facilité par toutes les petites criques qui découpent les deux rives.

Le bois de meilleure qualité est fourni par le creux des plus gros arbres et il est alors couleur sang de bœuf. Il faut écarter la couleur rouge-clair, qui ne contient qu'une petite quantité de matière colorante. On écartera pareillement les petites bûches, qui pourront être utilisées comme bois de chauffage. Elles pourraient déprécier la valeur de la cargaison, que les négociants viennent ordinairement visiter à bord même, en ayant soin de la faire creuser devant eux.

Au reste le santal de la Côte d'Afrique ressemble beaucoup au bois de Tabacco, qui lui est supérieur pour la nuance. Il est probable qu'on ne tardera pas à mélanger ces deux bois, ce qui fera monter en Europe le prix du santal africain. Chaque bûche pesant moyennement 14 k., les 100 bûches pèseront 1 400 k. et se vendront de 16 à 18 f., en marchandises de troque, consistant principalement en étoffes communes, tabac et eau de vie. Supposons donc qu'on obtienne à 0,65 le quintal métrique et ajoutons-y 0,80, droit à acquitter pour cette quantité, nous aurons 1,45 pour le prix de revient sur la place et comme il se vendra 6 f. à Marseille, 7 à Bordeaux et

8 à Anvers, nous aurons, déchet compris, un fret de 0,80 par tonneau, dans l'hypothèse la moins favorable. Il est vrai qu'il faut faire entrer, en ligne de compte un élément fort important, dans le calcul de toute opération commerciale : c'est le temps nécessaire pour rassembler une pareille cargaison.

En somme cette opération serait très avantageuse pour les navires qui, frétés par l'État, viennent au Gabon porter des vivres et du charbon; car ils pourraient se charger en même temps de marchandises peu encombrantes pour l'achat d'une cargaison de bois. Pendant le temps de leur déchargement qui ne dure guère moins d'un mois, ils pourraient, en faisant quelques avances à Prince Glass, à Djim, à Petit Denis, réunir environ 150 tx. de bois, se trouver tout lestés à la fin de leur déchargement et aller compléter leur cargaison à l'embouchure de la rivière Danger ou Mooney. Aussi le capitaine de la *Louise-Marie*, de Bordeaux, qui nous porta des vivres dans le commencement de 1847, regrettait-il beaucoup de s'être frété à 52 f. 50 le tonneau, pour porter des arachides de Gambie à Marseille. En restant au Gabon le temps qu'il devait passer en Gambie, il eut eu un fret de 80 f., avec du bois de santal.

Malheureusement la plupart de nos capitaines, avec cette imprévoyance qui caractérise le commerce français, n'apportaient pas de marchandises convenables pour la troque, sous prétexte qu'ils n'avaient pu se procurer aucun renseignement sur le pays.

3. *Bois d'ébène*

Cent bûches d'ébène se vendent le double du santal. Si l'on pouvait s'en procurer une quantité suffisante, le fret serait encore plus beau, mais il est fort rare au Gabon, où l'on ne trouve que des billes maigres, fendues et piquées de vers. Par exemple le grain en est fort beau. On n'exporte guère du Gabon plus de 12 à 1 500 tx. de bois de santal dans l'année. C'est à l'embouchure de la rivière Danger, située un peu plus au nord, ou à Bénito que devront se rendre directement les navires qui voudront charger de bois promptement et à bon compte. Cent bûches de santal ont été payées, l'année dernière, dans ladite rivière :

> un verre de poudre, quatre brasses de tissu, une barre de fer, une manchette, deux couteaux, cinq têtes de tabac, dix pipes, une masse de faux corail, une lime, un briquet, un cadenas, une paire de ciseaux, une paire de rasoirs, dix pierres à fusil, un galon d'eau-de-vie.

Valeur approximative 8 f. 50, c.-à-d. moitié prix qu'au Gabon.

4. *Produits accessoires*

Les indigènes récoltent aussi, sur les rives du Gabon, de la cire, sur laquelle les marchands peuvent faire d'assez jolis bénéfices, puisqu'ils l'obtiennent ici à 0,60 la livre et qu'elle est cotée en France 1,25. Le difficile est de s'en procurer une grande quantité et cette ressource ne peut guère être exploitée que par les détaillants qui résident sur les lieux. Pourtant les abeilles sont si nombreuses que, si les Chéquianys voulaient s'en donner la peine, cette denrée augmenterait beaucoup. On trouve aussi au Gabon de la gomme élémi, la gomme copal et le caoutchouc. Il n'y a pas d'orseille.

Tout le pays est couvert de forêts magnifiques, qui offrent à l'étude du naturaliste les espèces d'arbres les plus variées. En fait de bois d'ébénisterie, je n'ai guère trouvé que le santal, l'ébène et une espèce d'acacia, dont le bois ressemble au citronnier. Parmi les bois de construction, on remarque les palétuviers, qui croissent par milliers dans la crique du Roi Georges. Inutile de dire que ces bois sont d'une exploitation plus ou moins difficile et qu'il faut de très grandes précautions pour les empêcher de se fendre sous l'ardeur du soleil. Je viens d'apporter à Brest, sur l'*Alcyone* que je commandais, une douzaine de grands échantillons qui permettront de reconnaître les essences des plus remarquables.

Il résulte de ce qui précède que l'ivoire et le bois de santal ne constitue pas au Gabon une branche de commerce qui soit susceptible d'un grand développement et qu'on doit craindre au contraire qu'elle ne suive une progression décroissante, à mesure que l'on détruira les éléphants et les arbres séculaires qui l'alimentent aujourd'hui.

ANNEXE V

ÉTAT POLITIQUE ET COMMERCIAL DU GABON EN 1867
(rapport de Fleuriot de Langle au ministre de la Marine, 19 mars 1867 : ANSOM Gabon-Congo I, 6b)

Affaire de Cocojé

En arrivant au Gabon, je reçus les nouvelles les plus rassurantes sur l'état politique des populations indigènes, le chef du village de Cocojé s'était immaginé que les exactions que commettent trop souvent les pongwés ou gabonais, à leur égard, étaient commandées ou patronnées par nous et avait voulu user de représailles à notre égard. Des filles enlevées ou données en otage, des dents d'éléphant qui n'avaient pas été payées par les traitants, des émigrants du village de Cocojé, conduits par Yangi, le fils de Mairié le chef du village, qui avaient disparu après la mort de Yangi, paraissaient les principaux motifs de cette folle attaque, qui a coûté aux gens de Cocojé la perte d'environ trois personnes blessées par le feu du *Protée* et décédées à la suite de leurs blessures. Monsieur le lieutenant de Vaisseau Poudra a montré un grand sang-froid, une entente parfaite du service dans cette circonstance; il a reçu à la cuisse gauche une balle de fer qui l'a retenu plusieurs jours à la chambre; il est bien remis de sa blessure. J'adresse à la direction des mouvements et à la direction du personnel la demande de récompense que j'ai cru devoir formuler à l'égard de Mr Poudra et de son équipage.

Pahouins

Le mouvement de concentration des pahouins autour des affluents du Gabon se fait rapidement et dans quelques années l'élément Pongwé aura disparu de la scène. J'ai fait venir les quatre représentants des anciennes familles princières de cette race, pour leur remontrer qu'il était de leur intérêt de marcher franchement avec nous, qu'ils n'avaient plus, depuis longtemps, d'autre refuge et d'autre protection que celle qu'ils recevaient de nous et que je les engageais à éviter tous les enlèvements de filles ou toutes les mauvaises pratiques qu'ils sont dans l'habitude d'employer pour tromper la bonne foi des pahouins qui, peut être de leur côté, sont aussi quelques fois exigeants. Ainsi, la femme et surtout la jeune fille est, dans ce pays-ci, une vraie monnaie fiduciaire, qui sert de caution à toute transition et qui passe de main en main, comme une lettre de change, jusqu'à ce que l'obligation qu'elle représente soit remplie. Nos économistes n'ont pas encore songé à cet emploi de la femme, qui sait si plutard ils n'y viendront pas, les M. M. Foi y perdraient car dans ses migrations la fille passe successivement dans la couche de tous ses détenteurs temporaires.

Les Pahouins ont un grand esprit de solidarité : quand un otage n'a pas reparu ils font tout au monde pour le revendiquer et presque toutes les escarmouches de la rivière sont amenées par l'exagération d'un sentiment si louable. La surexcitation de la traite, qui relève ses baracons au Cap Lopez, rend ces peuples plus soupçonneux sur l'enlèvement des membres de leur communauté, qui servent fréquemment à alimenter les marchés d'esclaves.

J'ai engagé les chefs dont je vous ai parlé à recommander aux gens qui vivent dans leurs villages de ne plus prendre de pahouins en otage et de demander des filles pongwés, bakalaises ou sékiamis, qui sont les autres races qui cohabitent avec eux.

Je ne sais jusqu'à quel point on observera ces prescriptions, il n'y a rien au monde de plus difficile que de se faire obéir lorsqu'il faut plutôt employer la persuasion que la force et Dieu garde de vouloir jamais administrer directement les peuples qui habitent les rives du Gabon : les Bakalais et les Pahouins sont encore de vrais nomades qui viennent Dieu sait d'où; j'exerce sur toutes ces populations une grande action par les officiers que j'envoie près d'eux à l'occasion, et tous en somme acceptent notre autorité et notre souveraineté.

Il faudra encore bien de la prudence et bien de la sagesse pour faire arriver ces populations à la vie agricole, jusqu'ici batteurs d'estrade infatigables, les bakalais et les pahouins demandent à la chasse un des principaux aliments de leur existence, lorsque la chasse a été heureuse les dents d'éléphants abondent.

Les membres de la communauté qui sont fatigués ou qui ne peuvent suivre dans les grands bois la piste des grands pachidermes, font les cultures des vivres nécessaires pour assurer l'alimentation des villages, qui consistent en ignames, manioc, bananes et un peu de maïs. Je viens de faire venir de Java du riz de montagne que je leur distribue afin d'améliorer leur diète; quelques cotoniers et quelques arachides pourraient s'élever jusqu'à la culture industrielle, si l'on pouvait vivre quelque temps au milieu de ces populations. J'envoie à la mission ou je prends avec moi les otages (garçons) que j'exige comme garantie que la paix des rivières ne sera pas troublée. Mgr Bessieux est très content de l'aptitude de ces enfants et les quatre qui m'ont accompagné dans ma tournée du Nord, que j'ai emmené avec moi jusque dans le haut Sénégal, que j'ai pu visiter, auront tiré fruit de leur voyage.

Les cultures faites, les populations sédentaires se répendent dans les bois et recherchent les lianes de caoutchouc, le bois d'ébène et le bois rouge qui constituent les éléments du commerce du Gabon.

Tranquilité dont jouissent les rivières

D'après les nouvelles que j'ai reçues à bref terme, le 17 mars, le Rhamboë regorgeait de ces produits; mais, ici comme à la côte d'or, les factoreries sont mal approvisionnées et le dégoût des naturels peut s'en suivre.

J'ai reçu une partie du rapport de Mr Walker qui, l'année dernière, a voulu remonter l'Ogoway; il signale à mon attention que les Elingua ou Eningua, qui sont des peuples analogues aux pongwés, manifestent le désir d'entrer en relations suivies et d'avoir des factoreries.

Bassin de l'Ogoway

Trois jours de marche, 25 lieues par conséquent, séparent le bassin du Rhamboë du Gabon, de celui du Rhamboë Okanda, qui est la grande rivière Ogoway, s'étendant dans le N. E. à des distances encore inconnues. Quelques passages difficiles pourraient être applanis et la route pourrait devenir plus praticable.

Je viens d'envoyer Mr Poudra jusqu'au fond du Rhamboë; je l'ai chargé, en perfectionnant l'hydrographie des affluents du Gabon, de traiter de la question des routes avec les naturels, et de leur dire que s'ils voulaient me fournir des bras, je les ferais diriger de façon à assurer nos communications avec les Eningua.

Index

Table des matières

DEUXIÈME PARTIE

LE GABON AUX PREMIERS TEMPS DE L'ÉTABLISSEMENT FRANÇAIS (1845-1859)

TROISIÈME PARTIE

LA PÉRIODE D'EXPANSION TERRITORIALE (1860-1874)

Imprimerie Nationale — 0 565065 T 22

Bei Fragen zur Produktsicherheit wenden Sie sich bitte an:
If you have any questions regarding product safety,
please contact:

Walter de Gruyter GmbH
Genthiner Straße 13
10785 Berlin
productsafety@degruyterbrill.com